科技部科技基础性工作专项中医药古籍与方志的文献整理（2009FY120300）

河南省中医药文化著作出版资助专项

地方志医药文献辑校

河南医著诗赋碑记习俗疫病卷

主编　田文敬　马　开

河南科学技术出版社

·郑州·

图书在版编目（CIP）数据

地方志医药文献辑校．河南医著诗赋碑记习俗疫病卷/田文敬，马开主编．—郑州：河南科学技术出版社，2022.9

ISBN 978-7-5725-0789-2

Ⅰ.①地… Ⅱ.①田… ②马… Ⅲ.①中国医药学-文献-汇编-河南 Ⅳ.①R2-52

中国版本图书馆 CIP 数据核字（2022）第 058527 号

出版发行：河南科学技术出版社

地址：地址：郑州市郑东新区祥盛街 27 号　　邮编：450016

电话：（0371）65788613　65788629

网址：www.hnstp.cn

策划编辑：邓　为　高　杨

责任编辑：邓　为　王俪燕

责任校对：卜俊成

封面设计：张　伟

版式设计：张　辉

责任印制：朱　飞

印　　刷：河南新华印刷集团有限公司

经　　销：全国新华书店

开　　本：787 mm×1092 mm　1/16　印张：38.25　字数：728 千字

版　　次：2022 年 9 月第 1 版　　2022 年 9 月第 1 次印刷

定　　价：338.00 元

本书编写人员

主　编　田文敬　马　开
副主编　卜俊成　邓松波　王　明　罗石任

序

　　地方志是一个地区的史书，它记载着这一地区的政治、经济、自然、文化、历史和现况，反映了当地社会的历史兴衰，是重要的地方文献，是一部地方的百科全书。方志记述的资料真实可靠，区域空间明确，内容连续全面。

　　方志中记述有大量的中医药内容，主要包括：医药机构，医事制度，医药人物，医药著作，医药遗迹，习俗健康，地产药材、制剂，疫病流行史，医药诗赋、碑记、传记等。其记述虽不如专业的医药著作系统连贯，但确是区域内的医药文化事实。若能于地方志中就上述有关中医药文献资料进行搜集整理，博采类分，则必能聚沙成塔，集腋成裘，完善专业文献之不逮，既能补医史之缺，续医史之无，又能参医史之错，详医史之略。

　　地方志是传承中华文明、发掘历史智慧的重要载体，承担着传承文明、记录历史、弘扬文化、服务社会、借史鉴今、启迪后人的使命。地方志中医药文献的研究，对补充中医药史内容，完善中医药理论；对民间中医药著述、医药人物的发现；对传统医药非物质文化遗产的发掘；对学术渊源、疗法传承谱系的梳理；对中医药文化的传播、中医药知识的普及；对中医后学的启迪、医人医德水平的提高等都有着重大的作用及现实意义。

　　粗览全书，可以说其辑录之详，范围之广，内容之丰，少有同类书籍可比。以"河南医事医药医迹卷"而言，所辑有历代医药机构的设置、处所，医官的设置、人数，药铺、诊所的规模，医事制度，医学分科，慈善恤抚，政令家训，诏封赏赐，等等，其中不少亦为正史所未载，而现有中医药专业医藉亦阙如之珍贵史料，是现今地方医药史研究所必需的基础文献资料；"河南医著诗赋碑记习俗疫病卷"中辑录了历代与医药相关，或医药人物所著的诗词、赋记、碑刻，医人传记、医事述记，医学著作之题解序跋等，还将一些健康谚语、俗语，与健康身体相关的方言、奇闻异事，文人、名人医论等也并入其中，内容丰富而多彩，是当今研究地方中医药文化和社会医学取向与社会人文精神的基础；"河南医药人物卷"辑录的中原历代医药人物多达

3000 人，是现有医学典籍中记录最多的，特别是对其医者德行、行医品风的记述尤多，这对行善济世、医乃仁术的诠释及医德医风教育提供了很好的历史范例。医药、疫病、医著、医迹、习俗等，所辑资料在现有医药文献中不多见到。凡此种种，足以说明本书的编著对地方中医药史研究，对中医药文化研究，对中医药文化继承与发扬的实用价值。

河南，地处中原，是中华民族优秀文化的发祥地，中医、中药就是在中华传统文化这一母体文化中，源源不断地汲取营养而形成的传统医药文化体系。传统中医药文化是传统文化中的精华与国粹，传统文化是传统中医药文化的根。通过地方志中医药文献的整理，来探索中医药文化的起源和发展，研究中医药文化的内涵和价值，是非常有效的途径之一。

河南省中医药研究院田文敬研究员及其团队，从浩如烟海的地方志中整理中医药文献二百万言，历经八个寒暑，完成了该项工作，填补了方志中中医药文献研究的空白，对此，能够识此者虽大有人在，但能沉下心来，脚踏实地做此项事情者并不多。今作者能欣然任此，实属难能可贵。希冀本套书早日与读者见面，这对于我省的中医药文化研究，不无裨益。

2021 年 6 月

（阚全程，河南省医学会会长）

前　言

　　河南，地处"天地之中""中国之中""中原之中"。中原大地，孕育了中华民族，中州川岳，汇集了天地精华，产生了"中"字文化。中原人心中有"中"，中原人言谈说"中"。"中"字含义广博，"中"字意义深远，中华、中原、中州、中医、中药，这些词都有着历史的渊源和深刻的联系。所以，中原是中华民族传统文化的发祥地，中医、中药就是在中华传统文化这一母体文化中，源源不断地汲取营养而形成的传统医药文化体系，是传统文化中的精华与国粹。

　　河南，历史悠久，文化灿烂，人杰地灵，名人辈出，医家荟萃，是中医药学的重要发祥地，是医圣张仲景的故乡。中医药文化有独特的中原文化特征，是中华医药文化的根基和主体。河南中医药文化对中华民族的繁衍昌盛做出了卓越贡献，对人类健康和社会文明产生了积极的影响。

中医药文化起源于中原

　　我国古代社会以农为本。黄河中游地区四季分明，气候温和，土地肥沃，河流纵横，为农耕文化的发展提供了良好条件。先民们在漫长的生活和劳动实践中，逐步认识自然，发现了能缓解病痛的动植物，从而产生了药物知识，有了医药活动，留下了有关医药起源的传说。如伏羲"制九针"，神农"尝百草，制医药""以疗民疾"，黄帝和岐伯、雷公等讨论医药。到夏商周时期，"伊尹创制汤液"改变了人们的用药习惯，开阔了用药领域，使医药学知识不断得到丰富。这为中医学理论的形成打下了基础。这都充分说明河南是中医药的重要发祥地，中医药的源头在中原。

中医药巨著诞生于中原

　　中医药学的经典著作《黄帝内经》《伤寒杂病论》《神农本草经》等的相继问世，标志着中医药理论的形成。《黄帝内经》是战国至秦汉时期，由很多中原医家参与搜集、整理、综合而著成，是后世中医理论之源。《伤寒杂病论》系东汉南阳郡涅县张仲景所著，该书确立了辨证论治原则，奠定了临床诊疗理论的基础。《神农本草经》成书于东汉（都城洛阳），该书收录了药物学知识，提出了中药学四气五味、君臣佐使、七情和合等理论。而这三部中医药学巨著主要是在中原地区完成的。唐代医家孙思邈，也曾长期在中原地区行医，著有《千金要方》《千金翼方》，其集方剂之大成，并收录了医圣张仲景有关伤寒的部分病证，使医学理论和医圣文化得以广泛传播。可以说中医药理论是在中原形成，中医药经典巨著是在中原诞生。

中医药文化发达于中原

宋金元时期，是传统中医药学发展的兴盛时期，其标志是医政设施的进步和完善，此时的医学重心在中原。北宋都城在开封，设立"翰林医官院""太医局"，还有保健或慈善机构，把医药行政与医学教育分立起来。同时还设立"御药院""尚药局""医药惠民局"等专职药政机构，这一传统至今仍被沿用。

宋代医家王惟一，发明并铸造了针灸铜人，经络腧穴一目了然，将针灸的临床与教学有机地结合起来，为针灸学的发展，尤其是针灸学教育的发展做出了巨大贡献。针灸铜人也是世界针灸医学发达的象征，这都说明中原中医药文化的鼎盛与辉煌。

中医药大师荟萃于中原

中原历代名医辈出，人才荟萃。最著名的东汉南阳人张仲景，开辨证论治之先河，被后世尊为"医圣"。南齐时期河南阳翟（今禹州）人褚澄，进一步阐述了中医基础理论。隋唐之际，河南籍的医家甄权（扶沟人）、孟诜（汝州人）、崔知悌（鄢陵人）、张文仲（洛阳人），在国内享有盛誉。宋金元时期的张从正是金元四大家之一，为中医"攻下派"的代表；许昌人滑寿，其经络理论研究，对后世针灸学发展产生了巨大的影响；还有王怀隐、郭雍、王贶等，对推动中医学的发展起到了很大作用。明清时期，固始人吴其濬编著了我国第一部大型植物志《植物名实图考》。此外，还有战国时期的神医扁鹊，三国时期外科鼻祖华佗，南北朝时期的针灸家皇甫谧，唐代著名医家、药王孙思邈等，都曾在河南行医采药，著书立说。

中药材加工贸易兴盛于中原

河南中草药资源十分丰富，盛产2780多种中药材。产于焦作的"四大怀药"距今已有3000多年的栽培历史，自周代开始，历朝都将"四大怀药"列为皇封贡品。明清以后，怀药贸易日趋昌盛，在全国各地开辟药庄，建立商号，举办怀药大会，"怀庆会馆"遍布多个省区。在怀药的栽培、炮制、经营和贸易活动中逐渐产生了怀药文化、怀商文化。

河南又是中药材重要集散地之一。历史上有禹州、百泉两大全国性中药材交易会。早在春秋战国时期，禹州就有中药材交易活动和会聚的医家药商，明洪武年间形成规模，清乾隆年间，药交会规模进一步扩大，全国各地药商多在此建立药行、驿栈、会馆，如山西会馆、怀帮会馆、江西会馆、十三帮会馆等。

百泉药会起源于隋大业四年，药会的鼎盛时期，会期长达一月有余，每日上会者多达上万人，素有"春暖花开到百泉，不到百泉药不全"之美誉。

禹州的中药材加工、炮制始于明代，荟萃了历代技艺，因药制宜，技艺独特，制作精细，在"浸、泡、煅、煨、炒、炙、蒸、煮"等方面，形成了独特的地方特色。"九蒸熟地"最具盛名，许多加工炮制技艺被载入经典，业内有"药不过禹不香"之说。

中医药遗迹传说遍布中原

南阳仲景祠，洛阳龙门药方洞，淮阳蓍草园，温县神农涧，新密轩辕丘、岐伯山、岐伯洞、李堂药王庙，虞城伊尹墓，汤阴扁鹊墓祠堂，商丘华佗墓，内乡菊潭，襄城葛仙观，百泉药王庙，鹤壁孙真人祠等，以及华佗刮骨疗毒治箭伤、医治曹操头风痛，扁鹊拜见蔡恒公，虢国太子起死回生，张仲景"娇耳"治冻疮，等等，这些遗迹与传说都见证了中原医学文化的源远流长与博大精深。

与中医药相关的华夏文明源自中原

从火祖燧人氏首创钻木取火，在河南点燃了华夏文明之火，改变了先民的食性，火的应用也是食养、食疗、灸疗、熨疗的起源；伊尹按照烹调菜肴的方法把多种药物搭配煎煮，使中药疗效提高，由此产生了中药复方，发明了汤剂，写出了《汤液经》；道家创始人老子善养生，庄子、列子、墨子、兵家的吴起、纵横家鬼谷子等都是河南人；"酒为百药之长"，酒的发明也都是在河洛一带完成的。

寻根溯源，我们深深感到中原大地孕育了华夏文明，其深厚的文化底蕴滋养了中医药文化。中医药文化经过几千年的历史积淀，不断发展完善，传遍九州，辐射四海，为人类的繁衍昌盛做出了积极贡献。作为后学，作为中原人，作为中医药文化的继承者，探索我们的历史根脉，传承我们的医药文化，发扬我们的文化传统，是我们义不容辞的责任和义务。鉴于此，我们与中国中医科学院共同申报了国家科技部基础研究项目"中医药文献与方志研究"，组织多位中医学、史学、文献学工作者，对河南地方志中医药文献进行搜集整理，逐一汇总，分门别类，编成此书。期望通过对方志中中医药文献的整理，探索河南中医药文化根源，理清河南中医药文化脉络，为研究河南中医药文化提供依据，为传承河南中医药文化打下基础，为发扬中医药文化提供思路。

地方志是重要的地方文献，是一个地区的史书，它记载着这一地区的政治、经济、自然、文化、历史和现况，反映了当地社会的历史兴衰，是一部地方的百科全书。为全面搜集地方志中医药文献，我们先后走访了国家图书馆、河南省图书馆及相关地市图书馆，河南大学图书馆、郑州大学图书馆等高校图书馆，河南地方志馆及相关地市方志办公室；通过网络查找省外图书馆网站方志资源，并购买了部分志书及电子版复制志书。

经过8年的努力，我们先后披阅了河南历代地方志书400余种，然后从350余种方志中引录了万余条有关医药的文献资料，多达200多万言。为使分类体系更加合理，编纂方法更加科学，体例编排更加明了、方便，查找快捷，我们还聘请知名中医药专家、文化专家、编辑专家共同会商、讨论，在专家论证的基础上，复经删选编排，重新分类，最终归纳为"河南医药人物卷""河南医事医药医迹卷""医著诗赋碑记习俗疫病卷"，分三卷成册，以求条理清楚，便于阅览。

地方志多是在政府主导下，由指定公职人员编纂完成的，资料的收集和人物、事件的撰写都有一定的规范和标准，并经过相关官员审定或经核实后入志。所以，方志记述的资料可说是真实可靠，其区域空间明确，内容连续全面。故记载的相关医药学资料及史料，较为翔实可靠，颇具参考价值。

医药学是关乎民生的大事，历代地方志中都收载了较多的医药内容，比如，医药机构的设置、处所，医官的设置、人数，药铺、诊所的规模，医事制度，医学分科，慈善恤抚，政令家训，诏封赏赐；与医药相关，或医药人物所著的诗词、赋记、碑刻，医人传记、医事述记，医学著作之题解序跋，与健康相关的谚语、俗语、方言、奇闻轶事、医论；历代人物篇中记载的医药人员就多达3000人；物产篇还记载道地药材；大事记多记载当地疫病流行；还记有医著、医迹、健康习俗等等。整理发现，其中不少资料亦为正史所不载，而现有中医药专业医籍亦阙如之珍贵史料，这些资料是现今地方医药史研究、医药文化研究、非物质文化遗产研究所必需的基础文献资料。方志所载内容极其广泛，诸如医药世家，传承谱系，师承脉络，专科发展轨迹，官医贡献，基层医学讲堂；还有"农医寓意"将农事、农时类比医道，说明防病治病道理的医学著作；还有"古方刻石立通衢""刻应验良方散民间"的医学科普方法；还有"长房悬壶""山水治病""仙授药方"的医药故事等。凡此种种，足以补医学旧籍之遗漏，起到"补史之缺，参史之错，详史之略，续史之无"之作用。

在项目实施过程中，多次得到北京中医药大学钱超尘教授、上海中医药大学段逸山教授、中国中医科学院曹洪欣教授、崔蒙研究员的指导，以及陕西中医药大学邢玉瑞教授、福建中医药大学林丹红教授、上海中医文献馆杨杏林主任医师的大力帮助。初稿完成后，又请河南省中医管理局原张重刚局长，河南中医药大学徐江雁教授，河南非遗专家委员会刘春晓副主任委员，河南科学技术出版社马艳茹副总编，河南省中医药研究院邱保国研究员、刘道清主任医师、韩颖萍主任医师、李更生研究员等专家论证，提出修改意见。在本书编辑过程中，王铭等参加了部分资料的搜集和整理工作，在此一并致谢。

本套图书资料全部源自河南行政区域内的历代地方志，因古代方志文献多为抄本、刻本、石印本，原本印刷质量不高，再加上复制本、胶片本的制作过程不够精细，字迹多有模糊不清，字体难以辨认，特别是诗赋碑刻，缺漏较多，且文字深奥难懂，有的一个字，一句话，一个标点，一个标题，都要反复推敲，反复核对，斟酌取舍，其工作之艰辛，没有身临其境、亲力亲为是难以体会到的。但念及中医药文化研究者能从中得到裨益，医史研究能由此而多一佐证，则内心又感到些许安慰。

本套图书能得以付梓，主要是得益于河南省卫生健康委员会、河南省中医管理局的大力支持，得益于河南科学技术出版社的大力支持，得益于河南省中医药研究院的大力支持，更得益于多位专家的指导和帮助，得益于各位编校者的辛勤劳动，再次致以诚挚感谢。由于编纂者水平有限，本书如有不妥之处，敬请业内各位同仁不吝赐教。

田文敬

2020 年 10 月

编纂说明

一、本书辑录的医药资料，全部取自河南行政区域内的历代地方志，如省志、府志、州志、县志。历史上有交叉的区域或乡镇，以县名归属为准；以供祖国医学科研、教学、医疗工作者、文史研究者、医学爱好者借鉴参考。

二、本书辑录的医药资料，按机构医事（机构地址、医院、诊所、药铺、人员、专科、管理、慈善、教育、财政等）、医药疫病（地产道地药材、加工炮制、制剂、产销、民间土单验方；历代所发生疫病等）、医著医迹习俗、诗赋碑记（与医药相关的诗词、歌赋、碑刻、传记、述记及健康谚语、方言、杂记等）、人物等分类。

三、本书辑录的医药资料，概以原文辑录，不加删改；对与医药、健康无关的内容，则酌情省略；对明显荒诞无稽的资料不予收录；对一时难以判断，虽有迷信色彩但仍有一定参考价值的资料，仍酌情予以保留，以待后续研究。

四、本书辑录的医药资料，无论原文有无标题，均由编者据其内容重新酌定；辑录资料原则上不加校勘和注释（个别古代地名除外）；每则资料均标明出处，格式为：《书名·卷·篇》朝代·作者，出版者，出版朝代年（公历）月，页。

五、本书采用现代标点断句，繁体字、通假字或异体字等，一般均使用简化字，横排；少数容易引起误解或有特定含义的繁体字及异体字，则酌情予以保留；没有对应的简化字，则使用原文中的古体字；原文缺失的字，字迹模糊不清，难以辨认的，用"□"代替。

六、本书县市排序，按行政编码和地方习惯排序；古代县名按现代行政区域划分；古代县域与现代县域多有不同或交叉，不同的朝代，县域也多不同，所以古代县名予以保留，自成一节；医药人物、疫病按历史朝代的先后排序。

七、有关朝代的问题，资料涉及人物、疫病、书籍等可以明确朝代的，把朝代写在最前面，用（）；药物、古迹、习俗、诗词赋记等没有特别标明时间的，可不标注朝代。

八、对同一内容在不同版本方志中记载完全一致的，不再重录；如记载内容有差异，则将不同版本的内容同时收录，但不再加标题。

九、辑录资料的时限，截至民国末年；收录的医药人物为清末以前出生的，为保持医家资料的完整性，则按志书记述尽量完整录入。

十、辑录内容的纳入和排除。割肉疗病等属于忠孝、贞妇之类的内容，数量过多，且没有实际医学意义，不予录入；救济局、药局、养济院等属于慈善救济，多有涉及医药内容，且数量不多，予以录入；巫术治病等内容，予以录入；花属、果属中的中药内容，予以录入。

十一、本书最后附有"参考书目"，以备稽验。

编者

2020 年 10 月

目 录

第一部分
涉医著作

第一章　郑州市

第一节　郑　县

《眼科正谬》《方脉合编》《幼科医案》

（清，弓泰著），《眼科正谬》《方脉合编》《幼科医案》，弓泰撰。泰，字仁斋，郑州人，以医名。是书，有刊本未见。《河南通志·艺文志·卷十五·子部·医家类》，民国间（1912—1949）铅印本，37.

《弓仁斋医书》序（刘瑞璘，郡人）：南人有言曰：人而无恒，不可作巫医。古语云：有志之士，不为良相，必为良医。西人亦以研究医学为卫生，上不二法门，但医之中有良医即有庸医。良医者，绍先圣之心源，为民命之主宰，其培养元气，是犹良相之治国也；庸医者，究义理而未精，向市厘而售术，其贻害众生，是犹庸臣之误国也。呜乎，治国者寥寥寡俦，误国者滔滔皆是，此有志者所为痛心疾首耳。光绪庚寅、辛卯予馆苏家屯两载，课余之暇，与弓君仁斋名秦兴，往来接谈，讲求医理。弓君出所著《方脉合编》《眼科正谬》《幼科医案》示余，并求弁言于篇首。予爱而读之，觉条分缕析，言简意赅，不以脉理之深奥而晦目，不以证治之微茫而侈口，病立一案，案立一方，可以救世，可以传世，诚良相之典型，治国之模范也。非弓君之有恒，其孰能与于斯。丙辰秋，劝先生校而刊之，愿吾郑桑梓，家置一编，不为庸医所误，使斯人共登仁寿之域也，则幸甚矣。《郑县志·卷之十七·艺文志杂著》，民国·周秉彝等修，刘瑞璘等纂，民国二十年（1931）刻本，42-43.

《弓氏医书辨讹》

（清，弓士骏著），《弓氏医书辨讹》十六卷，弓士骏撰。士骏，字伯超，郑州人。乾嘉年间，以医名世。《中州艺文录》谓：此书存者止四卷。《河南通志·艺文志·卷十五·子部·医家类》，民国间（1912—1949）铅印本，33.

（清）弓士骏，字伯超，世居弓寨。乾隆季，其母梦华佗入室而生。案头常置医书，专心研究，有劝以应童子试者，默不应。会兄女有眼疾，医药罔效。兄老仅此女，钟爱之殊。无聊，令先生医治之。用九制硫磺二两，别无兼味。兄难之而无他术，服之即愈。由是，医者踵至，罔不应手回春。河南某中丞太夫人病瘫，州牧荐公。诊脉毕，曰：是病也，寒湿凝结，脏腑状如水，用白砒四两服之，以大热救大寒，譬之日照春水，宿冻可解。中丞意弗善。先生曰：服此误，愿伏锁斧。太夫人闻之曰：与其服他药而增剧，不若服毒药而速毙也。命即市白砒，中丞以半进，戌时服之，亥时婢奔报曰：太夫人坐床褥，索饮食矣。中丞喜，趋告。先生曰：药服半剂乎，不然太夫人能起行矣。中丞以实对，欲再服其余。先生曰：不可，前者，毒结脏腑，以毒攻毒，当不受害。今脏腑之毒已净，再服之杀人。中丞强之，仕不应，赠以金不受。著有《弓氏医书辨讹》十六卷，存者四卷，得其书者，试之辄效。《郑县志·卷之十一·人物志方技》，民国·周秉彝等修，刘瑞璘等纂，民国二十年（1931）刻本，50-51.

《痘疹金鉴》

（清，阴维新著）。阴维新，字振业，廪生，习岐黄，业精通脉理，尤善治婴儿痘疹，著有《痘疹金鉴》。每遇逆症，公曰：可治，治之立愈。州牧孙旌其门，曰：升年寿世。卒年八十有五。《郑县志·卷之十一·人物志耆德》，民国·周秉彝等修，刘瑞璘等纂，民国二十年（1931）刻本，15.

《针要诀》

（清，张希曾著）。张希曾，字省斋，世居城内官井巷。公生有奇姿，好读书，习岐黄，事精于针灸。积书案头，翻阅研究，不得其解不止，著有《针要诀》。曰：圣人则天地之数，始于一而终于九，九而九之，九九八十一，以起黄钟之数，此天人相通之道也。故一针皮，二针肉，三针脉，四针筋，五针骨，六针调阴阳，七针益精，八针除风，九针通九窍，除三百六十五数。节气各有所主，去风宜浅，破块宜深。先生医人，以针为要，针灸所不能及者，然后济之以方药，应手无不立效。光绪二十五年（1899），郑州学正朱炎昭旌其门，曰：金针度世。子树熏，庠生。《郑县志·卷之十一·人物志方技》，民国·周秉彝等修，刘瑞璘等纂，民国二十年（1931）刻本，52.

第二节 巩 县

《订正神应心书》

（清，杜生楠著）。杜生楠撰。生楠，字召芨，号宗川，巩县人。乾隆时岁贡，精医术。《河南通志·艺文志·卷十五·子部·医家类》，民国间（1912—1949）铅印

本，32.

杜生楠，采访事实。岁贡生，号宗川，字召茇。教人以立品为先，论文以理法为要。尤加意寒士，著有《制塾三才集》遗稿。晚年业医，精痘疹，著有《订正神应心书》二卷。有贫民李某，少孤，其祖寄葬石子河西岸。生楠周济之，乃得与祖母合葬祖茔。是年秋水大发，河岸尽没，李某深感之。子云乔，登乙酉科。《巩县志·卷之十三·人物儒林》，清·李述武纂修，清康熙五十四年（1715）刻本，14-15.

《药方类编》

（清，孙树声著）。孙树声，号朴庵，国子生，罗庄人。怡怡孝养，两祝亲嘏，丧葬皆如礼。倡建宗祀，修村寨，积仓谷。遇事容忍，纵弟某跅弛荡产，诛求无厌。稍不当意，辄挽牛马以去，树声更饲瘠羸避之置不较。后某鳏孤佁于僧寺，树声赎归，养以终身。子沐恩，字波及，内行醇美。姊适刘家中落，躬馈粟米济之，风雪必往。晚年留心岐黄，集《药方类编》十卷。孙友信。《巩县志·人物志》，民国·刘莲青、张仲友撰修，民国二十六年（1937）刻本，13.

《月川医案》

（清，卢士选著）。卢士选，字青臣，号月川，北官庄人。由廪贡议叙教职，历署新蔡、林县、获嘉教谕，卫辉府学训导，开封府学教授。先世以医鸣，士选少多疾病，屡患失血，好浏览方书，自疗辄痊，由是益加淬厉浸淫《三指禅》《医宗金鉴》，徐灵胎、陈修园等书，所得益深嗣。设帐汴垣，因丐求者众，移寓药室以行其术。素喜吟诗，积久成帙，著有《月川医案》《醉吟窗诗》《草规劝录》《闻见录》《别墅闲谈》等。《巩县志·卷十三·人物志》，民国·刘莲青、张仲友撰修，民国二十六年（1937）刻本，45.

《南方草木状》（无卷数）

晋，稽含撰。《四库全书》目录云：凡分草、木、果、竹四类，共八十种，皆岭南土产也，叙述简雅，非唐以后人所能，伪不得以隋唐志，皆不著录为疑。《巩县志·卷十五·艺文志》，民国·刘莲青、张仲友撰修，民国二十六年（1937）刻本，1.

第三节　荥阳县

《胡本草》

《胡本草》七卷，唐，郑虔（河南荥阳人）撰。虔有天宝军防录，已见前。是书，《唐书·艺文志》著录。《河南通志·艺文志·卷十五·子部·医家类》，民国间（1912—1949）铅印本，23.

（唐）《胡本草》七卷，唐，郑虔撰。《续荥阳县志·卷十·艺文志》，民国·卢以洽纂修，民国十三年（1924）铅印本，3.

《荟蕞》卷数未详，唐，郑虔撰。

案：杜子美哀故著作郎贬台州司户，荥阳郑公虔诗中有云：药蕞西极名，盖指其所撰《胡本草》；兵流指诸掌，盖指其所撰《军防录》。下又云：贯穿无遗恨，《荟蕞》何技痒，盖明言其所撰《荟蕞》一书，续通志艺文略作《荟萃》《萃蕞》音义相通。《续荥阳县志·卷十·艺文志》，民国·卢以洽纂修，民国十三年（1924）铅印本，4.

《军防录》卷数未详，唐，郑虔撰。案：虔子弱斋，长于地理、山川险易，方隅物产，兵勇众寡，无不悉详，所著《天宝》《军防录》，言典事赅诸儒服其善著书。《续荥阳县志·卷十·艺文志》，民国·卢以洽纂修，民国十三年（1924）铅印本，3.

《食治通说》

（宋，娄居中）《食治通说》一卷。宋，娄居中（河南荥阳人）撰。居中，河南人。是书，《宋史·艺文志》著录谓"东虢娄居中撰，临安药肆金药白者，有子登第，以恩得初品官，赵忠定丞相跋其后。书凡六篇，大要以为食治则身治。此上工，医未病之一术也"。《河南通志·艺文志·卷十五·子部·医家类》，民国间（1912—1949）铅印本，24.

《温病条辨》《外科症治》

（清，白鹤鸣著）。《温病条辨》《外科症治》卷数未详，白鹤鸣撰。《续荥阳县志·卷十·艺文》，民国·卢以洽撰，民国十三年（1924）本，7.

《温病条辨》《外科症治》清，白鹤鸣撰。白鹤鸣，字寿亭，三里村人。承袭世职云骑尉。当时名医，人称"仙手佛心"。《荥阳市志》，程远荃、花金委主编，荥阳市志总编辑室编，新华出版社，1996年12月，756.

《神应针经诀》

《神应针经诀》宋，许都撰。《荥阳市志》，程远荃、花金委主编，荥阳市志总编辑室编，新华出版社，1996年12月，755.

《温病说略》

（清，董联辉著）。《温病说略》四卷，董联辉撰。《续荥阳县志·卷十·艺文》，民国·卢以洽撰，民国十三年（1924）本，7.

《温病说略》1~4卷，清，董联辉撰。《荥阳市志》，程远荃、花金委主编，荥阳市志总编辑室编，新华出版社，1996年12月，756.

《抱朴子札记》

《抱朴子札记》，清，张象巽撰。张象巽，字顺则，侯门村人，任汜水县公安局长，平皋局长，兴办实业，提倡国学，纂修汜水县志。《荥阳市志》，程远荃、花金委主编，荥阳市志总编辑室编，新华出版社，1996年12月，758.

《方书一得》《太素精要》

《方书一得》《太素精要》清，李守钦撰。李守钦，号肃庵，汜水人，名医，尤精太素理。《荥阳市志》，程远荃、花金委主编，荥阳市志总编辑室编，新华出版社，1996年12月，759.

《内经知要—见解》《妇得集要》《新编火疫论》《伤寡析义》《医学津梁》《医学易记略》《运六气》

《内经知要—见解》《妇得集要》《新编火疫论》（1985年河南科学技术出版社出版）《伤寡析义》《医学津梁》《医学易记略》《五运六气》清，张文甫撰。张文甫，详人物。《荥阳市志》，程远荃、花金委主编，荥阳市志总编辑室编，新华出版社，1996年12月，760.

民国时期藏书

荥阳现存书籍：医家类《黄帝内经》一部，十册。……最近学校各种书籍：《生理卫生学》一册，《生理卫生学》三册，《心理学讲义》一册。《续荥阳县志·卷五·学校》，民国·卢以洽撰，民国十三年（1924）本，21.

第四节　登封县

《嵩崖尊生》

（清，景日昣著）。《嵩崖尊生》十五卷，景日昣撰。日昣，有《嵩崖易义》，已见前。是书，自序略曰：予研心有年，略见大意，聊次其所及知及素所闻见者，叙述为篇。其于易医同源之理，或亦有一解云尔。吴联序略曰：尊生书者，嵩崖景先生于二十年前手辑。是编，方其少年时因奉母以研医理，学书复明医而贯通易义，即此五运六气天时民病，中有阴阳变化之道，一综核之于脉理药性，审症之方，节节考证，卷卷精详，直令人闻卷披阅如指掌，故尊生一书自可合素问、准绳、内经诸学以括之，也有刊本。《河南通志·艺文志·卷十五·子部·医家类》，民国间（1912—1949）铅印本，30.

景日昣（约1658—?），字冬旸，号嵩崖，大冶街人，后曾居县城。幼年家贫，母亲有病，无钱买参，医生说鸽子可以代替。他捕鸽，鸽回巢，巢在县衙不得进。日昣望衙哭，县令知其孝，以笼盛鸽让他拿回。母亲病故，他一面拆洗旧衣为母装殓，一面暗下决心学医。因贫上不起学，老师见其聪明让免费学习。他刻苦努力成绩第一，被选入县学。康熙十二年（1673）入嵩阳书院，二十六年（1687）中举人，三十年（1691）会进士。当时名人仇沧柱、王宛平、徐昆山等看了他的文章，啧啧称赞，以公卿之位期望。他初任广东肇庆府高要县知县，平雪冤案，很受人民欢迎。县内有水灾，常溺死人畜，淹没庄田。汛期到来，他乘船上岸察水情，思索方案，经多次治理，水患解除。高要人民感激他的功绩，在他治水站立的地方建立生祠以表纪念，政绩上报后升京畿监察御史。他巡视郊区，发现井内有无头死尸，让有关人员处理，数月不能破案；他亲自便衣访察，尽得其情，京民叹服。他向皇帝上《粤中征米浮价》《矿商病民》等奏疏，内容恳切详明，表现了对人民疾苦的关心。皇帝对他的爱民精神非常赏识，又知他是个良医，因此屡迁其官；先后九任陕西道、山西道、浙江道、江南道、河南道监察御史，又升鸿胪寺、太仆寺少卿、宗人府府丞、督察院左副都御史，后升礼部、户部侍郎，加礼部尚书衔。他在任礼部侍郎期间，对礼乐制度做了许多修订。曾3次主持科考。他所选拔的人才，后皆为天下名士。

雍正三年（1725），日昣告老归里，在嵩山南麓，叠石溪上游建别墅居住，从事著述。其著作有《说嵩》《嵩崖尊生》《嵩阳学》《学制书》《嵩台随笔》《嵩岳庙史》《会善寺志》《龙潭寺志》及笔记诗文若干卷。《嵩崖尊生》是我国医学珍品，对妇科疾病见解有独到之处，后传入日本，享有盛誉。《登封县志》，登封县地方志编纂委员会编，郭明志主编，河南人民出版社，1990年8月，697.

《活人验方辑要》

（裴金华辑）。裴金华（1881—1967），字砺斋，号若梦，大金店乡裴家岭人。金华幼读儒书，清朝光绪年间参加科举考试，未被录取，即遵范仲淹"不为良相，便为良医"之训，精研岐黄之术。1924年先后在张庄、城关镇、王庄等地自设药店，采集地道药材，精心炮制，专以济世，不为重利。1942年登封旱灾严重，民不聊生，他对城乡贫病交加的患者一次舍免药价数百石（粮食），当时乡民赠以"仁济闾里"匾额。

1931年担任登封县戒烟局局长，1953年在县城办中医学徒班。1956年与同乡学生郝德坤在城关镇组织联合诊所。每诊余，回忆辑录《活人验方辑要》。其治病宗旨："固先天，养后天；保元气，健脾胃，使正气存内，邪不可干。"其治法不随时俗："行气取疏达，逐瘀取活络。清不用寒凉，泻不用峻快。"

1958 年医疗机构改革时，他调到登封县人民医院中医科工作。1961 年担任登封县卫生工作者协会主任。1963 年河南省卫生厅授予"名老中医"称号。

金华行医 50 余年，医疗经验颇丰，以善治劳损诸疾著称，验方"无价保真丸"为遣使之惯例；种子安胎以"五子衍宗丸""保生无忧散"为独特之秘；治疡症以自制"积善春千锤膏"外贴，制法精严，拔毒祛腐。《登封县志》，登封县地方志编纂委员会编，郭明志主编，河南人民出版社，1990 年 8 月，707.

《温之贞医案》

（温之贞著）。温之贞（1899—1982），字名山，大冶乡温沟村人。他天资聪颖，博学多才。19 岁开始先后被邀请到登、密、禹三县教书，受到学生及家长尊重。30 岁时，他父亲得病，几乎丧生。惊恐之下，决心习医济世。读了《内经》《难经》《伤寒论》《金匮》《神农本草经》等书。其中，以研读《内经》《伤寒》为主。后经禹县名医宋德荣指导点化，并行实践，故能诊断多种常见病和一些疑难症。

1949 年冬，之贞慨然以振兴医学为己任，集资创办中医学校，有学生贫不能坚持学习者，还资其衣食。他在给学员讲课时，常以通俗语言，生动实例和比喻解释较深的医理。他说："医者，书不熟则理不明，理不明则识不清。明理在于辨证用药。无一病不穷究其因，无一方不洞悉其理，无一药不精通其性。"先后培养学生 250 余名，遍及登、密、禹三县。

1953 年任大冶区卫生工作者协会主任，1958 年在大冶卫生院担任门诊医生，对患者，不分职位高低，男女老幼，皆一视同仁。他擅长治疗内科、妇科疾病，选方平稳，用药轻灵，疗效卓著。求诊者，门庭若市，在大冶、王村、白沙、平陌一带享有盛誉。

1962 年河南中医学院聘请他赴郑教学。1963 年出席开封地区中医生代表大会，会议对他的医教业绩给予了高度的评价。晚年著有《温之贞医案》，其中多例病案编入省编的《河南名老中医经验集锦》。《登封县志》，登封县地方志编纂委员会编，郭明志主编，河南人民出版社，1990 年 8 月，574.

第五节　密　县

《伤寒论辨症详说》

（清，周同文著）。周同文，字衡章，廪生。少失怙，家贫得甘旨，必进母居；母丧不入内室，不食酒肉；每祀先，必流涕，乡里称其孝。因母病，习岐黄，无贫富辄往，不受谢，著《伤寒论辨症详说》。《密县志·卷十三·人物志孝友》：十一，清·谢增，景纶撰，清嘉庆二十二年（1817）本。

《周易正义》《资生灵通》

（清，马朝聘著）。马朝聘，字君选，邑庠生，著有《崇实录》《论语讲义》《周易正义》等书。又精岐黄，著《资生灵通》五十七卷。《密县志·卷十三·人物志文学》：四十三，清·谢增，景纶撰，清嘉庆二十二年（1817）本。

《验方新集》《痘疹新集》

（清，王心一著）。王心一，性孝友，博闻强识，绩学位售，遂业医，远近贫富皆应之，病愈不受馈遗，尝著《验方新集》《痘疹新集》等书藏于家。孙宇春，庠生。《密县志·卷十六·人物志方技》，民国·汪忠纂修，民国十三年（1924）铅印本，67。

《痘疹详说》《伤寒摘要》《杨氏医案》

（清，杨永锡著）。杨永锡，子鼎三附，名医也，尝著《痘疹详说》十二卷，《伤寒摘要》八卷，《杨氏医案》若干卷，藏于家。子鼎三，能世其业，人皆称为杨七先生，而不名。尝诊一无疾人，云汝于二年后，立秋日，当不起。后果如其言，神妙如此。《密县志·卷十六·人物志方技》，民国·汪忠纂修，民国十三年（1924）铅印本，67.

《医学述要》

（清，樊通润著）。樊通润，号云鹤，精岐黄术，治病因症处方，无不应手立愈，著有《医学述要》十卷，藏于家。寿九十八，无疾而卒。《密县志·卷十六·人物志方技》，民国·汪忠纂修，民国十三年（1924）铅印本，68.

第六节　新郑县

《九经》

晋·皇甫谧曰：黄帝创制《九经》，见《史记注》。列子云：黄帝得长生之道，在位百年。《新郑县志·卷三十·经籍志》，清·黄本诚纂修，清乾隆四十一年（1776）刻本，2.

《黄帝河图》

《晋天文志》黄帝受河图，始明休咎。《魏志注》黄帝授命风后河图，河图挺佐辅云：天老告黄帝曰，河有龙图，洛有龟书，帝游翠妫之川，有大鱼出，鱼没而图见。《诗正义》六艺太平嘉瑞图书之出，必龟龙衔负焉，黄帝尧舜，周公是其正也。《新郑县志·卷三十·经籍志》，清·黄本诚纂修，清乾隆四十一年（1776）刻本，2—3.

《黄帝内经》《黄帝外经》

医经：《黄帝内经》十八卷，《外经》三十七卷。《新郑县志·卷三十·经籍志》，清·黄本诚纂修，清乾隆四十一年（1776）刻本，2.

《汉书·艺文志》：《黄帝内经》十八卷。唐·王冰曰："《素问》即其经之九卷也，兼《灵枢》九卷，乃其数焉，虽复年移代革，而授学犹存，惧非其人而时有所隐，故第十卷师氏藏之，今之奉行惟八卷尔。"《素问》九卷，皇甫士安名为《针经》。杨玄操云："《黄帝内经》二帙，帙各九卷。"按：《隋志》谓之《九灵》，王冰名为《灵枢》。《素问》第七卷亡已久，士安序《甲乙经》云"亦有亡失"，《隋志》载《梁七录》云"止存八卷，而冰得旧藏之卷，今窃疑之，天元纪大论、五运行论、六微旨论、气交变论、五常政论、六元正纪论，至真要论七篇与余篇略不相通，疑此七篇乃阴阳大论之文。王氏取以补所亡之卷，又曰黄帝坐明堂之上，临观八极，考建五常，与岐伯上穷天纪，下极地理，远取诸物，近取诸身，更相问难，于是雷公之伦，授业传之，而《黄帝内经》作"。苍周之兴，秦和述六气之论，越人得其一二，演而述《难经》，仓公传其旧学，仲景撰其遗论，晋皇甫谧刺而为《甲乙》，隋杨上善纂而为《太素》，全元起始为训解，阙第七一通。唐宝应中，王冰得先师所藏之卷为注，合八十一篇，二十四卷。按：《隋志》始有《素问》之名，晋皇甫谧已云《素问》论病精辨。王叔和，西晋人，撰《脉经》，云出《素问》《针经》。汉张仲景《伤寒论》集云撰用《素问》，是则《素问》之名起汉世也。

全元起曰："素者，本也，问者，黄帝问岐伯也。"按：乾凿度《太素》者，质之始名或由此。馆阁书目，《黄帝内经》《针经》九卷八十一篇，与《灵枢》同。《针经》以九针十二原为首，《灵枢》以精气为首，间有详略。程子曰："《素问》之书，必出于战国之末。"夏竦《铜人腧穴针灸图经》序曰："黄帝问岐伯尽书其言，藏于金兰之室，洎雷公请问其道，乃坐明堂以授之，后世言明堂者，以此。"《郡齐读书志》跋云："右唐王冰注，先是第七亡逸，冰时始获，乃诠次注释，凡八十一篇，分二十四卷，今又亡'刺注''本论'二篇，冰自号启元子。《新郑县志·卷三十·经籍志》，清·黄本诚纂修，清乾隆四十一年（1776）刻本，3—4.

《黄帝阴符经》

《唐书·艺文志》：《集注阴符经》一卷。《宋史·艺文志》：太公等《阴符经注》一卷，《张果阴符经》一卷，《阴符经辨命论》一卷，《袁淑阴符经注》一卷。《云笈七签》广成子曰：阴符二字，上可通天，下可察地，中可化生万物，惟人最尊阴暗也，符合也。古之圣人，内动之机，可以明天地，造化之根，至道推移之源，性命之本，生死之机，故曰阴符也。《李筌阴符经注》序略云：阴符自黄帝已有之，盖圣人体天用道之机也。经曰：得机者万变而愈盛，以至于王失机者，万变而愈衰，以至于亡。《郑潮阴符经注》序略云：雷雨在上，典彝旁达，后其精流，而为聪明，蟠溪之遇合，金匮之秘奥，留侯、武侯思索其极。《朱子全书》题阴符经云：阴符以无为宗，谓天下之故，皆自无而生，有人能自有以返，无则宇宙在手矣。筌之言曰：百言演道，百言演法，百言演术。道者，神仙抱一法者，富国安民。术者，强兵战胜，一句一义，三者，求未尝不备，道者，得其道法者，得其法术者，得其术三则悖矣。《阴符经解》，唐琳曰：阴之阴者，莫如贼，贼者，鬼藏而神机者也。《阴符经元解》李日华云：阴暗也，符合也，即参同之意。《阴符经参注》柴挺然曰：天地间道理，阳极胎阴，阴不极不胎阳，阳之胎阴，以终阴之胎，阳以始，故阴为太极之先天，后天不符而先天符，经于机之一言三致意焉。知阴之为机，机之为符者，可与言阴符。《阴符经增注》张镜心曰：阴符括五千言，中庸之秘，阴符总其持，三易综其变。《新郑县志·卷三十·经籍志》，清·黄本诚纂修，清乾隆四十一年（1776）刻本，5.

《黄帝长柳占梦》

《汉书·艺文志》：《黄帝长柳占梦》十一卷。《史记正义》帝王世纪云：黄帝梦大风，吹天下之尘垢皆去，又梦人执千钧之弩，驱羊万群。帝寐而叹曰：风为号令执政者也，垢去土后在也，天下岂有姓风名后者哉。夫千钧之弩，异力者也，驱羊数万群能牧民为善者也。天下岂有姓力名牧者哉，于是依二占而求之，得风后于海隅，登以为相，得力牧于大泽，进以为将，黄帝因著《占梦经》十一卷。《新郑县志·卷三十·经籍志》，清·黄本诚纂修，清乾隆四十一年（1776）刻本，6.

《黄帝杂子步引法》

《汉书·艺文志》：《黄帝杂子步引法》十二卷。《列子·天瑞篇》：引黄帝书目谷神不死，是谓元牝。梁肃《导引图》序：朱少阳得其术于《黄帝外书》，又加以元禽化禽之说，乃志其善者，演而图之。

《隋志》有引气图、道引图。《抱朴子》云：黄帝论导养而质元素二女，著体诊则受雷岐。西山黄氏曰：养生之说出于老子，谷神章其最要也。庄子曰：黄帝得之以登天。《新郑县志·卷三十·经籍志》，清·黄本诚纂修，清乾隆四十一年（1776）刻本，6.

《黄帝岐伯按摩法》

《汉书·艺文志》：《黄帝岐伯按摩法》十卷。《唐六典》：按摩博士一人。注崔实正论云：熊经鸟伸，延年之术，故华佗有六禽之戏，魏文有五槌之锻。《仙经》云：

户枢不蠹，流水不腐，谓欲使骨节调利，血脉宣通。《周礼疏》刘向云：扁鹊使子术按摩。《新郑县志·卷三十·经籍志》，清·黄本诚纂修，清乾隆四十一年（1776）刻本，7.

《黄帝杂子芝菌》

《汉书·艺文志》：《黄帝杂子芝菌》十八卷。黄氏曰：《神农经》五芝久食轻身，延年不老。秦之世未有称述芝草者，汉武宣世，始以为瑞。《黄帝内传》：王母受《神芝图》十二卷。《水经注》：黄帝登具茨之山，受《神芝图》于黄盖童子。《新郑县志·卷三十·经籍志》，清·黄本诚纂修，清乾隆四十一年（1776）刻本，7.

《黄帝内传》一卷

《郡斋读书志》跋云：右序云，筴铿得之于衡山，石室中，后至汉刘向于东观校书见之，传于世。《新郑县志·卷三十·经籍志》，清·黄本诚纂修，清乾隆四十一年（1776）刻本，7.

第七节　中牟县

《阴阳论》

（清，朱存善著）。朱存善，字黄轩，清邑庠生员，居住第三区朱三乡十三保，朱塘池村。牟邑西北名士也，系清选任阌乡县训导朱腾蛟之孙。公诞生于阌乡任内，未几，腾蛟故于任。公在襁褓随亲旋里，少长聪敏嗜学。早年游泮，性廉直，品端方，且有孝行，德望颇重，乡人佥以善士称之，可谓名实相符。中年因家累辍学习医，兼施庭训，课子教孙，不隳书家风。至晚年，医学精通，活人无算，遐迩颂为神手，著有《阴阳论》，补医林之不足，为家藏传本，刻未付梓。朱公济世功德，殁世犹追称不止云。《中牟县志·卷三·列传》，民国·萧德馨撰，民国二十五年（1936）石印本，16.

《痘疹汇编》

（清，王金声著）。王金声，县城西北隅五里许，有村名曰三官庙，村中王公讳应铎，字金声。幼年业儒，天资聪颖，读书成诵，弱冠采芹，颇有大志。因乡试不售，专心习医。舍孔孟而师岐黄，披吟历代名医之书，弃诗书而诊方脉，探讨济世活人之术。至于《本草》数十卷，《纲目》千万言，苦而诵之，简练以为揣摩，嗣后研究功深，治病大有功效。门前车马往来如市，治病者感恩戴德，受业者执经问难，先生不惮烦劳，后博采广搜，于陈编中获得奥妙，问题融会而折衷之，乃治病之要在望闻问切，因病施药，不徒以据脉定证，作欺人之语也。所以起死回生，屡试屡验，如照肝胆之秦镜焉。

先生长于痘疹，善治瘟疫，每遇难治之瘟疫，危险之痘疹，药到病愈，效力如神。当其时，乡党称为儒医，亲友敬如神明，此先生之荣誉，著于生前者也。晚年医道高明，齿德兼优，看病额外认真，开方分外周到。乃于名家书中摘取得心应手之良方，集腋成裘，著《痘疹汇编》一书，以备参考。编中所载痘后发斑、疹后留毒、或顺或逆，一切杂症，分类调治，方无不效。譬如兵家之操典，化学家之公式，有条而不紊焉。是可见先生救世之苦衷，亦可作后学之方针也。

奈书已成而公不少留，竟于清光绪二十七年（1901）飘然长逝矣。幸赖张君，仗义疏财，乐善好施，将先生遗编印刷数千百卷分给同人，以资考镜。呜呼，公虽没而公之著作尚能宣传当时，流芳奕冀，可谓死而不朽也，夫故表而出之，以示不忘云。

《中牟县志·卷三·列传》，民国·萧德馨撰，民国二十五年（1936）本，19.

第八节　汜水县

《医书三要》

（袁良玉著）。袁良玉，东柏社人，有厚德，精岐黄术，著《医书三要》。妻张氏，以贤淑闻。子绣林，廪生，事母孝，待昆季姊妹友善，讲学宗宋儒。《汜水县志·卷八·人物上》，民国·田金祺监修，上海世界书局，民国十七年（1928）铅印本，39.

《神应针经要诀》

（宋，许希著）。许希，字叔微，其先冀州人。祖应祥，为汜水主簿，职满占汜水籍历三世。希生而颖异，博极群书，赴举未第，遂弃儒业，潜心医道，以神悟入医家三味。仁宗景祐元年（1034），帝不豫，数进药不效，人心忧惧，魏国大长公主荐希。希诊其脉，曰：针心下胞络之间，可亟愈。左右以为不可，诸黄门祈以身试，试之无恙，乃敢以针进。而帝疾愈，命希为翰林院医官，赐绯衣银鱼及器币，为殿中省尚药奉御。著《神应针经诀》行于世，卒录其子宗道，官至内殿崇班。旧志。《汜水县志·卷八·人物上方技》，民国·田金祺监修，上海世界书局，民国十七年（1928）铅印本，46.

《方书一得》《太素精要》

（明，李守钦著）。李守钦，号肃庵，聪明善悟，读书损神病将危，遇蜀医而愈。

即北而受其业，走峨眉，邂逅异人，授岐伯要旨，归从黄冠游，尤精太素理，能预知人事，诸王台省咸敬礼之。徒居荥泽观中，有客自河北来，星冠羽扇，守钦识其非常人。谨接之，谈论数日，皆世外事，守钦善应对，客甚敬服，曰：先生，我师也。又曰：三日后，罗主事过此，我当去也。因题诗于壁，而别越三日，果罗主事自南而北，过荥泽，为黄河泛涨所阻，栖迟观中，见壁间题，惊曰：此吾已故世父之笔，何缘三日前题。此始知客为罗念庵也，人由是谓守钦能遇仙客，号为洞玄真人，寿九十有八。谓其徒曰：来日我当告终，盍置丧具。其徒不之信然，亦不敢方命。次日果瞑，目视颜如生，目光不变，诚尸解矣。所著有《方书一得》《太素精要》诸书，行于世。《氾水县志·卷八·人物上方技》，民国·田金祺监修，上海世界书局，民国十七年（1928）铅印本，46.

《方书一得》《太素精要》，明，李守钦撰。李守钦，字肃庵，号洞玄真人，氾水人。是书，见《氾水县志》。《河南通志·艺文志·卷十五·子部·医家类》，民国间（1912—1949）铅印本，28.

第九节　河阴县

《本草》《药性》

（明，李鸣皋订），李鸣盛，号凤宇，训导薛之子，邑庠生。早承庭训，器宇不凡，遭母丧衔恤哀痛，毁瘁销形，友爱诸弟妹，雅称父意，邑人称贤，惜壮年不禄。弟鸣皋，号闻宇，亦入邑庠。持大体，人不得以私干之构，居广武山畔，访名人高士，订《本草》《药性》，制丸散济人，全活甚众。子琳，岁贡，任训导，鸣盛元。孙运昌，亦任训导。《荥泽县志·卷六·人物志·孝义》，清·崔淇纂修，清乾隆十三年（1748）刻本，8.

第二章 开封市

第一节 开 封

《汤液经法》

商，伊挚撰。挚有《伊尹书》已见前《汉志·方技略经方》，《汤液经法》三十二卷。王勃《难经》序曰：岐伯以授黄帝，黄帝历九师以授伊尹。《事物纪原》曰：《汤液经法》出于商伊尹。皇甫谧曰：仲景论伊尹汤液为十数卷。则伊挚之善医术，撰《汤液经法》确有可据，特其书久亡，后世未见其书而指为伪托亦过矣，现有张仲景论注本。《河南通志·艺文志·卷十五·子部·医家类》，民国间（1912—1949）铅印本，18.

《易经》

（周，石申著）。《易经》一卷，周，石申撰。申，魏人（河南开封人），事迹无考，汉志不载。《隋志星经》二卷，未详撰人。前有《石氏星经簿赞》一卷，两唐志均作星经。簿赞卷数同，一作石申撰，一作石申甫撰。宋志甘石巫《咸氏星经》一卷，《文献通考》作甘石星，名称不同。考史记天官书，昔之传天数者，在齐甘公魏石申正义，引七录。甘公楚人，战国时作天文星占八卷。石申魏人，战国时作天文八卷。前汉书天文志，于岁星及太岁，在某支下俱载甘氏石氏，说明二家之各有星经，确有可据。后世以甘石并称，殊觉混同。然诸史天文志多引石氏经。后汉郎颛所上封事，引石氏经岁星出左有年，出右无年，尤可见其端绪。盖古代星占，莫精于甘石，故二书之相错互，亦因传其学者之误耳，现有汉魏丛书刊本。《河南通志·艺文志·卷十五·子部·天文算法类》，民国间（1912—1949）铅印本，38.

《黄帝泰素》

《黄帝泰素》二十篇。《汉志》注：六国时，韩诸公子所作。师古曰：刘向《别录》云，或言韩诸孙之作也。阴阳五行，以为黄帝之道也。故曰：泰素，其书已久。《河南通志·艺文志·卷十五·子部·术数类》，民国间（1912—1949）铅印本，59.

《本草》

《本草》七卷，后汉，蔡邕撰。邕有《月令章句》已见前，《隋志》注：梁有蔡邕《本草》七卷，亡。《唐》《宋志》均未著录，盖佚已久。《河南通志·艺文志·卷十五·子部·医家类》，民国间（1912—1949）铅印本，20.

《五藏论应象》

（唐，吴兢著）。《五藏论应象》一卷，唐，吴兢（今河南开封人）撰。兢有唐春秋，已见前，唐艺《文志·医术类》有吴兢《五藏论应象》一卷，宋志亦载之。《河南通志·艺文志·卷十五·子部·医家类》，民国间（1912—1949）铅印本，22.

《神应针经要诀》

（宋，许希著）。《神应针经要诀》，许希撰。希，开封人，官至翰林医官。《宋史本传》：谓希著《神应针经要诀》行于世。《河南通志·艺文志·卷十五·子部·医家类》，民国间（1912—1949）铅印本，24.

《伤寒玉鉴新书》《伤寒证类要略》

（宋，平尧卿著）。《伤寒玉鉴新书》一卷、《伤寒证类要略》二卷，平尧卿撰。尧卿，开封浚仪人。是书，《宋史·艺文志》著录，《书录解题》亦载之，惟《玉鉴新书》"伤寒"二字且作二卷，谓专为伤寒而作，皆仲景之旧也，亦别未有发明。《河南通志·艺文志·卷十五·子部·医家类》，民国间（1912—1949）铅印本，24.

《曲本草》

宋，田锡撰。锡，字表圣，开封人。太平兴国三年（978）进士，高第官至知制诰。是书载酒类二十余种，并详其制法及功用，皆可依式酿造，其中蛇酒、麻姑酒、绿豆酒、枸杞酒、菊花酒、狗肉酒、豆淋酒，亦可以资多识，现有《说郛》刊本。《河南通志·艺文志·卷十五·子部·农家类》，民国间（1912—1949）铅印本，15-16.

《伤寒要旨》《医家妙语》《小儿保生要方》

（宋，李柽著）。《伤寒要旨》一卷、《医家妙语》一卷、《小儿保生要方》三卷，宋，李柽撰。柽，字与几，宋州姑苏人，官至左司郎中。是书，《宋史·艺文志》著录，书录解题仅有《小儿保生要方》三卷、《伤寒要旨》二卷，谓列方于前而类证于后，皆不外仲景。《河南通志·艺文志·卷十五·子部·医家类》，民国间（1912—1949）铅印本，25.

《集验方》

（元，申屠致远著）。《集验方》二十卷，元，申屠致远（祖先为河南开封人，金末随父迁东平寿张）撰。致远，有《释奠通礼》，已见前。是书，见《元史·致远传》。《河南通志·艺文志·卷十五·子部·医家类》，民国间（1912—1949）铅印本，27.

《原机启微集》

（明，倪维德著）。《原机启微集》二卷，倪维德撰。维德，字仲贤，开封人。是书，见《千顷堂书目》。《河南通志·艺文志·卷十五·子部·医家类》，民国间（1912—1949）铅印本，28.

《仙传外科集验方》

（明，赵宜真著）。《仙传外科集验方》十一卷，赵宜真撰。宜真，开封人，出家为道士，号原阳子。是书，自序谓好方术，书辄喜传录略至数十帙，及冥楼方外且经尘劫，仅余《外科集验方》一帙，乃禾川杨清叟所编述。萧有壬序谓，赵炼师以通儒名家，学于老氏道行高洁，超迈辈流，处心切于济人，以平昔所获奇方汇集成帙，云云，现有传钞本。《河南通志·艺文志·卷十五·子部·医家类》，民国间（1912—1949）铅印本，28.

《杂药方》

（齐，褚澄著）。《杂药方》十二卷，褚澄撰。《隋志》注：梁有褚澄杂药方二十卷，亡，《两唐书志》复以十二卷著录，《宋志》未载，当系分隶《褚氏遗书》中。《河南通志·艺文志·卷十五·子部·医家类》，民国间（1912—1949）铅印本，21.

《褚澄医论》

南北朝，《褚澄医论》十篇。《开封府志·卷三十八·艺文·古今名家书目》，清·管竭忠纂修，清同治二年（1863）刻本，1049.

《五脏论》

唐《五脏论》五卷。《开封府志·卷三十八·艺文·古今名家书目》，清·管竭忠纂修，清同治二年（1863）刻本，1049.

《五脏论应象》

《五脏论应象》一卷。《开封府志·卷三十八·艺文·古今名家书目》，清·管竭忠纂修，清同治二年（1863）刻本，1049.

《脉诀赋》

甄权《脉诀赋》一卷。《开封府志·卷三十八·艺文·古今名家书目》，清·管竭忠纂修，清同治二年（1863）刻本，1049.

《本草音义》

《本草音义》七卷。《开封府志·卷三十八·艺文·古今名家书目》，清·管竭忠纂修，清同治二年（1863）刻本，1049.

《补注神农本草》

宋《补注神农本草》二十卷。《开封府志·卷三十八·艺文·古今名家书目》，清·管竭忠纂修，清同治二年（1863）刻本，1049.

《补注急就篇》

《补注急就篇》六卷。《开封府志·卷三十八·艺文·古今名家书目》，清·管竭忠纂修，清同治二年（1863）刻本，1049.

《脉经》《针方明堂人形图》

《脉经》《针方明堂人形图》各一卷。《开封府志·卷三十八·艺文·古今名家书目》，清·管竭忠纂修，清同治二年（1863）刻本，1049.

《古今录验方》

甄立言《古今录验方》五十卷。《开封府志·卷三十八·艺文·古今名家书目》，清·管竭忠纂修，清同治二年（1863）刻本，1049.

《开宝重定本草》

（宋）开宝六年（973），诏令刘翰、马志等九人重修《本草》。翌年，《开宝重定本草》二十卷撰成，比《唐本草》多增新药139种，收录药品达983种。《开封市志（第一册）》，开封市地方志编纂委员会编，刘施宪总编纂，中州古籍出版社，1996年3月，36.

《神医普救方》

（宋）雍熙四年（987）十月，颁行《神医普救方》1000卷。《开封市志（第一册）》，开封市地方志编纂委员会编，刘施宪总编纂，中州古籍出版社，1996年3

月，37.

《太平圣惠方》

（宋）淳化三年（992），是年，翰林医官王怀隐等，编就《太平圣惠方》100卷，收各家验方万余，太宗亲赐名并作序。书成，镂版颁行全国。《开封市志（第一册）》，开封市地方志编纂委员会编，刘施宪总编纂，中州古籍出版社，1996年3月，37.

《腧穴针灸图经》

（宋）天圣四年（1026），医官王惟一编著《腧穴针灸图经》。次年，铸造针灸铜人两具，一置皇家医官院，一置相国寺。《开封市志（第一册）》，开封市地方志编纂委员会编，刘施宪总编纂，中州古籍出版社，1996年3月，39.

《嘉佑本草》

（宋）嘉祐二年（1057）……诏重修《本草》。至嘉祐六年（1061）《嘉祐本草》刊行，共收录药品1082种。《开封市志（第一册）》，开封市地方志编纂委员会编，刘施宪总编纂，中州古籍出版社，1996年3月，39.

《本草图经》

（宋）嘉祐三年（1058），诏全国各州县及海关，将所产及所进口药物标本、图形、说明文字送交京师研究整理，有苏颂主编。在嘉祐六年（1061）著成《本草图经》二十卷。《开封市志（第一册）》，开封市地方志编纂委员会编，刘施宪总编纂，中州古籍出版社，1996年3月，39.

《政和圣济总录》

（宋）政和年间（1111—1118），宋徽宗赵佶集京师名医，征集民间验房，编纂成书《政和圣济总录》，共200卷，收医方两万条，未及印刷即遭"靖康之变"，书稿为金人劫去。《开封市志（第一册）》，开封市地方志编纂委员会编，刘施宪总编纂，中州古籍出版社，1996年3月，41.

《医史》

（明）《医史》，李濂全集。《开封府志·卷三十八·艺文·古今名家书目》，清·管竭忠纂修，清同治二年（1863）刻本，1049.

《普济方》

（明）永乐四年（1406），周王朱橚等编著的《普济方》刊行，共168卷，是我国现存最大的一部古医药方书。《开封市志（第一册）》，开封市地方志编纂委员会编，刘施宪总编纂，中州古籍出版社，1996年3月，45.

《青囊渊源》

清，裴希纯撰。希纯，有《易箋》，已见前。是书，见《中州艺文录》。《河南通志·艺文志·卷十五·子部·医家类》，民国间（1912—1949）铅印本，31.

《方书》

清，黄永传撰。永传，有《春秋要义》，已见前。是书，见《中州艺文录》。《河南通志·艺文志·卷十五·子部·医家类》，民国间（1912—1949）铅印本，35.

《医学易知集》

清，介亮撰。亮有《圣学渊源谱》，已见前。是书，见《中州艺文录》。《河南通志·艺文志·卷十五·子部·医家类》，民国间（1912—1949）铅印本，37.

《针灸配穴精义》《马丹阳十二穴发挥》《穴性括要》《针灸医案选》

侯宝贤著。侯宝贤（1900—1971），宇德辅，开封市人，针灸名医。自幼从外祖父习中医正骨、伤科，15岁起专攻针灸。他重视针灸穴性研究，提出"穴之相互佐使，犹如用药，配伍相得，疗效益彰。若不论穴性则犹如癫马狂奔，不能疗疾且能危疾"的学术思想。著有《针灸配穴精义》《马丹阳十二穴发挥》《穴性括要》《针灸医案选》等，对脱疽、先天性解颅症、呃逆及外科手术肠胀气等有独到治疗经验。宝贤行医数十年，名振南北，求医者除本省外，远及东北、西北、两湖、两广等地。建国后，除主持开封市公费医疗门诊针灸科外，还悉心授徒，先后培养针灸医生数十人，多次被评为先进卫生工作者，当选过河南省第一、二、三届人民代表大会代表。1971年病逝于开封。《开封简志》，开封市地方史志编纂委员会编，河南人民出版社，1988年10月，621.

第二节　祥符县

《神应针经要诀》

（宋，许希著）。《神应针经要诀》八卷，许希。《祥符县志·卷二十二·艺文书目》，清·鲁曾煜纂修，清乾隆四年（1739）刻本，15.

《神应针经要诀》八卷，许希。《祥符县志·卷十九·经籍志附子类》，清·沈传义纂修，清光绪二十四年（1898）刻本，19.

许希，祥符人，以医为业，补翰林医学。景祐元年（1034），仁宗违豫，侍医数进药不效，人心忧恐，冀国大长公主荐希。希诊曰：针心下胞络之间可亟愈，左右争以为不可，诸黄门请以身试，试之无所害，遂以针进，而帝疾愈，命为翰林医官，赐绯衣银鱼及器币，官至殿中省，尚药奉御，卒。所著有《神应针经要诀》，行于世。旧志。《祥符县志·卷十七·人物方技医家》，清·沈传义纂修，清光绪二十四年（1898）刻本，26.

《医案》

（元，杨大方著）。《医案》十卷，杨大方。《祥符县志·卷二十二·艺文书目》，清·鲁曾煜纂修，清乾隆四年（1739）刻本，15.

（元）《医案》十卷，杨大方。《祥符县志·卷十九·经籍志附子类》，清·沈传义纂修，清光绪二十四年（1898）刻本，19.

《方法考源》《用药歌括》

（明，周溥著）。《方法考源》《用药歌括》，周溥撰。溥，字文渊，祥符人。《县志》谓其发明《素》《难》及东垣丹溪之义，为书一编，名曰《方法考源》，复著《用药歌括》若干首。《河南通志·卷十五·子部·医家类》，民国间（1912—1949）铅印本，29.

《用药歌括》六卷，周溥。《方法考源》，周溥。《祥符县志·卷二十二·艺文书目》，清·鲁曾煜纂修，清乾隆四年（1739）刻本，15.

《方法考源》十卷，周溥。《用药歌括》六卷，周溥。《祥符县志·卷十九·经籍志附子类》，清·沈传义纂修，清光绪二十四年（1898）刻本，19.

周溥，字文渊，其先浙江会稽人，徙居汴城，遂家焉。溥颖敏嗜学，及长患羸，自度弗起，遇南郡高子明疗之而愈，溥遂从子明传黄帝、扁鹊之脉书及诸秘方。溥受之且录且读三年，为人诊视，疗治悉验，于是四方迎谒者众。溥取舍合义，发明素难及东垣丹溪之义为书一编，名曰《方法考源》，复著《用药歌括》若干首。《祥符县志·卷十七·人物方技医家》，清·沈传义纂修，清光绪二十四年（1898）刻本，27.

《续医说》《医书百朋》《杏花春晓堂方》《方法考》

（明，郑镒著）。《续医说》十卷，郑镒。《医书百朋》三卷，郑镒。《杏花春晓堂方》四卷，郑镒。《方法考》四卷，郑镒。《祥符县志·卷二十二·艺文书目》

《续医说》十卷，郑镒。《医书百朋》三卷，郑镒。《杏花春晓堂方》四卷，郑镒。《方法考》四卷，郑镒。《祥符县志·卷十九·经籍志附子类》，清·沈传义纂修，清光绪二十四年（1898）刻本，19.

郑镒，字尚宜，业医，疗病多神异，问奇探秘，年逾七十，著述不辍，有《续医说》《医书百朋》《杏花春晓堂方》《方法考》诸书行于世。子名河，号星源，亦以国手名嵩，渚献吉川甫中川诸先生，悉传赞之。《祥符县志·卷之五·人物志方技医家》，清·李同享纂修，清顺治十八年（1661）刻本，1987年扫描油印，111.

郑镒，字尚宜，祥符人，业医，疗病多神异。年逾七旬，著述不辍，有《续医说》《医书百朋》《杏花春晓堂方》《方法考》诸书行于世。《祥符县志·卷十七·人物方技医家》，清·沈传义纂修，清光绪二十四年（1898）刻本，27.

郑镒，字尚宜，业医，疗病多神异。年逾七十，著述不辍。有《续医说》《医书百朋》《杏花春晓堂方》《方法考》诸书行于世。子名河，号星源，亦以国手名。《开封府志·卷之三十·人物志方技》，清·管竭忠纂修，清同治二年（1863）刻本，6.

《续医说》《医书百朋》《杏花春晓堂方》，郑镒撰。镒，字尚宜，祥符人，业医，疗病多神异，是书见《祥符县志》。《河南通志·艺文志·卷十五·子部·医家类》，民国间（1912—1949）铅印本，29.

《普济方》

（明，周定王橚著）。《普济方》一百六十卷，周定王橚。《祥符县志·卷二十二·艺文书目》，清·鲁曾煜纂修，清乾隆四年（1739）刻本，15.

《普济方》一百六十卷，周定王橚。《祥符县志·卷十九·经籍志附子类》，清·沈传义纂修，清光绪二十四年（1898）刻本，19.

《野菜本草》

（明，周定王橚著）。《野菜本草》一卷，周定王橚。《祥符县志·卷十九·经籍志附子类》，清·沈传义纂修，清光绪二十四年（1898）刻本，19.

《医史》

（明，朱睦㮮著）。《医史》四卷，朱睦㮮。《祥符县志·卷二十二·艺文书目》，（清）鲁曾煜纂修，清乾隆四年（1739）刻本，15.

《医史》四卷，朱睦㮮。《祥符县志·卷十九·经籍志附子类》，清·沈传义纂修，清光绪二十四年（1898）刻本，19.

《医史》

（明，李濂著）。《医史》十卷，李濂撰。濂有夏周正办疑会通，已见前。是书，《明史·艺文志》著录，清《四库全书》存目。盖采辑历代名医自左传医和以下，迄元李杲见于史传者五十五人，又采诸家文集，自宋张扩以下迄于张养正凡十人，其张机、王叔和、王冰、王履、戴原礼、葛应雷六人，濂为之补传，每传之后亦各附以论断。《河南通志·艺文志·卷十五·子部·医家类》，民国间（1912—1949）铅印本，27-28.

（明）李濂，字川父，祥符人，幼颖敏好读书。九岁工古文，尝作里情赋，为李梦阳称赞，与薛蕙齐名。正德癸酉，举乡试第一，明年举进士，授沔州知府，会川襄水溢大祲，濂疏请蠲赈，得旨报可，全活数万人。汉阳有贵臣请以沔隶汉阳，濂疏奏极言弗便，事遂寝。累迁山西按察司佥事，理屯政会提学缺，濂摄其事不两月，试竣士人悦服，坐忤权贵，嗾言者论罢，遂致仕归，年甫三十八，杜门谢客，日以著述自娱，又四十年卒。所著有《嵩渚文集》一百卷，《外集》《绪集》若干卷，《祥符文献志》《汴京遗迹志》《乡贤传》《医史》《朱仙镇岳庙集》《稼轩长短句》诸书传于世。见通志。《祥符县志·卷十六·人物志文苑》，清·沈传义纂修，清光绪二十四年（1898）刻本，22.

《外科指南》《奇症良方》

（清，沈廷杰著）。《外科指南》□卷，沈廷杰。《奇症良方》□卷，沈廷杰。《祥符县志·卷十九·经籍志附子类》，清·沈传义纂修，清光绪二十四年（1898）刻本，20.

（清）沈廷杰，字汉三，祥符人。性仁慈，好读书，习岐黄，尤精针灸，活人无算。尝于兵荒大疫之年，以药食载舟车，游历远近，不惮艰险，饥者食之，病者药之，济人尤多，至今河北呼为沈菩萨，著有《外科指南》《奇症良方》行世。续。《祥符县志·卷十七·人物志义行》，清·沈传义纂修，清光绪二十四年（1898）刻本，24.

《奇症良方》《外科指南》，沈廷杰撰。廷杰，字汉三，祥符人，精针灸。《河南通志·卷十五·子部·医家类》，民国间（1912—1949）铅印本，35.

《医学心得》

（清，常启佑著）。常启佑，邑增广生员，以城守功议叙训导，父毓英官许州、灵宝、济源等处，司训有清德。启佑幼即以孝友闻，兄佑嗣早亡，抚其孤如己出，又仰体嫂氏意，将先人余业尽让于侄。其世母早孀，患疯疾，无人侍，启佑奉养四十余年，虽历艰苦，毫无怨色。晚精岐黄术，著有《医学心得》，分宫、商、角、徵、羽为五集。年七十余，犹为人疗疾，凡穷檐茅舍，无不周恤，往往代备药资，全活甚众。孙树声，举人，温县训导，永声庠员。续。《祥符县志·卷十七·人物志义行》，清·沈传义纂修，清光绪二十四年（1898）刻本，23-24.

《医学心得》五集，常启佑撰。启佑，祥符县人，诸生。以城守功，议叙训导。《河南通志·艺文志·卷十五·子部·医家类》，民国间（1912—1949）铅印本，34.

《周易纂注》

（清，田汝籽著）。田汝籽，字勤甫，祥符人，博学工古文辞。与李梦阳、何景明、左国玑诸子结社倡和，汝籽举弘治乙丑（1505）进士，授行人拜刑科给事中疏，荐大臣以忠谏者，如韩文等，当及时起用。年四十五，环堵萧然，仅蔽风日，力田养母，诵读弗辍，所著《周易纂注》《水南集》若干卷。《祥符县志·卷十六·人物志文苑》，清·沈传义纂修，清光绪二十四年（1898）刻本，21.

第三节　通许县

未见有记载。

第四节　杞　县

《太素脉经》

（明，刘及著）。《太素脉经》四卷，刘及辑。及，字宁思，杞县人，嘉靖时诸生。是书，见《杞县志》。吕坤《去伪斋集》谓其洞悉素难之旨，学博而理精云。《河南通志·艺文志·卷十五·子部·医家类》，民国间（1912—1949）铅印本，28.

《医学汇编》

（清，张心易著）。《医学汇编》一百卷，张心易撰。心易，杞县人。《河南通志·艺文志·卷十五·子部·医家类》，民国间（1912—1949）铅印本，31.

《医学汇编》一百卷。张心易撰。《杞县志·卷之二十四·叙录志著述总目》，清·周玑纂修，清·乾隆五十三年（1788）刊本，1634.

（清）张心易，字允中，父三捷，邑庠生。因母病访医，遂精其术，有求者辄应手而愈，然性亢直，虽达官贵人前，不苟俯仰，人皆敬服。心易幼颖异，善属文。年未弱冠为诸生，虽遭离乱，仍备色养。邑令旌其孝行，寻以选贡，授陕西泰州同知。居官廉直不阿，副使于忌，其形已短，数以事窘之。先是州诸生例运略阳军需二百石，路险费繁，往年拖累，未清遽檄。心易署学篆督催之，心易聚诸生劝论差富放贫，众皆称善。旬日事集，副使伪为喜者而匿其名，攘为己功。抚按廉其实檄署伏羌县篆，副使以非己意恚甚，遣人伏境内侦所，为陕例丁税既重，规避百端，官吏率缘此以肥囊橐。心易没法覈实，增丁六千有奇，豁其中老病孤贫者四千余，丁民大感悦，更有持三百金唆其父三捷祈豁免者，父怒叱曰尔，欲污吾父子耶。吾但愿子为廉吏，无辱先人足矣。吏怯而退，绅士投牒，祈免累千百人，悉置不视，迄无徇庇。故新丁尽出而得免者仍十之七，伏羌刻石颂德，副使益忌之，适抚按复檄署秦安篆。秦安年荒民稀，旧无输挽，副使故移他邑米四百石，俾督运略阳踵署学故智也。心易申请另宪使，竟格不行，迄代老幼泣送者数千人，然始终无一物馈副使，副使乃摘前官二细事坐入大计落职，及就讯，按察使彭知其枉，曰此可雪也。心易恐累前官，坚不自明。彭扼腕良久劝曰：子存心如此第归尔，后必昌矣。归乃读父书，精究医学，著有医书一百卷。手自誊录，及子发辰贵，布衣蔬食如寒素。既老，辑家乘授其子孙，期守清白遗训，两与宾筵。年六十八，忽闻异香，入室而卒。《杞县志·卷之十五·人物志孝行》，清·周玑纂修，清·乾隆五十三年（1788）刊本，965-968.

《伊尹五十一篇》

《伊尹五十一篇》，后世依托。《杞县志·卷之二十四·叙录志著述总目》，清·周玑纂修，清·乾隆五十三年（1788）刊本，1631.

《本草原始》

（清，李中立著）。《本草原始》十二卷，李中立撰。《杞县志·卷之二十四·叙录志著述总目》，清·周玑纂修，清·乾隆五十三年（1788）刊本，1634.

《周易解》《阴符经解》

（清，马之骢著）。《周易解》三卷、《阴符经解》二卷，马之骢撰。《杞县志·卷之二十四·叙录志著述总目》，清·周玑纂修，清·乾隆五十三年（1788）刊本，1634.

第五节　尉氏县

《养生论》

（晋，稽康著）。稽康，字叔夜，谯国铚人。早孤有奇才，远迈不群，身长七尺八寸，美词气，有风仪，而土木形骸不自藻饰。人以为龙章凤姿，天质自然，博览无不该通。与魏宗室婚，拜中散大夫，弹琴诵诗，自足于怀，著《养生论》。每思呈质所与神交者，惟陈留阮籍，河内山涛豫其流者，向秀、刘伶、籍兄子咸、王戎，遂为竹林之游，世所谓竹林七贤也。戎自言与康居山阳二十年，未尝见其喜愠之色。康尝采药游山泽，会其得意，忽焉记返。时有樵苏者遇之，咸谓为神。至郡山中见孙登，康随从之，游登沉默自守无所言说。康临去，登曰：君性烈而才隽，其能免乎？卒如其言。《尉氏县志·卷之二·游寓》，明·汪心纂修，明嘉靖二十七年（1548）刻本，1963 年影印本，74-75.

《阮河南药方》

《阮河南药方》十六卷，晋，阮炳撰。炳，字叔文，尉氏人。《三国志·魏志》杜畿之子杜恕，初恕从赵郡还陈留，阮武亦从清河太守征。裴松之注引《杜氏新书》曰：武字文业，阔达博通渊雅之士，位止清河太守。武弟炳，字叔文，河南尹，精意医术，撰《药方》一部。唐孙思邈《千金方》引阮河南曰：疗天行除热解毒，无过苦酢之物，不用苦酢如救火不以水，必不可得脱免也。凡病内热者不必按常次用药，便以苦参、青葙子、苦酒、葶苈子、艾之属疗之，但稍促其间无不解者。

按：晋河南尹陈留阮炳所撰《药方》一部，其书久佚，世无传，本惟《千金方》引此一节，足窥豹一斑。然其方甚精，凡遇天行温热重证汗自出二便皆通，而胸膈满闷，身热如火疗，饮食不下，神识昏迷。遵用阮氏方法能使口吐胶痰，胸宽食进，热退神清，有起死回生之效。有非宋元以后名医所能知者，岂可以其全书散亡而忽之哉。《河南通志·艺文志·卷十五·子部·医家类》，民国间（1912—1949）铅印本，20.

《心经堂稿序》

（明）靳滋昂著。《尉氏县志》，尉氏县志编委会，黄振海总编，中州古籍出版社，1991 年 9 月，564.

《黄庭内外景经注》

（明，靳滋昂著）。《黄庭内外景经注》，靳滋昂著。《尉氏县志》，尉氏县志编委会，黄振海总编，中州古籍出版社，1991 年 9 月，564.

靳滋昂，字笨伯。弱冠辞廪，请衣巾叶文宗批其呈云，淤泥之中曾产青莲，功名之场何妨证道，屡申始允手《疏心经楞严经注》《黄庭内外景经注》，俱有独见。《尉氏县志·卷十二·人物志隐逸》，清·沈湛纂修，清道光十一年（1831）刻本，53.

《医门八法》

（清，刘鸿恩著）。光绪六年（1880）进士刘鸿恩，著《医门八法》一书传世。《尉氏县志》，尉氏县志编委会，黄振海总编，中州古籍出版社，1991 年 9 月，21.

《医门八法》四卷，（清）刘鸿恩著。《尉氏县志》，尉氏县志编委会，黄振海总编，中州古籍出版社，1991 年 9 月，564.

《医门八法》，刘鸿恩撰。鸿恩，字位卿，号春舫，尉氏县人，道光二十六年

（1846）进士，官陕西凤邠道署按察使。是书自序曰：八法者，阴阳表里虚实寒热也。病证虽多，不能出此范围，以此审病，病无遁情，医无余蕴矣。因汇各种医书互相考正，举一证以为题，每题作论一篇，非欲公之于人，传之于后，特以自备不时之需耳。

按：鸿恩精医术，于受业诸生，论文之暇即论医术，每以未得善本为憾，嗣因求诊乞方者日萃其门，即举平生研究所得著为《医门八法》一书。所谓八法者，阴阳表里虚实寒热也。门下士徐春元序而刊之行于世。其书于病情复杂方剂分歧皆能探讨论辨而提纲挈领，以发明其要旨，俾后之学者易于效法，此其长也。又所用方皆李东垣、朱丹溪、吴又可诸先医成法，而加以化裁，其疗病有验矣。学医由此入门，不至临证张皇，毫无主见，惟此等学问深邃，元明名医医义蕴。若晋葛洪、梁陶弘景、唐孙思邈诸大家学说，成方尚未能精心玩索，何以应变无穷，甚至痛诋仲圣麻黄桂枝二汤为误，诗云折柳樊圃其狂也，且又岂可为此书曲祖乎？虽然乌梅为《神农本草》上品妙药，此书发挥乌梅功用详尽，其他所立新义亦甚精卓，亦医家所不可废之书也。《河南通志·艺文志·卷十五·子部·医家类》，民国间（1912—1949）铅印本，35.

《医堂乐事》

（清）刘鸿恩著。《尉氏县志》，尉氏县志编委会，黄振海总编，中州古籍出版社，1991年9月，564.

附　洧川

《方脉》

（宋，王贤良著）。王贤良，字宪周，精岐黄术，著有《方脉》一册。为医林宗匠，济世活人，不责所偿，儒学刘某旌之。《洧川县志·卷六·人物志术艺》，清·何文明纂修，清嘉庆二十三年（1818）刻本，58.

《药言铎书》

（清，王大作著）。王大作，字邃子，山西曲沃进士。康熙丁未知洧川，端方正直，本学问为经济，著《药言铎书》二册。甫下车捐俸，率绅士重新文庙，颇极壮丽。时民逃地荒，多方招抚复业者千余家。邑地亩多寡悬殊，赋役不均，请于大僚立"孝悌忠信礼义廉耻"八约，而以八里均之。龙王坡有白猿祠蛊惑居民，令毁其像，建文昌阁，妖氛遽熄。建纯孝伯后殿，修双洎桥，立养济院，浚小青河，开牛脾山，下西渠诸善政，指不胜屈。在任十年，饮冰自矢，执法如山，吏民畏而爱之。治行推第一，内升去，四野童叟流涕，建祠勒石，过者辄下拜。《洧川县志·卷四·宦绩》，清·何文明纂修，清嘉庆二十三年（1818）刻本，18.

第六节　兰阳县

《内科奥诀》《外科须知》《伤寒运气撮要》《阴阳本源》

（明，王巽著）王巽，字曳尚，乾福子也。自八世祖通于医卜，巽日肆力于家学，旁通经史子集。洪武末，由医官荐为钦天监司，历升保章正、五官灵台郎，复升春官正阶承德郎。历事五朝，小心慎密，累蒙褒封。在官五十余年，无纤毫过举。尝上言六事，皆切时务，既又言便宜十二事亦有益，大政多见施行。所著有《内科奥诀》《外科须知》《伤寒运气撮要》《阴阳本源》《小葬正诀》《大葬发明》《遁甲直指》《六壬见知》《大统历秘法》《钦天监执掌算法问答》及《算书秦台志》传于世。周宣挽诗云"著书已究先天学，封事犹传后日名"。出《丘氏旧志》。《兰阳县志·卷之八·人物志文学》，明·褚宦纂修，明嘉靖二十四年（1545）刻本，1965 年影印，8-9.

第七节　考城县

《儒门事亲》

《儒门事亲》十五卷。金，张从正著，存。

金，张从正撰。其曰：儒门事亲者以为儒者，能明其理而事亲，当为医也。其法以汗、吐、下三法治诸证，颇不可以立训，而用之得宜，取法亦捷，在因证而消息之耳。简明目录。

金，张从正撰，从正，字子和，号戴人，睢州考城人。兴定中，召补太医，寻辞去。事迹据《金史·方技传》，从正与麻知几、常仲明讲求医理，辑为此书。刘祁《归潜志》称麻知几九畴与之善，使子和论说其术，因为文之。则此书实知几所记也。其例有说、有辨、有记、有解、有诫、有笺、有诠、有式、有断、有论、有疏、有述、有衍、有诀、有十形三疗、有六门三法，门目颇烦碎而大旨主于用攻。其曰"儒门事亲"者，以为惟儒者能明其理，而事亲者当知医也。从正宗河间刘守真，用药多寒凉，其汗、吐、下三法当时已多异议，故书中辨谤之处为多。丹溪朱震亨亦议其偏，后人遂并其书置之。然病情万状，各有所宜，当攻不攻与当补不补，厥罪维均，偏执其法固非，竟斥其法亦非也。惟中间负气求胜，不免过激，欲矫庸医恃补之失，或至于过直，又传其学者，不察脉虚实，论病久暂，概以峻利施治，遂致为世所借口，要之未明从正本旨耳。《四库全书总目·提要》。《考城县志·卷十一·艺文志》，民国·张之清修，田春同纂，民国十三年（1924）铅印本影印，661.

《儒门事亲》十五卷。金，张从正撰。从正，字子和，号戴人，睢州考城人。事迹具《金史·方技传》，其书收入《四库全书》，《金史》及《四库提要》所言，不赘述。兹就此书医学大旨摄其要也，言之子和之医卓然成家者也，其操术之工尽在此书。学者称金元之代有四大名医，子和与刘守真、李东垣、朱丹溪四先生是也。子和医学专以攻伐为主，病之在表者汗之，病之在里者，上者吐之，下者泻之。后世学者遂谓子和为医家申韩，或又谓此书出自麻知几，殊失子和真相，甚至朱丹溪亦讥议之。虽然徐灵胎《医学源流论》云：天下有病死之人，无虚死之人诚哉是言也。夫人当阴阳极虚元气索然已尽，虽扁鹊不能生之，医之为术但当去其病毋使至于虚可耳。况此书所载有人用子和法治佃客霍乱证一案，取六一散以新汲水锉生姜调之服，此三日遂愈。不汗不吐不泄而用清凉药剂，遂能起霍乱危证。子和医术神妙，固不可拘于一隅也。即书中所用攻剂，皆有明效大验。《汉书·艺文志》所谓，通闭解结反之于平是也。《春秋左氏传》五员曰树德莫如滋，去疾莫如尽。又曰使医除疾而曰必遗类焉者，未之有也。子和此书可谓善去疾不遗类者矣，至于书之命名则取程子为子者不可不知医之义。庄子之书有曰：臣之所好者道也，进乎技矣。《河南通志·艺文志·卷十五·子部·医家类》，民国间（1912—1949）铅印本，25-26.

《张子和心镜别集》

（金，张从正著）。《张子和心镜别集》一卷。一名《张子和心镜别集》，旧本题，镇阳常德编。德不知何许人，亦不详其时代。考李濂《医史·张从正传》后附记曰：《儒门事亲》十四卷，盖子和草创之，麻知几润色之，常仲明又摭其遗为《治法心要》。子和即从正之字，知几为麻革之字，仲明字义与德字相符。常仲明者，其即德欤？若然，则金兴定中人也。书凡七篇，首论河间"双解散"及子和增减之法，余亦皆二家之绪论。《四库全书总目》提要有目。《考城县志·卷十一·艺文志》，民国·张之清修，田春同纂，民国十三年（1924）铅印本影印，662-663.

《伤寒心镜》

（金，张从正著）。《伤寒心镜》一卷，金，张从正撰。常德编次，倪灿补，辽金元艺文志钱大昕补，《元史·艺文志》俱著录。清《四库全书》存目共计七则，首论河间伤寒论双解散有云，子和增作法。又云，此法子和得之；次论发汗有云，子和演为吐法，因系常德所编，故云然现有医脉正统本。《河南通志·艺文志·卷十五·子

《六门三法》《十形三疗》《神效名方》《儒门事亲》

（金，张从正著）。张从正，字子和，宛丘人，寓居郾城，精于医。贯穿难素之学，其法宗刘守真，用药多寒凉，然起疾救死多取效。古医书有汗下吐法，亦有不当汗者，汗之则死，不当下者，下之则死，不当吐者，吐之则死，各有经络脉理。世传黄帝岐伯所为书也，从正用之最精，号张子和，汗下吐法妄庸，止习其方剂，不知察脉，原病往往杀人，此庸医所以失其传之过。兴定中召补太医，既退与麻知几、常仲明辈游讲明经书奥义，辨析至理。其所著有《六门三法》《十形三疗》《神效名方》《儒门事亲》等书行于世。《郾城县志·卷六·流寓》，（清）荆其惇，傅鸿邻纂修，清顺治十六年（1659）刻本，55.

《张氏经验方》

《张氏经验方》二卷。金，张从正著。佚。《考城县志·卷十一·艺文志》，民国·张之清修，田春同纂，民国十三年（1924）铅印本影印，663.

《张氏经验方》二卷。金，张从正撰。见千顷堂书目。《河南通志·艺文志·卷十五·子部·医家类》，民国间（1912—1949）铅印本，26.

《张子和治病撮要》

《张子和治病撮要》一卷。金，张从正著。佚。《考城县志·卷十一·艺文志》，民国·张之清修，田春同纂，民国十三年（1924）铅印本影印，663.

《张子和治病撮要》一卷。金，张从正撰。见千顷堂书目。《河南通志·艺文志·卷十五·子部·医家类》，民国间（1912—1949）铅印本，26.

《秘传奇方》

《秘传奇方》二卷。金，张从正著，佚。《考城县志·卷十一·艺文志》，民国·张之清修，田春同纂，民国十三年（1924）铅印本影印，663.

《秘传奇方》二卷。金，张从正撰。见千顷堂书目。《河南通志·艺文志·卷十五·子部·医家类》，民国间（1912—1949）铅印本，26.

《全生指迷方》

《全生指迷方》四卷。宋，王贶撰。贶，字子亨，考城人，宣和中以医进宫至朝请大夫。《宋史·艺文志》王贶《全生指迷方》三卷，其后传本甚少。《四库全书》从《永乐大典》辑出，分为二十一门，以论脉诸篇冠首，较《宋志》多一卷。《提要》谓此书于每证之前，非惟详其病状，且一一论其病源，其脉论及辨脉法皆明白晓畅。凡三部九候之形、病证变化之象及脉与病相应不相应之故，故无不辨其疑似，剖析微杳可为诊家之枢要云。《河南通志·艺文志·卷十五·子部·医家类》，民国间（1912—1949）铅印本，24.

《四言脉诀》

《四言脉诀》，清，梁彦彬（著）。梁彦彬，字少甫，邑东梁寨人。幼读书不求进取，闭户潜修，精岐黄之术，著有《四言脉诀》，明白晓畅远近，医活人士无数。卒年六十三岁，其子有年继其志，亦称名医。《考城县志·卷十三·人物志列传九方技》，民国·赵华亭纂修，民国三十年（1941）铅印本，53.

第八节 仪封县

《医学旁通》

（明，傅汝舟著）。《医学旁通》二十卷，傅汝舟撰。汝舟，仪封人，成化时诸生，以医知名。是书，见《仪封县志》。《河南通志·卷十五·子部·医家类》，民国间（1912—1949）铅印本，27.

（明）傅汝舟，邑圈头乡人。父允，天顺甲申遂士，历官参政。汝舟幼随父任，攻举子业，敦朴有行谊，人称佳公子焉。因家庭老幼多病，每与医家讲求诊脉用药之道，兼采经方本草诸书，精研《脉诀》，直透微奥。游历所至，遇庸医束手之症，辄用《肘后方》，无不立验，遂以医知名于时。生平所著有《医学旁通》二十卷。《仪封县志·卷十·人物志方伎》，清·纪黄中等纂修，民国二十四年（1935）铅印本影印，540.

（明）傅处士汝舟，《医学旁通》二十卷。《仪封县志·卷十二·人物志》，清·纪黄中等纂修，民国二十四年（1935）铅印本影印，739.

《本草捷径》

（明，李景繁著）。李参政景繁，《本草捷径》四卷，《人相大略》四卷。《仪封县志·卷十二·人物志》，清·纪黄中等纂修，民国二十四年（1935）铅印本影印，739.

《本草捷径》，李景繁撰，景繁，字邦泰，仪封人。成化五年进士。官至四川布政使司参政，是书，见郭维藩《杏东集》。《河南通志·艺文志·卷十五·子部·医家类》，民国间（1912—1949）铅印本，27.

（明）李景繁，字邦泰，邑在坊乡人，成化己丑进士。令三原以廉干称，擢太仆寺丞，改营缮主事。弘治庚戌（1490），以都水郎中管漕河，时漕河塞，自淮人仪真，凡三百里。繁橛夫八万人分布之，初浚邵伯湖杨子桥，三义河，广皆六丈。次浚黄陵驿广倍于三叉。次浚朴树湾，广兰倍于初。次浚仪真坝，广倍于朴树者三，深于旧各五等。已乃引河外诸陂塘水，及瓜州东南江朝之，汇以达漕，舟犹苦浅，繁欲引江水，都御史以下难之。繁曰：有害，繁不敢避。遂移浚夫守闸，运土石备坝，令潮至决坝，启闸水人，奔捍如雷，众俱，繁不为动。畅流昼夜，水湢湢与河岸平。遂塞坝闭闸，舟乃大通。金服其智勇，繁分署徐州，于城北筑堤，土石相半，计百余丈，半匝其城，徐人至今世脱水患，寻晋山西参议。癸丑，兵犯云中，以赞运功，晋四川左参政，寻致仕，晋阶嘉仪大夫，卒年七十七。所著有《本草捷径》《人相大略》各四卷，祀乡贤。《仪封县志·卷之十·人物志勋业》，清·纪黄中等纂修，民国二十四年（1935）铅印本影印，457.

第三章 洛阳市

第一节 洛 阳

《本草》《目录》《药图》《药经》

（唐，长孙无忌等著）。《本草》二十卷、《目录》一卷、《药图》二十卷、《药经》七卷。唐，长孙无忌（河南洛阳人）等撰。无忌，有《贞观实录》已见前。是书，唐《艺文志》著录，注谓长孙无忌、李勣等撰。《宋志》未载。《河南通志·艺文志·卷十五·子部·医家类》，民国间（1912—1949）铅印本，21.

（唐）长孙无忌，《旧唐书本传》，字辅机，洛阳人。其先出自后魏献文帝第三兄，初为拓拔氏，宣力魏室，功最居多，世袭大人之号，后更跋氏为宗室之长，改姓长孙氏，累世封王。父晟隋右骁卫将军，无忌贵戚好学，该博文史，性通悟，有筹略，文德皇后即其妹也，少与太宗友善。义军渡河，无忌至长春宫谒见，授渭北道行军典籤，常从太宗征讨，累除比部郎中，封上党县公。太宗即位，迁左武侯大将军。贞观元年转吏部尚书，以功第一，进封齐国公，实封千三百户，太宗以无忌佐命元勋，地兼外戚，礼遇尤重，尝令出入卧内，其年拜尚书右仆射，或有密表称无忌权宠过盛。太宗以表示无忌曰：朕与卿君臣之间凡事无疑，若各怀所闻而不言，则君臣之意无以获通因召百寮谓之曰：朕今有子皆幼，无忌于朕实有大功，今者委之犹如子也，疎间亲，新间旧，谓之不顺，朕所不取也。无忌深以盈满为诫，恳辞机密，文德皇后又为之陈请，太宗不获已，乃拜开府，仪同三司，解尚书右仆射。太宗追思王业艰难，佐命之力，又作《威风赋》，以赐无忌。十一年，令与诸功臣世袭，刺史诏改赵州刺史，封赵国公，即令子孙奕叶承袭，无忌上表固辞，遂止。《洛阳县志·卷四十五·名臣传》，清·陆继辂，魏襄同纂，民国五年（1916）石印本，2-4.

《伤寒方论》

（唐，李涉著）。《伤寒方论》二十卷，李涉撰。涉，自号清谿子，洛阳人。元和时，官太子通事舍人，太和时复为太学博士。是书，《宋史·艺文志》著录。《河南通志·艺文志·卷十五·子部·医家类》，民国间（1912—1949）铅印本，23.

《行要备急方》

（唐，元希声著）。《行要备急方》一卷，元希声撰。希声，洛阳人。是书，《宋史·艺文志》著录。《河南通志·艺文志·卷十五·子部·医家类》，民国间（1912—1949）铅印本，23.

（唐）元希声，全唐书传，河南人。七岁善属文，举进士，累官司礼博士，预修三教珠英，景龙初进吏部侍郎，集三十卷。[注：《中医大辞典·医史文献分册》：元希声，唐代医家，撰有《行要备急方》一卷。《外台秘要》记载：元希声为元侍郎（唐宫廷主管医疗等的官员），曾集有《张文仲疗诸风方九首》]。《洛阳县志·卷四十八·文苑传》，清·陆继辂，魏襄同纂，清嘉庆十八年（1813）刻本，11.

《四时轻重术》（《轻重大小诸方》）

（唐，张文仲著）。张文仲，《唐书·方技传》：洛阳人，仕武后时，至尚药奉御特进苏良嗣方，朝疾作仆廷中。文仲诊曰：忧愤而成，若胸痛者殆未可救，顷告胸痛，又曰：及心则殆，俄心痛而死。文仲论风与气尤精，后集诸言方者与共著书，诏王方庆监之。文仲曰：风状百二十四，气状八十，治不以时，则死及之，惟头风与上气足，气药可常御。病风之人，春秋末月可使洞利，乃不困剧，自余须发，则治以时消息，乃著《四时轻重术》，凡十八种上之。虔纵，官侍御医，慈藏，光禄卿。《河南府志·卷四十八·人物志十一艺术》，清·施诚纂修，清同治六年（1867）刻本，3.

《四时轻重术》张文仲撰。文仲，洛阳人，官至尚药奉御。《唐书·方伎传》：文仲论风与气绝精，谓风状百二十四，气状八十，治不以时，则死及之，惟头风与上气足，气药可常御。病风之人，春秋末月可使洞利，乃不困剧，自余须发，则治与时消息，乃著《四时轻重术》九十八种，惟史志均未著录。《河南通志·艺文志·卷十五·子部·医家类》，民国间（1912—1949）铅印本，22.

张文仲，洛阳人，少与乡人李虔纵，京兆人，韦慈藏并以医术知名。则天初，文仲为侍御医，时特进苏良嗣方，朝疾作，仆廷中。文仲诊曰：忧愤而成，若痛冲胁则难救已，而果然。文仲尤善疗风疾，则天尝令集当时名医共撰疗风疾诸方，诏王方庆监之。文仲曰：风有百三十四种，气有八十四种，病者春末夏初及秋暮月可使泄，乃不困剧。于是撰《轻重大小诸方》十八首表上之。《河南通志·卷之第三十四·人物志方技》，清·贾汉复纂修，清康熙九年（1670）刻本，8.

《法象论》《小儿五疳》《候论》

（唐，张文仲著）。《法象论》一卷、《小儿五疳》二十四卷、《候论》一卷、张文仲撰。《宋史·艺文志》著录。《河南通志·艺文志·卷十五·子部·医家类》，民国间（1912—1949）铅印本，22.

《卫生家宝》

（宋，张永著）。张永，《浙江通志·方技传》：洛阳人，为翰林医学，太医令李会通同时出其方，与会通无异，但改煎为散耳，散疾遂愈。扈从高宗南渡，因家余姚，后登进士，至礼部尚书，所著有《卫生家宝》行世。《河南府志·卷四十八·人物志十一艺术》，清·施诚纂修，清同治六年（1867）刻本，5.

《灵台秘要》

（宋，王熙元著）。《灵台秘要》十卷，王熙元撰。熙元，洛阳人，官至司天监，《宋史·本传》：熙元，奉诏缵阴阳事。截至目前，卷上之真宗为制序，赐名"灵台秘要"，作诗纪之。《河南通志·艺文志·卷十五·子部·天文算法类》，民国间（1912—1949）铅印本，41.

《伤寒补亡论》《易说》《蓍卦辨疑序》

（宋，郭雍著）。《伤寒补亡论》二十卷，宋，郭雍（河南洛阳人）撰。雍有传家《易说》，已见前。是书，系本《伤寒论》加以疏释。

按：《伤寒论》为千古医方之祖，历代名医奉为指南。夫仲景道术高尚，振古无伦。而传书寥寥，年纪悠渺，其书必多遗亡。王叔和、孙思邈、成无己诸先生亦惟本《伤寒论》一书，发明而表扬之，迨宋蕲水道人庞安时，抗希先哲苏东坡，所谓医名当代者也。

许学士《本事方》数录庞老成法，以为典要，安时著有《伤寒总病论》以寻仲圣未竟之绪。雍与同时代，法乎前修，复以其讲求心得，尚论古人著为此书，使仲圣遗文炳然于世。惜其书少印本，海丰吴公重熹巡抚河南，出其家藏抄本，使属吏王如恂校订刊刻以济众，然则此书固枕中鸿宝也。《吕氏春秋》曰："譬如良医，病万变而药亦万变，使病变而药不变，古之寿民，今为殇子矣。"《吕览》先秦古书，言医每多至论，今观此书，申明仲圣义蕴，凡一病也，补以参术，攻以硝黄，温以姜附，凉以膏连，表以麻桂，里以枳朴，随其病之所至，而化裁变通以治之，俾全生命，非天下之至精。孰能兴于此，雍亦救世仁人哉，而传记无闻焉，可慨也矣。《河南通志·艺文志·卷十五·子部·医家类》，民国间（1912—1949）铅印本，23—24.

《蓍卦辨疑序》三卷，宋，郭雍撰。雍有传家《易说》，已见前。是书，书录解题著录谓自序，略言少阴少阳之数，隐于老阴老阳之中，七九皆为阳，六八皆为阴。其书为奇偶，同圣人画卦，初未必以阴阳老少为异。然卜史之家，欲取动爻之后，卦故分别老少之象，与圣人画卦之道不同。云读书附志作二卷，且书名无序，字谓右上卷康节先生揲蓍法，横渠先生大衍说，伊尹先生们揲蓍法，兼山郭先生蓍数说，下卷

《伤寒纂类》《活人书》《伤寒论》《针经》

（金，李庆嗣著）。李庆嗣，《金史·方技传》：洛阳人，少举进士不弟，弃而学医，读《素问》诸书，洞晓其义。大德间岁大疫，广平尤甚，贫者往往合门卧病，庆嗣携药与米分遣之，全活甚众。庆嗣年八十余，无疾而终。所著《伤寒纂类》四卷，《活人书》二卷，《伤寒论》三卷，《针经》一卷传于世。《洛阳县志·卷五十二·艺术传》，清·陆继辂，魏襄同纂，清嘉庆十八年（1813）刻本，8.

《痘疹规要》

（明，冯国镇著）。冯国镇，旧志，通幼科，与赵齐名，年九十余尚健，步壮者追之弗及。子三锡，孙松，皆庠生，世其业，著《痘疹规要》。《洛阳县志·卷五十二·艺术传》，清·魏襄纂修，清嘉庆十八年（1813）刻本，8.

《全幼心鉴》四卷

（明，寇衡美著）。《全幼心鉴》四卷，明，寇衡美编。衡美，洛阳人。是书，采小儿科疗养法，颇为美备。《河南通志·艺文志·卷十五·子部·医家类》，民国间（1912—1949）铅印本，29.

《方书源流考》

（清，潘子俊著）。潘子俊，子俊，乾隆甲午举人，官祥符（今河南开封县旧称）训导，加国子监学正衔，著有《方书源流考》。《洛阳县志·卷四十五·艺术传》，清·陆继辂，魏襄同纂，民国五年（1916）石印本，10.

《医学探珠》

（清，沈如桂著）。沈如桂，读书志，如桂，洛阳人。少失怙，事后母能得其欢心，与异母弟同居，终不析产，持己严正，从无惰容，数困科举，遂绝意进取，尤精于童子医，著《医学探珠》。《洛阳县志·卷四十一·孝友传》，清·陆继辂，魏襄同纂，清嘉庆十八年（1813）刻本，26.

第二节 偃师县

《脉诀》《伤寒论纂》《增补寿世保元》

（清，史洞撰）。《脉诀》《伤寒论纂》《增补寿世保元》，史洞撰。洞，字亦元，偃师县人，顺治时诸生。《河南通志·艺文志·卷十五·子部·医家类》，民国间（1912—1949）铅印本，30.

第三节 孟津县

《世验精书》

（清，谢眉龄著）。谢眉龄，字万年，幼失怙，事母以孝闻，视膳问安，久而弥笃。异母兄长四十年，出入扶持，不仅遵随行礼，精医术，著有《世验精书》行世。年高德劭，乡里举报，赐冠服以荣其身。《孟津县志·卷之七·人物孝友》，清·徐无灿，赵擢彤，宋缙等纂修，清康熙四十八年（1709），嘉庆二十一年（1816）刊本影印本，217.

第四节 新安县

《医说》

（宋，张杲著）。张杲，字季明。撰《医说》十卷，其伯祖扩尝授业于庞安时，以医名京洛间。《四库总目》。《新安县志·卷十二·人物志方技》，民国·张钫修，李希白纂，民国二十七年（1938）石印本，871.

《天花精言绪余》《瘟疫条辨》

（清，吕田著）《天花精言绪余》《瘟疫条辨》，吕田撰。吕田，字心齐，一字研平，道光元年（1821）恩贡生，工书法，通医道，并著有《澹成轩诗文集》。《新安县志·卷十二·人物志》，民国·张钫修，李希白纂，民国二十七年（1938）石印本，872.

《天花精言绪余》《瘟疫条辨》，吕田撰，有《四书书仁汇集》，已见前。是书，见《中州艺文录》。《河南通志·艺文志·卷十五·子部·医家类》，民国间（1912—1949）铅印本，32.

《痘疹精言》

（清，陈青云编著）。陈青云，字从龙，道光中后峪人，精痘疹，得于家传。其祖行以痘科，名者三人。父行以痘科，名者二人。青云就其先，所著《痘疹精言》《琐言》二稿，证以古人各种痘科集而成书，曰《痘疹条辨》。其凡例中有家传医学五戒：

一曰正人品，谓人品者，人生之大节也。存之则为君子，失之则为小人，人禽之界于此攸分，况为医者，何人不见？何人不闻？即少妇闻也，不轻与人一见者，独不避医；疾痛疴痒，不肯令他人闻也，独不避医，是病者视医不啻其父母也。而为医者不以己之子女视之，可乎？乃如之人，不可混入医林。

二曰慎言过，谓为医者，无地不到，无物不见，况痘症一科，谨避风寒，不出闺阃，儿童幼小，不离乳哺，其父母心又烦乱，不及谨慎者十居八九，须视人之失如己之失，掩人之丑如己之丑，不但不可对人言，即暗嘲之念，亦不可设。诚能如是，方为慎言君子。

三曰勿爱利，谓利者，人生之大欲，非坏心术、使机关不易得也。轻则乘机重索，重必行病治病计得以分利息，使得一分机关，坏得一分心术，积得一分孽障，勿论天理不容，应易良心难昧。况痘之危险，急于星火，拯溺救焚，不是过也，尚暇与人争多寡、较分毫，迁延耽搁，以误人之性命乎！此等怀惠之小人，不足以语此道。

四曰无惜名，谓医者，易也，所以易危而为安也。顺症自不必治，逆症又不可治，惟险下之症，治之未必即生，必至于死。医者惜名，将使与逆为邻之症百无一生矣，世亦何贵乎，医哉！夫人识有大小，技分高下，知之不可不治，不知不可妄治，知之为知之，不知为不知，不可强不知以为知，以误人之性命。况不知必不能治，总拯力承担，而收功，无自能解嘲于众人之口乎，反不如直言不隐者之尤可共信也。

五曰慎粗率。谓粗率之心，凡事不可有，而医为甚。盖以他事错误，尚有补救之时；医人失手，断无还生之日也。想人有子女，其父母能恩养之，不能医治之，遂将娇生惯养之儿，双手而托命于医生，杀、予、夺，医者操之，其父母且不能自主，医者之责任顾不重乎哉！使于此而粗率从事，将世人之嗣绪，忽斩于医者之手，即旁观者且为心恻，而医者尤能补过于万一乎？与其悔之于终，不若慎之于始。倘能步步经心，处处体察，视人之子如己之子，便是恺悌君子。

后峪村多痘疹科，咸由陈氏传授，青云子录存，孙德慧，均以痘疹名。（见）郭振斗采访册。《新安县志·卷十二·人物志下方技》，民国·张钫修，李希白纂，民国二十七年（1938）石印本，872-876.

《琐言》《痘疹条辨》

（清，陈青云著）。《琐言》《痘疹条辨》，陈青云，字从龙，道光中后峪人。《新安县志·卷十二·人物志》，民国·张钫修，李希白纂，民国二十七年（1938）石印本，872-876.

《力园谈医》

（清，吕发曾著）。《力园谈医》一卷，吕法曾撰。法曾，有《毛诗可》，已见前。是书，见《中州艺文录》。《河南通志·卷十五·子部·医家类》，民国间（1912—1949）铅印本，31.

第五节　宜阳县

《药物新识》

（民国，彭生辑）。三年九月间，生员彭生新于汪汧溪洞中，获土灵芝一茎。按：彭生多闻识，精医理，尝考察草木药品。于宜境所生之药有古今常用而未知，宜出最善者，有本草已载，而后世误传错认用非其真者。有本草有名未用或用不详确而阙疑待质者，彭生于各门内考察确实在宜境所常见者，八十余种，辑有《药物新识》一卷，既得土灵芝乃自为之序。

序曰：土灵芝形如摩菰，又与未开玉簪花相似，所可异者，茎自下起二寸许复折，而下头抵于根，其色黄明可爱，生于洞中湿土壁上，予取持归封。《本草纲目》李时珍曰：灵芝之芝，本作之，篆文象其屈而不伸之义，后人借为语辞，遂加草头以别之，尔雅菌芝也。注云，是瑞草，又或谓生刚处曰菌，生柔处曰芝，此则生洞内黄土壁之上，是芝而非菌，可知王充《论衡》云，芝生于土，土气和故芝草生，《瑞命记》云，王者慈爱，则芝草生。今吾获此非宜邑之祯祥而何。《宜阳县志·卷之九·祥异志》，民国·张浩源　林裕焘主修，河南商务印书所，民国七年（1918）铅印本，2-3.

第六节　洛宁县

未见记载。

第七节　伊阳县（汝阳）

《经验良方》《痘疹备览》

（清，张全仁著）。张全仁，字统万，增生，贯穿古今，为文于言立就，晚年究心医术，著有《经验良方》《痘疹备览》等书。《汝州全志·卷之七·人物志伊阳县》，清·白明义纂修，清道光二十年（1840）刻本，60.

《经验良方》《痘疹备览》，张全仁撰。全仁，字统万，伊阳诸生。《河南通志·艺文志·卷十五·子部·医家类》，民国间（1912—1949）铅印本，31.

（清，张同仁著）。张同仁，河南伊阳县人，生平未详，著有《痘疹便览》一书，今未见。《伊阳县志·卷五·人物志》，清·张道超等修，马九功等纂，清道光十八年（1838）刊本影印，450.

第八节　嵩　县

《易经集解》

（清，任元勋著）。任元勋，字康侯，天性醇谨，行谊称于乡间，笃学饶文，教授河阳，后先从游百余人，多成就，登康熙戊戌（1718）进士，谒选未仕卒，著《易经集解》二卷。《嵩县志·卷十五·食货》，清·康基渊纂修，清乾隆三十二年（1767）刊本，323.

第四章 平顶山市

第一节 宝丰县

《易解》

《易解》王培生著。《宝丰县志·卷之十五·艺文志》，清·李彷梧纂修，耿兴宗、鲍桂徵分纂，清道光十七年（1837）刻本，1.

《小儿十说》《十说补遗》

《小儿十说》一卷，李宏志著。《十说补遗》一卷，李宏志著。《宝丰县志·卷之十五·艺文志》，清·李彷梧纂修，耿兴宗、鲍桂徵分纂，清道光十七年（1837）刻本，2.

《拾菌录》

《拾菌录》十二卷，李海观著。《宝丰县志·卷之十五·艺文志》，清·李彷梧纂修，耿兴宗、鲍桂徵分纂，清道光十七年（1837）刻本，2.

《医学集要》《东轩集》

（清，盛建一著）。《医学集要》《东轩集》，盛建一著。《宝丰县志·卷之十五·艺文志》，清·李彷梧纂修，耿兴宗、鲍桂徵分纂，清道光十七年（1837）刻本，3.

（清）盛健一，字徕公，号东轩，邑庠生。尝与□千叟宴，语祥前。健一敦孝友，饬检恪，为闾党所推，籍蛮触蜗角得其一言，如祝少宾，忿戾顿释。工书善为诗，尤精于医，几于十治十全。创修抚流桥，施义地，年八十七终，里人震悼，以"品高德淑"额其门。《宝丰县志·卷十二·人物志》，清·李彷梧纂修，耿兴宗、鲍桂徵分纂，清道光十七年（1837）刻本，20.

《医学集要》，盛健一撰，健一，字徕公，号东轩，宝丰县诸生，精于医，乾隆六十年（1795）与千叟宴。《河南通志·艺文志·卷十五·子部·医家类》，民国间（1912—1949）铅印本，32.

第二节　郏　县

《药性太平歌》《全镜录新舌法》《专辑经验验方》

（民国，李恒春著）。李恒春（1897—1971），城关东大街人，16 岁随父行医，25 岁时父病故，独自经营"六合堂"中药铺数十载。

李恒春一生精研中医，对治疗瘟病及妇科杂病有独到之术。1962 年，他采用中医治疗再生障碍性贫血取得突破性进展。郑州、北京、山西、辽宁等地患者前来求医，治愈率达百分之九十以上。可惜其治疗方案未来得及总结，就于 1971 年病故，使人引为憾事。有《存存汇集》（上下集）、《药性太平歌》《全镜录新舌法》《专辑经验验方》等行世。《郏县志》，郏县县志办公室编，中州古籍出版社，1996 年 10 月，629.

《中医积验》

（民国，王汝霖著）。城关南大街王汝霖，擅长妇科及儿科疾病的治疗，治愈率达到 80% 以上，民国十四年（1925），著有《中医积验》一书。《郏县志》，郏县县志办公室编，中州古籍出版社，1996 年 10 月，577.

第三节　叶　县

《伤寒集解》

（清，张瑶著）。国朝，张瑶，精通方脉，疗治多验，四方迎谒者络绎不绝。家极寒素，然遇贫者患病，必亲往施治，不辞劳，不受馈，著有《伤寒集解》藏于家。《叶县志·卷之八下·人物志下艺术》，清·欧阳霖修，仓景恬、胡廷桢纂，清同治十年（1871）刊本影印，653.

《妇幼遂生编增注》

（清，杜馨著）。国朝，杜馨，儒士。雅安淡泊，不求荣利，惟耽《黄帝》《素问》之书，遂以名医见称于世，所著《妇幼遂生编增注》，多所发明。亦好作诗，有《适情草》。《叶县志·卷之八下·人物志下艺术》，清·欧阳霖修，仓景恬、胡廷桢纂，清同治十年（1871）刊本影印，653.

《注金匮要略》

（清，张可象著）。张可象，拔贡，郏县人也。自其少时，即授读于叶后宫密县教谕，廉洁自爱，好成就后学。生员张耿南读寺中常不举火，可象推食，食之与讲业，耿南旋举于乡，自是从学者益众。晚年致仕，返叶遂家焉。所著有《四书五经注解》《诗学指南》《鸿雪斋诗稿》《注金匮要略》并藏于家。《叶县志·卷之八下·人物志下艺术》，清·欧阳霖修，仓景恬、胡廷桢纂，清同治十年（1871）刊本影印，661-662.

第四节　鲁山县

《枕中五行记要》

周，墨翟撰。翟，有墨子，已见前《隋书》，经籍志五行类注。谓是书，梁有今亡，医方类又有墨子《枕内五行记要》一卷，一用枕内，一作要记，一作记要，就是一书重出，唐宋志未载，当系为托。《河南通志·艺文志·卷十五·子部·术数类》，民国间（1912—1949）铅印本，54.

《伤寒论读法》

清，王廷侯撰。廷侯，字锡齐，鲁山县人。《河南通志·艺文志·卷十五·子部·医家类》，民国间（1912—1949）铅印本，32.

（清）王廷侯，采访事实，廷侯，字锡齐，良里大王庄人，祖法岐，父燕天，皆工医术。廷侯童子时，即喜私取其架上治痘疹诸书，读之数年，竟以医名。邑人李沆三岁出痘痘，外医通身糜烂，廷侯以胡粉、艾灰敷之不效，忽中夜起研朱砂末，杂以牛粪灰涂之，及水止至落痂。时面上痂原强半寸许，如面具，众喜是儿得生命。廷侯独曰：未也，若宜更试面痂坚是血气壮，不然恐生他变，众试之，果坚不可破。后复著《伤寒论读法》数卷，处方下药无不奇验。汝州卢家店有少年病结危甚，诸医皆曰：此名热实，宜大黄下之。廷侯诊之，独曰是寒实也，用附子兼大黄下之，结立解。其他多济，姑举此以例其余。《鲁山县志·卷二十三·列传》，清·董作栋纂修，清嘉庆元年（1796）刻本，20.

《医方摘要》

（清，宋蕤宾著）。《医方摘要》二十卷，宋蕤宾撰。蕤宾，字应午，鲁山县人。乾隆时，入习医学，遇症诊脉后，闭户独坐，殚极思虑，故所处方病辄愈，尝集所验方数百条行世，即此编也。《河南通志·艺文志·卷十五·子部·医家类》，民国间

（1912—1949）铅印本，31.

（清）宋狉宾，字应午，良里三鸦街人。幼习医，遇症诊脉后，辄闭户独坐，斟酌处方，殚极思虑，故病多应手而愈。尝集所已验方数百条，名曰《医方摘要》，凡二十卷。《鲁山县志·卷二十三·列传》，清·董作栋纂修，清嘉庆元年（1796）刻本，17.

第五节　汝　州

《食疗本草》《必效方》《补养方》

（唐，孟诜著）。《必效方》十卷，孟诜撰。诜有《丧服正要已》见前《旧唐书·本传》，诜撰《必效方》三卷，《艺文志》作十卷，《宋志》未载。《河南通志·艺文志·卷十五·子部·医家类》，民国间（1912—1949）铅印本，22.

《补养方》三卷，孟诜撰。《旧唐书·本传》：诜撰《补养方》三卷，《艺文志》著录，《宋志》未载。《河南通志·艺文志·卷十五·子部·医家类》，民国间（1912—1949）铅印本，22.

《食疗本草》三卷，孟诜撰。《唐书·艺文志》：孟诜《食疗本草》三卷，《宋史·艺文志》作六卷。《河南通志·艺文志·卷十五·子部·医家类》，民国间（1912—1949）铅印本，23.

（唐）孟诜（621—713），唐代汝州梁县新丰乡子平里人（今汝州市陵头乡孟庄村），著名学者、医学家、饮食家。他是我国古代 112 位医学家之一，其著作《食疗本草》，是世界上现存最早的食疗专著。《食疗本草》集古代食疗之大成，与现代营养学相一致，为我国和世界医学的发展做出了巨大的贡献。孟诜被誉为世界食疗学的鼻祖。

孟诜著有《食疗本草》《必效方》《补养方》各三卷，其中《补养方》三卷，经张鼎增补，改名《食疗本草》三卷，现存敦煌莫高窟发现之古抄本残卷及近人辑佚本。又撰有《必效方》三卷，今佚，在《外台秘要》《证类本草》等书中多有引录。尝创用白帛浸于黄疸患者尿中，凉干并按日推列对比，以观察黄疸病疗效。另著《家祭礼》一卷、《丧服正要》一卷、《锦带书》等，均佚。《旧唐书》《新唐书》均有传。《伊阳县志·卷四·人物流寓》，清·张道超等修，马九功等纂，清道光十八年（1838）刊本影印本，361.

第五章　安阳市

第一节　安阳县

《医方选要》

（清）《医方选要》，四十卷，清，吴尔端撰。尔端，字鲁南，安阳人，雍正间岁贡生。《河南通志·卷十五·子部·医家类》，民国间（1912—1949）铅印本，31.

（清）《医方选要》，四十卷，未见，吴尔端撰。《安阳县志·卷二十七·艺文志》，清·贵泰武，穆淳等纂，清嘉庆二十四年（1819）刊本，民国二十二年（1933）铅字重印本，734.

《症治诗歌》

（清）《症治诗歌》，二十卷。清，吴尔端撰。尔端，字鲁南，安阳人，雍正间岁贡生。《河南通志·艺文志·卷十五·子部·医家类》，民国间（1912—1949）铅印本，31.

（清）《症治诗歌》，二十卷，未见，吴尔端撰。《安阳县志·卷二十七·艺文志》，清·贵泰武，穆淳等纂，清嘉庆二十四年（1819）刊本，民国二十二年（1933）铅字重印本，734.

（清，吴尔端著）。吴尔端，字鲁男，安阳人，贡生，二龄丧母，十一岁丧父，天性笃孝，事继母能得欢心，遭母病恐误于庸医，究心岐黄，著《医方选要》四十卷、《症治诗歌》二十卷，《安阳县志》。《彰德府·卷十六·人物志孝友》，清·卢崧纂修，清乾隆五十二年（1787）刻本，18.

《方解》《长沙方解》

（清，杨荫堂著）。杨荫堂，杨家新庄人，为人蕴藉，工书法，乐善不倦，束身以孝悌忠信礼义廉耻为本。少时甘守清贫，非其有一毫不取。尝游行漳滨，拾得朱提一锭，留心踪迹，知某少年假之亲党，拟往赎父罪者，访而还之。设帐授徒，不较修脯，尤邃医术。病家延请诊治，贫寒无车马者，徒步随往，不责人以所难，病瘳，绝不望报，或来请阻于风雨，无远近亲疏，必饮食款待，略无德色。课子孙读书耕田，节浮费，禁奢华，家道少裕，岁除，或有送节敬者，坚辞不受，强而后可，著有《方解》。官神嘉其善行，为请于朝，诏授征仕郎，以彰其德，寿八十四岁。民国二年（1913）八月，无疾瞑逝。《续安阳县志·卷十六·人物志方术》，民国·方策总裁，民国二十二年（1933）铅印本，1593.

（清，杨荫堂著）。杨荫堂（1830—1913），安阳县杨辛庄人，少时清贫，但非其有，一毫不取。他对人宽容，严于律己，酷爱书法，乐善不倦，设帐授徒，不计酬金，尤其精通医术。病家延请诊治，贫寒人家没有车马，徒步前往，风雨无阻，病愈不望酬报，教子孙读书耕田，勤俭持家。年终或节日有人送礼，多婉言谢绝，著有《长沙方解》。《安阳县志》，安阳县志编纂委员会编，中国青年出版社，1990年，12，1158.

《黄庭经笺注》

（清，朱靖旬著）。朱靖旬（1834—1895），字敏斋，安阳人。咸丰九年（1859）进士，同治二年（1863）授正定县知县……著有《黄庭经笺注》《作史要言》等。《安阳县志》，安阳县志编纂委员会编，中国青年出版社，1990年，12，1156.

第二节　内黄县

《摄调伏藏》《大衍论》

（唐，僧一行著）。僧一行，内黄（现河南省安阳市内黄县）人，姓张名遂，剡国公谨之孙。少聪敏，博览经史，尤精历象、阴阳五行学。所著有《大衍论》三卷，《摄调伏藏》十卷、《天一太一经》及《太一局遁甲经》《释氏系录》各一卷。《彰德府志·卷十七·人物志仙释》，清·卢崧纂修，清乾隆五十二年（1787）刻本，19.

《病机赋》

（明，刘全备著）。刘全备，字克用，正德嘉靖年间，内黄人，事亲孝，习举子业不售，思欲利济天下，因殚精岐黄。凡《素问》《难经》诸书莫不窥其阃奥，遇病随手愈，不索酬焉，作《病机赋》，自为注解，盛行于世，《内黄县志》。《彰德府·卷十七·人物志技术》，清·卢崧纂修，清乾隆五十二年（1787）刻本，36.

第三节　汤阴县

《病中偶记》

（民国，杨天泽著）。杨天泽，民初任河南省通志馆协修。《汤阴县志》，汤阴县志编纂委员会编，河南人民出版社，1987年2月，425.

第四节　滑　县

《万物录》

周，濮上人，计然著。见《前汉书·范蠡传》，颜师古注。《重修滑县志·卷二十·艺文金石》，民国·王蒲园等纂，民国二十一年（1932）铅印本，1589.

《经验简便方》《医方分类》

（清，耿宫中著）。《经验简便方》，耿宫中撰，见乾隆丁丑（1757）《滑县志》。《重修滑县志·卷二十·艺文金石》，民国·王蒲园等纂，民国二十一年（1932）铅印本，1591.

（清）耿宫中，邑人。明南京应天府推官，耿彦宏九世孙也，家世业医，宫中尤专精。邑孝兼刘允抢忽患喉疮，面肿如斗，数日不食，众医束手。宫中曰：此疖毒也。投以药立愈。子世禄亦能世其术，年八十余强健如少壮，著有《经验简便方》《医方分类》等书，见《乾隆旧志》。《重修滑县志·卷十八·人物艺术》，民国·王蒲园等纂，民国二十一年（1932）铅印本影印，1474.

《经验奇方》《怪症备要》《本草按症》《舌苔三十六种》

（清，毛士达著）。《经验奇方》《怪症备要》《本草按症》《舌苔三十六种》，毛士达撰，见同治丁卯（1867）《滑县志》。《重修滑县志·卷二十·艺文金石》，民国·王蒲园等纂，民国二十一年（1932）铅印本，1591.

（清）毛士达，例贡生，城东南上官村人。精医术，所著书有《经验奇方》《怪症备要》《舌苔三十六种》传世，并著《本草医方》，按症调治，无不立愈，见《同治旧志》。《重修滑县志·卷十八·人物艺术》，民国·王蒲园等纂，民国二十一年（1932）铅印本，1474.

《痘疹辨症》

（清，王启文著）。王启文，字全质，监生，城东大王庄人，博通医理，明于经络，善诊虚劳等症，尤精痘疹科，著有《痘疹辨症》一书，分顺症、逆症、险症、奇症数门，均有经验医案。同治七年（1868），遭捻匪稿焚于火，未得行世。《重修滑县志·卷十八·人物艺术》，民国·王蒲园等纂，民国二十一年（1932）铅印本影印，1475.

《救荒简易书》

清，郭云升撰。记载蔬菜十分详细，列举正月至十二月可种之蔬菜，并对各种蔬菜的名称、性状及种植方法做了详细介绍，记载蔬菜数量之多仅次于《植物名实图考》。《重修滑县志·卷二十·艺文金石》，民国·王蒲园等纂，民国二十一年（1932）铅印本，1591.

第六章　鹤壁市

淇　县

《谭湖瘟疫论》

（清，谭湖著）。谭湖（1852—1922），字平波，俗称潭老平，淇县南大李庄人。20 岁时，拜石奶奶庙辛老常为师，开始学医。30 岁左右独立行医，兼开药铺，后收徒弟五六人，善治瘟病，在西岗一带及浚县、开封、东北等地颇有名声，著有《谭湖瘟疫论》。对贫疾病人从不收诊费，售药也很便宜，在群众中事有盛誉。《淇县志》，淇县县志总编室，中州古籍出版社，1996 年 1 月，991.

第七章　新乡市

第一节　新乡县

《医卜闲谈》

《医卜闲谈》一卷。明，李承宝撰。《新乡县志·卷二十二·艺文中》，民国·赵开元纂修，民国三十年（1941）铅印本，55.

《遁甲八阵图》

（明）李承宝，号信齐，素喜谈兵，有封狼居胥意，抚院本兵尝欲聘之大用，不果。好采揽图志，善卜推，验如响应。尤精于脉理，每危疾，诸医敛手，宝至辄起之。然性耿介，富贵家不乐往，里巷贫窭招之，乃趋往，与之金，不受，短衣曳杖，自若业，著有《遁甲八阵图》《医卜闲谈》诸书。后以岁贡，授灵山卫教授终焉。《新乡县志·卷三十三·技术传》，民国·赵开元纂修，民国三十年（1941）铅印本，55.

《读易草上集》

《读易草上集》一卷，殷元福撰。

元福自为序，或曰：子以读易命集，而中多读史何也。曰子不闻伊川之说，易乎易变易也，随时变易以从道也。余於读史为随时之证焉。曰考亭，又谓读史，使人心粗何也。曰考亭此言，意在针砭永嘉孰之，则矮人观场矣，且理无精粗，学可互发达者，虽浅亦深，迷者虽深亦浅，视乎其识耳。居尝谓天地万物皆易之，案而易即天地万物之史，故康节云：须信画前，元有易，又云三十六宫都是春，此系坏集之所自生也。然则易为史之案而史为稽实待虚之证，不其然欤。曰易也，史也，可一贯之於时乎。曰昌黎谓易奇而法诗正而葩，易之四象含诗，诗之六义通易，其丝连绳贯。正犹孙子所云：奇正相生，如环无端，尚书之浑噩，春秋之谨严，具焉。以故少陵号为诗，奈予有志未逮，何若雕虫小技，即非壮夫有所不为，而同甫汉唐，自豪经术卤莽，予亦谓其心粗也。《新乡县志·卷二十二·艺文下》，民国·赵开元纂修，民国三十年（1941）铅印本，75.

《读易草中集》

《读易草中集》一卷，殷元福撰。元福自为序，自客岁抄，冬二十四日至新正人日，得诗二十六首付梓如左，譬如时嘤起稚弃诚有不能瘖焉耳。又窃惟庄子所云，为善无近名，为恶近刑，缘督以为经，虽考亭摘其语病，然能藏身漆园，不受世羁，盖亦颇窥易理，非苟而已也。篇始北溟书，号南华水火之义了了矣，故终之，以读养生主焉。《新乡县志·卷二十二·艺文下》，民国·赵开元纂修，民国三十年（1941）铅印本，75.

《读易草下集》 一卷

《读易草下集》一卷，殷元福撰。元福自为序起人日及浃辰，得诗十四首，过此交盘审录，两事互乘不暇为矣。鸣乎，余书儒也，风鹤惊心，草木亦兵，削官何足惜，正北自即幸耳，折杨皇荂，览者或哀其志焉。《新乡县志·卷二十二·艺文下》，民国·赵开元纂修，民国三十年（1941）铅印本，75.

《先天图浅说》

（清·孟守先著）。孟守先，字道夫，邑庠生。敦品笃行，讷于言，而邃于学尤专，精于易。秋试不售，遂绝意仕进，以学易为毕生之业，著有《先天图浅说》，藏于家。《新乡县续志·卷五·人物志儒林》，民国·韩邦孚纂修，民国十二年（1923）刻本，41.

《祛病吟草》

（清·孟汝瑸著）。孟汝瑸，字采臣，廪生。父病割股肉和药以进，性沉默，读书有心得，皆托于诗文，著有《遁僧文集》《石竹斋诗钞》《祛病吟草》《翠竹山房诗集》。《新乡县续志·卷五·人物志中文苑》，民国·韩邦孚纂修，民国十二年（1923）刻本，52.

《五运六气详图》《奇门全图》

（清，陈绍虞手绘）。陈绍虞，字舜卿，性刚直，专术数，善察阴阳五行之气，预知晴雨旱涝，尝评人贵，洞悉病源并未来事，手绘《五运六气详图》，并作《奇门全图》，汇集成帙，藏于家。《新乡县续志·卷六·人物志下技术》，民国·韩邦孚纂修，民国十二年（1923）刻本，7.

第二节 辉 县

《医学宗传》

《医学宗传》三十卷，清，孙奏雅撰。《辉县志·卷十三·经籍志》，清·周际华纂修，清光绪二十一年（1895）本，4.

《医学宗传》三十卷，孙奏雅撰。奏雅，字君协，辉县人。奇逢次子，诸生，从鹿善继学，奇逢晚年多病，奏雅遂精研医学，郭遇熙序略曰微君少有胃疾，遇夏秋必发吞酸。先生慨然曰：为人子者安可不知医乎哉！于是取古今名医诸书，纂汇而手辑之。虽暑之汗、寒之炉，寸晷不肯稍停，屈指数之，越四年而编始告竣。凡书中之一点一画，皆先生手之所笔，不假于人，其精心于寿人寿世之道，亦良苦矣。当先生之学医也，不过为老亲抱疴，偶一试于扁鹊思邈之技，遂不料其仁术之行遍大梁，历邺下南北攘攘而问病者踵相接也。呜呼，先生之技一至此乎。《河南通志·卷十五·子部·医家类》，民国间（1912—1949）铅印本，30.

《杞菊园诗选》

清，王椿撰。《辉县志·卷十三·经籍志》，清·周际华纂修，清光绪二十一年（1895）本，5.

《身世金丹集》《活幼心法要诀》

（清，郭宗林著）。《身世金丹集》《活幼心法要诀》，郭宗林著。《辉县志·卷十三·经籍志》，清·周际华纂修，清光绪二十一年（1895）刻本，6.

《身世金丹集》《活幼心法要诀》，郭宗林撰。宗林，字子中，辉县人，诸生，精医学。《河南通志·艺文志·卷十五·子部·医家类》，民国间（1912—1949）铅印本，31.

（清）郭宗林，字子中，庠生。事伯父母一如所生，及门成就者甚多。又善岐黄，绝不言谢，著有《身世金丹集》《活幼心法要诀》，其他书画堪舆俱妙。陈嘉谟采访。《辉县志·卷十一·人物方技》，清·周际华纂修，清光绪二十一年（1895）刻本，27.

第三节　汲　县

《金匮》

（周，吕尚著）。吕尚，汲太公望。吕尚，汲人。少穷困，敏而智，老而屠牛。朝歌赁于棘津，避纣居东海之滨，闻文王善养老，迁于渭滨隐渔钓。文王将出猎卜之，曰：所获非龙非彲，非熊非罴非虎非貔，所获霸王之辅。于是，文王乃斋三日，出于渭阳，与悟大悦，曰：自吾先君太公曰，当有圣人适周，周以兴子真是耶？吾太公望子久矣，故号之曰：太公望。载与俱归，立为师，后佐武王平殷乱，修周政，兴天下，更始师尚父谋居多，授丹书之戒，封于齐都营丘。大公虽封留为太师，卒葬于卫，所著有《阴符钤录》一卷、《阴谋》三十六卷、《金匮》二卷、《六韬》六卷，凡二百三十七篇，子孙世禄于齐（《史记》齐世家）。《卫辉府志·卷二十七·人物志贤哲》，清·毕沅、刘钟之纂修，清乾隆五十三年（1788）刻本，3-4.

《素问误文阙义》《伤寒论要》

（宋，高若讷著）。《素问误文阙义》一卷、《伤寒论要》四卷，高若讷撰。若讷，字敏之，卫州人，进士及第，官至枢密使，是书，《宋史·艺文志》著录。《河南通志·艺文志·卷十五·子部·医家类》，民国间（1912—1949）铅印本，24.

《内经类考》《黄帝内经始生考》

（明，阴秉旸著）。阴秉旸，明代医家，字子寅，号卫涯居人，河南汲县（今卫辉市）人。先为朝官，历任监察御史、平凉同知、陕西金事参议等。于医理亦颇精通，尝谓"原病有《式》，针灸有《经》，医疗有《方》，诊视有《诀》。运气则《全书》，药性则《本草》，独始生之说未及闻"。遂著《黄帝内经始生考》三卷，现有刻本行世。

阴秉旸，字子寅，嘉靖丁未进士。授余干知县，有善政，擢监察御史。毅然以风纪，自任前后抗疏数十上，朝绅惮之，后为忌者所排。谪判同州，稍迁馆陶知县，平凉同知，历升陕西金事参议，所至皆有声绩，旋告归，肆力于学问，言行必求合于古圣贤，士类咸推服。所著有《四书赘说等编》六卷、《四书自训歌》一卷、《阴氏读书抄》三卷、《内经类考》十卷。《汲县志·卷九·人物上》，清·徐汝瓒纂修，清乾隆二十年（1755）刻本，21.

《内经类考》十卷。明，阴秉旸撰。秉旸，有《四书赘说》，已见前。是书，见《明史·艺文志》。《河南通志·艺文志·卷十五·子部·医家类》，民国间（1912—

1949）铅印本，28.

《黄帝内经始生考》六卷。明，阴秉旸撰。钱曾《读书敏求记》谓"原病有《式》，针灸有《经》，医病有《方》，诊视有《诀》，运气则《全书》，药性则《本草》，独始生之说，则未及闻，因诠次《内经》条疏、图列，收四时敛化以成章，其用心亦良苦矣"。《河南通志·艺文志·卷十五·子部·医家类》，民国间（1912—1949）铅印本，28.

《伤寒痘疹》

（清，安元起著）。安元起，幼习医，能精其术，凡病一经诊视辄能定吉凶。淇邑侯高公夫人有孕，令诊视以卜男女，元起应以有男有女，高未信，及临盆，果然，乃叹服。后高公子任云贵总督，道经卫，访元起，后厚遇之。所著有《伤寒》《痘疹》等书，未发刻，多散佚。尝言医能分虚实寒热，便不大差，若细求于二十八字之中，丝毫无讹，率医家欺人语，岂是易事。观其持论平近笃实，可知于此道浃矣，向称高若讷医道流传河北，元起或得其传与。《汲县志·卷十·人物中》，清·徐汝瓒纂修，清乾隆二十年（1755）刻本，16.

第四节　获嘉县

《寒温穷源》

（清，陈其昌撰著）。《寒温穷源》一卷，陈其昌撰，印本。

按：陈其昌，字兆隆，光绪年岁贡生。以汉张机著《伤寒论》，后世有伤寒温症之分，而不知治法，虽有不同，其理实有可通，因著此书，以明其是一是二。《获嘉县志·卷十五·艺文》，民国·邹古愚纂修，民国二十三年（1934）铅印本，23.

《湿症发微》

（清，陈其昌撰著）。《湿症发微》二卷，陈其昌撰，印本。

按：是书，系其昌于张仲景《伤寒论》，吴塘《温病条辨》外创为此书。举五脏六腑，外感内伤诸变相，一归之于湿，立渗湿解结、渗湿和衷等方，以渗淡通利之品，针膏肓，起废疾，甚至噎膈反胃，世谓不治之症，亦究其治之之法。他书多重滋阴，此独扶阳。他书皆言平肝，此独养肝，与庸医所见不同。盖以土主五行，脾主五脏，扶阳养肝皆以健脾，人非饮食不生，脾健而饮食进，正气充，百病除也。《获嘉县志·卷十五·艺文》，民国·邹古愚纂修，民国二十三年（1934）铅印本，23.

《河图新义》

（清，陈其昌撰著）。《河图新义》三卷，陈其昌撰。

按：是书分前编后编续编，前后二编以心理二字为伏案，诸家聚讼为悬案，流行对待为断案归本，河图为结案。续则依儒释道三教之旨，统归于心理字。据序谓龙马一图，注家多以数言，不以理言。今特以心理二字发明河图之义，故曰新义。然其词繁意覆，卒艰索解，亦只为其自得之妙而已。《获嘉县志·卷十五·艺文》，民国·邹古愚纂修，民国二十三年（1934）铅印本，23-24.

第五节　封丘县

《洗冤录》

《洗冤录》六本。《封丘县志·卷七·教育志社会教育》，民国·王赐魁纂修，民国二十六年（1937）铅印本，27.

《本草备要》

《本草备要》五本。《封丘县志·卷七·教育志社会教育》，民国·王赐魁纂修，民国二十六年（1937）铅印本，28.

《医宗金鉴内外科》

《医宗金鉴内外科》二十本。《封丘县志·卷七·教育志社会教育》，民国·王赐魁纂修，民国二十六年（1937）铅印本，28.

《内科全书》

《内科全书》二本。《封丘县志·卷七·教育志社会教育》，民国·王赐魁纂修，民国二十六年（1937）铅印本，28.

第六节　长垣县

《蠢子医便》《伤寒捷径》

（明，张可爱著）。张可爱，初业儒，去而学医，遂精其术，自著《蠢子医便》

《伤寒捷径》。子枨、侄枳，皆精其术。嘉靖戊戌（1538），瘟疫大作，知县杜纬捐俸银米易药，使医生可爱等，修药调剂，一时赖以全活者甚众。《长垣县志·卷六·人物技术》，明·张治道纂修，宁波天一阁藏明嘉靖间刻本影印本，45.

《心法便览》

（明，宋培著）。宋培，字太素，生员，庆阳府同知炯子，以父病，究心医理，著有《心法便览》。子绳祖，岁贡，井陉训导；光祖，天启甲子举人，温州府通判。续志稿。《长垣县志·卷十一·人物志方技》，清·李于垣纂修，清同治十二年（1873）刻本，83.

《中西医考》《眼科抉微》《伤寒抉微》

（民国，韩湍著）。韩湍，宇博广，精岐黄，著有《中西医考》《眼科抉微》《伤寒抉微》，藏于家。《长垣县志·卷十一·人物志·方技》，民国·宋静溪纂修，民国三十三年（1944）铅印本，87.

第八章　焦作市

第一节　沁阳县

《医学管见》

《医学管见》，萧守身撰，见旧志。《河内县志·卷十九·经籍志》，清·袁通纂修，方履篯编辑，清道光五年（1825）刻本影印，698.

《医学管见》，明，萧守身撰。守身，有经书辨疑，已见前。是书，见《河内县志》。《河南通志·艺文志·卷十五·子部·医家类》，民国间（1912—1949）铅印本，28.

《寿世偶录》《女科》

清，娄阿巢，滑承子，庠生。以子贵，敕封修职郎，精于医，所著有《寿世偶录》《女科》上下卷，行世。《河内县志·卷三十一·艺术传》，清·袁通纂修，方履篯编辑，清道光五年（1825）刻本，3.

清，《寿世偶录》，娄阿巢撰。清，《女科》两卷，娄阿巢撰。《河内县志·卷十九·经籍志》，清·袁通纂修，方履篯编辑，清道光五年（1825）刻本影印，706.

《寿世偶录》《女科》二卷。清，娄阿巢撰。阿巢，河内县人，诸生，精医术。《河南通志·艺文志·卷十五·子部·医家类》，民国间（1912—1949）铅印本，33.

《详定本草》《补注本草》

（宋，卢多逊著）。《详定本草》二十卷，《目录》一卷，卢多逊撰，见《宋史·艺文志》，今佚。《河内县志·卷十九·经籍志》，清·袁通纂修，方履篯编辑，清道光五年（1825）刻本影印，692.

《详定本草》二十卷、《目录》一卷，宋，卢多逊撰。多逊，有开宝通体义纂，已见前。是书，《宋史·艺文志》著录。《河南通志·艺文志·卷十五·子部·医家类》，民国间（1912—1949）铅印本，23.

（宋）《详定本草》二十卷、《目录》一卷，《补注本草》二十卷、《目录》一卷，卢多逊撰。见《宋史·艺文志》，今佚。《河内县志·卷十九·经籍志》，清·袁通纂修，方履篯编辑，清道光五年（1825）刻本影印，692.

《医方便用》《幼学集成》

清，郭泰，善医术，著有《医方便用》《幼学集成》等书。《河内县志·卷三十一·艺术传》，清·袁通纂修，方履篯编辑，清道光五年（1825）刻本，3.

清，《医方便用》，郭泰撰。《河内县志·卷十九·经籍志》，清·袁通纂修，方履篯编辑，清道光五年（1825）刻本影印，706.

《医方便用》《幼学集成》。清，郭泰撰。泰，河内县人。《河南通志·艺文志·卷十五·子部·医家类》，民国间（1912—1949）铅印本，34.

《脉诀详注》

《脉诀详注》，李二阳撰。《河内县志·卷十九·经籍志》，清·袁通纂修，方履篯编辑，清道光五年（1825）刻本影印，700.

（清）《脉诀详注》，李二阳撰。二阳，河内县人，康熙五十年（1711）武举。《河南通志·艺文志·卷十五·子部·医家类》，民国间（1912—1949）铅印本，31.

《岭南草木图说》

《岭南草木图说》二卷，成一夔撰。《河内县志·卷十九·经籍志》，清·袁通纂修，方履篯编辑，清道光五年（1825）刻本影印，702.

《崇办堂医课》

（清，李家骏著）。《崇办堂医课》，李家骏撰。家骏，河内县人。《河南通志·艺文志·卷十五·子部·医家类》，民国间（1912—1949）铅印本，36.

第二节 温 县

《修身养气诀》

《修身养气诀》一卷。唐，司马承祯撰。承祯，字子微，河内温人，道士。《唐书·艺文志》：司马承祯《坐忘论》一卷、《修生养气诀》一卷、《洞元灵宝五岳名山朝仪经》一卷，《宋志》未载。书录解题：《坐忘论》一卷，司马承祯撰，言坐忘安心之法凡七条，并枢翼一篇，以论修道阶次，其论与释氏相出入。《河南通志·艺文志·卷十五·子部·道家类》，民国间（1912—1949）铅印本，44.

《天隐子养生书》

《天隐子养生书》一卷。唐，司马承祯撰，分神仙、易简、渐门、斋戒、安处、存想、坐忘、解神八篇。前有承祯序，谓天隐子不知何许人也，著书八篇，包括秘妙，殆非人间所能力学。宋胡璉跋，谓此书当是承祯所著，序乃云天隐子，不知何许人，意者不欲自显其名耶，现刻人说郭中，亦以为承祯自著。《上清天地宫府图经》二卷，唐司马承祯撰，书录解题著录。《河南通志·艺文志·卷十五·子部·道家类》，民国间（1912—1949）铅印本，44.

第三节　修武县

《病余草》

旧志，国朝范正宗撰，正宗，字晴麓，拔贡生。《修武县志·卷九·艺文志》，清·冯继照纂修，清同治七年（1868）刻本，54.

《金丹诗》

旧志，国朝范正宗撰，正宗，字晴麓，拔贡生。《修武县志·卷九·艺文志》，清·冯继照纂修，清同治七年（1868）刻本，54.

第四节　武陟县

《简便良方》

（清，王克哲著）。王克哲，著述最富而见者颇少，但存其名，使作者之苦心不终湮弃而已。《御书楼辑览》王克哲撰，《乡兵论》王克哲撰，《本要论》王克哲撰，《保甲论》王克哲撰，《览胜时纪》王克哲撰，《地理辑说》王克哲撰，《客窗漫抄》王克哲撰，《客窗续抄》王克哲撰，《客窗秘玩》王克哲撰，《四字训》王克哲撰，《东游记略》王克哲撰，《家谱小传》王克哲撰，《示儿说》王克哲撰，《简便良方》王克哲撰。《武陟县志·卷二十·经籍志》，清·王荣陛，方履篯纂，清道光九年（1829）刊本影印，823—826.

《间便良方》王克哲撰。克哲，有家谱小传，已见前。是书，见《中州艺文录》。《河南通志·艺文志·卷十五·子部·医家类》，民国间（1912—1949）铅印本，33.

《伤寒论注》

《伤寒论注》，清，毛鸿印著。书佚，仅存序文一篇，极多名论，故录之。《续修武县志·卷十二·经籍志》，民国·史延寿等纂修，民国二十年（1931）刊本影印，389.

《医学管见》《瘟疫论新编》

（清，毛鸿印著）。毛鸿印，字雪堂，号柏岭，登云先生长子，道光甲午举人。以大挑选汝阳县训导，从游者众，以端士习自任。岁饥，出米四十斛，修城出钱六十缗，为捐者倡。咸丰间□□窜扰，汝宁太守设五局以守城，命先生居中调度，战守有法，匪不敢近，以功保监课司提举衔。性至孝，生养死葬，尽礼尽哀，学问渊博，医术尤精，著有《医学管见》《瘟疫论新编》等书，未梓。《续武陟县志·卷十六·耆旧传》，民国·史延寿等纂修，民国二十年（1931）刊本影印，559-560.

《痘疹慎始集》

（清，王烈之著）。《痘疹慎始集》，上卷论说，下卷集方。序云：人多忽略于早治，公专用力与预防。辨表里虚实，详治法，立防卫，发前贤所未发。诚济世之宝筏，推崇可谓至矣。惜未梓行，烈之见前志方术传。《续修武县志·卷十二·经籍志》，民国·史延寿等纂修，民国二十年（1931）刊本影印，391.

（清）王烈之，字式谷。幼应童子试，有才名。因病究心岐黄之术，求医者，一剂辄愈，然不索谢，所著有《痘疹慎始集》。《武陟县志·卷三十二·方技传》，清·王荣陛，方履篯纂，清道光九年（1829）刊本影印，1179.

（清）《痘疹慎始集》上下卷，王烈之撰。烈之，字式谷，武涉县乾隆时人。《续武涉县志》上卷论说，下卷集方，序云：人多忽略早治，今专用力于预防。辨表里分虚实，详治法，立防卫，发前贤所未发，诚济世之宝筏，推崇可谓至矣。惜未梓行。《河南通志·艺文志·卷十五·子部·医家类》，民国间（1912—1949）铅印本，33。

《周易晰义详解》

（清，洛伦著）。《周易晰义详解》，繁峙县知县洛伦撰。伦学有根柢，穷经致用，尤悉心于天文象数。所论者，有精理，然后人无能为之刊布者。《武陟县志·卷二十·经籍志》，清·王荣陛，方履篯纂，清道光九年（1829）刊本影印，822.

《雪宾医案》

（清，申嵩阳著）。申嵩阳，字岳云，号雪宾，宁郭人。耆儒剑光先生仲子，性和善，喜读书。总角时，父为讲许文正公学庸，直解即能晓其大意。年甫十三遂悟圣道，不外伦常，事亲能孝，爱敬兼尽。丁父尤独居一室，不饮酒、茹荤，每饭必祭，祭则泪涔涔下。人以为丁兰复生，服阕入庠。道光乙酉（1825）乡试，卷已入彀，即因小疵被黜，自是绝意进取。专以医术济世，遵古而不泥古。修武王明府子患肿胀，两股如桶，睾丸如罐，群医束手，君诊其右关脉沉数，问知二便秘结，口渴饮水而皮色润泽明亮，曰此水气实症。以舟车神佑丸加减为汤，一剂而二便利，肿消其半，再剂痊愈。秦屯张某之侄病多言而狂，大便秘结，诸医予大承气汤，一剂内热略轻，仍不大便，再剂而结愈甚，渐至目瞪口呆，僵卧若死。君视之曰：此服凉药过剂，脏腑冰伏故也。以理中汤加桂、附、丁香、吴萸之属，连服二剂，下干粪数枚，四剂全愈。一生活人无算，从未受谢，著有《雪宾医案》八卷。

拳术尤精，得丰顺店张朝奎先生太极神拳秘传，专重练气、运气，不尚架格，亦不轻与人试。年七十余尤神采奕奕，步趋健利。一日过市，有少年某恃其膂力欲尝之，尾其后，既近骤抱君，君不回顾，但以两腋夹其两手，行如故。少年颠扑相从，嚎啕乞释，而指已肿矣，市人皆笑之。同治六年（1867）冬，□□（捻军）过宁郭城外，马步十余万，势颇猖獗。君为城局长，城内守具缺乏，乃以镇静处之，戒喧哗，禁扰攘，好整以暇，匪莫测虚实，围一昼夜去，城赖以完。《续武陟县志·卷二十一·方术传》，民国·史延寿等纂修，民国二十年（1931）刊本影印，660-663.

《眼科辑妙》

（清，杨绍光著）。杨绍光，高村人，赋性端方忠厚，读书力行，久困于童子试，年六十始入邑庠。素习医方，眼科尤精，远近患目疾者争趋之，治辄有效，著有《眼科辑妙》一书，存于家。《续武陟县志·卷二十一·方术传》，民国·史延寿等纂修，民国二十年（1931）刊本影印，664.

《病源》

（清，孙玉田著）。孙玉田，东司徒村人，内外两科皆精。每日门庭若市，延请者车马不绝，遇疑难症，往往三四易方，投无不效。其治愈神奇之案甚多，惜无解人纪录。仅传某村人患疔毒，求治先生，急出方，令速归服药，其人行至半途觉甚不安，就地解药，裹嚼食之，食毕而睡，及醒少安，不数剂而愈，此乃其小焉者也。闻著有《病源》数册，皆佚不全，尤可惜。《续武陟县志·卷二十一·方术传》，民国·史延寿等纂修，民国二十年（1931）刊本影印，660.

《痘疹心法》

（清）薛灿辑。薛灿，字明庵，赵村人，精于医术，尝为温县张羌村刘氏治病。邻人有任姓者，患小便不出，腹胀如鼓，经数医矣，皆束手无策，命在须臾，灿视之曰：此易耳。时值夏暑，嘱病家买西瓜数枚，令众小儿纵食之，又令于街中取土一升，围病人脐上，使食瓜小儿溺于其中，顷刻间病人小便大通，其病若失。治痘疹尤多奇妙，所集有《痘疹心法》藏于家。子本立、本善，孙士均，曾孙百顺、百隆、百敬皆以医术显，至今人称赵庄薛氏，为世医云。《续武陟县志·卷二十一·方术传》，民国·史延寿等纂修，民国二十年（1931）刊本影印，663.

《医学管见》

明，何瑭撰。瑭，有《怀庆府志》，已见前。是书，自记谓因读《素问》及《玉机微义》而作，凡二十二篇。清《四库全书存目提要》谓其说，皆主于大补大攻，非中和之道，其第十九篇，论久病元气大虚，病气太盛，当以毒药攻之，尤不可训其论，金石药一条则名言也。《河南通志·艺文志·卷十五·子部·医家类》，民国间（1912—1949）铅印本，27.

《四诊要旨》《王客运气图》

（清，申佩瑀著）。《四诊要旨》《王客运气图》，申佩瑀，字贯中，武陟县人，以医名。《河南通志·艺文志·卷十五·子部·医家类》，民国间（1912—1949）铅印本，33.

（清）申佩瑀，字贯中。宁郭驿人就天津名医陆生，学尽传其术，学十年乃出，诊人病所至辄效。疑难之症，他医不能措手或他医误治，已至危笃者，佩瑀诊之，倘谓可治，皆不数剂，沉疴立起。佩瑀之言曰：甚哉，医之难也，不得其道则法无可守，得其道矣而不能变通，则不能极于神明。夫所谓法者，张刘李朱之法是也。《素问》弟言《伤寒》为热症，至仲景则于传经热症，外又补阴寒真中三阴之疾，是能补《素问》所未备也。然麻黄桂枝法但治冬月正令病，遇春夏温热病则又当变通。金元间刘河间出，始以辛平、辛凉之剂代麻黄桂枝之方，于是而春夏之治始有成法，然此外感之治也。至李东垣论外感内伤之异，宜而脾胃之方立。朱丹溪论阴虚发热之症而肝肾之治明。盖子有余年而治法□臻于六□者，如此然徒执成法而不能权衡于其间，遂能神明于治乎。齐有余文伯，唐有许胤宗，宋有孙兆，其人皆能参乎运气，精审于色脉，化裁于古方剂，故能不拘常法而运神明于法度之外。

夫医者，意也。数子可谓以意治病者矣。然非深通于法而能神明于法者，吾未之见也。所谓医必有方，医不执方者，此也。今之医者不然，儒书未通而遽称医，取市肆方书一卷，字有所不识，义有所未通，略记数方辄夸耀于人，遇病家喜温补，则盛称温补之神，遇病家喜清凉，则极言清凉之善。鸣呼！此其不草菅人命者鲜矣，间有偶中，以市井之言传俚俗之耳，百口交赞，人云亦云，而医者亦遂洋洋自信，久假不归。古人称学医人费，岂不然哉。故吾谓医之难，凡以此也。岁辛卯，瑀居修武城中，一月治二十七人，得愈二十六，其一人脉数而代，瑀谓结胸证，具而烦躁，法不可治，已而果然。孝廉范元欲赠以匾额，瑀曰：某祖父名儒仕宦，身业此小道，岂足称哉。坚辞，乃止。瑀暮年辑《主客运气图》及《四诊要旨》，书未成，卒，年六十一。《武陟县志·卷三十二·方技传》，清·王荣陛，方履篯纂，清道光九年（1829）刊本影印，1181-1184.

第九章　濮阳市

第一节　濮阳县

《痘疹摘锦》

（明，吕希端著）。吕希端，字调华，崇祯戊寅廪监，为（人）忠厚和平，著《痘疹摘锦》书，行世，时称"医中之圣"。《濮州志·卷三·例贡》，清·高士英编次，清宣统元年（1909）刻本，66.

《伏羲六十四卦方圆图》

（明，李镇著）。李镇，字德威，濮州人，性端方，质直，博学强记，以周易授生徒数十人，皆名士，尝著《伏羲六十四卦方圆图》《文王后天图考》及《圣人作易》《扶阳抑阴》，大旨出先儒所见之外。为诸生时，郡守以下多造其庐，论时事侃侃如悬河，不以一毫私意，自下众皆服其有古烈士之风……《濮州志·卷三·明经》，清·高士英编次，清宣统元年（1909）刻本，85.

《文王后天图考》

（明，李镇著）。李镇，同上。《濮州志·卷三·明经》，清·高士英编次，清宣统元年（1909）刻本，85.

《圣人作易》

（明，李镇著）。李镇，同上。《濮州志·卷三·明经》，清·高士英编次，清宣统元年（1909）刻本，85.

《扶阳抑阴》

（明，李镇著）。李镇，同上。《濮州志·卷三·明经》，清·高士英编次，清宣统元年（1909）刻本，85.

《伤寒论辨脉诗》

（明，李会霖著）。李会霖，州贡生，李公晟七世孙，博洽多闻，长于诗歌，通周易，善草书，偕任焕续修州志，议澶濮河渠甚悉。尤精岐黄术，诊视所到，奏效如神，不望报。岁有疠疫，州牧就霖请，医方必按其年之司天，在泉斟酌佐使，全活人至不可计，所著《伤寒论辨脉诗》，意旨盖仿佛朱丹溪、王肯堂者。《濮州志·卷之六·隐德》，清·高士英编次，清宣统元年（1909）刻本，6.

《咽喉七火论》

（清，刘永安著）。刘永安，引马里刘双楼人，幼读书，屡试未售，遂习岐黄业。而时疫、咽喉尤称妙手，远近活人无算，贫者并施送丸散，不取值，所著《咽喉七火论》传于世。《濮州志·卷之六·懿行方技》，清·高士英编次，清宣统元年（1909）刻本，21.

《医家须知》《一壶千金》《壶天玉镜》

（清，李先芳著）。北山先生，姓李氏讳先芳，字伯承，其先湖广监利人也。国初以士伍北徙，因籍濮州，高祖以下五世同居，考赠尚宝司丞双泉。岁疫，所施药而疗者，四百五十人；贫不能收所施□而掩者，几六十人，所著《东岱山房稿》三十卷，《医家须知》《壶天玉镜》，藏于家。《濮州志·卷之八·艺文》，清·高士英编次，清宣统元年（1909）刻本，99-101.

《一壶千金》，北山先生著。北山野史，郡人李先芳……又读岐黄气运诸书，作《医家须知》，又集救急方为《一壶千金》，又著《老子本义》《阴符》《心经》各一解。及又著养生一书，为《壶天玉镜》。又收《山房诗稿》十六卷，《蓬元杂录》十卷，复读易余家世传。曾著《折衷录》五卷，至阴阳消息之变，能圣人扶阳抑阴之微意，鲜有知者，窃欲更撰一书而未逮也。凡此非无窥管之能，终为覆瓿之计。国史所不录，民谣所不传，非野史而何志既成，并述其大都载之简末云。《濮州志·卷之八·北山传》，清·高士英编次，清宣统元年（1909）刻本，134-141.

《壶天玉镜》，北山先生著。北山野史，李先芳，同上。《濮州志·卷之八·北山传》，清·高士英编次，清宣统元年（1909）刻本，134-141.

《姜桂编》

（清，孙格著）。州人孙格《姜桂编》自序。《论语》曰：古者，民有三疾，而注谓气失其平为疾。故气禀之偏者，亦谓之疾。盖如目视耳听手持足行，形气之常也，视而不见，听忽不闻，手忽不能持，而足忽不能行，疾故也。则视有所当视，听有所当听，持有所当持，行有所当行，亦人理之常也。不能视所当视，听所当听，持所当持，而行所当行，非疾而何，彼所谓疾无人之用也。动静不自由，其为不便也，显人谁安之，此所谓疾无人之理也。性情不自由，其为不便也，隐人遂以为固然无足怪也。而孰知无人之用，而有人之理，不愧为人无人之理。而徒有人之用，则知觉运动无物，不然何以异于禽兽哉。彼疾非药不痊，此疾何以疗之，尝见人之相聚也。有谈忠臣孝子、义士节妇等之行与言者，辄毛发悚然，凛凛如生，朱子所以为孔子，如参、茯、芝、术，平居有养性之功。伯夷柳下，惠如大黄、姜、桂，虽非中和，其去病之功最捷也。然则节义文章，岂非学问中奇效方药哉。

国朝以文取士，君臣之义，于是乎，行文亦言也。虽亦有理，然不专意，则不工专，意又志局于此，不能与天地同其高大。因取古之忠臣、孝子、义士、节妇等，所作读之，庶几砭愚，起痼以扩充，稼书先生国策去毒之意云尔。因名曰：姜桂编，而自序其意，如此。《濮州志·卷之八·艺文》，清·高士英编次，清宣统元年（1909）刻本，120-121.

第二节　南乐县

《正骨秘法》

（清，顾言著）。顾言，佛善村人，善正骨术，不由师承，独具妙悟，经验既多，技益精。近有刘闻一传其术，著有《正骨秘法》一书行世。《南乐县志·卷五·人物艺术》，民国·李铁珊纂修，民国三十年（1941）铅印本，33.

第三节　范　县

《四书图考》《易经图》

（清，刘连登著）。刘连登，字献壁，诸生，精易理，善画山水、人物，作兰竹，尤为郑板桥所赏，著有《四书图考》《易经图》等书。《范县志·卷之二·文学志》，清·唐晟编修，清光绪三十三年（1907）石印本，45.

《活人定本》

（清，阎诚心辑）。阎诚心，字正斋，由附贡候选训导，增生，作臣公，三子也，外科，本世传，至公尤精，因念一人治疗，恐难普及，遂将良方，辑为数册传世，名曰《活人定本》。《续修范县志·卷五·人物善行》，民国·张振声修，余文凤纂，民国二十四年（1935）铅印本，634。

第十章　许昌市

第一节　许　昌

《幼科指南》

（清，曾兴楷著）。曾兴楷，字暌瞻，石固镇庠生，性淡进取，以医济世，兼精小儿天花，相形视色着手成春，著有《幼科指南》藏于家，里人以保赤功深赠匾颂之。其次子毓岳，字维五，工翰墨，入庠食饩，亦名重一时。《许昌县志·卷十三·人物下方技》，民国·张绍勋编撰，民国十三年（1924）石印本，77.

第二节　长葛县

《救急奇方》

（清，蒋栋著）。《救急奇方》，蒋栋著。《长葛县志·卷六·艺文志》，民国·陈鸿畴纂修，民国二十年（1931）刻本，3.

（清）蒋栋，字隆九，恩贡生，城西秦公庙村人，品端学博，笃于孝友，里党交推。执亲丧庐墓六年，居恒于墙壁向墓处，凿穴望之，人为垂泪。教授五十余载，因材施教，门下多知名士，所注有《女三字经》《文昌帝君阴骘文》《救急奇方》《辨惑论》《二十四孝经》《二十四友诗》，享年八十余。既殁，门人共制锦书其行于上。曰：懿行屏私，谥孝全先生。《长葛县志·卷九·人物志》，民国·陈鸿畴纂修，民国二十年（1931）刻本，30.

《阴阳传》《生生论》《性命实学》

（清）《张明星著书目》，张翼轸。《易蕴会通》一种……《阴阳传》一种、《生生论》一种、《性命实学》一种。《长葛县志·卷六·艺文志》，民国·陈鸿畴纂修，民国二十年（1931）刻本，5.

《食生物议》

钟岏，《食生物议》（《南齐书·周颙传》）。《长葛县志·卷六·艺文志》，民国·陈鸿畴纂修，民国二十年（1931）刻本，8.

《针灸易学》《针灸述古》

（清，李守先著）。太学生李公墓志铭：世居葛，力田为业，至太学生。君玉公好善乐施，以雍正乙卯岁（1735）生公，公幼面朴纳，有至性。年七岁，胞兄上殇，君玉公哭之痛，公请为兄立嗣。君玉公言，立嗣非礼勿平其墓可也，公敬受命。岁时蒸尝躬亲祭扫，终身弗衰，受学于黄学山、张孝元、杨映斗诸先生之门，诸先生皆器许之。后君玉公病废寝疾三年，公侍汤药，衣不解带者数月，因废学读《内经》，通针灸，医万人，未尝受谢。尝过鄢陵马栏镇，遇斗殴伤人，死逾时矣，公医一针，豁然顿生。时仓卒无知者，公去后共惊，以为神。后复至其地，闻两家各具酒脯赛神焉。密邑公门人某，习医，在风后顶，医一少妇，染邪势张狂，莫能近，积数日，邪忽凭。人曰去，去勿缓，汝师至矣。门人问吾师为谁邪，具道公姓字。门人言，吾师去此百余里，何由至邪？曰已至尔家。门人归，则公游中岳，果至其家。病主因延公医治，公辞以不解符录，病主固请门人纵容公至，则其病脱然若失，公去病如初。门人诳之曰：吾师之法，尽授于吾。邪曰：虽授不惧也。门人问何故，曰：吾师以善济世，德也，汝以术渔利，艺也，故不同耳。公归，病主要庶于道，敦请愈殷，公至病复已。病主备言其详，公曰：吾诚无德，然如邪言，吾辈皆宜勉力修德。病主问修德之目。公曰：存好心，行好事，凡有利于己，不使其不利于人，因出沈确庵先生，圣学入门书示之，病主誓立功过，格邪终不能侵而愈。公著有《针灸易学》《针灸述古》二书行世。初君玉公好善乐施，设茶道旁，公继之，修复茶亭三间，茶田十亩，为永远计，远近俱称为善人，载在州乘。伊川先生有言曰，一介之士苟有志于利物，于人必有所济，其公之谓乎！公生于雍正十三年（1735）二月十五日吉时，殁于嘉庆二十四年（1819）十月二十七日辰时，享寿八十五岁。

铭曰：周于德者，邪不能乱。以之感人，妖魔解散。施茶有亭，仁人之里。父子相承，世济其美。心存利济，针灸书成。功同良相，普度群生。葱茏旧阡，医此善人。良配相从，娱尔双神。《长葛县志·卷六·艺文志文存》，民国·陈鸿畴纂修，民国二十年（1931）刻本，48.

（清，李守先著）。清代长葛县中医较有名望者有李守先、武长岭、张会年、时交斗、胡建之、李万轴等。李守先精于针灸，兼通《内经》，著有《针灸易学》《针灸述古》。李万轴著有《奇经灵龟飞腾八法》。之后，县城主善局诊所杨子清、南席同义堂宋铁军、董村三和堂王景武、董村柳庄槐阴堂王玉凤、古桥天玉堂陈卿、县城（今老城）李恩锡、后河赵振，声誉较著。《长葛县志》，长葛县志编纂委员会，郭宪同总纂，生活、读书、新知三联书店出版，1992年1月，573.

《药石针砭》《修齐要览》

（清，韩太乙著）《药石针砭》不分卷，（韩太乙著）。《长葛县志·卷六·艺文志》，民国·陈鸿畴纂修，民国二十年（1931）刻本，3.

茂材韩君神道碑铭（清户部主事张蔚蓝）：士君子果乘风云，排闾阖，拖青纡紫，献酬纳忠，泽被当时，施及后世。俾得身书凌烟，名藏太室，固大快事。至不幸而终身不遇，不遇而又贫，贫而仍嗜学，嗜学而苦无书，且兼八口之累，必待笔耕舌织，始免于冻馁，则受天之。茂材者，茂材韩太乙，字莲舫，每读过夜半，父辄劝其寝，寝复起，起复劝，茂材感生愤愤生悲，高吟慷慨，声泪俱下。尝自谓学业不成，难以作人，因铭左右曰：要知此中苦，还须自己吃。触目惊心，刻厉益笃，诵恒彻宵，口渴灶无烟则饮水，或咀冷物，因寒激火，故少年殁齿。性喜置书，囊罄不可得，塾去家远，往返再三。作诗云：塾远愁过市，家贫梦买书……光绪己亥（1899），大饥，宰命茂材督赈，并平□勤，以均活无算，居近城市商贾骈罗有纠纷，辄诣评章。茂材和气柔声，排以理，各欢去，偶酬馈介不取，老年退处，著有《药石针砭》《修齐要览》诸书，寿七十六而卒。

铭曰：德盛容光，智圆行方。处约心乐，居卑名彰。春风惠播，时雨泽溥。诗礼优游寿而康，遗爱在人永弗忘。《长葛县志·卷六·艺文志文存》，民国·陈鸿畴纂修，民国二十年（1931）刻本，51.

《奇经灵龟飞腾八法》《针灸述古》

（清，李万轴著）李万轴，字邺三，号春严，短品励行，儒术饬躬，以副榜选授商水县教谕，其训迪诸生，先德而后文艺。尝曰：学者之所以为学，与教者之所以为教，均当本乎"居敬穷理"四字。重刊陈确庵先生圣学入门，俾诸生座右各置一编以相砥励。学正俞长赞喜其贤，特为作序。尤邃于医，所著有《奇经灵龟飞腾八法》《针灸述古》均待梓，及卒，门人私谥曰：贞惠先生。《长葛县志·卷九·人物志》，民国·陈鸿畴纂修，民国二十年（1931）刻本，44.

《治验方论》

（清，观庆云著）。观吉堂，字普照，邑庠生，城西南关庄人也。父子兄弟祖孙俱业医，吉堂性慈祥好积德，人有延请者，招之即至，不索谢。堂弟庆云踵而起，集有《治验方论》数十册，字崇道，增生，侄孙锡番，积学未遇，俱以医显，曾孙洵。《长葛县志·卷九·人物志》，民国·陈鸿畴纂修，民国二十年（1931）刻本，44.

《医方类编选要》《眼科经论》《经验良方》《折伤要略》

（清，魏广贤著）。魏广贤，字蔼人，性峭直，精医。凡危症无不应手立愈，所辑有《医方类编选要》《眼科经论》《经验良方》《折伤要略》，均未梓。道光间，邑侯赵公旌其门曰：专精脉络。兄子梦明，袭其术，尤长瘟疫、小儿等科，孙文山，曾孙其昌，邑庠生。《长葛县志·卷九·人物志》，民国·陈鸿畴纂修，民国二十年（1931）刻本，45.

《医方集要》《雪泥鸿爪》

（清，乔明扬著）。乔明扬，字显亭，号凌阁，邑西乔家黄人，禀贡生。嘉庆间，任西城兵马司副指挥，历署南北东中等城副指挥使，事诰授奉直大夫，致仕后与童二树、郑板桥相往，还歌诵赠答以适志，著有《雪泥鸿爪》《医方集要》，均未梓。《长葛县志·卷九·人物志》，民国·陈鸿畴纂修，民国二十年（1931）刻本，52.

《医案医论》

（民国，王欠成著）。民国时期，县境内中医药铺增加，有中医人员60余名。较著名者有：董村镇三和堂王欠成，世家出身，长于内科杂症，对妇科、针灸亦有研究，著有《医案医论》数十卷，现无存。《长葛县志》，长葛县志编纂委员会，郭宪同总纂，生活、读书、新知三联书店出版，1992年1月，573.

《眼科问答》

（民国，李云瑞著）。民国时期，李口瑞兴堂，李银升，精于内科、儿科、眼科。其父李云瑞，尤长眼科，著有《眼科问答》；仝庄中医朱恪勤，擅长内、外、妇、儿科，民国三十年（1941）八月，经省府考试获得中医证书；后河镇烧盆宋村黄耀武，医治伤寒，有独到之处，曾收门徒多人。《长葛县志》，长葛县志编纂委员会，郭宪同总纂，生活、读书、新知三联书店出版，1992年1月，573.

第三节 禹 县

《褚氏遗书》

《褚氏遗书》一卷（浙江范懋柱家天一阁藏本），旧本题，南齐褚澄撰。澄，字彦适，阳翟人，褚渊弟也。尚宋文帝女庐江公主，拜驸马都尉，入齐为吴郡太守，官至左民尚书，事迹具《南齐书·本传》。是书分受形、本气、平脉、津润、分体、精血、除疾、审微、辨书、问子十篇，大旨发挥人身气血阴阳之奥。《宋史》始著于录。前有后唐清泰二年（935）萧渊序，云黄巢时群盗发冢，得石刻弃之，先人偶见载归，后遗命即以褚石为椁。又有释义堪序，删定者，中丞公属子龙以润饰之。以友人谢廷正、张密皆博雅多识，使任旁搜覆校之役，而子龙总其大端。大约删者十之三，增者十之二。其评点俱仍旧观，恐有深意，不敢臆易云云。所谓文定者，光启之谥。所谓中丞公者，即国维也。今原书有刊版，而此本乃出传钞，并其评点失之。核其体例，较原书颇为清整。然农圃之事，本为琐屑，不必遽厌其详。而所资在于实用，亦不必以考核典故为优劣。故今仍录原书，而此本则附存其目焉云石刻得之萧氏冢中，凡十有九片，其一即萧渊序也。又有嘉泰元年（1201）丁介跋，称此书初得萧氏父子护其石而始全，继得僧义堪笔之纸而始存，今得刘义先锓之木而始传云云。考周密《癸辛杂识》，引其非男非女之身一条，则宋代已有此本，所谓刻于嘉泰中者，殆非虚语。其书于《灵枢》《素问》之理颇有发明，李时珍、王肯堂俱采用之。其论寡妇、僧尼必有异乎妻妾之疗，发前人所未发。而论吐血便血饮寒凉百不一生，尤千古之龟鉴。疑宋时精医理者所著，而伪托澄以传。然其言可采，虽赝本不可废也。中颇论精血化生之理，所以辨病源、戒保啬耳。高儒《百川书志》列之房中类，则其误甚矣。（节《四库提要》）《禹县志·卷九·经籍志》，民国·王琴林等纂修，民国二十年（1931）刊本影印，738.

《褚氏遗书》，褚澄著。《禹县志·卷之九·艺文志著作》，清·邵大业纂修，清乾隆十二年（1747）刻本，1.

《褚氏遗书》一卷，齐，褚澄撰。澄，字彦道，阳翟人，官至左民尚书。是书，《隋》《唐志》不载，《宋志》始著录。有后唐萧渊序云：黄巢时群盗发冢，得石刻弃之，先人偶见载，归后遗命，即以褚石为椁。又《释义·堪序》云：石刻得之萧氏冢中，凡十有九片，其一即萧渊序。又宋丁介跋称"此书初得萧氏父子护其石而始全，继得僧义堪笔之纸而始存，今得刘义先锓之本而始传"。云书中辨析医理，分受形、本气、平脉、津润、分体、精血、除疾、审微、辨书、问子十篇，于人身气血阴阳之奥，发挥深透，《四库书目提要》疑宋时精医理者所著，而伪托澄以传，然于《灵枢》《素问》之旨，发明颇多，李时珍《本草》、王肯堂《医科准绳》多引之。《河南通志·艺文志·卷十五·子部·医家类》，民国间（1912—1949）铅印本，21.

《杂药方》

齐褚澄撰，《隋志注》梁有褚澄《杂药方》二十卷，两《唐书志》复以十二卷著录，《宋志》未载，当系分隶褚氏遗书中。《河南通志·艺文志·卷十五·子部·医家类》，民国间（1912—1949）铅印本，21.

齐褚澄《杂药方》二十卷，见《范阳东方·一百五十卷》注。《禹县志·卷九·经籍志》，民国·王琴林等纂修，民国二十年（1931）刊本影印，740.

《医论十篇》（《褚氏遗书》）

（南北朝，褚澄著）。褚澄，善医术，齐高祖建元中，为郡太守。百姓李道念，以公事至，澄望而谓曰：汝有异疾。答曰：旧有冷疾，至今五年，众医不瘥。澄曰：汝病非冷非热，当是食白沦鸡子过多所致，令取苏一升，煮服之，始一服，乃吐出一物如升涎裹之，能动，开视之，一鸡雏也，羽翅爪距俱全，足能行走。澄曰：尚未尽，更服所余药，又吐鸡如前者十有三，疾遂愈，当时称妙。所著《医论十篇》，世称《褚氏遗书》。《禹州志·卷之七·人物志方技》，清·邵大业纂修，清乾隆十二年（1747）刻本，39.

《五悲文病黎赋》

（唐，卢照邻著）。卢照邻，字升之，范阳人，文学有名。调新都尉病去官，居太白山，得方士元明膏饵之。会父丧号呕丹辄出，由是疾益甚。客东龙门山，布衣藜羹，裴瑾之韦方，质范履冰等，时时供衣药，疾甚足挛，一手又废。乃去具茨山下，买园数十亩，疏颖水周舍，复豫为墓，偃卧其中，著《五悲文病黎赋》，以自伤疾既久，与亲属诀，沉颖水死（《唐书·文艺传》）。《禹州志·卷二十一·列传五寓贤传》，清·朱炜纂修，清同治九年（1870）刻本，24.

《安老怀幼书》 四卷

（明，刘宇著）。《安老怀幼书》四卷，刘宇编。宇，字志大，禹州人，成化八年（1472）进士，官至华盖殿大学士。是书，为黄应紫合刻，陈直《养老奉亲书》，邹铉《续寿亲养老新书》，宇得之改名《安老书》，后得娄氏恤幼集补刻玉后，总分四卷题以今名。《河南通志·艺文志·卷十五·子部·医家类》，民国间（1912—1949）铅印本，27.

《合意录》

（清，张百祥著）。张恕，字推己，号市隐，精易理，业岐黄。专心致志，寡言笑，绝交游，居东门外留侯洞，十年不出，远近求医者，户外履满。子百祥，能继其学，所著有《合意录》一卷传世。采访册。《禹州志·卷二十一·列传五方技》，清·朱炜纂修，清同治九年（1870）刻本，20.

《伤寒夺命》

（清，杨居午著）。《伤寒夺命》存，杨居午撰。至其孙，又加厘订。朱志居午传，不言其医术，岂以为小道而欲以是成名乎？昔薛雪善医，及卒，其孙寿鱼讳之，而师言其祖异陈宏学，袁枚与寿鱼书痛诋其不辨轻重。居午传中不一言及其医，岂当时子孙亦讳之欤？此书多心得，有持方合证者，多称其效，无刊本，皆传钞云。《禹县志·卷九·经籍志》，民国·王琴林等纂修，民国二十年（1931）刊本影印，783-784.

第四节　鄢陵县

《产图》

(唐)《产图》，崔知悌撰，一卷。《鄢陵县志·卷十五·经籍志》，民国·靳蓉镜、晋克昌等修，苏宝谦纂，民国二十五年（1936）铅印本，1058.

《骨蒸病灸方》

(唐)《骨蒸病灸方》，崔知悌撰，一卷。《鄢陵县志·卷十五·经籍志》，民国·靳蓉镜、晋克昌等修，苏宝谦纂，民国二十五年（1936）铅印本，1058.

唐，崔知悌撰。知悌有法例，已见前，是书《唐书·经籍志》著录，《艺文志》亦载之，宋志作灸劳法当是一书。《河南通志·艺文志·卷十五·子部·医家类》，民国间（1912—1949）铅印本，22.

《崔知悌集》

(唐)《法例》《产图》《骨蒸病灸方》《崔知悌集》，崔知悌著。《鄢陵县志》，鄢陵县地方志编纂委员会编，南开大学出版社，1989年12月，431.

《新唐书·列传》，知温兄，知悌，官至中书侍郎，与戴至德、郝处俊、李敬元同赐飞白书赞，而知悌、敬元以忠勤见表。《旧唐书》云：高宗尝为飞白书赐侍臣。崔知悌曰：竭忠节赞皇献。迁尚书左丞。裴行俭之破突厥，斩泥孰匐残落保狼山。诏知悌驰往定襄慰将士，佐行俭平道寇有功（《旧唐书本纪》仪凤元年（676）十二月，遣尚书左丞崔知悌等巡抚江南道），终户部尚书。《旧唐书本纪》云永隆二年（681）八月丁，尚书崔知悌卒。《新唐书世系表》云知悌子祐之博州刺史。《鄢陵县志·卷十七·人物志·先达》，民国·靳蓉镜、晋克昌等修，苏宝谦纂，民国二十五年（1936）铅印本，1209-1210.

《眼学录》

(明)《眼学录》，郑二阳撰。《鄢陵县志·卷十五·经籍志》，民国·靳蓉镜、晋克昌等修，苏宝谦纂，民国二十五年（1936）铅印本，1065.

《伤寒传经论》

(明)刘佑撰。祖观文公行状云：公讳贲卿，精于医，所著《伤寒传经论》，皆前人所未发，惜毁于兵，今不复存。《鄢陵文献志·卷十八·经籍志》，清同治元至四年（1862—1865）刻本，2.

（明）《伤寒传经论》，刘贲卿撰。《鄢陵县志·卷十五·经籍志》，民国·靳蓉镜、晋克昌等修，苏宝谦纂，民国二十五年（1936）铅印本，1062.

（明）《伤寒传经论》，刘贲卿著。《鄢陵县志》，鄢陵县地方志编纂委员会编，南开大学出版社，1989年12月，432.

明，刘贲卿撰。贲卿，字以成，鄢陵人，万历三十四年（1606）举人，官至四川川东道。刘佑为撰行状，谓其精于医。所著《伤寒传经论》，皆前人所未发，惜毁逾兵，今不复存。《河南通志·艺文志·卷十五·子部·医家类》，民国间（1912—1949）铅印本，29.

《仁寿堂医方评注》

蒙按右书，邑人郑二阳编。二阳子蕃续编共一卷。郑二阳自序云：余生而善病，每病医病道少，遇有良方辄录而藏之。兹于却署无事披审敝书簏计得录方四十有二，或不经传或传而非真汇订可一帙，因付诸梓以行于世。正使秦越人见之，将不免仰天而叹其以郗视文也。然当今之世，必求尽得越人之为方而后可出以生死，人则此方终无行世之日矣。杯水除渴，昔人不禁为之。则此四十二方中但得四参，投症无不可谓非热恼时一滴甘露，矧若敛福平康疴疾无作，则自有不治已病治未病法。即所称五色诊奇脉，诸术犹未梦见变气祝由在靳靳之数方，又何足以告咳婴之儿。《鄢陵文献志·卷十八·经籍志》，清·苏源生纂修，清同治元至四年（1862—1865）刻本，9-10.

明，《仁寿堂医方评注》，郑二阳撰，一卷。《鄢陵县志·卷十五·经籍志》，民国·靳蓉镜、晋克昌等修，苏宝谦纂，民国二十五年（1936）铅印本，1064.

《伤寒方注方药》

蒙按右书，邑人郑二阳撰。郑蕃书先公益楼集后云，崇祯戊辰（1628）秋，调南吏部文选司郎中。丁祖母周宜人艰大事，既囊杜门深处取函，史奏议向所评涉者二衡断之，旁涉岐黄，著史取《生生集》《益楼灯课》《伤寒方注方药》诸书。郑蕃撰中丞公行述云庚午服窥见朝政多端，党议渐兴，遂有林泉退息之思，杜门谢客宴坐益楼，殚心著述，如《生生集》《伤寒方注方药》《益楼灯课》及《文正初集》二集次第成编，因号潜庵子，无复仕宦志矣。《鄢陵文献志·卷十八·经籍志》，清·苏源生纂修，清同治元至四年（1862—1865）刻本，13-14.

（明）《伤寒方注方药》，郑二阳撰。《鄢陵县志·卷十五·经籍志》，民国·靳蓉镜、晋克昌等修，苏宝谦纂，民国二十五年（1936）铅印本，1064.

《生生集》

（明）《仁寿堂医方评注》郑二阳撰，一卷。《生生集》郑二阳撰，三卷。《伤寒方注方药》郑二阳撰。《鄢陵县志·卷十五·经籍志》，民国·靳蓉镜、晋克昌等修，苏宝谦纂，民国二十五年（1936）铅印本，1064.

（明）《礼要》《生生集》《孙子明解》《裕德汇编》《益楼灯课》《崇俭约》，俱郑二阳著。《鄢陵县志·卷九·杂志书籍》，清·经起鹏纂修，清顺治十六年（1659）刻本，18.

（明）《理祁十议》《仁政大目》《孙子明解》《仁寿堂医方评注》《礼要》《史取》《生生集》《益楼灯课》《伤寒方注方药》《师律三略》《救荒事宜》《皖江奏议》《学训》《崇俭约》《眼学录》《益楼静事》《读书偶录》《晒冰集》《文家黍珠》《古文钞》《韩文钞》《古诗选》《唐诗选》《五代史钞》《鄢邑灾荒备纪》《世德汇编》《潜庵日省录》《益楼集》，郑二阳编著。《鄢陵县志》，鄢陵县地方志编纂委员会编，南开大学出版社，1989年12月，432.

（明）郑二阳，字敦次，别号潜庵，麻哈州知州友谅仲子。中万历己未进士，初授德安司理，听断明允，事无冤滞。视篆孝感旧例岁派富民数人，供驿传帷帐器具，民苦之。公至，悉自置办，永除其弊。先是潞藩诸庄中官往来收租，民不胜其扰，乃为设立区头供亿赔偿，又辄破产。及公请于台司罢区头，有司为之，征解中官止受成事人乃便之行取如京父老攀辕送络绎山谷。时逆珰专国，气熖董灼。令所私授。公疏稿使效。奏杨公琏不法事清要可立，得公不从，珰意遂左，乃授南工曹历吏礼二部郎中，迁海防金事。当是时，寇犯凤阳焚祖陵，淮阳为之大震，公简兵卒，缮守具甚，悉民恃以不恐，举廉卓第一。加参议泰州，以灶变告，即亲历诸场开谕，为除蠹害事遂寝。淮南旱蝗，饥民枕籍于道，乃立五厂赈济之，全活者甚众。用廷臣举召入陛见，特命以金都御史，抚卢所属地界。三省群盗日炽，公以孤军数击之，辄大捷，保障之功为多。会以诬逮法司，既而释之，国变微服返京口。丙戌归里，建筑别墅以诗文自娱，屡荐不起，卒于家。公笃于族党，终始不倦，尤好竺典至易惯未尝废焉。《鄢陵县志·卷七·人物志经济传》，清·经起鹏纂修，清顺治十六年（1659）刻本，28-29.

《生生集》三卷，《仁寿堂医方评注》一卷，《伤寒方注方药》。明，郑二阳撰。二阳，有礼要，已见前。是书，见《鄢陵文献志》。《河南通志·卷十五·子部·医家类》，民国间（1912—1949）铅印本，29-30.

《灵椿秘授》

（清）《灵椿秘授》，韩程愈编。《鄢陵县志·卷十五·经籍志》，民国·靳蓉镜、晋克昌等修，苏宝谦纂，民国二十五年（1936）铅印本，1072.

《周易简注》《河洛解》

（清）《周易简注》《礼记辑要》《四书本旨》《传道秘录》《河洛解》《格物论》

《行习录》《偶得录》《顾提录》，韩逢吉编著。《鄢陵县志》，鄢陵县地方志编纂委员会编，南开大学出版社，1989 年 12 月，433.

《妇科指阅》《医学便览》

（清）《妇科指阅》《医学便览》，司仁智著。《鄢陵县志》，鄢陵县地方志编纂委员会编，南开大学出版社，1989 年 12 月，433.

司氏妇科，马栏乡司家村司氏妇科，祖传九代二百余年。先祖司仁智受太医顾松源指教，曾供职太医院，攻妇科诸症，著有《医学便览》《妇科指阅》二书，研究专治妇女调经丸秘方，药效显著。远销新疆、青海、内蒙、陕西及周围市县。传人司赞廷。《鄢陵县志》，鄢陵县地方志编纂委员会编，南开大学出版社，1989 年 12 月，469.

《身心要语》

（清）《身心要语》，王树棠撰。《鄢陵县志》，鄢陵县地方志编纂委员会编，南开大学出版社，1989 年 12 月，434.

（清）《身心要语》，王德远撰。《鄢陵县志·卷十五·经籍志》，民国·靳蓉镜、晋克昌等修，苏宝谦纂，民国二十五年（1936）铅印本，1079.

王映琚，长子澍棠，字德远，天性质朴，学问优长，应试不售，以医术终身，著有《身心要语》。《鄢陵县志·卷二十·人物志列士》，民国·靳蓉镜、晋克昌等修，苏宝谦纂，民国二十五年（1936）铅印本，1452.

《大雅堂集方》

（清，韩程愈著）。《大雅堂集方》，韩程愈编，八卷。《鄢陵县志·卷十五·经籍志》，民国·靳蓉镜、晋克昌等修，苏宝谦纂，民国二十五年（1936）铅印本，1072.

《大雅堂集方》八卷，清，韩程愈撰。程愈，有《崇祯宰辅录》，已见前。是书，见《中州艺文录》。《河南通志·艺文志·卷十五·子部·医家类》，民国间（1912—1949）铅印本，30.

《垂老集》

（清）《垂老集》，韩程愈编，十二卷。《鄢陵县志·卷十五·经籍志》，民国·靳蓉镜、晋克昌等修，苏宝谦纂，民国二十五年（1936）铅印本，1073.

《周易易简注》

（清）《周易易简注》，韩逢吉撰。《鄢陵县志·卷十五·经籍志》，民国·靳蓉镜、晋克昌等修，苏宝谦纂，民国二十五年（1936）铅印本，1074.

《易经会参》

（清）《易经会参》，沈正坤著。《鄢陵县志·卷十五·经籍志》，民国·靳蓉镜、晋克昌等修，苏宝谦纂，民国二十五年（1936）铅印本，1081.

《周易引史详说》

（清）《周易引史详说》，蔡德彰撰，八卷。《鄢陵县志·卷十五·经籍志》，民国·靳蓉镜、晋克昌等修，苏宝谦纂，民国二十五年（1936）铅印本，1082.

第五节　襄城县

《读素问钞》《滑氏难经注》

（元，滑寿著）。《读素问钞》九卷、《补遗》一卷、《滑氏难经注》二卷，滑寿撰。寿，字伯仁，许昌人。尚友录，谓其初学医于王居中，受《素问》《难经》进谓其师曰：二书篇次无续，盖错简多矣，遂类钞手注而读之，云现有传刻本。《河南通志·艺文志·卷十五·子部·医家类》，民国间（1912—1949）铅印本，26.

《续伤寒论钞》《诊家枢要》《痔瘘篇》《医韵》

滑寿撰。见《尚友录》，今佚。《河南通志·艺文志·卷十五·子部·医家类》，民国间（1912—1949）铅印本，26.

《难经本义》《十四经发挥》《医学引谷》《撄宁生五藏补泻正要》《滑氏脉诀》

（元，滑寿撰）。《难经本义》二卷、《十四经发挥》三卷、《医学引谷》四卷、《撄宁生五藏补泻正要》一卷、《滑氏脉诀》一卷，滑寿撰。见《千顷堂书目》。《河南通志·艺文志·卷十五·子部·医家类》，民国间（1912—1949）铅印本，27.

（元）滑寿著。滑寿，字伯仁，襄城人，博通儒书，而尤精于医。至元间，全活为多，所著有《难经本义》行于世。《开封府志·卷之三十·人物志方技》，清·管竭忠纂修，清同治二年（1863）刻本，4.

（元）滑寿，襄城人，博通儒书，尤精于医，至元间，全活为多，所著有《难经本义》行于世。国朝乾隆中，采入《四库总目》，云：寿世。为襄城大家。《许州志·卷之九·人物下方技》，清·萧元吉编撰，清道光十八年（1838）刻本，74.

《痔瘘篇轨啜》《麻疹新书》

（元，滑寿著）。元末明初的滑寿，擅审症用药，尤精针灸，著有《读素问抄》《难经本义》《伤寒类抄》《诊家枢要》《痔瘘篇轨啜》《麻疹新书》《十四经发挥》等书。对中医学理论的发展，起至"扩前圣而启后贤"的作用。所著儿科《麻疹新书》中，对麻疹口腔黏膜疹的论述，比西方医学家科波里克发现的"科氏斑"（即"麻疹口腔黏膜疹"）还早5个世纪；元至正元年（1341）刊行的《十四经发挥》三卷，东流日本，被推崇为"习医之根本""习针灸之必修"。《襄城县志》，襄城县史志编纂委员会编，中州古籍出版社，1993年3月，538.

（元，滑寿著）。滑寿（1304—1386），字伯仁，一字伯本，号撄宁生。祖籍襄城，侨居仪真，又徙余姚。幼聪明好学，善诗文，尤长乐府。性淡泊，不求仕进，唯喜医术，以救治"贫贱病苦"为乐。初从京口王居中学《素问》《难经》，后从东平高洞阳学针法，高长于"子午流注，灵龟八法，方圆补泻"之术，寿悉得其传，晨夕研习，遂成为一代名医，世人称他为"神医""老仙"。

滑寿在中医学理论研究中，深感医学经典著作多为远古之作，文字深邃不易领悟，反复传刻又多错简。为此，乃致力于《素问》《难经》《伤寒杂病论》等书的注疏。历10年，著成《读素问钞》《难经本义》和《伤寒类钞》，为中医学理论研究做出了重大贡献。

切脉诊断，是中医诊断的方法之一。滑寿所著《诊家枢要》，论述了四季正常脉象、脉位、切脉须知和30种不同脉象的主病、体状以及妇儿脉法，并将30种不同脉象，归纳为"浮沉、迟数、滑涩、长短、虚实、大小"等体状相反的6大类型，是我国论述脉学的名著。

西方医学家科波里克，在19世纪末叶，发现小儿麻疹在出疹前先出现口腔黏膜疹。成为早期确诊麻疹的依据，称为"科氏斑"。14世纪，滑寿在他的《麻疹新书》中，对此已有描述："舌生白疹，累累如粒，甚则上腭牙龈，满口遍生"，较"科氏斑"尚早5个世纪。

滑寿在针灸学方面，著有《十四经发挥》。此书"论穴不离经，论经不舍穴，撰文穷义，绘图考源，咏歌宜诵"，在我国针灸学史上占有重要地位。《十四经发挥》东传日本，日本学者视为"习医之根本"。除上述外，还有《本草发挥》《脉诀》《医韵》（佚）和《痔瘘篇》（佚）等。《襄城县志》，襄城县史志编纂委员会编，中州古籍出版社，1993年3月，580-581.

《药性汇编》《寿世青囊》

（明，李兴泰著）。明代李兴泰著有《药性汇编》《寿世青囊》。《襄城县志》，襄城县史志编纂委员会编，中州古籍出版社，1993年3月，538.

《伤寒六经纂要》《小儿科要旨》《中医脉法必读》

（清，赵楷著）。清代康（熙）雍（正）年间的赵楷（人称"赵神仙"），攻医书，精脉药，望色诊病，洞察脏腑，辨症施治，著手成春，其遗著《伤寒六经纂要》《小儿科要旨》《中医脉法必读》三书，迄今犹存。《襄城县志》，襄城县史志编纂委员会编，中州古籍出版社，1993 年 3 月，538.

《治验汇集》

余士吉（1881—1947），字祥斋，世居襄城县鲍坡村。其先祖于明景泰年间，由浙江山阴县迁居襄城。二世祖余德洪在京任医官，积藏医籍颇多。世代相传，至士吉已 13 世。

士吉天资聪颖，性情敦厚，幼事耕读，长攻中医。《内经》《伤寒论》《金匮要略》《脉经》等历代名医论著，无不研读，家传禁方，悉得其秘，尤擅针灸、伤寒、妇科、儿科。在本村开设"乐善堂"药铺，驰名远近。

士吉应诊，亲切近人，审脉辨症，严谨不苟，不分亲疏，一视同仁。出诊不计远近，不乘车马，虽数十百里不辞。1912 年秋，疟疾流行，对贫苦患者施药不索值，置药案上，任需者自取，济人无算，遗著《治验汇集》。《襄城县志》，襄城县史志编纂委员会编，中州古籍出版社，1993 年 3 月，584.

第十一章　漯河市

第一节　郾城县

《周易集解》《补注神农本草》

（宋，掌禹锡著）。《周易集解》十卷、《郡国守鉴》一卷，掌禹锡撰。见《宋史本传》，而《通志》《文献通考》与《宋史·艺文志》咸不载。《本传》称其尝预修《皇佑方域图志》《地理新书》，王洙推其稽考有劳。《通志》载《皇佑方域图志》五十卷，《文献通考》不载，《宋史·艺文志》作《皇佑方域图记》三十卷。《地理新书》则《通志》《通考》《艺文志》皆不载。《郾城县志·卷十六·艺文篇下》，民国·陈金台纂辑，民国二十三年（1934）刊本影印，755.

《读书志》作《补注神农本草》，卷数同。谓嘉祐初，诏禹锡与林亿、苏颂等为补注，以前《开宝本草》及诸家参校，采拾遗逸，判定新旧，药合一千八十二种。又诏即具图上，所产药本，重命编述。禹锡等复哀集众说，类聚诠次，各有条目，嘉祐六年上之，为《图经本草》。所传李时珍《本草纲目》即从是书复益之。《河南通志·艺文志·卷十五·子部·医家类》，民国三十一年间（1912—1949）铅印本。第147-148页。

（宋）掌禹锡，字唐卿。许州郾城县（今河南省漯河市郾城区）人，中进士第，为道州司理参军，试身言书判第一，改大理寺丞，累迁尚书屯田员外郎，通判并州，擢知卢州，未行，丁度荐为侍御史。上疏请严备西羌，时议举兵，禹锡引周宣薄伐，为得汉武远讨为失，且建画增步卒省骑兵，旧法荐举边吏贪贼皆同坐。禹锡奏谓：使贪、使愚，用兵之法也，若举边吏，必兼责士节，则莫敢荐矣。材武者孰从而进哉？遂更其法，出提点河东，刑狱杜衍荐召试为集贤校理，改直集贤院兼崇文院检讨，历三司度支判官，判理欠司同管句国子监历判司农，太常寺数考试开封国学进士，命题皆奇奥。士子惮之，目为难题，掌公迁光录卿，改直秘阁。英宗即位，自秘书监迁太子宾客，御史劾禹锡老病不任事，帝怜其博学多记，令召至中书，示以弹文。禹锡惶怖自请，遂以尚书工部侍郎致仕卒。

禹锡矜慎畏法，居家勤俭，至自举几案。尝予修《皇佑文城图志》《地理新书》，奏对帝前，王洙推其稽考有劳，赐三品服。及校正类编《神农本草》，载药石之名状为《图经》。喜命术，自推值生日，年庚寅日乙酉时壬午当易之归。妹困震初中，末三卦以世应飞伏纳五甲行轨，析数推之，卦得三十五，少分三卦，合七十五年，约半禄秩，算数尽于此矣。著《郡国手鉴》一卷、《周易集解》十卷。好储书，所记极博。然迂漫不能达其要。常乘驽马，衣冠污垢，言语举止多可笑。僚属或慢侮之，过问巷，人指以为戏云（祀乡贤祠）。《郾城县志·卷六·人物志乡贤》，清·荆其惇、傅鸿邻纂修，清顺治十六年（1659）刻本，2.

《嘉祐本草》

宋，掌禹锡等撰。禹锡，有《周易集解》已见前，《宋史·艺文志》掌禹锡《嘉祐本草》二十卷，《读书志》作《补注神农本草》，卷数同。谓嘉祐初诏禹锡与林亿、苏颂等为补注，以开宝本草及诸家参校采拾遗逸判定新旧药合一千八十二种，又诏郡县图上所产药本草重命编述。禹锡等复衷集众说，类聚诠次，各有条目，嘉祐六年上之为图经本草，现所传李时珍本草即从是书附益之。《河南通志·艺文志·卷十五·子部·医家类》，民国间（1912—1949）铅印本，23.

《痘疹正宗批解》《易经集解》

《易经集解》《春秋集解》《四书集解》《星象考》《痘疹正宗批解》，谢长撰。所著五种惟《易》尚存。其书首列魏伯阳所传《河图洛书》并兼朱氏启蒙诸图，大抵以纳甲应宿为本，供古卜之用者，然其诂字释义，罗列成说，未尝出以臆断于互体变体，亦间及之，虽非有家法之言，用力固勤，卷首脱简，不得其所署之名，所谓集解者，亦相传之词也。《郾城县记·卷十六·艺文篇下》，民国·陈金台纂辑，民国二十三年（1934）刊本影印，760.

《周易本义补注》

《周易本义补注》四卷，张尚志撰。《郾城县记·卷十六·艺文篇下》，民国·陈金台纂辑，民国二十三年（1934）刊本影印，766.

《易义说约》

《易义说约》，安渊撰。《郾城县记·卷十六·艺文篇下》，民国·陈金台纂辑，民国二十三年（1934）刊本影印，769.

《学医捷术》

《学医捷术》四卷，李怀瑗撰。《郾城县记·卷十六·艺文篇下》，民国·陈金台纂辑，民国二十三年（1934）刊本影印，771.

《医方独断》《医学驳误》

（清）《医方独断》《医学驳误》，胡中清撰。《郾城县志·卷十六·艺文篇下》，民国·陈金台纂辑，民国二十三年（1934）刊本影印，771.

（清）胡中清，字冰玉，生员。少贫，博涉经籍，教于乡里。中年患痛，久不愈，乃遍读《方脉》诸书，始为自疗计，既通其学，遂应人之求，奇险之症，应手辄愈。不求仕进，律己维严。尝以论语《人则孝》一章教人，曰：不如此则非人。居家，本其所得于医者，著书以终。而李怀瑗、李怀亮与梦昭纶、昭统，皆以医著闻于邑。怀瑗，字玉如，知二十七脉，识五运六气，亦著有书。昭纶，字经斋。昭统，字绪臣，兄弟也，皆生员。《郾城县志·卷二十三·耆旧篇六》，民国·陈金台纂辑，民国二十三年（1934）刊本影印，1218-1219.

第二节　舞阳县

《鹿伦小脉诀》《鹿伦药性赋》《七科方要》《脉理精要》

（清，鹿伦著）。鹿伦，北舞渡乡鹿店村人，生于清代雍正年间。著有《鹿伦小脉诀》，广为传抄。该书易学、易懂、易用。以浮、沉、迟、数四大纲脉，引经、引症、引药，皆辨析分明。鹿伦还撰写有《鹿伦药性赋》《七科方要》及妇科、儿科等多种著述；鹿伦墓碑正面刻其脉冲诀、背面镌其药性赋，惜毁于1958年。《舞阳县志》，河南省舞阳县志编纂委员会编，中州古籍出版社，1993年12月，388.

鹿伦，北舞渡乡鹿店村人，生于清代雍正年间。鹿伦年轻时，舞阳灾荒频仍，疾病流行，民不聊生，他目睹人民的痛苦，决心放弃仕途，立志做一名医生，为人民解除疾病痛苦。他精心研究古代医书，精通中医经典，医道高明，有"神医"之称。

鹿伦根据自己的行医实践又结合前人脉书，编著了《鹿伦小脉诀》《脉理精要》等书，以"浮沉迟数"四大纲脉，引经、引症、引药，通俗易懂，广为流传，为舞阳中医初学者必读之书，嘉庆元年（1796），恩赏九品顶戴。

鹿伦一生培养了不少徒弟，如北舞渡乡鹿店村的华林森，马村乡黄林村的韩万登，姜店乡隆周村的周保善，皆一方名医。《舞阳县志》，河南省舞阳县志编纂委员会编，中州古籍出版社，1993年12月，447.

第三节　临颍县

未见记载。

第十二章　三门峡市

第一节　灵宝县

《医方心得》《静宜集养性篇》

（清，李锡庚著）。李锡庚，阎李村人，字少白，事亲孝，持己廉，处世和平以增贡，举孝廉方正，精岐黄，活人无数，所著有《静宜集养性篇》《医方心得》。尤精于诗，有二十四节咏及各种诗歌，仅录其《田间即事》一首，以见一斑。诗云：山衔落日照东坡，晚景田间乐事多。散步归来逢野老，今年场麦打若何。《灵宝县志·卷十·孝悌忠义》，民国·孙椿荣修，张象明等纂，民国二十四年（1935）重修铅印本，770.

第二节　陕　县

《易经正解》

《易经正解》，明，卫三省著。《陕县志·卷二十·艺文》，民国·欧阳珍修，韩嘉会等纂，民国二十五年（1936）铅印本，759.

《周易注解》

《周易注解》，明，水确挚著。《陕县志·卷二十·艺文》，民国·欧阳珍修，韩嘉会等纂，民国二十五年（1936）铅印本，759.

《易说三种》

《易说三种》，清，郭维国著。《陕县志·卷二十·艺文》，民国·欧阳珍修，韩嘉会等纂，民国二十五年（1936）铅印本，764.

《菊农存稿》

《菊农存稿》，清，杜景暹著。《陕县志·卷二十·艺文》，民国·欧阳珍修，韩嘉会等纂，民国二十五年（1936）铅印本，765.

《农医寓意》

清，宁元善著。《农医寓意》，宁元善著，大旨言农、医二者通于治道。《陕县志·卷二十·艺文》，民国·欧阳珍修，韩嘉会等纂，民国二十五年（1936）铅印本，762.

清，宁元善撰。有丁戊纪灾，已见前。是书，见《中州艺文录》。《河南通志·艺文志·卷十五·子部农家类》，民国间（1912—1949）铅印本，17.

《农医寓言疑问册》

宁元善，字长斋。少贫不能专力于学，采薪汲水，以书自随。旋出授读自给，补诸生，应乡试不售，遂绝意举子业，专精儒书。闻山西薛于瑛倡明正学，欣然从之。游既归，益信宋五子，为孔孟真传，致力于小学"近思录"。设教乡里，诱掖后进，历久不倦。性至孝，在外思亲，风雨必归，侍亲疾亲尝汤药，左右无违，居丧如礼，初析产让腴取薄，既弟侄破其产，辄以所分田宅与之，且屡振给焉。暇与里中长老订村规，行乡饮立社仓，重冠昏礼，思以所学，确然见之，行事终岁。贡生元善，持守刚毅，居心宽厚，闻称人善必询其详，闻不肖则为复置词，及卒闻者多为流涕，南海璟来为知州，刻其所著，丁戊纪灾，又有《农医寓言疑问册》《诗文杂著》藏于家。《陕县志·卷十七·人物》，民国·欧阳珍修，韩嘉会等纂，民国二十五年（1936）铅印本，572-573.

《中西医学串解》

民国，张坤著。张坤，字子厚，会与镇人。年十三入郡庠，旋食廪饩，父少柳忧其勤苦，恒戒以节学，坤于定省时作安闲状以慰亲，退辄刻苦自励，焚膏继晷学殖益进。于民国九年（1920）十一月，以疾卒于渑池寓所，时年四十有七，所著《兵法十三家类要》《左传分类》《陕县乡土志》《中西医学串解》等书，惟《兵法十三家类要》梓行。《陕县志·卷十七·人物》，民国·欧阳珍修，韩嘉会等纂，民国二十五年（1936）铅印本，578-579.

《医学一得》

清末民初，辛召棠著。辛召棠，东樊村人，清附生，以医术名于时。民国戊午岁（1918）瘟疫流行，召棠独运心机参以医理，为人诊治，无不药到病除，一时里人赖全活者无算，著有《医学一得》稿，散佚。《陕县志·卷十七·人物》，民国·欧阳珍修，韩嘉会等纂，民国二十五年（1936）铅印本，631.

第三节　渑池县

《易经名解》

清，杜含章著。佚。《渑池县志·卷之八·艺文》，民国·陆绍治主修，英华石印馆，民国十七年（1928）石印本，7.

《易解四卷》

清，王子仪著。末卷存。《渑池县志·卷之八·艺文》，民国·陆绍治主修，英华石印馆，民国十七年（1928）石印本，7.

《四诊述要》

清，刘岱云著。刘岱云，潜心儒术，学问渊博，著有《兰堂衡言》《铅刀录》《年号类编》《文范诗则述要》《兰堂诗笔》《古哲籍贯》《四诊述要》《兰堂诗文集》，待梓。《渑池县志·卷之十七·人物》，民国·陆绍治主修，英华石印馆，民国十七年（1928）石印本，7.

《奇疾辑考》

清，刘岱云撰。岱云，有《字原纪要》，已见前。是书，自序略曰：圣人不语怪，而吾故辑怪以示人，无乃戾乎，圣经之旨耶。然谓怪事怪物耳，岂谓是与既有怪症，即有治怪方，标辑出之，使或遇此怪症，庶不至束手无策也。《河南通志·艺文志·卷十五·子部·医家类》，民国间（1912—1949）铅印本，33.

《脉诀集要》《本草类典》《杏林集》《脉诀》

清，李印绶著。李印绶，李家寨人，字公佩，岁贡生，鄢陵训导。学问淹通，复精医术，著有《四书摘要》《脉诀集要》《本草类典》《杏林集》《寰宇一览》等书。《渑池县志·卷之十七·人物》，民国·陆绍治主修，英华石印馆，民国十七年（1928）石印本，7.

《脉诀》《杏林集》《本草类典》，李印绶撰。印绶，有《四书存液录》已见前。是书见《中州艺文录》。《河南通志·卷十五·子部·医家类》，民国间（1912—1949）稿本，36.

《本草浅说》《秦氏医案》

《本草浅说》四卷。清，秦逢韶撰，佚。《渑池县志·卷之八·艺文》，民国·陆绍治主修，英华石印馆，民国十七年（1928）石印本，9.

秦逢韶，精内、外两科，著有《本草浅说》《秦氏医案》等书。《渑池县志·卷之十九·人物艺术》，民国·陆绍治主修，英华石印馆，民国十七年（1928）石印本，2.

《揣摩有得集》《星命集验》

清，张朝震著。张朝震，南庄人，善星命，言人休咎如响应声，尤精岐黄，著有《揣摩有得集》《星命集验》行世，仕至潞城典史。《渑池县志·卷之十九·人物艺术》，民国·陆绍治主修，英华石印馆，民国十七年（1928）石印本，1.

《炼石集》

清，董谦吉撰，佚。《渑池县志·卷之八·艺文》，民国·陆绍治主修，英华石印馆，民国十七年（1928）石印本，10.

《一见能医书》

清，杨景福撰，存。《渑池县志·卷之八·艺文》，民国·陆绍治主修，英华石印馆，民国十七年（1928）石印本，10.

第四节　阌乡县

《伤寒辨证》《验方杂编》

清，张应鳌，《伤寒辨证》《验方杂编》。应鳌，本医学名家，因其所阅历而笔记之于书，当与良相论功。《新修阌乡县志·卷十八·艺文志》，民国·韩嘉会等纂修，民国二十一年（1932）铅印本，693.

清，张应鳌，字晓策，号海峰，南麻庄村人。应鳌昆弟四人，行居仲，昆弟皆早逝，抚诸侄辈成立，友爱之，情甚笃，有公艺百忍之遗风焉。由廪贡补陈留县训导，留在省东南滨临大河，黉宫圮于水，公捐资修复，暨商相元圣伊公碑牌一律整齐。时捻匪扰境，公奉府宪命守西城，积劳成疾，解组归，不复慕仕进。适值丁丑大荒，人相食，公出粟赈恤之。幼时多疾，遂精于医，晚益致力于方书，尤深于伤寒症，得仲景《金匮》之秘蕴，全活者甚众。《新修阌乡县志·卷十六·人物儒学》，民国·韩嘉会等纂修，民国二十一年（1932）铅印本，491-492。

第十三章　南阳市

第一节　南　阳

《伤寒论》

《伤寒论》十卷，散见《伤寒论注》中。

汉，张玑（一作张机）撰。玑，字仲景，事迹详见人物传。随书经篇志，梁有张撰伤寒十卷，□仲景□要方一卷，□仲景疗妇人方二卷。新旧书□□□□，伤寒卒病论十卷，隋唐书均有王叔和□仲景□方十三卷。宋志伤寒论十卷，又有张仲景□□一卷三篇，荣卫论一卷，疗黄经一卷，口齿论一卷，直□书录解题伤寒论十卷焉。汉长沙太守南阳张玑仲景，□□建安中人。其文辞简古奥，□又名伤寒卒病论，凡一百十二方，古今治伤寒者，未有□出其言也。《四库全书提要·伤寒论》详略云，伤寒论十卷，汉张玑撰，晋王叔和，□金成无己注，前有宋高保衡、孙奇、林亿等校，上序称简□□节度使高□中书□□进上。其文理舛错，未能考正，医家认□，宋校正医书，今先校定仲景伤寒论十卷，□二十二□，合三百九十七法，除重复，定有一百一十三方，今请颁行。又称自仲景于今八百余年，惟王叔和能学之而明方有执，□伤寒论条辨，则□叔和所编与□己所□，多所改易，□乱并以序例一篇，为叔和伪托而明之，国朝□易作尚论篇，于叔和编次之，□序例之谬及无己所注林亿所校之失，攻击尤详，皆重为考定，自谓复长沙之旧，然叔和为一代名医，□去古未达，其学当有所爱，无己于斯一帙所究，终寻亦□深有所得，似未可概，从屏斥尽以为非。

伤寒论所载玑自序曰：余每览越人入虢之诊，望齐侯之色，未尝不慨然不叹其才秀也。怪当今居世之士，曾不留神医药，精究方术，上以疗君亲之疾，下以救贫贱之厄，中以保身长全，以养其身。但竞逐荣势，企踵权豪，孜孜汲汲，惟名利是务，崇饰其末，忽弃其本，华其外而悴其内。皮之不存，毛将安附焉？卒然遭邪风之气，婴非常之疾，患及祸至，而方震栗。降志屈节，钦望巫祝，告穷归天，束手受败。赍百年之寿命，持至贵之重器，委付凡医，恣其所措。咄嗟呜呼！厥身已毙，神明消灭，变为异物，幽潜重泉，徒为啼泣。痛夫！举世昏迷，莫能觉悟，不惜其命，若是轻生，彼何荣势之云哉？而进不能爱人知人，退不能爱身知己，遇灾值祸，身居厄地，蒙蒙昧昧，蠢若游魂。哀乎！趋世之士，驰竞浮华，不固根本，忘躯徇物，危若冰谷，至于是也！余宗族素多，向余二百。建安纪年以来，犹未十稔，其死亡者，三分有二，伤寒十居其七。感往昔之沦丧，伤横夭之莫救，乃勤求古训，博采众方，撰用《素问》《九卷》《八十一难》《阴阳大论》《胎胪药录》，并平脉辨证，为《伤寒杂病论》合十九卷。虽未能尽愈诸病，庶可以见病知源。若能寻余所集，思过半矣。夫天布五行，以运万类；人禀五常，以有五藏。经络府俞，阴阳会通；玄冥幽微，变化难极。自非才高识妙，岂能探其理致哉？上古有神农、黄帝、岐伯、伯高、雷公、少俞、少师、仲文，中世有长桑、扁鹊，汉有公乘阳庆及仓公。下此以往，未之闻也。观今之医，不念思求经旨，以演其所知，各承家技，终始顺旧。省疾问病，务在口给；相对斯须，便处汤药。按寸不及尺，握手不及足；人迎趺阳，三部不参；动数发息，不满五十。短期未知决诊，九候曾无仿佛；明堂阙庭，尽不见察。所谓窥管而已。夫欲视死别生，实为难矣！孔子云：生而知之者上，学则亚之。多闻博识，知之次也。余宿尚方术，请事斯语。《南阳县志·卷十·艺文志》，清·潘守廉修，张嘉谋纂，清光绪三十年（1904）刊本，381-884.

汉，张机撰。机，字仲景，南阳人，尝举孝廉，建安中官至长沙太守，后因世乱取官以医术名于中土。近世南阳县城东门外建有医圣祠。清末南阳府知府何云蔚援《四库全书提要》云，岐黄之正传和扁鹊至嫡嗣等语请于朝列入祀典，由地方官春秋致祭，此书乃仲景采集古方分别经络脏腑因病施治，以为后学典型，遂与灵枢素问难经并垂不朽。华佗曰：仲景方论活人书也，晋太医令王叔和著《脉经》以此书录于其中。唐孙思邈著《千金方》尚云，江南大师秘仲景方不传，晚年著千金翼始得此书，遂以此书全文备载于千金翼中。宋高保衡、林亿校之，成无己研究终身遂为注焉，明末名医喻昌著尚论篇。亟言叔和编次之舛，序例之谬及林亿所校无己所注之失，重为考定。清乾隆年名医柯琴著《伤寒来苏集》，自序曰：因论本文为之注疏，犹公谷之说，春秋又引伸仲景之文而立论，犹韩婴说诗而为外传。今观喻书多所发挥而未免穿凿，柯书谨守文义而未见精博，夫医家之仲景犹儒家之孔子也。古义玄深圣言高远，后之学者虽精心探讨但可窥见一斑，未易明其全体，盖此书乃古圣相传治外感六淫之总论也。清初张璐所著《医通》所言，此书各节可谓择精语详。徐大椿所著《伤寒类方》，尤可为读此书之门径，中国医学本原其在是矣。《河南通志·艺文志·卷十五·子部·医家类》，民国间（1912—1949）铅印本，18.

《金匮要略》

《金匮要略》二十卷，汉，张机撰。字仲景，为医家圣人，久经历代名医论定此书乃《伤寒论》外治杂病之书。晋王叔和编次传于后世，宋仁宗朝王洙得于馆中用之甚效，名曰《金匮玉函要略》。马端临文献通考云《金匮玉函经》八卷，此仲景原书卷数。清康熙年徐彬加以论注增为二十四卷。晋皇甫谧《甲乙经》云，仲景论广

《伊尹汤液》用之多验，即指此书而言。可知仲景所用之方，其渊源上溯伊尹，犹孔子论道祖述尧舜宁章文武也。此书为后世方书之祖，其中立言之意，欲人每遇一病必明致病之由，每用一药，必明君臣佐使之法，而后条分缕析，权其轻重，辨其原委，不使有毫厘混乱。张洁古尝云，仲景书为万世法，治杂病若神，后之医者宗内联法学仲景心可以为师。王海藏《此事难知》云仲景之书，祖神农法伊尹宗箕子而作也。自晋以后葛稚川、孙思邈、陶弘景辈，其余名医虽多其论病用药，无不奉仲景书以为圭臬。朱丹溪医名近代，自元明以来学医者多从其说，所著《局方发挥》有云，仲景诸方实万世医门之规矩准绳也，此书为后世名医推崇如此。《汉书·艺文志》曰，医经者，原入血脉、经络、骨髓、阴阳、表里，以起百病之本、死生之分，而用度针石汤火之所施，调百药剂和之，所宜至方，志得犹磁石取针，以物相使，仲景此书足以当之无愧矣。《河南通志·艺文志·卷十五·子部·医家类》，民国间（1912—1949）铅印本，18-19.

《金匮要略》三卷，散见《金匮要略论注》中。

汉，张玑撰。机已见前卷，直齐书录解题，《金匮要略》三卷，张仲景撰，王叔和集，林亿等校正。此书王洙于馆阁蠹简中得之，一曰《金匮玉函要略方》，上卷论伤寒，中论杂病，下载其方以便检用。所论伤寒，又多节略故但取杂病，以下止服食禁忌二十五篇，二百六十二方，有□□□名。《四库全书提要·金匮要略论》，□□□陈□□书录解题云云。则此书叔和所编为三卷，补录存其后一卷，后又以方一卷，散□□二十五篇，□□已非叔和之旧。然自宋以来，医家奉为典型，与素问难经并重，得其一知半解，皆可以起死回生，争言□□之正传，和扁之嫡嗣矣。机所作伤寒卒病论，自金成无己之后，注家各自争名，互相篡改，如宋儒之谈，错简原书端绪，久已督乱难寻，□此总筐箩散，□诸方尚未失其初旨，尤可□之。《南阳县志·卷十·艺文志》，清·潘守廉修，张嘉谋纂，清光绪三十年（1904）刊本，884-885.

《张仲景方》

《张仲景方》十五卷，后汉，张机撰。《隋志》著录；《旧唐志》作《张仲景药方》十五卷，王叔和撰，《唐志》作《王叔和张仲景药方》十五卷。盖仲景原方经叔和编辑者，唐日本国人见在书目《张仲景方》九卷。王应麟《汉书·艺文志》考证，引皇甫谧曰：仲景论《伊尹汤液》为十数卷。按：《汉志》经方家有《汤液经》三十二卷，仲景所论定者疑即是书现有传刻本。《河南通志·艺文志·卷十五·子部·医家类》，民国间（1912—1949）铅印本，19.

《评病要方》

《评病要方》一卷，后汉，张机撰。《隋志》：疗妇人方二卷，张机撰。两唐志有妇人方十卷，未著撰人。《隋志》注：梁有张仲景评病要方一卷，亡。唐宋志均未著录。《河南通志·艺文志·卷十五·子部·医家类》，民国间（1912—1949）铅印本，19.

《五脏论》《口齿论》《疗黄经》《脉经》

后汉，张机撰。《五脏论》一卷、《口齿论》一卷、《疗黄经》一卷、《脉经》一卷。后汉，张机撰。《崇文总目》：《五藏论》一卷，张仲景撰文，又《张仲景口齿论》一卷。《宋史·艺文志》：《张仲景疗黄经》一卷。《通志·艺文志略》：《张仲景脉经》一卷，今俱不可考。《河南通志·艺文志·卷十五·子部·医家类》，民国间（1912—1949）铅印本，19-20.

《四书说统》《易经说统》《医统》

明，张懋忠著。张懋忠，杭州人，崇祯初由举人任叶县教谕，登甲戌进士，忠本名儒，教人潜心力学，著有《四书说统》《易经说统》及《医统》诸书。《南阳府志·卷之四·人物志宦蹟》，清·孔传金纂修，清嘉庆十二年（1807）刻本，87.

《痘疹指掌》

明，廖作栋著。廖作栋，邓州人，事母色养，母殁遵遗命，凡资产悉与弟。晚年精于医，著《痘疹指掌》书行于世。《南阳府志·卷之五·人物中》，清·孔传金纂修，清嘉庆十二年（1807）刻本，30.

《伤寒论》《金匮要略方》《五藏经》《脉经》《耆婆脉经》《徐氏脉经》

《口齿论》《伤寒杂病论》《金石制药法》《疗妇人方》《评病要方》

东汉医学著作。作者张玑（仲景）。《伤寒论》十卷；《金匮要略方》三卷；《五藏经》一卷；《脉经》一卷；《耆婆脉经》三卷；《徐氏脉经》三卷；《口齿论》一卷；《伤寒杂病论》十六卷；《金石制药法》一卷；《疗妇人方》二卷；《评病要方》一卷。《南阳市志》，南阳市地方志编纂委员会编，河南人民出版社，1980年10月，751.

《伤寒论注》《伤寒明理论》《论方》

金医学著作，作者成无己。《伤寒论注》十卷，《伤寒明理论》《论方》。《南阳市志》，南阳市地方志编纂委员会编，河南人民出版社，1980年10月，752.

《金匮要略论注》

清医学著作，作者徐彬，《金匮要略论注》。《南阳市志》，南阳市地方志编纂委员会编，河南人民出版社，1980 年 10 月，753.

《金匮要略注》

清，张可象撰。可象，有《四书五经注解》，已见前。是书，见《中州艺文录》。《河南通志·艺文志·卷十五·子部·医家类》，民国间（1912—1949）铅印本，36.

第二节　方城县

《六科指南》

清，王撰文著。王撰文，以字行，县西南蒿庄（今南阳市方城县蒿庄）人，善治眼，暨小儿内、外等科。不受酬，游艺缙绅间，端品励行，著有《六科指南》八卷，为时所重，因家贫未刊行。《方城县志·人物·艺术》，清·杜绪赞修，张嘉谋纂，民国三十一年（1942）铅印本，13.

第三节　镇平县

《伤寒论注》（《伤寒论广义》）

清，高建章撰。《伤寒论注》，高建章（河南镇平人）撰。建章，有《左史比事》，已见前。李桂馨为作《事略》载是书，名《伤寒论广义》。《河南通志·卷十五·子部·医家类》，民国间（1912—1949）铅印本，35.

《金匮浅注匡谬》（《金匮要略广义》）

清，高建章撰。《金匮浅注匡谬》，高建章撰。李桂馨作为《金匮要略广义》。《河南通志·卷十五·子部·医家类》，民国间（1912—1949）铅印本，35.

第四节　内乡县

《疡医指南》

唐，庞沣章著。庞沣章，号艺园，西三区石桥（今内乡县王店镇石桥村）人，候选同知。急公好义，村前旧有大石桥，相传唐太宗为天策上将征东建筑，年久倾圮，沣章独立重修，以济行人。捻之乱，又独立创修日月寨，养勇防守，人民被福者无算。精岐黄术，施药饵，多奇效。著有《守寒简章》及《疡医指南》藏于家。《内乡县志·卷十一·人物义行》，民国二十一年（1932）本，65.

《青囊秘要》《迷津普度》《脉诀》

清，谢文选著。谢文选，字明理，东区大浆子（今内乡县灌涨镇大浆子村）人，性刚直，不喜纷华，不修边幅。值县童子试，叔父捷登谋以贿取案元，文选闻之，引以为耻，遂不应。生平精通医理，能创新意。尝为刘某疗疾，数月前，诊之其必发背疽，恐不易治，乃改移于臀部，其治法之高奇可知。望族子某气，决其三月内必死，时以符法调理，皆效应如神，所著有《青囊秘要》《迷津普度》及《脉诀》行于世。《内乡县志·卷十一·人物艺术》，民国二十一年（1932）本，65.

《范东阳方》

《范东阳方》一百五卷，晋，范汪撰。汪有《尚书大义》，已见前。《晋本传》：汪性仁宝，善医术，常以拯恤为事。凡有疾病不限贵贱，皆为治，十能愈其八九。撰方五百余卷，又一百七卷，后采用多获其效。《太平御览》：疾病部疰类凡九十种，寒户疰此病，随月盛衰，人有三百六十余脉，走入皮中，或左或右，如人所刺，至于死，死尸相注，或至灭门。又鳞介部鱼类，治小便不利，取白鱼二七捣之令糜烂，分为数丸，顿服之，即通也。又虫豸部蝼蛄类，治小便不利，取蝼蛄大者二枚，断取体，下以一升水渍之，去皮饮之，须臾即通。又药部续断类，即马莲与水叶莲相似，但大于水莲，其叶似旁翁菜，但小厚，两边有刺，刺入其叶，紫色。又人事部髀股类，青龙中司徒吏颜奋女苦风，一髀偏枯，有农民为穿地作坑，取鸡矢、荆叶燃之，令烟内胫坑中，视虫出长尺头尾亦病愈，并引《范汪药方》。《隋志》：《范东阳方》一百五卷、《注录》一卷，范汪撰，《梁》：一百七十六卷。两《唐志》并作：一百七十卷，尹穆纂辑。《河南通志·艺文志·卷十五·子部·医家类》，民国间（1912—1949）铅印本，20-21.

第五节　唐河县

《伤寒杂症》《诊症撮要》《脉诀》《杂症指南》《妇科指途》

清，涂金鳌著。清代乾隆年间，县南闽营中医涂金鳌，医术精湛，享誉乡里，有《伤寒杂症》《诊症撮要》《脉诀》《杂症指南》《妇科指途》等医著传世。《唐河县志》，唐河县地方志编纂委员会编，中州古籍出版社，1993年9月，595.

涂金鳌（1760—1825），清代唐县闽营（今昝岗乡闽营村）人，原籍福建章震县。清康熙二十九年（1690），其曾祖云南右路总兵涂孝臣死后葬于唐县竹林寺，后代遂入唐县籍。

涂金鳌，为涂孝臣四代孙，幼年习儒，学于国子监。后放弃功名利禄，随其舅家表兄在新野习医。他行医多年，医德好，对《伤寒论》造诣很深，乡里声誉很高。相传闽营村一李姓妇女怀孕9个多月，因劳累过度，晃动胎气，虚脱假死，他点燃用食醋喷洒的桑木，以烟熏鼻孔，使其复苏。

涂金鳌著述颇丰，有《伤寒杂症》（两卷）、《诊症撮要》《脉诀》《杂症指途》等传世。《唐河县志》，唐河县地方志编纂委员会编，中州古籍出版社，1993年9月，677.

《眼科袖珍》

民国，曾庆文著。民国年间，龙潭镇北曾庄村曾庆文用中医治疗角膜溃疡、青光眼、白内障、慢性泪囊炎等疾有较高造诣，并著有《眼科袖珍》一书，求医者络绎不绝，饮誉湖北襄樊、武汉等地。《唐河县志》，唐河县地方志编纂委员会编，中州古籍出版社，1993年9月，595.

第六节　新野县

《医学引规》《伤寒钤法》《伤寒赋》《伤寒症治》《问诊切要》

清，张文在著。张文在，字宪章，新甸铺镇李岗村人，清庠生。研究中医学达五十年，著有《医学引规》《伤寒钤法》《伤寒赋》《伤寒症治》《问诊切要》等书。辨证施治，为人称道。《新野县志》，新野县史志编纂委员会编纂，中州古籍出版社，1991年8月，522.《新野县志》，新野县史志编纂委员会编纂，中州古籍出版社，1991年8月，626.

《儿科宝宴》

清，曹孔昭著。《儿科宝宴》数卷。《新野县志》，新野县史志编纂委员会编纂，中州古籍出版社，1991年8月，522.

《申氏瘟疫论》

清，申定周著。《新野县志》，新野县史志编纂委员会编纂，中州古籍出版社，

1991 年 8 月，522.

《喉科金鉴》

清，林树棠著。《新野县志》，新野县史志编纂委员会编纂，中州古籍出版社，1991 年 8 月，522.

清，林树堂，精于喉科、眼科，著有《喉科金鉴》四卷。《新野县志》，新野县史志编纂委员会编纂，中州古籍出版社，1991 年 8 月，636.

《临证实验录》

民国，赵若焱著。《新野县志》，新野县史志编纂委员会编纂，中州古籍出版社，1991 年 8 月，522.

赵若焱，原名濂，宇连西，连爔，城关镇人，清光绪五年（1879）中举人，在白水、丹江两书院任主讲。清宣统元年（1909）任河南省咨议局议员。工诗，精医、善画兰草，著有《认我斋诗集》《临证实验录》《评选古文钞》等。《新野县志》，新野县史志编纂委员会编纂，中州古籍出版社，1991 年 8 月，626.

《妇科症治》

民国，陈博芝著。《新野县志》，新野县史志编纂委员会编纂，中州古籍出版社，1991 年 8 月，522.

《妇科辨证施治要诀》

民国，陈玉卿著。《新野县志》，新野县史志编纂委员会编纂，中州古籍出版社，1991 年 8 月，522.

《医学新闻》

民国，《医学新闻》五卷，陈庭兰著。《新野县志》，新野县史志编纂委员会编纂，中州古籍出版社，1991 年 8 月，522.

第七节　邓　县

《伤寒杂病论》《辨伤寒》《疗伤寒身验方》《评病要方》《疗妇人方》《五脏论》《口齿论》

汉，张仲景撰。张仲景（约150—219），名机（玑），汉南阳郡涅阳县（今邓州市穰东填）人。仲景少时即好学善思，读《史记·扁鹊列传》，甚慕扁鹊"起死回生"妙术，立志学医。后拜同郡张伯祖为师，悉心苦学，不数年尽得伯祖所传，且识用精微尤过于师。据传，汉灵帝建宁年间（168—172），举孝廉，后任长沙太守。公余之暇坐堂行医，传为千古美谈，后弃官专心医学研究。

汉献帝初平（190—193）之后，仲景跋涉川陕之间。刘备袭取四川（214）时，仲景离蜀还乡，隐居河南少室山中，研读古医典籍，认真总结医学成就。充实和发挥了《内经》的热病学说，首传六经传变、八纲辨证的医学哲理，确立了辨证治疗的临床原则。并博采众方，定"君、臣、佐、使"之法，制成方剂，以弥补我国古代医学有法无方的不足。他编著的《伤寒杂病论》十六卷，是我国医学史上第一部理、法、方、药具备的医学经典。此外，仲景还著有《辨伤寒》《疗伤寒身验方》《评病要方》《疗妇人方》《五脏论》《口齿论》等。其中一些著作因战乱散失，晋人王叔和将部分篇卷分别整理为《伤寒论》《金匮要略》，与《黄帝内经》《神农本草经》合称为中医学的四大经典。

张仲景的医学理论自唐宋以来已传播海外，对日本、朝鲜、印尼、东南亚国家的中医发展有着深远的影响，被尊称为"中医之圣""群方之祖"。历代中外医学界整理、研究张仲景医学著作者超过千家，为世界史上所罕见。《邓州市志》，邓州市地方志编纂委员会编，王复战主编，中州古籍出版社，1996年9月，714-715.

《伤寒论》《金匮要略》

汉，张仲景著《伤寒论》十卷，《金匮要略》三卷。《邓州市志》，邓州市地方志编纂委员会编，王复战主编，中州古籍出版社，1996年9月，599.

《痘疹指掌》

明，廖作栋著。廖作栋，字伯隆，性孝友，事母色养，先意承志，家故饶资产，母没以遗，悉与其弟。器量含宏，或非礼相加则婉言谢之，终不与较。晚年嗜方外学，尤精于医，所活不下数百人，举乡饮价宾，年七十六卒。著有《痘疹指掌》，书行于世。《邓州志·卷之十七·人物孝悌》，清·蒋光祖纂修，清乾隆二十年（1755）刻本，4-5.

明，廖作栋著《痘疹指掌》。《邓州市志》，邓州市地方志编纂委员会编，王复战主编，中州古籍出版社，1996年9月，600.

《四书周易讲疏》《本草单方》《文选汇辑》

明，万纯忠著《四书周易讲疏》《本草单方》《文选汇辑》。《邓州市志》，邓州市地方志编纂委员会编，王复战主编，中州古籍出版社，1996年9月，600.

明，万纯忠著。万纯忠，字许国，端重寡言笑，童丱时即不事戏谑，就外传注目成诵，乡先达比部黄凝道深器之，为延声誉试辄高等。以万历十六年（1588）举于乡，居处简朴，无他嗜，好恺恻，喜施予，恤穷赈寡，所修祠宇桥梁甚众。母卒哀毁尽礼，念父单寂同寝处者七载。年逾六旬犹焚膏夜读，既不第亦不谒选，寄兴于酒，痰发而卒，所著有《四书周易讲疏》《文选汇辑》《本草单方》。子会极亦恬退不求仕进，早岁避地吴越，为孟津王铎所赏识，归辟一园，艺花种竹，焚香独坐，悠然自远，工隶书，通岐黄术。丁赤霞赠诗有"书寻蝌蚪披丹篆，鼎熟芙蓉点玉颜"之句，顺治间以恩贡终于家。《邓州志·卷之十五·人物》，清·蒋光祖纂修，清乾隆二十年（1755）刻本，92。

《本草单方》，明万纯忠撰。纯忠，有《周易笺疏》，已见前。是书，见《南阳府志》。《河南通志·艺文志·卷十五·子部·医家类》，民国间（1912—1949）铅印本，28.

《释易图说》

清，张光耀著《释易图说》《四书章节》。《邓州市志》，邓州市地方志编纂委员会编，王复战主编，中州古籍出版社，1996年9月，601.

《伤寒类证解惑》

清，张恒著《四书讲义》《伤寒类证解惑》四卷。《邓州市志》，邓州市地方志编纂委员会编，王复战主编，中州古籍出版社，1996年9月，601.

《周易正宗》

清，陈徵典著《周易正宗》。《邓州市志》，邓州市地方志编纂委员会编，王复战主编，中州古籍出版社，1996年9月，601.

《辨医举要》

民国，孙薪传著《辨医举要》一卷。《邓州市志》，邓州市地方志编纂委员会编，王复战主编，中州古籍出版社，1996年9月，602.

《本草会通》

民国，苏春塘著《本草会通》。《邓州市志》，邓州市地方志编纂委员会编，王复战主编，中州古籍出版社，1996年9月，602.

《医宗金鉴》

清，孙纯批。孙纯，邓州隐滩里人。工诗文，潜心岐黄，所批《医宗金鉴》传为世法。《邓州市志》，邓州市地方志编纂委员会编，王复战主编，中州古籍出版社，

1996 年 9 月，754.

《无名氏家传》

民国，王逢时著。王逢时，邓县人，精研数术之学，著《无名氏家传》一书，凡医药星卜、阴阳舆地之学无不精研。《邓州市志》，邓州市地方志编纂委员会编，王复战主编，中州古籍出版社，1996 年 9 月，755.

第十四章　商丘

第一节　商丘县

《痘疹摘锦》

清，朱光熙撰。光熙，字一丹，商丘县人，道光时，诸生。《河南通志·艺文志·卷十五·子部·医家类》，民国间（1912—1949）铅印本，34.

《医杂说》

清，原随凤撰。随凤，有《癸卯水灾记》，已见前。是书，见《中州艺文录》。《河南通志·艺文志·卷十五·子部·医家类》，民国间（1912—1949）铅印本，34.

《幼幼心裁》

清，乔琛撰。琛，字善来，商丘县人，道光时，诸生。《河南通志·艺文志·卷十五·子部·医家类》，民国间（1912—1949）铅印本，34.

《生生理言》

清，袁恕撰。恕，字推夫，商丘县人，道光时，诸生。《河南通志·艺文志·卷十五·子部·医家类》，民国间（1912—1949）铅印本，34.

《太平圣惠方》

宋，王怀隐撰。怀隐，宋州人，官至翰林医官院使。《宋史·本传》谓怀隐有《太平圣惠方》一百卷。《河南通志·艺文志·卷十五·子部·医家类》，民国间（1912—1949）铅印本，24.

（宋）王怀隐，睢阳人，初为道士，居汴之建隆观，善医。太平兴国初，诏归俗，命为尚药奉御，三迁至翰林医官使，命怀隐与副使王祐等编类经验方，每部以隋末医令巢元方病源候论冠其首，而方药次之，成百本卷，太宗御制序，名曰《太平圣惠方》。《河南通志·卷七十一·人物方技》，清·田文镜纂修，清光绪二十八年

（1902）刻本，4.

宋太宗太平兴国三年（978），睢阳人王怀隐等，奉诏开始编纂《太平圣惠方》，历时14年，至淳化三年（992）完成。全书分1670门，录方1.68万。《商丘县志》，商丘县志编纂委员会编，生活·读书·新知三联书店，1991年3月，14.

《随笔医案》《方药俱全》

民国，马子宽著。马子宽（1899—1967），商丘县郭村乡宋纪鲁村人，民国元至七年（1912—1918）经商，后从政。曾任宛平县县长，因对时局不满，弃政学医。自民国二十一至二十六年（1932—1937），先后在北平市中医学校和博爱医学社学习五年。民国二十七年（1938），回到商丘，在城内开药铺兼行医。建国后，先后在郭村卫生院，城关卫生院，县医院、地区人民医院任中医师，擅长内科、妇科和针灸，著有《随笔医案》《方药俱全》（惜已失传），曾被选为县第三届和第四届人民代表大会代表。《商丘县志》，商丘县志编纂委员会编，生活·读书·新知三联书店，1991年3月，545.

《医学六要》《四诊》

明，张三锡著。明代，本县人张三锡，在经络、四诊、病机、治法、本草及运气方面造诣很深，著有《医学六要》十九卷、《四诊》一卷。《商丘县志》，商丘县志编纂委员会编，生活·读书·新知三联书店，1991年3月，461-462.

《衍庆编》

清，陈潇著。乾隆二十一年（1756），本县人陈潇，根据长期的医疗实践，编著《衍庆编》。《商丘县志》，商丘县志编纂委员会编，生活·读书·新知三联书店，1991年3月，461-462.

《痘疹大全》《李氏痘疹科》

清，李玉碧后人著。城北乡李玉碧（1830—1913），擅长痘疹专科，名扬四方，其后人著《痘疹大全》和《李氏痘疹科》。《商丘县志》，商丘县志编纂委员会编，生活·读书·新知三联书店，1991年3月，461-462.

第二节　虞城县

《膏丹丸散录》

民国，刘心荣著。民国期间，刘心荣曾以疮科闻名沙集一带，且遗有《膏丹丸散录》（惜遭日军焚烧，现仅存残篇）。潘井张永懋，对喉科诸病治疗有独到之处，所配"八宝珍珠散""青蛤散""普济清毒加减合剂"等药，具有良效。站集中医外科郑守本，在治疗疔、痈、疮等常见皮肤外科病上，用自制"生肌玉红膏""元寸丹''"雄黄散""苦楝散"等，效果甚佳。《虞城县志》，虞城县志编纂委员会编，生活·读书·新知三联书店，1991年7月，438.

第三节　夏邑县

《寒温条辨》《手册杂记》

清，杨璇著。杨璇（1706—1796），字玉衡，号栗山，夏邑县桑堌前杨楼村人，乾隆岁贡（亦说庠生），例赠文林郎，江苏溧水知县。出身书香世家，自幼聪敏，所读四书五经，遂在注录，具见精义。后被太平集李氏聘为塾师，教授之暇，常习医术。乾隆四十九年（1784）夏秋间，温病流行。杨璇集群友之粹，择千失之得，精心采辑，著《伤寒温疫条辨》计六卷九十二则（简称《寒温条辨》）。当时名家袁枚、卢文昭作序，展转刊印，流传甚广。卢文昭在序中说："中州杨栗山先生，场屋有声……以世人予病寒病温两者之辨不明，故处方多误，以致杀人，而反诿于病之不可疗也，先生深有寤焉，不惟救耳所接之人，而且欲救天下之人。此《寒温条辨》书所由作也。"该书破叔和之窠臼，追仲景之精微，辨出伤寒与温病另为一门。在十八世纪细菌学尚未昌明时代，已详细记载了各种烈性传染病的预防方法。其中卷一，列述伤寒和温病的脉证、病因、治法；卷二卷三为伤寒、温病辨忻；卷四卷五为医方辨，计正方180个，附方34个；卷六为本草辨，述药物180种。该书择《温疫论》，《伤寒辨证》中论述尤多，但均有补充发挥，并创用升降散等方剂，对于治疗温病有较高的实用价值，一直为后世医家所推崇，是温病学宝贵文献之一。

杨璇晚年曾辑有《手册杂记》一卷，约25万言，含内科、外科、妇科、儿科、眼科、喉科等诸科验方、脉诀。惜保管失善，已残缺不全。《夏邑县志》，河南省夏邑县志编纂委员会编纂，河南人民出版社，1989年12月，555.

《温病条辨医方撮要》

黄惺溪纂。道光二十一年（1841），黄惺溪将《寒温条辨》撮精提要，纂成《温病条辨医方撮要》，流行于世。《夏邑县志》，河南省夏邑县志编纂委员会编纂，河南人民出版社，1989年12月，555.

《寒温条辨摘要》

清，杨璇、陈良佐合著。《寒温条辨》问世后，杨璇与陈良佐合著《寒温条辨摘要》，凡二卷，由吕田集录，刊于嘉庆十六年（1811）。首辨温病与伤寒病在病源、脉证和治疗上的不同点，次分述多种温热病症及有关杂病病症，兼及妇女小儿温病，使寒温之辨朗若列眉。《夏邑县志》，河南省夏邑县志编纂委员会编纂，河南人民出版社，1989 年 12 月，555.

《妇科染病方集》《养血调精种子丸》《五脏苦欲补泻说》《医经情义》

清，李铸生手抄本。李铸生（1859—1922），夏邑县城内人。光绪八年（1882）入庠生，因与城里拔贡、名医郭风鸣相厚而习医。后在家开赞育堂，专长内科、妇科，登门求医者众多。对无钱取药的患者，常常免费施治。他深究医理，现尚存亲笔手抄本《妇科染病方集》《养血调精种子丸》《五脏苦欲补泻说》《医经情义》等 8 部。《夏邑县志》，河南省夏邑县志编纂委员会编纂，河南人民出版社，1989 年 12 月，558.

《伤寒瘟疫条辨》

清，杨濬撰。濬，字玉衡，夏邑县人，乾隆时岁贡生。是书，自序略曰：世之凶恶大病死生人在反掌间者，尽属温病。而发于冬月之正伤寒百不一二，仲景《伤寒论》温病副之，王叔和搜罗遗稿杂以己意，以温病为伏寒暴寒，妄立四变揉入伤寒论中，以致无人不以伤寒治温病，混淆不清，贻害无穷。一日读瘟疫论至伤寒得天地之常气，温病得天地之杂气，而心目为之一开。又读赞论至伤寒自气分而传入血分，温病由血分而发入气分，不禁扶卷流连，豁然大悟。于是集群有之粹择千失之得零星采辑，参以管见著《寒温论辨》九十二则，辨出温病与伤寒另为一门，其根源脉证治法方论灿然昌明于世，不复掺入《伤寒论》中以误后学，是则余之志也。知我罪我何暇计乎。卢文弨序略曰，中山杨栗山先生专治岐黄之术，以世人于病寒病温两者至辨不明，故处方多误，以至于杀人而反诿于病之不可疗也。先生有深痛焉，不惟救耳目所接之人，而且欲天下之人。此寒温条辨之书之所由作也。《河南通志·艺文志·卷十五·子部·医家类》，民国间（1912—1949）铅印本，32.

第四节　宁陵县

《医经正本书》

宋，程迥著。《医经正本书》一卷，程迥撰。迥有《周易古占法》，已见前。《宋史·本传》谓迥著《医经正本书》，艺文志著录凡十四篇，大指言伤寒疫症，并无传染，以救世俗亲人自相弃绝之谬。因列举唐宋两代医政与夫权量脉诊汤液方论，赞其是而绌其否。前有自序，谓医经者，黄帝岐伯之问答，方书之本也。本正则邪说异论不能摇，是书也脱或达于君子之前，察其稽考之久，见于试用之勤，开喻氓俗务，广传布庶为风教之助云。现有十卷楼刻本。《河南通志·艺文志·卷十五·子部·医家类》，民国间（1912—1949）铅印本，25.

《易传外编》《古易考》《古占法》《古易章句》

宋，程迥撰。程迥，字可久，家于沙随。靖康之乱，徙绍兴之余姚。年十五，丁内外艰，孤贫漂泊，无以自振。二十余，始知读书，时乱甫定，西北士大夫多在钱塘，迥得以考德问业焉。登隆兴元年（1163）进士第，历扬州、泰兴尉，训武郎……。所著有《玉泉讲学》《古易考》《古易章句》《古占法》《易传外编》《春秋传显微例目》《论语传》《孟子章句》《太元补赞》《户口田制》《贡赋书》《乾道赈济录》《医经正本书》《条具乾道新书》《度量权三器图义》《四声韵》《淳熙杂志》《南齐小集》。卒于官，朝奉郎朱熹以书告。迥子绚，敬惟先德，博闻至行，追配古人，释经订史，开悟后学。当世之务，又所通该，非独章句之儒而已。曾不得一试，而奄弃盛时，此有志之士，所为悼叹咨嗟而不能已者。然著书满家，足以传世，是亦足以不朽。子绚，孙仲熊，亦有名（见《宋史》）。《宁陵县志·卷之九·人物名贤》，清·萧济南纂修，清宣统三年（1911）刻本，6-10.

《疹科》

《疹科》一卷，吕坤撰。坤有《四礼翼》，已见。是书因痘疹不同，诸家医书多详痘而略疹，且有言痘不言疹者，故先以原疹赋、斑疹论，并对于疹症详述原委，括以歌诀，附以方剂，予疗疹者无限法门，前有自序。《河南通志·艺文志·卷十五·子部·医家类》，民国间（1912—1949）铅印本，29.

第五节　柘城县

《伤寒指南》

《伤寒指南》一卷，清，李溶撰。溶，字千古，西华县贡生，官柘城县训导。父正本，字起生，通医学，世传其术。溶本《张仲景伤寒论》条分缕析，著书一卷，首言伤寒证名要领，次则发明十二经所见各证。又为论五十篇以著病中变化状态，每论后附以数方以为治疗法则，所列诸方不拘定，仲圣古方兼采金元诸名医方，复以意加减之。夫《伤寒论》为汉代古书，文义精深，非好学深思之士沉潜力索，不能窥见其奥。宋进士朱肱钻研八年，著成《伤寒类证活人书》二十二卷。清处士徐大椿医名当代，于《伤寒论》探求三十年，著成《伤寒类方》一卷。后世学医者不可不读《伤寒论》，即不可不读朱氏、徐氏两书，此两书乃读伤寒论者之津梁也。今观溶之书，文义显，条理明，则又可为浅学市医有志读伤寒论者之指导，其中心得之语亦大雅，君子所宜兼采而观法也，太史公曰：谈言微中亦可以解纷善夫。《河南通志·艺文志·子部·医家类》，民国间（1912—1949）铅印本，36.

第六节　睢　县

《勿药有喜集》《脉歌》

清，柴振荣著。柴振荣（1872—1959），字荫同，清庠生，睢县城东北柴寨村人，性耿介，喜怒毁誉，不动真心，精医学，尤擅长妇科内科。苦研伤寒三年，治病偏燥温健脾，助阳益气，常嘱病人多食干馍，少饮汤水，著有《勿药有喜集》《脉歌》数卷，惜已失传。1950年晋升为中医内科医师，1959年春病故于董店卫生院，享年87岁。《睢州志》，马俊勇主编，睢县志编纂委员会编，中州古籍出版社，1989年5月，496.

第十五章　信阳市

第一节　信阳县

《方书金镜》《医方金镜》

明岁贡，方应时撰，佚。《重修信阳县志·卷二十八·艺文志子类》，民国·陈善同等纂，民国二十五年（1936）铅印本，4.

明方应时，明万历中岁贡生，精岐黄，有神医之称，所著有《方书金镜》，与高鉴神画、何大复神童，并称三神。《重修信阳县志·卷二十六·人物志之二艺术》，民国·陈善同等纂，民国二十五年（1936）铅印本，2.

《伤寒论集注折衷》

《伤寒论集注折衷》七卷，清，胡毓秀撰。《重修信阳县志·卷二十八·艺文志别录子类》，民国·陈善同等纂，民国二十五年（1936）铅印本，23.

《医学指南》

清，曹宴林撰。《重修信阳县志·卷二十八·艺文志子类》，民国·陈善同等纂，民国二十五年（1936）铅印本，5.

（清）曹宴林，字晓园，冯河村人。为人孝友，品行端方。精医理，著有《医学指南》。《重修信阳县志·卷二十六·人物志之二二艺术》，民国·陈善同等纂，民国二十五年（1936）铅印本，2.

《医方经验》

清，黄信道著。黄信道，字晦庵，五里店（今信阳市平桥区五里店镇）人，邑附生，家赤贫，从同里岳州卫正卫官陈应元充记室，陈器重之。谓曰："子心地慈祥，志在济世，曷不学医道乎？"信道欣诺之，陈为购《灵枢》《素问》《难经》《脉诀》《伤寒》《金匮》等，资之归。信道闭门研讨三年，出诊应手无不愈者，声誉噪一时。著有《医方经验》四卷，为门人卢姓者取去，不肯示人，稿遂佚。子醇度，字雅宣，传其学，兼精外科，求诊者不远千里。长孙慎修，字福堂。次孙敬修，字毈纯，皆名医。曾孙启萱、启英，均能世其业。《重修信阳县志·卷二十六·人物志之二二艺术》，民国·陈善同等纂，民国二十五年（1936）铅印本，2.

《伤寒阐微》《金匮要旨》

清，附生陈再田撰。《重修信阳县志·卷二十八·艺文志子类》，民国·陈善同等纂，民国二十五年（1936）铅印本影印，5.

清，陈再田，洋河店（今信阳市平桥区洋河镇）人。家贫，喜读书，善属文。弱冠入邑庠，不乐进取，悉心岐黄。与主事危尚志、孝廉戴炳荣、廪生姚寿朋诸儒医相切磋，独能屏去名利，博览医书。从《内经》灵、素大处落脉，卒参透仲景奥旨，叔和《脉诀》，诊断寻源，起死回生，乡里赖以全活者甚众。惟傲骨嶙嶙，不附权贵，鄙薄富豪。常有车马恭迎而不应者，礼貌稍弛，拂袖便去。医不御贫，敝衣粝食，晏如也。晚年发明医理，著有《伤寒阐微》《金匮要旨》，稿多散佚。《重修信阳县志·卷二十六·人物志之二二艺术》，民国·陈善同等纂，民国二十五年（1936）铅印本，3.

《药性徵实论》

清，附生王永钦撰。《重修信阳县志·卷二十八·艺文志子类》，民国·陈善同等纂，民国二十五年（1936）铅印本，5.

清，王永钦，字子谟，申阳（今信阳市浉河区）儒医也。少孤，承母训，喜读书，弱冠补博士弟子员，屡赴秋闱不售。因事母至孝，遂淡进取，躬亲定省，数十年如一日。然心气和平，天资灵敏，凡琴棋书画星相医卜等学皆通，惟医与画尤深邃。画得大痴翁之神髓，医悟张仲景之妙谛。求画者应接不暇，求医者接踵于门，两者不暇兼顾，晚年舍画就医，远近争迎，著手成春，活人无算。斩将军云鹗赠"功同良相"匾额。著有《药性徵实论》二卷，梓行于世。辑《医俗格言》，警惕人心，足见其医学不独医人兼医世也。《重修信阳县志·卷二十六·人物志二艺术》，民国·陈善同等纂，民国二十五年（1936）铅印本影印，3.

《医学合纂》

清，周光第撰。《重修信阳县志·卷二十八·艺文志，子类》，民国·陈善同等纂，民国二十五年（1936）铅印本，5.

清，周光第，咸丰十一年（1861）遭匪乱，死事甚惨，蒙旌恤，以忠烈义士入祀节孝祠。《重修信阳县志·卷二十六·人物志之二一·德行三·忠义》，民国·陈善同等纂，民国二十五年（1936）铅印本，33.

《医方合录》

清，曹淦撰。淦，字步庵。《重修信阳县志·卷二十八·艺文志·子类》，民国·陈善同等纂，民国二十五年（1936）铅印本，5.

《近仁堂济世良方》

清，危恕中撰，佚。《重修信阳志·卷二十八·艺文志·子类》，民国·陈善同等纂，民国二十五年（1936）铅印本，5.

《保赤全书》

清，余殿香撰，佚。《重修信阳县志·卷二十八·艺文志·子类》，民国·陈善同等纂，民国二十五年（1936）铅印本，5.

《白喉症考治》

清，王焜著。王焜，候选州同，字筱冈，城内人，精岐黄，工吟咏，著有《白喉症考治》《春温三字经》《醉红轩诗集》。《重修信阳县志·卷二十三·登庸志二·捐职表》，民国·陈善同等纂，民国二十五年（1936）铅印本影印，979.

《急救方》

清，郭鉴庚著。鉴庚有《韵府翼》，已见前。是书，见《中州艺文录》。《河南通志·艺文志·卷十五·子部·医家类》，民国间（1912—1949）铅印本，32.

第二节　固始县

《伤寒论》

清，王云锦撰。云锦，字柳溪，固始县人，由翰林迁台谏官，至广东肇罗道署按察使。《河南通志·艺文志·卷十五·子部·医家类》，民国间（1912—1949）铅印本，33.

《医贯》《士林三书辨证》《寿世保元辨证》

清，万青选著。《医贯》十八卷、《士林三书辨证》四卷、《寿世保元辨证》十二卷，万青选撰。青选，字一轩，固始县人，咸同时人。《河南通志·艺文志·卷十五·子部·医家类》，民国间（1912—1949）铅印本，35.

《王氏医存》

清，王燕昌著。燕昌，字汉皋，固始县人，光绪时诸生。是书，自序略曰：先代以医世其家者七传矣。昌生叶晚闻见所及，自曾大父以至先子慕时，府君日用留余必施药济世，泛应有暇则闭门著书，泽所遗总若干种，更兵火荡然灰烬。回忆往者趋庭承训，忽忽犹前日事而昌潦倒，青衫蹉跎首俯仰高矩，感慨系之矣。昨岁薄游皖江西林制府忘其简陋招致幕下，幸奏微长谬蒙优遇屡辱下问谨就畴。昔所尝奉教于父师者条列件系，具以笔对，久渐成轶，都无诠次。自题曰《王氏医存》。《河南通志·艺文志·卷十五·子部·医家类》，民国间（1912—1949）铅印本，36-37.

《植物名实图考》

清，吴其濬著。《植物名实图考》，长编二十三卷，本编三十八卷，吴其濬撰。其濬，有吴宫保奏议，已见前。是书，有陆应穀序，略曰：瀹斋先生具希世才，宦迹半天下，所读四部书，苟有涉于水陆草木者，靡不采而辑之，名曰：《长编》。然后乃出其生平所耳，治目验者，以印证古今，辨其形色、其性味，看详论定，摹绘成书。此《植物名实图考》所由，包孕万有，独出冠时为《本草》，特开生面也。商务印书馆校印。

序例略曰：吴卒后二年，陆应穀刊其书于太原，其后版多残缺，原书遂不可得。日本自输入新学后，以西洋自然分类法治，本草学名家辈出，考订名物是非，率取材是书。近年欧美学会遣派专家考察吾国动植物者日伙，是书渐为世界学界学者所注目，声价日重。有原刻本，近上海商务印书馆有缩印本，原稿绘图极精，今尚藏于其家。《河南通志·艺文志·卷十五·子部·谱录类》，民国间（1912—1949）铅印本，82-83.

第三节　光山县

《周易函书》《卜法详考》

清，胡煦撰。河南光山人，煦有《周易函书》，已见前。《四库全书提要》：煦释此编，首列《周礼》《尚书》之文，本经训也。次列《史记》《龟策传》，以其犹近古也。次列《古龟经》。次列《全赐三图》。次列《杨时乔龟卜卦辨别》。次列《龟繇词》，皆参考以古义也。次列《玉灵秘本》。次列占法汇层层落实选，皆历代术士之所传，旁稽以尽其变也。盖古卜法之传，于今占法之不悖于古理者，大略已具于此。虽非周官太卜之旧，然较之卜肆鄙俚之本，则具有条理。其驳唐善明李本杨时乔，卜用生龟之说，亦极为明析。存此一家，亦可见古人钻灼之梗概也。有刻本。《河南通志·艺文志·卷十五·子部·术数类》，民国间（1912—1949）铅印本，54.

第四节 息 县

《保赤推拿法》

清，夏云集撰。云集，字英白，号祥宇，息县廪生，官江苏句容县知县。《河南通志·卷十五·子部·医家类》，民国间（1912—1949）铅印本，34.

第五节 光 州

《方脉》

明，黄经著。黄经，光州人，善医术。洞究《素问》《灵枢》旨要，切脉如神，凡有所投，无不立应。其裔孙朴，能传其业，尝疗伤寒病，一剂能愈二人。著有《方脉》诸书，惜明末毁于寇。节《旧志》。《光州志·卷之九·方技列传》，清·杨修田纂修，清光绪十三年（1887）刊本影印本，1179.

《易解岐黄》

明，张德恭著。张德恭，字子安，天性醇笃，有学行。嘉靖二十二年（1543），举乡试以才名，受知郡守。巨商雷焕被诬讼，饷金求援，德恭力却之，阴为白其枉。三十八年，登进士，中贵黄锦者，当时用事或邀之干谒，谢不往。授河间府推官，平恕明允，执法不避豪贵。迁户部主事，旧多弊孔，力为搜剔，阉正寺郑谦欺隐之罪，谦党群构之谪下邳丞。下邳土城久圮，德恭曲为调度，有军卒犯法者，责之鸠工庀材，城成不费民间一缕，当道者以为能。擢苏州通判，力却织局馈遗。转泸州同知，泸接壤番夷实难之也。德恭曰："吾为其易，孰当其难？"策骑而往，生聚教训，民皆向方，番冠侵泸境，势甚炽众，惶怖欲弃城走。德恭曰："弱不可恃也，若进据都邑则殆。"朝廷忧决计，帅师渡江，而前贼望见，果遁走。台使以德恭有文武才，荐章上，转河间府同知，寻补顺天府侍中，时宰相摄事，食客有谓参政常卿可力得者，德恭正色拒之，迁河东监运副使。德恭曰："士君子欲行其志，何往不可，奚其为政。"遂致仕归。悉以腴产推致伯兄，宗族有贫不自给者，辄数百金以赡之，所著有《易解岐黄》诸书行于世。及卒，论定贤而祀之于乡。《光州志·卷之七·仕贤列传》，清·杨修田纂修，清光绪十三年（1887）刊本影印本，987.

《方书》《春秋要义》

清，黄永傅纂。黄永傅，字奕久，光州（今河南省信阳市潢川县）人，幼好学，未冠即有文名。会父撄废疾，奉侍左右，衣屦药饵，必躬亲之，凡十余年。代父执祖母丧，并旁及同堂数丧，皆一力称贷营办，人以为难。尝割己田数十亩为外祖母膳资。被其族人私售，亦不与校。居常言语循循，鲜见喜愠。然操持耿介，不逐炎暖。山阴刘公莅任十余载。雅慕其行，屡嘱人延致之。仅一为报谢而止。年未四十，以长子殇，几丧明，遂绝意名场，键户集《方书》四十余卷，纂《春秋要义》十二卷，以孙式琯貤赠修职郎，浚县教谕。节续志。《光州志·卷之七·善行列传》，清·杨修田纂修，清光绪十三年（1887）刊本影印本，833-834.

第六节　商城县

《痘疹正宗》《万氏女科》

清，黄约自刊。黄约，字御繁，廪生。性慷慨好义，遇乡里有奇节异行，不惜捐资阐扬之。延名师，课子侄，读书多所成就，倡刊有四书注朱，自刊《痘疹正宗》《万氏女科》。《商城县志·卷之九·人物志卓行》，清·武开吉纂修，清嘉庆八年（1803）刻本，53.

第十六章 周口市

第一节 项城县

《阴虚燮理》

明，阎坦撰。坦，字平之，项城县人。天启五年（1625），会试副榜。《项城县志》称其精岐黄，著有《阴虚燮理》。《河南通志·艺文志·卷十五·子部·医家类》，民国间（1912—1949）铅印本，29.

《医学节要》

清，田炳勋著。田炳勋，字耀功，父树立，生四子，炳勋最少，早失怙，事母有至性。同治间，捻匪猝至，会母诣进士桥寨。某姻家奸民谋劫寨以叛，炳勋闻变夜驰数十里，崎岖戎马间御母以归。事诸兄友爱深，至析居后，为伯仲营谋犹纤悉周备，又念族众散处宗法不行，则偷薄曰：滋自前明以来经进士辟，修有族谱，炳勋与兄炳烈及族兄蕃众允成等踵而辑之。岁时毕，会于祠，叙诏穆讲礼让彬彬如也。尝病萑苻不靖，骚扰居民，因躬率乡里整集丁壮保卫一方，邻族或有争端必为排解。晚年殚心医理，有求诊者虽盛寒暑必往，著有《医学节要》藏于家，以子作霖贵，赠建威将军。《项城县志·卷二十四·人物志三》，民国·张镇芳编撰，民国三年（1914）刻本，37.

《蠢子医》

清，龙之章撰。之章，廷霖季子，世以古学名，弱冠饩于庠，才隽学博，落落有大志，以明经终。中年习堪舆，兼及医学，穷深探微，嗜古能化。晚年丧子，诸孙幼小，家业衰微，恐贻谋不善，一世失业，资养何赖，因即平日历试有验者，作为歌括，以教诸孙，故名曰：《蠢子医》。其论运气、脉理、病源，用药妙，有独得，为古今人所未道。至用巴豆、马前、白砒各毒药，似为蹈险，而确有奇效。其言之显，虽妇孺可解，其技之神，虽古人罕尘，学者读此，可为先路之导，深求而精研之，则登堂入室，不难矣。夫医林各书，互有短长，是此非彼，辨驳愈多，精择愈难。握要探源，只争一著，之章此编，所谓详说而约取者欤。《项城县志·卷十一·艺文志》，民国·张镇芳编撰，民国三年（1914）刻本，39.

第二节　扶沟县

《脉经》《针方》《明堂人形图》《名医集验方》《本草音义》《本草要术》《本草药性》《录验方》

唐，甄权撰。甄权，《脉经》一卷、《针方》一卷、《明堂人形图》一卷、《名医集验方》；甄立言《本草音义》七卷、《本草要术》三卷、《本草药性》三卷、《录验方》五十卷。《扶沟县志·卷十一·艺文志》，清·王德瑛纂修，清道光十三年（1833）刻本，1.

《脉经》一卷、《针经抄》三卷、《针方》一卷、《明堂人形图》一卷，唐，甄权撰。权，扶沟人，仕隋为秘书省正字，唐贞观中擢朝散大夫，赐几杖衣服寿一百三岁。《唐书·方技传》，权撰《脉经》《针方》《明堂》等图传于世，艺文志著录惟脉经说郛有刻本，凡六十余则所言脉之象征，及病状颇为详尽，亦间言及疗治，亦皆切实非空谈可比。《河南通志·艺文志·卷十五·子部·医家类》，民国间（1912—1949）铅印本，21-22.

太宗贞观十七年（643），名医甄权病卒，享年一百零三岁。遗著有《脉经》《针方》《明堂人形图》《名医集验方》等。《扶沟县志》，河南省扶沟县志编纂委员会编，河南人民出版社，1986，12，671.

《摄生浅言》

明，何出图著。《扶沟县志·卷之十四·艺文志书目》，清·熊灿纂修，清光绪十九年（1893）刻本，102.

明，何出图撰。出图，字启文，扶沟人，万历十四年（1586）进士，官至兵部职方司员外郎。是书见《扶沟县志》。《河南通志·艺文志·卷十五·子部·医家类》，民国间（1912—1949）铅印本，28-29.

《周易集要》

清，卢宸著。《扶沟县志·卷之十四·艺文志书目》，清·熊灿纂修，清光绪十九年（1893）刻本，105.

《医学真实录》

清，薄永秀著。《扶沟县志·卷之十四·艺文志书目》，清·熊灿纂修，清光绪十九年（1893）刻本，105.

清，薄永秀，《医学真实录》五卷。《扶沟县志·卷之十一·艺文志》，清·王德瑛纂修，清道光十三年（1833）刻本，4.

《周易提要》

清，《周易提要》四卷，薄玫著。《扶沟县志·卷之十四·艺文志书目》，清·熊灿纂修，清光绪十九年（1893）刻本，105.

第三节　西华县

《殷浩方书》

《殷浩方书》，文廷式补《晋书》艺文志云：《图书集成·艺术典医部》。《名医列传》引《医学入门》云：殷浩，精通经脉，著方书。《殷浩别传》见秦荣光补《晋书·艺文志》。《西华县续志·卷十·艺文志》，民国·潘龙光等修，张嘉谋等纂，民国二十七年（1938）铅印本，452.

《殷荆州要方》

《殷荆州要方》一卷，仲堪撰。丁国钧、秦荣光、黄逢元等所补《晋书·艺文志》、吴士鉴所补《晋书·经籍志》，俱列《荆州要方》一卷。国钧、逢元俱注云见《七录》，逢元又云：案仲堪父病，积年衣不解带，躬学医术，书殆成于此。《西华县续志·卷十·艺文志》，民国·潘龙光等修，张嘉谋等纂，民国二十七年（1938）铅印本，455.

《周易详说》

明，李兰撰。《西华县续志·卷十·艺文志》，民国·潘龙光等修，张嘉谋等纂，民国二十七年（1938）铅印本，466.

《周易旁训》

清，李玑撰。按：玑游上蔡张仲诚之门，旧志谓，所著《周易旁训》，极简明。《西华县续志·卷十·艺文志》，民国·潘龙光等修，张嘉谋等纂，民国二十七年（1938）铅印本，480.

《阴符经注》

《阴符经注》一卷，《离骚经注》一卷，《抱影集》四卷，清，张华撰。杨安辩

《抱影居士传》谓其嗜古致功，如惊鸟攫物，不得不已。诗古文词，沉思默索，味淡于回，幽渺超逸，卓然为一家言。《西华县续志·卷十·艺文志》，民国·潘龙光等修，张嘉谋等纂，民国二十七年（1938）铅印本，483.

《医门法眼》

清，张公裔著。河南西华县人，生平未详，著有《医门法眼》一书，今未见。《西华县志》第440页。

（清，凌去盈撰），《蚁情集》《医门法眼》《凌氏易观》十二卷，凌去盈撰。按：《蚁情集》《医门法眼》已佚。张远览《凌氏易观》序云：其为说也，洪干纤支，质扶文附，钻雾便渊，纷纶纬绣，必尽其智之所及，而不少留余其意，则片言一义，上下左右，必言乎象，以索其情准乎理以观于物。《西华县续志·卷十·艺文志》，民国·潘龙光等修，张嘉谋等纂，民国二十七年（1938）铅印本，483.

《逞臆编》

清，凌去欺著。《逞臆编》一卷，凌去欺撰。自序曰：编何臆乎，私见也，中有所动而不能自已也。羽族微物，嘤嘤失音，不肯少休，夫岂知其急切，嘈杂不可令人听闻也哉。仆学无渊源，师心自用，每读书传，人信我疑，少见多怪，势固尔。尔录数则，求政高明，其议事之，作亦附录，分上中下三卷。昔东莱氏撰春秋博议，自序云：乡里有求医者，沉痼深疾，揭之能衢，俾人人传播，德欲蓄而病欲彰也。离索日久，过莫余辅，用是编致之名，公长者之侧，或愠而谪，或侮而谯，一语闻则一病瘳，其益不既多乎。尚冀邦人君子，于是编摘其病，而勿将顺其丑也。《西华县续志·卷十·艺文志》，民国·潘龙光等修，张嘉谋等纂，民国二十七年（1938）铅印本，487.

《周易心法》

清，凌念劬撰。东华述怀子序略曰：周易始于太极，太图犹胎原也。是生两仪，犹男女也。两仪生四象，犹性情状貌也。四象生八卦，则子孙继继承承矣，此易之大凡也。分而言之，阳无阴则散，阴无阳则怀，阳以宰阴，阴以载阳。阳降以求阴，故阳鼓而阴升。阴升以求阳，故阴引而阳降，此其所以变化也，是故一卦也。在上则从天属气，在下则从地属形，在内者从己，在外者从人，从己者自外来也，从人者自内往也。其或卦吉爻凶、卦凶爻吉，卦随爻变，爻随卦变，千变万化莫可穷，诘者要不外一阴阳也，阴阳一太极也。书成命序于余，余不能文以先生，所以教余者述之。《西华县续志·卷十·艺文志》，民国·潘龙光等修，张嘉谋等纂，民国二十七年（1938）铅印本，487.

《周易注解》

清，吕惟一著。据采访稿云，已佚。《西华县续志·卷十·艺文志》，民国·潘龙光等修，张嘉谋等纂，民国二十七年（1938）铅印本，489.

《执戟雕虫》

清，赵鹏飞著。按：鹏飞在咸同间以武功显，载入《清东华录》。此册大半针砭世俗，当时名人题跋几遍。《西华县续志·卷十·艺文志》，民国·潘龙光等修，张嘉谋等纂，民国二十七年（1938）铅印本，491.

《殷浩易象论》

圣人知观器不足，吕达变故，表圆应于蓍龟，圆应不可为典要。故寄妙迹于六爻，六爻周流，唯化所适。故虽一画而吉凶立彰，徵一则失之矣。拟器托象而庆咎交著，系器则失之矣。故设八卦者，盖缘化之影迹也，天下者寄见之一形也。圆影备未备之象，一形兼未形之形，故尽二仪之道，不与乾坤齐妙，风雨之变，不与巽坎同体矣。世说文学篇注。《西华县续志·卷十三·文徵内篇》，民国·潘龙光等修，张嘉谋等纂，民国二十七年（1938）铅印本，736.

《伤寒指南》

清，李溶著。溶，字千古，西华县贡生，官柘城县训导。父正本，字起生，通医学，世传其术，溶本张仲景《伤寒论》条分缕析，著书一卷。首言伤寒证名要领，次则发明十二经所见各证，又为论五十篇，以著病中变化状态。每论后附以数方，以为治疗法则。所列诸方不拘定仲圣古方，兼采金元诸名医方，复以意加减之。夫《伤寒论》为汉代古书，文义精深，非好学深思之士，沉潜力索不能窥见其奥。宋进士朱肱，钻研八年，著成《伤寒类证活人书》二十二卷。清处士徐大椿，医名当代，《伤寒论》探求三十年，著成《伤寒类方》一卷。后世学医者，不可不读《伤寒论》，即不可不读朱氏、徐氏两书，此两书乃伤寒论之津梁也。今观溶之书，文义显、条理明，则又可为浅学，市医有志读《伤寒论》者之指导，其中心得之语，亦大雅君子所宜兼采而观法也。太史公曰：谈言微中，亦可以解纷善夫。《河南通志·艺文志·卷十五·子部·医家类》，民国间（1912—1949）铅印本，36.

《洪氏心法》

清，洪大龙著。洪大龙，字飞天，二区洪庄人，性聪敏，精于医术。尝在陈州府衙治病，一婢捧茶，大龙目注之久，府宪鄙之，遂送归。越三日，又特聘大龙，问何人病，答前献茶者。大龙曰：前日望而知为绝症，吾往何益。越四日死。至是信为国手，终身不设药店，活人甚众，著有《洪氏心法》四卷，藏于家。《西华县续志·卷十二·人物志》，民国·潘龙光等修，张嘉谋等纂，民国二十七年（1938）铅印本，707.

《性命圭旨解》

明，理安和著。理安唐，字庚唐，邕和从弟。生数岁而孤，从邕和学。邕和为苏州府推官，安和隐居不仕。先是李自成破西华，得安和奇其貌，曰：秀才耶。诡应之，曰：不识字，贼使系析居数月，贼使毁民禾，安和系析若不闻。贼怒，拔刀加颈，仍系析不已，贼舍之。其兄邕和死虔州，安和哭之曰：呜呼，是固吾兄也。夫急迎邕和母于家，事之如母，邕和子习以苏州副将，死于阵，子省三才数岁，安和教之，成立授以田。

安和日闭门读书，不接世事。友劝之应举，不答。固劝之，勃然作色曰：尔以我读书为应举耶。裂其冠，掷于地。友惊走，乃徐曰：快哉！吾今而后为天地散人矣！尽束其生平所读书及手抄诸本，金石拓本镝于室，但存残书一卷，手不暂释，视之则《道德经》也。

晚好养生家言，著《日记》一卷，《性命圭旨解》若干卷等，字一卷。弟贞和，亦从邕和学，以文章气节自负，声名蔚然于鄂，有《诗》一卷。以上采访。《西华县志，卷八·人物志隐逸》，清·宋恂编撰，清乾隆十九年（1754）刻本，31—32.

第四节　商水县

《张仲景伤寒论注解》《十二经络针灸秘法》

清，王广运著。广运，字介庵，商水县人，精医理。《河南通志·艺文志·卷十五·子部·医家类》，民国间（1912—1949）铅印本，30.

清，王广运，字介庵，增生。性耿介，动循礼法，慷慨好周人急难，与人交然诺不侵。尝以成就后学为己任，遇亲族子弟辄谆谆，以力行勤学相劝，勉人多率从之。尤精岐黄术，有求医者，虽严寒盛暑，不辞劳瘁，必期病痊而后已。人或以微物相酬谢，辄厉声拒之。至贫不能医者，施以药，虽金石不求值。里有柴姓无子一女，忽得危症，延广运诊视，曰：此症九死一生，度尔家贫，无力服药，服亦罔济。柴夫妇警惕痛哭，跪恳不已。文运感动，自出药医之，日两诊视，调理两月始愈，计所服药约值五十金。柴感激，令女拜广运为父。又楚人李某贸易失资，落魄不能归，抑郁愤懑遂患瘫证，匍匐乞食。遇文运询之，故怜之，诊其脉，曰：此证尚可医，何成废疾。遂留至家，投以药辄效，未几能自立，月余行步健如初。李大感泣，叩谢，广运劝之归，赠以川资，其他神妙不可殚述。所著有《十二经络针灸秘法》及《张仲景伤寒论注解》行于世。子怡，庠生，能世其业。旧志二传今合为一。《商水县志·卷之二十·人物志义行》，民国·徐家璘，宋景平等修，杨凌阁纂，民国七年（1918）刻本，895-896.

《眼科秘诀贯珠》《选择捷要》

清，赵宗文辑。赵宗文，五世同居，家法严整，子弟耕读为业。曾孙启莘，精岐黄术，辑有《眼科秘诀贯珠》四卷、《选择捷要》一卷，藏于家。《商水县志·卷之十八·人物志孝友》，民国·徐家璘，宋景平等修，杨凌阁纂，民国七年（1918）刻本，803.

《慎疾浅说》

清，刘了凡著。刘了凡，字惺斋，性刚方，不轻然诺，少读书即志在济世，童试屡前列，改习岐黄，确有心得，以医名。不受馈遗，人多德之，常以慎疾劝人。著有《慎疾浅说》，大旨谓酒色财气，多思过虑，皆足致疾。惟色之戕伐为尤甚，人欲慎疾，须先谨身。晚年家居教子，复应童试，补县学生，年七十八矣。光绪癸酉恩赐副榜，壬午恩赐举人，邑中善举多乐为赞成，卒九十有二。子向晨，性耿介，家中落，资教授以养，兼通外科，虽甚窘绝不干人。《商水县志·卷之十九·人物志方正》，民国·徐家璘，宋景平等修，杨凌阁纂，民国七年（1918）刻本，873.

第五节　太康县

《养真录》

清，朱映离著。《太康县志·卷五·艺文志上》，民国·杜鸿宾纂修，民国二十二年（1933）铅印本，8.

清，朱映离，字瑞廷，南朱寨（今河南省太康县大许寨乡）人，增生。性行端谨，不苟合于世，居父母丧，徒倚墓侧，不茹酒者三年。家贫力学，终日无惰容。教授生徒，循先正遗规。晚岁博综群书，潜心理窟，生平不干预公事。咸丰元年（1851）卒，寿七十六岁，著有《养真录》，藏于家。《太康县志·卷十·人物传下》，民国·杜鸿宾纂修，民国二十二年（1933）铅印本，34.

《万全医书稿》

清，朱奎光撰。奎光，字健菴，太康县人，诸生。《河南通志·艺文志·卷十五·

子部·医家类》，民国间（1912—1949）铅印本，34.

清，《万全医书》，朱奎光著。《太康县志·卷五·艺文志上》，民国·杜鸿宾纂修，民国二十二年（1933）铅印本，8.

清，朱奎光，字健庵，邑庠生，住南区朱堂（今河南省太康县朱堂村）。少失恃，依父成人。幼侍父疾，汤药必亲尝，亲族共齐之。十二通五经能诗赋，早年入泮。父殁，号仆复苏者数，壮年文学著名，门多佳士，著有《梅邨诗集》《万全医书》未梓，年四十八卒。子学海，天性孝友，处事刚决，中乾隆甲寅（1794）举人，任广西左州知州，下车即创修书院。己巳大旱，祈雨则应。先是州有虎患，乃躬诣城隍庙，竭诚致祷，虎遂渡河去。民颂声载道，为撰《异政集》以纪其德，以病告归卒终。《太康县志·卷十·人物传下》，民国·杜鸿宾纂修，民国二十二年（1933）铅印本，25-26.

《医学见解》

清，《医学见解》四卷，费成章著。《太康县志·卷五·艺文志上》，民国·杜鸿宾纂修，民国二十二年（1933）铅印本，7.

《易经解》《河图洛书解》

清，《易经解》《河图洛书解》，轩冕著。《太康县志·卷五·艺文志上》，民国·杜鸿宾纂修，民国二十二年（1933）铅印本，8.

《蠢子医》

清，龙之章撰。之章，太康人，岁贡。《项城志》：之章，晚年丧子，诸孙幼小，家业衰微，恐贻谋不善，一世失业，资养何赖因。即平日历试有验者作为歌括以教诸孙，故名曰《蠢子医》。其论运气脉理病源，用药妙有独得，为古今人所未道，至用巴豆、马前、白砒各毒药，似为蹈险而确有奇效。《河南通志·艺文志·卷十五·子部·医家类》，民国间（1912—1949）铅印本，33.

第六节　鹿邑县

《外科保安要用方》

宋，张允蹈著。《外科保安要用方》五卷，宋，张允蹈撰。允蹈，真源人（河南鹿邑人），官至知兴化军。是书，《宋史·艺文志》著录，书录解题作《外科保安方》三卷。谓允蹈家藏方，龚参政茂良、刘太史夙为之序跋。《河南通志·艺文志·卷十五·子部·医家类》，民国间（1912—1949）铅印本，25.

《集医良方》

清，张信贤著。《集医良方》一卷，张信贤撰。信贤，有家训，已见前。是书，见《鹿邑县志》。《河南通志·艺文志·卷十五·子部·医家类》，民国间（1912—1949）铅印本，29.

清，张信贤，字赓俞，号简吾，年十四，补县学弟子员。性至孝，父丧，痛苦不食者累日，母强之，为啜一粥蔬，素终三年。读书郡城文正书院，郡守郑三俊深赏鉴之，目为宋庄、敏轩、介肃一流人。年四十七始贡于乡。性好施，戚族时赡给之，更为宗人置祭田，以奉祭祀。崇祯八年（1635）正月，贼众数万，猝至攻城，信贤守南门，散家财，敢死士杀贼数十人，城得以全。时海内变乱，贤年六十余，奋然以身许国。十三年春，复入都，将陈时政得失。有旧交御史魏某者，导以贿可得美官矣。贤叹曰：吾读书二十年，乃以贿进耶。遂拂衣归，会岁祲，出所积廪，食饥者，所存活着千百人。晚年，不得志，以诗文自娱。卒，祀乡贤（许志引吕志）。《鹿邑县志·卷十四上·人物一》，清·于沧澜，马家彦修，清光绪二十二年（1896）刻本，20-21.

张信贤《家训》一卷、《诗文集》二卷、《集医良方》一卷，藏于家。《古文选》若干卷。许志艺文不载，而人物传详其目，内惟《古文选》已镂版行世，他稿皆不传。《鹿邑县志·卷十上·艺文志》，清·于沧澜，马家彦修，清光绪二十二年（1896）刻本，6.

《医诀》

清，王祕中著。王祕中，《蚓穷吟》二卷、《医诀》四卷。秘中，监生，工诗，旁通医术，活人甚众，二书均未见。《鹿邑县志·卷十上·艺文志》，清·于沧澜，马家彦修，清光绪二十二年（1896）刻本，16.

《脉经直指》

清，牛同豹著。牛同豹，字平阳，岁贡生。父儒，监生，豪宕雄辩论，夜梦布衣峨冠伟丈夫到门，寤而同豹生。幼颖悟，读书日三万言，为文敏妙，援笔立就，年十二应童子试。邑令大奇之，许为李安溪一流人。入邑庠后，从柘宿儒田汪波游。制艺法，归震川，痛惩浮艳，岁试文，为学者所欣赏，谓可作注疏观，置高等。食廪饩，性至孝，以亲老多疾，究心于医。两遭亲丧，哀毁骨立，丧葬尽礼。自是虽隆冬沍寒，不藉草，不衣棉，见者谓有朱百年之风焉。乾隆二十二年（1757），选训导，以目疾辞不赴。知县颜懋伦修邑志，延主纂，羔雁三至终不就，年七十五卒。同豹学有本原，穷天人性命之奥，而躬行归于实践。与人交，惟以崇正学，黜异端相切劘，见衣冠不正及跛倚放弛者，率正言规之，不听则去之。若浣居附西郭时入城，市人以得见为幸而轻薄子惮焉。制方药奇效，求者趾相错，称量不厌。著有《古文辞》若干卷，身后散佚，仅存十数篇及《脉经直指》一册而已。《鹿邑县志·卷十四中·人物二》，清·于沧澜，马家彦修，清光绪二十二年（1896）刻本，7-8.

清，牛同豹撰。字平阳，鹿邑县人，乾隆时岁贡，选训导以目疾辞。《河南通志·艺文志·卷十五·子部·医家类》，民国间（1912—1949）铅印本，31.

《万方集成》《群方荟萃》《本草辑要》

清，张磻玉著。张磻玉，《万方集成》十卷、《群方荟萃》二卷、《本草辑要》四卷。《鹿邑县志·卷十上·艺文志》，清·于沧澜，马家彦修，清光绪二十二年（1896）刻本，16.

《外科集成》

清，张阶平著。张阶平，《外科集成》三十六卷。《鹿邑县志·卷十上·艺文志》，清·于沧澜，马家彦修，清光绪二十二年（1896）刻本，16.

第七节　淮阳县

《殷荆州要方》

晋，殷仲堪著。东晋时，邑人名医殷仲堪，著《殷荆州要方》，流传至今。《淮阳县志》，邵士杰，王守德主编，河南人民出版社，1991年12月，795.

《殷荆州要方》一卷，晋，殷仲堪撰。殷仲堪有《毛诗杂义》，已见前。《晋书本传》：仲堪父病积年，衣不解带，躬学医术，究其精妙，又善取人情，病者自为诊脉分药。《隋书经籍志注》梁有《殷荆州要方》一卷，殷仲堪撰，《唐》《宋志》均为著录。《河南通志·艺文志·卷十五·子部·医家类》，民国间（1912—1949）铅印本，20.

《周有同契解》

宋，陈显微著。《周有同契解》三卷，陈显微撰。显微，字宗道，淮阳人，临安佑圣观道士，是书前有自序，书中次第悉依彭晓之，周易参同契通真义卷，宋亦附有鼎器歌。惟分上中下三篇，而不分章，移象彼仲冬节以下七十字，于太阳流球节之下为略有变动。《四库书目提要》谓诠释详明，在参同契诸注之中，犹为善本云。《河南通志·艺文志·卷十五·子部·天文算法类》，民国间（1912—1949）铅印本，49.

《类本草单方》

宋，王俣著。《类本草单方》三十五卷，王俣撰。俣，字硕父，河南人，官至工部侍郎。《宋史·艺文志》王俣编类《本草单方》三十五卷，书录解题无"编类"二字，谓取本草诸药条下所载单方以门类编之，凡四千二百有六方。《河南通志·卷十五·子部·医家类》，民国间（1912—1949）稿本，25.

宋，王俣撰。俣，字硕父，河南人，官至工部侍郎。《宋史·艺文志》：王俣编《类本草单方》三十五卷，书录解题无"编类"二字，谓取本草诸药条下所载单方，以门类编之，凡四千二百有六方。《河南通志·艺文志·卷十五·子部·医家类》，民国间（1912—1949）铅印本，25.

《妇科指南》

清，《妇科指南》，刘德成著。《淮阳县志》，邵士杰，王守德主编，河南人民出版社，1991年12月，800.

《验方八阵》

清，刘德成著。刘德成，字培新，清监生，六世业医。父广育，兄德峰，俱上舍。孝友慈善，家风不替。德峰膺本村寨长，施资财，息争讼尤多。太邑贡生李树德，廪生，孟嵘为文表其墓。德成广集方书，按症施药，活人无算，家藏《验方八阵》，拟梓未果，卒。《淮阳县志·卷六·人物方技传》，民国·甄纪印纂修，民国二十三年（1934）刻本，87.

《验方八阵》八卷，刘德成。《淮阳县志·卷八·艺文志著述》，民国·甄纪印纂修，民国二十三年（1934）刻本，2.

《眼科详解》《医学入门》《妇科指南》

清，刘书珍、刘书珩著。《淮阳县志·卷十三·人物上方技》，民国·严绪钧修，民国五年（1916）刻本，8-9.

刘书珍、刘书珩，（刘德成）子二，长书珍，次书珩，均能济美珍，尤称神技，著有《妇科指南》《眼科详解》《医学入门》各种，未梓。每医险症多奇效，郡守邹额曰：堂构争辉。鹿邑舍人梁锡康额曰：恩同再造。项城直州牧袁世承额曰：青云望重。邑孝廉李树培、副榜赵立善、孝廉赵立言，皆有额赠。《淮阳县志·卷六·人物方技传》，民国·甄纪印纂修，民国二十三年（1934）刻本，87.

《疮症辨》《瘟疫条辨》

清，《疮症辨》《瘟疫条辨》，张乃来著。《淮阳县志》，邵士杰，王守德主编，河南人民出版社，1991 年 12 月，800.

清，张乃来，字敏修，精岐黄，尤善外科，所著有《疮症辨》《瘟疫条辨》，藏于家。《淮阳县志·卷六·人物方技传》，民国·甄纪印纂修，民国二十三年（1934）刻本，87.

《四言秘诀》

清，黄清湛著。《淮阳县志》，邵士杰，王守德主编，河南人民出版社，1991 年 12 月，800.

清，黄清湛，字蕴智，博览医书，悉心研究，与人诊治，应手取效，所著有《四言秘诀》。《淮阳县志·卷六·人物方技传》，民国·甄纪印纂修，民国二十三年（1934）刻本，87.

《郑氏妇科》

清，郑嘉祥著。《淮阳县志》，邵士杰，王守德主编，河南人民出版社，1991 年 12 月，800.

清，郑嘉祥，字瑞锺，精岐黄，于妇科独具心得，全活甚多，著有《郑氏妇科》藏稿于家，未及梓。子茂锡、孙文轩，世守其业。《淮阳县志·卷十三·人物上方技》，民国·严绪钧修，民国五年（1916）刻本，6.

《脉经精意》

清，孙宪著。《淮阳县志》，邵士杰、王守德主编，河南人民出版社，1991 年 12 月，800.

《医论》

清，雷继祖著。《淮阳县志》，邵士杰、王守德主编，河南人民出版社，1991 年 12 月，800.

清，雷继祖，字书斋，由廪贡捐州同己，旌孝子，顾宗长，孙贤良，方正方连，长子性孝友，工诗文，好施与，尤精岐黄，尝著《医论》行于世。《淮阳县志·卷六，人物方技传》，民国·甄纪印纂修，民国二十三年（1934）刻本，86.

《医门简要》

清，王来同著。《淮阳县志》，邵士杰、王守德主编，河南人民出版社，1991 年 12 月，800.

清，王来同，字会如，幼多病，因业医卧床览书，脉理精通，集有《医门简要》。门人抄诵，四方拯济无算，年八十犹昼夜不倦。子国辅库主。《淮阳县志·卷六·人物方技传》，民国·甄纪印纂修，民国二十三年（1934）刻本，86.

《眼科家传》

清，喻性真著。喻性真，字本善，精眼科，能退经年云翳，光明如初，著有《眼科家传》。贫邻赫连虎诚孝，无立锥地，与宅一区，田三亩，以成其志，又设义塾，至今犹颂之。《淮阳县志·卷六·人物方技传》，民国·甄纪印纂修，民国二十三年（1934）刻本，86.

《七十二病论》

清，傅振苍著……均有精辟见解，多传于世。《淮阳县志》，邵士杰，王守德主编，河南人民出版社，1991年12月，800.

清，傅振苍，字闻远，于学兼习武略，中嘉庆丁卯武举。潜心医书，能窥其奥，疗病不执成法，历著奇效。周滨任大顺病剧，延治立痊，大顺酬白金二百两。不受，曰：是岂假医求富耶？著《七十二病论》，今佚。《淮阳县志·卷六·人物方技传》，民国·甄纪印纂修，民国二十三年（1934）刻本，86.

《脉经精益》

清，孙鹤鸣（孙宪曾）著……均有精辟见解，多传于世。《淮阳县志》，邵士杰，王守德主编，河南人民出版社，1991年12月，800.

清，孙鹤鸣，字延选，善医术。张春芳母瘫，卧十二年，服药数月渐能行。林宏儒女王茂林兄症皆险，应手辄效，其他所济甚多。晚年与其徒庠生孙宪曾，集撰《脉经精益》，稿甫脱而卒。《淮阳县志·卷十三·人物上方技》，民国·严绪钧修，民国五年（1916）刻本，6；《淮阳县志·卷六·人物方技传》，民国·甄纪印纂修，民国二十三年（1934）刻本，86.

《疡医求真》

（清，丁九皋著）。丁九皋，字鸣洲，内、外两科名医，著有《疡医求真》四篇，道光间毁于兵燹，论者惜之。《淮阳县志·卷六·人物方技传》，民国·甄纪印纂修，民国二十三年（1934）刻本，87.

《周易注解》

清，王加聘著。《周易注解》，王加聘。《淮阳县志·卷八·艺文志著述》，民国·甄纪印纂修，民国二十三年（1934）刻本，1.

《三世良方》

清，王天爵著。《三世良方》，王天爵。《淮阳县志·卷八·艺文志著述》，民国·

甄纪印纂修，民国二十三年（1934）刻本，2.

清，王天爵，字元良，读书目数行下，年十六游庠，旋食饩。事母以孝闻，选洧川学博，倡立义学，鬻产为诸生膏火。值匪徒张仁滋事，设策弥平，大宪才之，欲擢知县，以母老辞。俄有怪状如人形，沿街呼啸，天爵祭以文，怪随绝。有诸生争产讼于庭，反复理谕，生感泣。晚年告归，有著作见《艺文志》。今子孙书香不绝。《淮阳县志·卷之十三·人物仕迹》，民国·严绪钧修，民国五年（1916）刻本，

清，《三世良方》，王天爵撰。天爵有《析疑录》，已见前，是书见《中州艺文录》。《河南通志·卷十五·子部·医家类》，民国间（1912—1949）稿本，31.

《方壶诗草》

清，李樽著。《方壶诗草》，李樽。《淮阳县志·卷八·艺文志著述》，民国·甄纪印纂修，民国二十三年（1934）刻本，2.

《易经启蒙》五卷

清，曹欣然著。《易经启蒙》五卷，曹欣然。《淮阳县志·卷八·艺文志著述》，民国·甄纪印纂修，民国二十三年（1934）刻本，2.

《蟯丸集》

清，祁庭仪著。祁庭仪。《淮阳县志·卷八·艺文志著述》，民国·甄纪印纂修，民国二十三年（1934）刻本，1.

《神农本草经》

神农氏都陈，"尝百草，一日而遇七十毒"，用中医药疗民疾，后有《神农本草经》传世，为我国较早的医药学文献。《淮阳县志》，邵士杰、王守德主编，河南人民出版社，1991年12月，795.

《医论》

清，《医论》，雷继祖撰。继祖，字聿齐，淮宁县人，廪贡生。《河南通志·艺文志·卷十五·子部·医家类》，民国间（1912—1949）铅印本，31.

《四诊备要》

民国，孙宪曾著。皆被珍传。《淮阳县志》，邵士杰、王守德主编，河南人民出版社，1991年12月，800.

《四诊备要》，孙宪曾。《淮阳县志·卷八·艺文志著述》，民国·甄纪印纂修，民国二十三年（1934）刻本，2.

《罗氏秘集》

民国，罗品山著。皆被珍传。《淮阳县志》，邵士杰、王守德主编，河南人民出版社，1991年12月，800.

《妇科摘要》

民国，罗品山著。皆被珍传。《淮阳县志》，邵士杰、王守德主编，河南人民出版社，1991年12月，800.

第八节　沈丘县

《医学集要》

清，刘璞著。《医学集要》六卷，刘璞撰。璞，字石友，沈丘县人，岁贡生。《河南通志·艺文志·卷十五·子部·医家类》，民国间（1912—1949）铅印本，32.

清，刘璞，字石友，号尔琢。明乡贤方伯公汉儒曾孙，天资高亮，学行纯粹，贡于成均，不乐仕进，少孤，足不履市，闭门谢客，图书数卷而已。事孀母以孝闻，母病昼夜伏榻，衣不解带者百余日，吁天愿以身代，病良已。抚其幼弟成立，心力俱殚。当前明之季流氛猖炽，所在摧陷，城邑百姓涂炭，璞椎牛飨士日夕守陴城以全，邑人。至今德之，性好施予，每腊底及二麦前，辄发粟减价贱售。遇贫乏者与之，不取其值，亦不问其姓氏，岁以为常。家开义塾，延名师督课，里中子弟咸令就学，所成就不可数计。精于医理，有求诊视者，无论雨雪，必诣其家，贫者即裹药与之，所著有《医学集要》六卷行于世。殁之日，远近莫不哀戚。康熙五十一年合邑公举。《沈丘县志·卷之十·乡贤志乡贤列传》，清·何源洙，冯澎撰修，清乾隆十一年（1746）刻本。159.

《伤寒痘疹》

清，李鼎玉著。李鼎玉，字水樵，学正焕之弟也。痛父孕嘉殉难潜山，扶柩还家，艰苦备尝，奋志读书，入承母训，出聆兄诲，连缀巍科，成名进士，以中书升监察御史。居谏院时，失公失慎，凡有关于国计民生者，无不痛切言之，置身家于度外。出为山东济南府提刑，一尘不染，至今有李青天之称。尝慨然曰，不得为良相，犹愿为良医。因而留心岐黄，全活不可胜计，著有《伤寒痘疹》诸书，缮刻成集。康熙四十六年（1707）合邑公举。抚院注。《沈丘县志·卷之十·乡贤志乡贤列传》，清·何源洙，冯澎撰修，清乾隆十一年（1746）刻本，158-159.

第十七章 驻马店

第一节 西平县

《除病集诗草》

宋，张良璹著。张良璹，字昆岩，号式渠，西平洪村保人，国子监学生，性潇洒，工诗，尤多义举，著有《除病集诗草》一卷。《西平县志·卷二十四·文献人物》，民国·陈铭鉴纂，李毓藻修，民国二十三年（1934）刻本影印本，12.

《问心堂诗草》《瘟疫条辨》

清，韩画著。韩画，字甄吾，西平云庄保出山寨人，诸生唐昌黎伯三十六世孙。少孤，事母至孝，母温氏寿九十。创建祖祠，置祭田，赡贫族，积谷备荒，筑寨堡，卫乡里，避难者多倚庇而居。精医，为人诊疗不受酬，尝就文城书院添筑考棚百余，并捐金募振山西旱灾及山东水灾，叠蒙部嘉奖。晚年以子仕皖迎养，数游淮南名胜各地，年七十，卒于家，著《问心堂诗草》《瘟疫条辨》等书，子允西。《西平县志·卷二十五·文献人物》，民国·陈铭鉴纂，李毓藻修，民国二十三年（1934）刻本影印本，9-10.

《瘟疫明辨》

清，牛灿辰著。牛灿辰，字子英，西平抚治保孔牛庄人，性颖悟，少习举子业，旋弃去，专心学医，博览方书。光绪初叶，时疫大作，踵门乞诊者日恒百数十人，皆著手立愈。寻应汝南毓生堂聘悬壶二龙里二十余载，客有延其诊病者，无炎暑酷寒，应声而至，诊讫，书方举即去，无片刻留阻之。则曰：恐有患者盼我归也。简率鲜耆好，生平为人疗疾，绝不受酬金，一时贤士大夫咸钦重之，著有《瘟疫明辨》一书。子三，国瑞，廪生；国栋、国藩，诸生。《西平县志·卷二十七·文献志人物》，民国·陈铭鉴纂，李毓藻修，民国二十三年（1934）刻本影印本，899.

《瘟疫论心得录》

清，于省三《瘟疫论心得录》一册。《西平县志·卷十五·文献志艺文》，民国·

陈铭鉴纂，李毓藻修，民国二十三年（1934）刻本影印本，444.

于省三，字绍会，性高洁。病者具车迓，省三辄乘之，先诣贫家，次及富者。咸丰间，疫大作，医活极众。曾在出山寨及遂平大槐树镇设肆售药，遇贫无力者，赏之。其后积债券数千金，悉投之火，时人称其长者。孙硕彦，优廪生。《西平县志·卷二十七·文献志人物篇六列传六十》，民国·陈铭鉴纂，李毓藻修，民国二十三年（1934）刻本影印本，900.

《医学备考》《妇科捷要》

清，李培源撰《医学备考》《妇科捷要》共二种。《西平县志·卷十五·文献志艺文》，民国·陈铭鉴纂，李毓藻修，民国二十三年（1934）刻本影印本，444.

《本草解药》《妇科铁镜》

清，陈本虞撰《本草解药》《妇科铁镜》共二种。本虞，诸生。《西平县志·卷十五·文献志艺文》，民国·陈铭鉴纂，李毓藻修，民国二十三年（1934）刻本影印本，444.

《方脉摘验》《胎产指南》

清，张国瑄撰《方脉摘验》《胎产指南》共二种。《西平县志·卷十五·文献志艺文》，民国·陈铭鉴纂，李毓藻修，民国二十三年（1934）刻本影印本，444.

《瘟症要诀》

清，彭德周撰《瘟症要诀》。《西平县志·卷十五·文献志艺文》，民国·陈铭鉴纂，李毓藻修，民国二十三年（1934）刻本影印本，444.

《瘟症秘诀》

清，张凤阁撰《瘟症秘诀》。凤阁，为道咸丰间儒医。《西平县志·卷十五·文献志艺文》，民国·陈铭鉴纂，李毓藻修，民国二十三年（1934）刻本影印本，444.

《痘疹要论》

清，蔡临溪撰《痘疹要论》，一卷。临溪，为嘉庆间名医，子孙世习其业。《西平县志·卷十五·文献志艺文》，民国·陈铭鉴纂，李毓藻修，民国二十三年（1934）刻本影印本，444.

《妇科摘要》

清，袁应海撰《妇科摘要》共十三篇。应海，父名儒林，亦通医。《西平县志·

卷十五·文献志艺文》，民国·陈铭鉴纂，李毓藻修，民国二十三年（1934）刻本影印本，444.

《瘟症新编》

清，郭凌云撰《瘟症新编》。凌云，字仙槎，诸生。《西平县志·卷十五·文献志艺文》，民国·陈铭鉴纂，李毓藻修，民国二十三年（1934）刻本影印本，444.

《妇科备要》《男女科经验良方》

清，于嘉善撰。《妇科备要》二十一卷、《男女科经验良方》十七卷。《西平县志·卷十五·文献志艺文》，民国·陈铭鉴纂，李毓藻修，民国二十三年（1934）刻本影印本，444.

《妇科产症心得录》《医治小儿惊风捷要》《男女险症治疗新编》

民国，于兰台撰《妇科产症心得录》二十卷、《医治小儿惊风捷要》十五卷、《男女险症治疗新编》十四卷。《西平县志·卷十五·文献志艺文》，民国·陈铭鉴纂，李毓藻修，民国二十三年（1934）刻本影印本，445.

《除病集诗草》

清，张良璬撰《除病集诗草》一卷。《西平县志·卷十五·文献志·艺文篇艺文》，民国·陈铭鉴纂，李毓藻修，民国二十三年（1934）刻本影印本，442.

第二节　上蔡县

《验方集锦》《医心镜》《笔花医镜》

民国，雍家乐著。雍家乐（1897—1943）字治安，号玉珊，祖籍杞县，清末随父迁居上蔡城内北街。家乐幼时随父学医，15岁读完《药性赋》《经穴赋》《脉经》等中医基础理论书籍。后来，到北京拜清末太医院太医张松亭为师，学习了针灸、推拿、急救、刀伤等外科医术。1922年回县，在北街开设药店"人和堂"。1929年自办中医讲习班，收学徒十余名，由于他的精心传授，这些学徒都受益匪浅，其中如齐海的邢之勉，黄埔的徐则凯，西洪的傅水长，赵怀壁等人，均成为当地名医。

雍家乐一生不吸烟，不喝酒，出诊不坐车。对贫苦人患病者除精心治疗外，对药费有赊、有减、有免，救死扶伤的医德，城乡有口皆碑。他在行医中，重医德，轻金钱。一生中无置买田产，无积蓄，逝世时仍家贫如洗，他的医学著述有《验方集锦》

《医心镜》《笔花医镜》。1943 年病故，享年 46 岁。《上蔡县志》，上蔡县地方史志编纂委员会编，生活·读书·新知三联书店出版，1995 年 6 月，665.

《药寮丛稿》《四六谈摩》

宋，谢伋撰。谢伋，宋代上蔡人，良佐从孙，字景思，官太常少卿。撰《药寮丛稿》二十卷、《四六谈摩》一卷。《上蔡县志》，上蔡县地方史志编纂委员会编，生活·读书·新知三联书店出版，1995 年 6 月，679.

第三节　汝南县

《玉衡隐书》

陈，周弘让撰。《玉衡隐书》七十卷，陈，周弘让（河南汝南人）撰。弘让有《续高士传》，已见前。《隋志·子部·医方类》列，是书，于炼化杂术，及太清诸丹集要之间，想为神仙服食医药之书，唐宋志均未载盖，佚已久。《河南通志·艺文志·卷十五·子部·医家类》，民国间（1912—1949）铅印本，21.

《十八剂加减》

明，房文实著。房文实，字德充，世称春田先生。疗太守马公有奇验，紫毂柴车塞门巷，时执友绋步西郊，闻婆人泣，问之，曰：主染疫垂绝。文实诊，谓：不死，一剂可愈。文实郡弟子员数闱不中，读先世书深诣妙应如此。四世祖景敏、景敳与同郡石吴，并称国手，名勤公卿间，文实著《十八剂加减》《春田一览》。孙焕，诸生，世其术，名重一时。《汝阳县志·卷之九下·人物方技》，清·邱天英撰，清康熙二十九年（1690）刊本影印本，823.

《伤寒论》《瘟疫论》《经验良方》

清，何金熔著。何金熔，字剑光，童年入库，旋补增生，性恬淡，潜心于医书，又研究射伏、占验之学，有心得。某岁麦后久不雨，忽一日催佃户急种豆，佃人虑徒弃种。怒曰：只管种，种坏余自赔。及佃将种完，而雨作矣。月余不晴，邻豆皆未种。惟其豆收倍蓰焉，他奇亦多有之。咸同间，以术数名高，为人所忌，托疾居城，以医济世。著有《伤寒论》《瘟疫论》《经验良方》，府守廖甡为之刻板发行。堂侄其祥，亦以好学称，不求仕进。《重修汝南县志·卷十六·人物志上》，民国·陈伯嘉，李成均等纂修，民国二十七年（1938）石印本影印，978.

《妇科经验良方》

清，傅秉甫著。秉甫，汝阳县咸同时人。《中州·艺文录》按：是书秉甫撰，周行恭增订。行恭序谓：秉甫原书，大半残缺，乃校补以成完轶，并订凡例四则。《河南通志·卷十五·子部·医家类》，民国间（1912—1949）铅印本，35.

第四节　正阳县

《养生治生救时合论》

《养生治生救时合论》，王道立著。《重修正阳县志·卷六·艺文志著作书目》，民国·魏松声等纂，民国二十五年（1936）铅印本，639.

《养生治生救时合论》《道法简宗》《杂诗遗稿》《地理辨讹衷正》，王道立著。《重修正阳县志·卷六·艺文志著作书目》，民国·魏松声等纂，民国二十五年（1936）铅印本，3.

王道立，字卓如，间河店（今正阳县吕河乡）优廪生，直隶法政学校毕业。《重修正阳县志·卷三·选举毕业》，民国·魏松声等纂，民国二十五年（1936）铅印本，33.

《伤寒三疫论》

清，李学正著。《重修正阳县志·卷六·艺文志著作书目》，民国·魏松声等纂，民国二十五年（1936）铅印本，639.

清，李学政，岁贡生，候选儒学训导，精医术，救济极多。汝南人士作文赞曰：业精岐黄，国医高手。济世活人，汝南罕有。水生珍珠，石蕴琼玖。先生之风，奕世不朽。著有《伤寒三疫论》《松园癖论》《醒迷传》数种，付梓行世。《重修正阳县志·卷四·人物志方技》，民国·魏松声等纂，民国二十五年（1936）铅印本，497.

《松源癖论》

清，李学正著。《重修正阳县志·卷六·艺文志著作书目》，民国·魏松声等纂，民国二十五年（1936）铅印本，639.

《醒迷传记》

清，李学正著。《重修正阳县志·卷六·艺文志著作书目》，民国·魏松声等纂，民国二十五年（1936）铅印本，639.

《喉科摘要》

《喉科摘要》十二卷，张淑仪著。《重修正阳县志·卷六·艺文志著作书目》，民国·魏松声等纂，民国二十五年（1936）铅印本，639.

清，张淑仪，岳城店人。侄光照，孙志刚，三世精喉科，施药饵，活人无算，著有《咽喉摘要》十二卷。子孙世继其业。《重修正阳县志·卷四·人物志方技》，民国·魏松声等纂，民国二十五年（1936）铅印本，496.

《医学集成》

《医学集成》二十四卷，于保仁著。《重修正阳县志·卷六·艺文志著作书目》，民国·魏松声等纂，民国二十五年（1936）铅印本，639.

清，于保仁，岳城店人，精医术，病虽垂危，一诊即效，远近争聘，日不暇给，著有《医学集成》二十四卷行世。《重修正阳县志·卷四·人物志方技》，民国·魏松声等纂，民国二十五年（1936）铅印本，496.

《方论》

明，刘清曲著。刘清曲，明时人，世居土扶桥，故富家子，少游惰，其父恶之，遂逐焉。既而悔过，独号泣于大树下，遇异人，授以《素问》《灵枢》，遂能剖析其秘，为神医，著有《方论》若干卷行世。《正阳县志·卷五·方技》，清·嘉庆元年（1796）刻本，17.

《九十二种病机赋》

张崇阿编写。张崇阿（1883—1966），字子访，岳城人。早年受业于本县喉科名医张光照门下，经多年临床实践，对喉科医术有新的探索。他认为：泥古而不通今者，迂儒也；守常而不济变者，庸医也。无论对急性病或慢性病，都要从寻病源开始，根据"三因""四诊"全面进行诊察。因此，他在师光照"割、烙、刺"技法基础上，创新临床"理、法、方、药"一套综合治疗方法。晚年兼及中医内科、妇科、儿科。他临床经验丰富，医疗成绩卓著，方圆百里享有盛名。新中国建立后，曾任人民医院中医师，县中医学会主任，县一至四届人大代表，1964 年被省卫生厅批准备案为全省 99 名老中医之一。他一生行医 50 年，治疗病人达数万计，家珍藏有他晚年编写的《九十二种病机赋》遗稿。《正阳县志》，正阳县地方志编纂委员会编，方志出版社，1996 年 12 月，586.

《阮氏家藏医解》

清，阮泰埕著。阮泰埕，字昆山，清太学生，城南街人，性刚介，素履端方，待人接物，惟掬以诚，尤笃孝友。每侍亲疾，衣不解带，汤药亲尝，恭兄友弟，怡怡如也。幼读儒书，年十四患失血症，转业医，精其术，应诊视，无问暑寒，不辞劳瘁。值大疫盛夏，必备应时药，济困穷，施诊四十余年，活人无算，著有《阮氏家藏医解》二册。民国十一年（1922）二十日夜，悍匪陷城，埕方巡逻抵御，被执，骂贼不屈，遂遇害，时年六十八岁。邑绅袁乃宽等请褒奖，大总统颁给匾额，文曰：孝义可风。又褒词一轴，文载艺文志。生子三，有读书服官者。《重修正阳县志·卷四·人物志》，民国·魏松声等纂，民国二十五年（1936）铅印本，461.

《胡氏医书》

清，胡恭安著。胡恭安，原名献琛，字子淮，学名国昌，范庄店优增生。性仁孝，幼嗜学，年十五以善书能文著，同叔道尊肄业大梁、汝南各书院。甫弱冠，郡试第一人泮，益致力于圣贤道义。古文风格，名噪一时。中以家计，就教读，善诱循循，学者多宗之。入民国，历膺县学校教员、参事会员、浙江炮兵营书记、河南陆军第五旅军医各职，心精力果，所至有声。晚年入道德学社，尊师重道，笃行劝度，日孳孳于救正人心，挽回劫运。著有《论语节解》《大学解》及医书各种。一生诚厚谦和，久敬善交，人爱敬之，不容己，寿六十三终。《重修正阳县志·卷四·人物志》，民国·魏松声等纂，民国二十五年（1936）铅印本，464.

第五节　泌阳县

《针灸捷径》

清，程人坊著。人坊，泌阳县人，嘉庆间，以医名。《河南通志·艺文志·卷十五·子部·医家类》，民国间（1912—1949）铅印本，34.

清，程人坊，昆阳保人。嘉庆年间，以医名于乡，所治疾多应手取效，成药所不能及者，按《灵枢》法刺之辄愈。所著有《针灸捷径》二卷，藏于家。《泌阳县志·卷之八·人物艺术》，清·倪明进修，栗郢纂，清道光四年（1824）刊本影印，560.

《伤寒捷要》

清，谭震东撰。震东，泌阳县人，诸生，善医术。《河南通志·艺文志·卷十五·子部·医家类》，民国间（1912—1949）铅印本，34.

清痒生谭震东，高邑保人，善医术，尤精于《太素》脉法，决生死多应。嘉庆癸酉间，疫疠大行，所全活人无数，贫无资者，施药予之，乡邻均感其德，著有《伤寒捷要》一书。子监生，太学，藏之于家。《泌阳县志·卷之八·人物艺术》，清·倪明进修，栗郢纂，清道光四年（1824）刊本影印，560.

《本草互用参考》《集验奇方》

明，王鼎新著。王鼎新，万历年间人，为邑诸生，居凤凰山之南山谷中，精奇门遁甲术。明末，土寇蜂起，有萧瞎子者，蟠踞铜山，因其名聘之，王力拒不赴。寇怒，率群党至，欲得而甘心焉，时贼从东来，王以术推之，当东出，东出与贼遇。路旁有丛苇数亩，趋避之，坠眢井中，贼遍搜不获，且曰：已见人其中，而寻觅无迹，素称王半仙，岂果神仙乎？遂舍去。王又善医，著有《本草互用参考》《集验奇方》。《泌阳县志·卷之八·人物艺术》，清·倪明进修，栗郢纂，清道光四年（1824）刊本影印，559.

《诊断摘要》

孙远功撰。孙远功（1885—1975），名继勋，字远功，以字行世。原籍泌阳县牛蹄西孙老庄，1951 年修板桥水库时迁至沙河店街。孙远功幼年读儒书，清光绪三十年（1904）考入北京御学院，光绪三十三年（1907）毕业返里教小学，他精诗词，善文章，喜交游，重视教育，竭力培养胞弟孙继忠求学上进，

民国十二年（1923），樊钟秀（外号樊老二）追随孙中山，成立建国豫军。远攻见军阀战祸蔓延，生灵涂炭，国事日非，遂于民国十五年（1926）招集 5000 人编入建国豫军第四师，先任团长、旅长，后任师长等职。第二年 3 月，建国豫军同冯玉祥部对击失败，孙远功认识到缺乏严格训练之师，欲救国，安民则是妄动之举，故向总部辞去师长职，返乡随父学医。他先后攻读《内经》《难经》《伤寒杂病论》《千金翼方》等名著，并对"金元四大家"与叶天士、陈修园等名医之著一一涉猎。初在牛蹄街义务行医，后到沙河店"恒远堂"药铺坐堂行医。在半个多世纪的行医生涯中，他诊断准确，用药适当，为四方百姓治好很多疑难病症，在泌阳、遂平、确山、桐柏等县享有盛誉。长期的临床实践，他积累了丰富的经验，晚年撰写了《诊断摘要》一册，但未及整理付印，于 1975 年大水灾中被冲失，现仅存《治疗血崩病之点滴体会》《对治疗呕吐反胃症之一点体会》两篇短文。《泌阳县志》，泌阳县地方志编纂委员会编，中州古籍出版社，1984 年 10 月，712-713.

《新编药性白话问答》《新编药性歌》

郜子和编。郜子和（1885—1983），泌旧县杨家集乡后（燕张）洼村人，生于中医世家，其父郜成周，行医 60 余年，有丰富的医疗经验。郜子和幼读儒书，稍长即随父学医，19 岁开始应诊。后因社会秩序混乱，随父迁居泌阳县城，自开药铺坐堂应诊。1954 年获中医师证书。1955 年后在卫协中医院、县中医院、县人民医院任职。

郜子和勤奋好学，阅读了大量医学经典著作，并善于用以指导临床实践。同时，

不断注意积累、总结经验，法古而不泥古，逐步明确了"四诊合参"的治疗原则，写有《濒湖脉诀的临床运用》心得。由于他刻苦钻研，医术水平提高很快，在五六十年代，已成为县内名医，求诊者络绎不绝，他精通内科，对妇科产后、儿科麻疹尤为擅长。在70余年行医生涯中，他挽救了很多垂危妇女和儿童。1965年他在《河南省中医学术资料汇编》上发表《中医对小儿麻疹治疗的经验》一文，深受赞誉。他虽在卫生界享有很高威望，但从不自满，总是根据时令变化，手头放着一些经典著作，以备查阅或工作间隙时品读，就在他因出诊跌伤而不得不卧床应诊的十多年间，床头仍摆放很多书籍，屋内经常传出他的读书声，堪称活到老、学到老的模范。

郜子和亦精通中药的道理，他根据不同产地、药性大不相同的情况，认真加以剖析。对《本草纲目》等中药书籍和中药加工炮制，真假鉴别都有一定研究，写有《新编药性白话问答》和《新编药性歌》。郜子和医德高尚，对病人无贫富贵贱之分，都以极端负责精神诊断。在诊治过程中，对别人所开处方，不妄加褒贬，能博采众方之长，达到扬长避短及早解除病人痛苦之目的。对一些不便行动的病人，随请随去，从不在病人家吃饭和外宿，不给病人增加任何麻烦，更不向病人索取物品，深受广大群众爱戴和尊敬。《泌阳县志》，泌阳县地方志编纂委员会编，中州古籍出版社，1984年10月，716.

第二部分

诗赋碑记

第一章　郑州市

第一节　郑　州

重修裴昌庙记

秋七月，有神降于莘。而神之说起卢敖入海求仙，而神之说盛然皆荒渺而不可训。故登猴山而乘凤，人而神也；披鹤氅而涉雪，神而人也。然必生有功德于民，死为神灵以福世，乃可立庙以祀之，所以报于无穷也。如吾郑有裴昌公庙，不知创自何年，相传其人固扁鹊者流，活人甚众，人咸感其德，故庙而祀之。兵火之后倾圮已甚，其余旁地半为不肖所攘窃，有近楼胡君等毅然起而任之，鸠工庀材，轮奂聿新，庶可以妥神灵而肃观瞻矣。不敢没其善，勒石以垂不朽云。《郑州志·卷之十·艺文志》，清·张钺修，清乾隆十三年（1748）刻本，62.

弓仁斋医书序

刘瑞璘（郡人）

南人有言曰：人而无恒，不可作巫医。古语云：有志之士，不为良相，必为良医。西人亦以研究医学为卫生，上不二法门。但医之中有良医即有庸医，良医者，绍先圣之心源，为民命之主宰，其培养元气，是犹良相之治国也。庸医者，究义理而未精，向市厘而售术，其贻害众生，是犹庸臣之误国也。呜乎！治国者寥寥寡俦，误国者滔滔皆是，此有志者所为痛心疾首耳。

光绪庚寅、辛卯，予馆苏家屯两载，课余之暇，与弓君仁斋名秦兴，往来接谈，讲求医理。弓君出所著《方脉合编》《眼科正谬》《幼科医案》示余，交求弁言于篇首。予爱而读之，觉条分缕析，言简意赅，不以脉理之深奥而晦目，不以证治之微茫而侈口，病立一案，案立一方，可以救世，可以传世，诚良相之典型，治国之模范也。非弓君之有恒，其孰能与于斯。丙辰秋，劝先生校而刊之，愿吾郑桑梓，家置一编，不为庸医所误，使斯人共登仁寿之域也，则幸甚矣。《郑县志·卷之十七·艺文志杂著》，民国·周秉彝等修，刘瑞璘等纂，民国二十年（1931）刻本，42-43.

第二节 巩 县

元菩提禅院住持钦公塔铭

正书延佑六年，今在县南六十二里凌沟菩提寺东廊内西壁上。石高二尺二寸，宽一尺八寸，二十五行字。《巩县志·卷十八·金石志》，民国·刘莲青，张仲友撰修，民国二十六年（1937）刻本，1615.

巩县菩提禅院开山住持真悟禅师钦公塔铭（并序）

宣授当代松大法王寺住持龙严野衲撰，敬授大王令旨，前本县都司讲经，论沙门白莲兰若松岩书。

实际理中本无生灭之名，幻空界内，遂有去来之相。至人应现触处，无心洞子真源弗存彰迹，爰有真悟禅师钦公者，郑圃密王氏子也。赋性仁贤，天资重厚，自志学之年，父母舍送本县法海寺出家……本分事外，尤精医术……。《巩县志·卷十八·金石志》，民国·刘莲青，张仲友撰修，民国二十六年（1937）刻本，1615.

轩辕氏东巡

五十七年秋七月，庚申凤凰至帝祭于洛水（《竹书纪年》，徐文靖笺云：一本作五十）。《水经注》：洛水又东北，流入于河谓之洛汭，黄帝东巡河过洛，修坛沈壁，受龙图于河，龟书于洛，赤文篆字。《巩县志·卷五·大事记》，民国·刘莲青，张仲友撰修，民国二十六年（1937）刻本，1.

病目引

王嵩生（邑人）

业从吉凶生，功则鬼神佐。向使非病目，如何肯静坐。静坐百日余，省出自己过。读书但上品，枉自推空磨。辜负古圣贤，廉顽与立懦。不生负意气，不受一毫挫。庸知今若此，理合千刀剁。甘心千刀剁，何事撇不过。苦海一回首，势如竹之破。于独密以慎，于行严以课。无忘坎之险，还凛离之错。汲汲毋欲速，循循毋敢惰。心在腔子里，身同天台卧。回首忆从前，真是舟无舵。耳目任其引，手足无所措。不管是与非，焉知福与祸。看来者一病，可欣更可贺。《巩县志·卷二十六·文徵志四》，民国·刘莲青，张仲友撰修，民国二十六年（1937）刻本，49-50.

神龟负图出河赋

（以"作瑞前王，始启文教"为韵）

裴度

茫茫积流，祚圣有作。动上天之密命，假灵龟以潜跃。盖欲以庆遥源，敷景铄。写物象之精秘，化人文之朴略。岂不以河之德兮灵长，龟之寿兮会昌。载徵符先呈於古帝，称大宝后遗于宁王。故将出也，感天地，动阴阳，浮九折之澄碧，散五色之荣光。然后蹈箭流而泳花浪，露元甲而明绣裳。初若沉圆璧而未没，稍似泛孤凫而欲翔。既而降芳莲，蹈清沚。五老游而共睹，列圣过而每喜。出朝日如耀其宝图，伏灵坛状陈其镂篆。布爻象之纠纷，蕴天地之终始。负谋谟之画，将化洪荒；当授受之时，岂思绿水。非臆对之可述，谅钩深而有致。所以出河宗，作天瑞。冯夷倚浪以相送，神鱼鼓舞而旋避。於戏！冥数窅然，自我而传。外骨明贲，中心善泉。将后天而思永，岂为贽而居前。至如鱼托素以达情，凤衔诏而展礼。未若祥开八卦，兆动四体。阐文教宁木铎之足侔，赞贞明与日月而同启。泊乎形貌既著，品物类分。荣万化之茫昧，合一气之细缊。谶用光於夏叶，繇每焕於羲文。此乃天理用彰，神道设教。故跃波而委质，殊以文而饰貌。触纶诚怪於文鳐，隐雾徒嗟乎元豹。此悠久也，可是则而是效。

按：赋题本纬书，而五老列圣等语，则用巩河洛坛故事，与永宁孟津图书异，故登之。《巩县志·卷之十九·艺文志下》，清·李述武纂修，清乾隆五十四年（1789）刻本，4-5.

黄帝河洛坛

《水经注》：黄帝东巡河，过洛修坛，沉璧爱龙图于河，龟书于洛，赤文篆字。尧帝又循坛河洛，择良议沉，荣光山河，休气四塞，白云起回，风逝赤文，□色广袤，九尺负理，罕上有列星之分，七政之度。帝王录记兴亡之数，以授之。又东沉书于日稷赤光起，元龟负书背甲赤文成字。遂禅于舜，舜又习尧，祀沉书于日稷赤光起，元龟负位（当作书），至于稷下荣光休至。黄龙卷甲舒图坛畔，赤文绿错以授舜，舜以禅禹殷汤。东观于洛，习礼尧坛，降璧三沉，荣光不起，黄鱼双跃，出济于坛，黑鸟以浴，随鱼亦上，化为黑玉，赤勒之书，黑龟赤文之题也。故春秋说题辞曰：河以通乾出天苞，洛以流巩吐地符，王者沉礼焉。《施府志》《水经注》记，河洛坛于洛汭，以为历代图书并出其地，在巩县洛水入处，则孟津所谓负图河，永宁所谓元沪洛书不得专有之矣。但道元杂引纬书侈言，符瑞儒者所不道，然谓图书并出于黄帝尧舜之世，则其说必有传也。《巩县志·卷之十五·古迹志》，清·李述武纂修，清乾隆五十四年（1789）刻本，23.

第三节　荥阳县

人体与动作俗语

头：低脑、脑袋、脑袋瓜儿。

额头：额老头儿。

眼屎：眵麻糊。

耳屎：耳刺。

脊背：脊梁、脊娘。

光身：赤麻肚儿、赤肚儿。

赤脚：赤麻脚。

胸膛：壳郎。

膝盖：不老盖儿。

仰卧：仲摆脚儿，仰摆叉。

侧卧：侧棱膀儿。

谈天：闲扯、喷空儿。

骂人：撅人。

不说话：不吭气儿。

讨厌：可烦、烦症儿、烦气。

喜欢：待见。

《荥阳市志》，程远荃、花金委主编，荥阳市志总编辑室编，新华出版社，1996年12月，881.

疾病俗语

有病：不得嘞、不得劲、不得法、不舒祖、不美气、倒食、槽顿（指小孩有病）。

泻肚：拉稀、冒肚。

感冒：风怕、风发。

疥疮：疙老。

驼背：锅腰儿、罗锅儿、青锅儿。

雀斑：杂面星儿、杂面额星儿、黑颌、星儿、蝇子屎。

痣：记。

《荥阳市志》，程远荃、花金委主编，荥阳市志总编辑室编，新华出版社，1996年12月，882.

养生谚语

吃药不忌嘴，跑断大夫腿。

贪吃贪睡，添病减岁。

宁吃鲜桃一口，不吃烂杏一筐。

一顿吃伤，十顿喝汤。

儿多累母，食多伤胃。

好汉怕病磨，好女怕孩多。

喝开水，吃熟菜，不拉肚子不受害。

常吃葱和蒜，疾病去一半。

冬吃萝卜夏吃姜，不劳医生开药方。

气大伤人，酒多伤身。

秤锤虽小压千斤，苍蝇虽小是病根。

不吸烟、不喝酒，病魔见了绕道走。

衣服早补补丁小，病小早治痛苦少。

害眼洗脚，强似吃药。

脑不怕用，身不怕动。

《荥阳市志》，程远荃、花金委主编，荥阳市志总编辑室编，新华出版社，1996年12月，888.

第四节　登封县

人体俗语

低脑：头。

呼谐门儿：囟门，"囟"。

脑脥后：头后部。

脑脥窝儿：头后与颈连接的凹陷处。

眵麻糊：眼屎。

颔水：口水。

牙花儿：牙上沾着的糊状物。

耳刺：耳内分泌物结成曲片状、块状东西。

胳老肢儿：肩与胳膊下的凹处。

肋巴扇儿：胸的两旁。

坷塄子：整个前胸部。

奶穗儿：乳房头儿。

肚不脐儿：脐。

冒肚：拉肚子。

背锅儿：驼背。

胳肘儿：胳膊弯曲时骨的突出部分。

《登封县志》，登封县地方志编纂委员会编，郭明志主编，河南人民出版社，1990 年 8 月，794.

饮食卫生谚语

太阳是个宝，常晒身体好。空气流通，病菌失踪。

贪吃贪睡，添病减岁，有病求医，不如无病预防。

吃药不忌嘴，医生跑断腿，少吃有滋味，多吃伤脾胃。

冬吃萝卜夏吃姜，不用医生开药方。

睡觉不蒙头，早晨郊外游，坐卧莫迎风，走路要挺胸。

热不马上脱衣，冷不马上穿棉。

宁肯锅中存放，不让肚子傻胀。

要想身体好，吃饭不过饱，饭后百步走，能活九十九。

饥不暴食，渴不狂饮，气大伤人，酒多伤身。

宁吃鲜挑一口，不吃烂杏一筐。

《登封县志》，登封县地方志编纂委员会编，郭明志主编，河南人民出版社，1990 年 8 月，806.

第五节　密　县

修道观问道碑记

邑令刘文饶

《南华真经》云：黄帝问广成子在崆峒山之上，故往见之。又云：黄帝将见大隗于具茨之山，至襄城之野，七圣皆迷，遇牧童子问途焉。按图考之，密县东南有大隗山，大隗山之西有具茨山，又南有襄城，遇牧马童子，其在斯乎。大隗东北有广成子隐居之地，大隗亦谓之崆峒，见广成子，其在斯乎。襄城西北有古废基，俗谓之雕崖观。盖遇牧马童子之处也，广城西有修德观，盖广成子之处也。而俗言唐季移雕崖观于此者，其言无据。郑古有熊之国，黄帝所都，其见广成子宜其往返不一。庄氏之云，随其所遇而言之，或谓黄帝都涿鹿，西至崆峒，而史迁谓其迁徙往来无常处，谓此也。然世之言庄子者，皆曰寓言。观此岂虚言哉。黄帝当神农氏衰，诸侯相侵，暴虐百姓。黄帝修德治兵，教熊罴貔貅驱虎，与炎帝战于阪泉，与蚩尤战于涿鹿，不顺者从而征之。扳山通道，未尝宁居，举风后力牧以为相，劳勤心力耳目，节用水火财物，然后万国和，虽云景云之应土德之瑞，其公于道亦已远矣。是以广成子于其问，欲养民人，以遂群生。乃告曰：自尔治天下，云气不待族，而雨草木不待黄，而落日本月之光，益以荒矣。翦翦者奚足以语至道，及其捐天下，筑特室，席白芽，闲居三月，问治身可以长久，然后蹷然称善，告以无劳女形，无摇女精，可以长生。我守其一，以处其和，故我独存。黄帝于是且战且学仙，迎日推策三百八十年，接万灵于明廷，采百山之铜，铸鼎荆山，鼎成而龙下，迎黄帝跨之仙登于天，从之升者七十余人。

呜乎！微广成子之问其殆矣乎。修德观在崇崖绝壁之上，前瞰大隗，东望广成，黄帝之迹，皎然在目，广成之言，历然在耳。苟即其至道而有得者修之，既修之，又修之，而不已德至同乎。初则广成之独存黄帝之仙登，将神遇而形接，然后知庄氏之言，岂皆寓言，而为夸诞者耶。观有道众七人，栖形崖谷，乐志林泉，修养之外，奉事上真，力勤意笃，玉皇三境，殿宇肃清，念问道之迹不彰人，徒以为雕崖之观移置于此。殊不知事迹不同，观亦异焉。由是慨然发愤，即其堂，立黄帝问道之像，绘遇牧马童子与升仙之像于其壁，使人知其所由。像成求余为记，余既为之辨，又告以黄帝见广成子问答之意，与黄帝所以登仙之道，使知庄子之言不虚，人皆可以长生云尔。《密县志·卷十八·艺文志》，民国·汪忠纂修，民国十三年（1924）铅印本，4-5.

劝人戒嗜酒

劝人戒嗜酒，嗜酒连禀性。
若能饮十杯，五杯不可更。
饮的过多了，必定坏品名。
步履不能端，衣冠不能正。
言语敢放狂，心胆更强硬。
伤害朋友情，违了父母令。
苏后亦含羞，遇场又行令。
徒为醉乡人，终落一身病。

《密县志》，密县地方史志编纂委员会编，中州古籍出版社，1992年6月，531.

劝人戒鸦片

劝人戒鸦片，鸦片非等闲。
初犹同儿戏，久则类迷顽。

同类时间诱，旁人暗消演。

知烟如酒瘾，屈卧似弓弯。

抛荒祖宗业，吸倒金银山。

昼夜明阳反，烧肠饮食散。

肉尽留枯骨，活容换死颜。

待看两肩耸，便入鬼门关。

《密县志》，密县地方史志编纂委员会编，中州古籍出版社，1992 年 6 月，532.

人体俗语

低脑儿：头。

低脑儿盖儿：头盖骨。

西门头儿：额。

脸股拽儿：腮帮。

脊娘：脊梁。

胡咙：咽喉。

不老盖儿：膝盖。

办巴脚：赤脚。

鼻窟窿儿：鼻孔。

眼眨毛：眼睫毛。

肝不脐儿：肚脐。

脚核桃儿：髁骨。

《密县志》，密县地方史志编纂委员会编，中州古籍出版社，1992 年 6 月，600.

疾病俗语

害病：生病。

冒肚：拉稀。

发老犍：疟疾。

扯呼噜：鼾声。

不中吃：不能吃。

弹挣：双脚乱蹬。

稀撒：哆嗦。

冻着：感冒。

《密县志》，密县地方史志编纂委员会编，中州古籍出版社，1992 年 6 月，601.

以法活人

（唐）邢和璞，《唐书·本传》：善筹心术。凡人心之所计布，筹而知之，卜居颖阳石堂而皇之山之洞，著《颖阳书》三篇，复能以法活人。有友人居白马坡下，和璞至死已逾日本，璞置尸于床，引其衾同卧，闭户良久，起具汤沐，须臾即活。又崔司马与璞善疾笃，闻社会总寐壁有穿穴声，窥之有微隙渐大，见一人紫衣大冠，坐车中，导从甚多，谓崔曰：邢先生们令太乙相救，言讫而去，疾遂愈，异变甚多。《登封县志·卷二十三·逸人传》，清·洪亮吉，陆继萼等纂，清乾隆五十二年（1787）刊本影印，696-697.

为帝作丹

（唐）刘道合一，《唐书·本传》：宛邱人，与潘师正同隐嵩山，高宗置太乙观居之。数被召属人雨，帝命道路合禳祷。俄□，帝将封泰山，命道合驰传先登，祈福祐，赐赉甚多，皆散给贫者。后为帝作丹剂几成而卒。《登封县志·卷二十三·逸人传》，清·洪亮吉，陆继萼等纂，清乾隆五十二年（1787）刊本影印，697.

第六节　新郑县

赠医隐王继怀序

沈荃（华亭人）

余之备兵大梁也，得遇继怀王子为余谈轩岐之学，贯微通幽，无不曲当，余心善之而未罄其源流也。一日，继怀蹙然告余曰："某之先人固先朝之奉，常也。"余蹙肰起，曰："非世所称芝山山人者，非耶？"王子曰："唯唯嗟乎，芝山其有后哉？"山人名金，秦之西安人也。当世庙时陶仲文、邵元节辈皆以方术得幸禄秩赏赐，比于通侯，出人以白衣召见，为言三元大丹辄称旨，授官太常，出入禁闼者二十年矣。

世庙宾天廷议以山人进药不谨，与陶世恩等俱论极刑，时新郑相国高文襄公以首辅掌铨，复力救。文襄之言，曰："先帝临御四十五年，享寿六十寿，考令终古今无比，末年从容，上宾从无遽暴，今谓先帝是金等所害，皇天后土然耶？否耶？如以为不得正终，其将谓先帝为何如以父子之间，而使先帝不得正终，其将谓陛下为何？如若不亟明其事，恐天下后世信以为真，卒使先帝抱不白之冤于天下，留不美之名于人间，乞下法司，再问明确，然后，焕发纶音，宣其事于天下，宣付史馆明其事于后世。上穆宗为心动，如其议山人乃始得论戍嘻，山人生矣。"虽肰微，文襄能识大体，秉大议，即其言剀切过当，未能易主听也。

盖山人至戍所数年而归卒，依文襄以居遂为郑人。山人之殁也，属其子怀芝曰："尔父以方术显，终至大祸，戒后世勿习也。"其无忘乃父之言，于是怀芝隐于医，竟其世不言方术。怀芝之没也，又属其子继怀，曰："尔父以方术贾祸，戒后世勿习也。"其无忘乃祖之言,于是继怀亦隐于医,如其父不言方术,继怀既伤祖父不得志,益专精于四家六微之间。

岁弥久而术弥高,为人温温循谨,与之谈故国丧乱及天下经济大事,辄慷慨激发,辨若悬河,稍命其子习经生家言,补博士弟子,一室之内,雍雍如也。吾闻活人多者长子孙继怀,自祖父以来迨三世矣,再世之后必有兴者。芝山其有后哉,余既观芝山山人遗像,慨肰久之为赋诗志怀。兹又序其家乘始末以贻继怀,使天下知山人能晚而悔过,以训诫其子孙,且知继怀能读祖父之书而不以才技自炫。学道之家,类有事业即于王氏之祖若孙见之矣(见沈文敏集)。《新郑县志·卷二十七·艺文志国朝》,清·黄本诚纂修,清乾隆四十一年(1776)刻本,13-14.

裴昌宫庙会

三月二十日,裴昌宫庙会。古传:裴昌佐黄帝采药,术同岐伯,善治疮癞。汉武帝左腿有疮疾,梦裴昌给药数粒,吞之而愈,诏天下立庙祀之。后人病疮,祝寿之辄应,俗转呼为皮疮公,又呼为圪塔爷。庙会之日,善男信女,崇拜焚香,络绎不绝,有为父母者,有为子女者,有为亲友者,语曰:医能通神,信然。《郑县志·卷之六·风俗志》,民国·周秉彝等修,刘瑞璘等纂,民国二十年(1931)刻本,6.

第七节　氾水县

宋神应王扁鹊庙记

政和甲午　董作

凡冲和气而为人者,寒暑风雨,淫则伤形,嗜欲喜怒,过则伤气,形气一伤,疾之所由生也。疾之所由生必医以治之,所以去沉疴即平。医之为效,曷胜言哉。

成皋东南去县数里,有扁鹊之祠在焉。夫扁鹊齐渤海越人也,古之所谓神医者。原其以长桑君之术饮上池之水,至于视病尽见五脏癥结。为医或在齐或在赵,在赵名扁鹊。盖游历诸国,拯危疗疾,功德所积,不可量数。杨子云言扁鹊庐人也,而医多在庐,则知医术神妙,人所景慕,遗风余泽,传之有不能泯者。故观其活虢太子于既死,而言阳入阴争,绝阳破阴之证。知齐桓侯之不可治,而言疾在腠理,以至在骨髓。鲁公扈赵齐婴有偕生之疾,而又能饮□□剖胸探心,巧妙功深,而术之最有如此者。

若乃过邯郸,闻贵妇人,即为带下医;过洛阳,闻周人爱老人,即为耳目痹医;入咸阳,闻秦人爱小儿,即为小儿医;随俗为变,所以名传天下后世。庸讵非此,朝廷尊崇为神应王宜矣。药饵阴骘,求者得服者愈。一方之民,咸受其赐,且有功于民者，祀之。

今饬神宇，严庙貌，远迩钦向，所以有加而无已。庙吏黄庆南文贵者，素发虔诚，欲立石刻记于祠，以示崇信。一日偶尔得记石于河泥之中，是亦神应之□也。文贵暨母王氏同启兹愿，心祷而口诵，每每不已，由是生事渐丰，岂非神之介之者，□□□□□之赞导，求记于仆，然鄙拙不能文，姑记神应之本始，与夫所以神应之实云尔。文平平然尚间净且宋人笔也，存之以备遗佚。

按：董作时为桂州阳朔县丞，书丹为翰林术艺祗侯康修，立碑不载两人籍贯，大抵即是邑人，一可存也；得黄庆为庙吏之证，二可存也。《汜水县志·卷十·艺文上》，民国·田金祺监修，上海世界书局，民国十七年（1928）铅印本，22-23；《汜水县志·卷十九·艺文志》，清·许勉燉纂修，清乾隆九年（1744）刻本，48-49.

神应王庙碑记

汤右曾

岁丁亥元日，余行部汜水，见有庙峣然颜曰神应王庙，因入瞻拜。高阁崇起，廊庑秩如，像设有严列配左右。按碑文庙在上街南，创自虢人，汉鸿嘉三年（公元前18）修之，隋仁寿中继修之。宋景祐元年（1034），因许希言敕更兴修，进封神应王，然则其来旧矣。《太史公列传》：扁鹊者，渤海郡郑人也，姓秦氏，名越人，在赵名扁鹊，受长桑君禁方书，其视疾尽见癥结，特以诊脉为名，以此名闻天下。又随俗为变，如在周为耳目痹医，在秦为小儿医。

类汜水故郑地，其神灵久寄于此，庙祀之永也。宜哉！先是在洛阳，岁将尽，以校试积劳，夜忽得眩疾，觉身如九地，几殆。移时始苏，且素婴羸疴，势未得，霍然，道士为余言，饮水神前得药则愈。余乃虔心默祷，以三载考校，誓抑绝诸弊，不名一钱，神聪明正，旨当具照察今所恃者，身康强得毕心力从事。乃疾病如此，惧不克济，惟神实扶持之期，三日有验，取杯水饮之，见水面有浮沤。道士曰：此药也，此饵节于汴。适三日，病良已，噫，亦异矣。史称长桑予怀中药饮以上池之水，三十日视垣一方人，□□□□□□□，□能以杯水已人之疾，理□□□□□□，以庙香火之盛甲中州，酬恩乞药者，□□□□□□水，水□□岁。

从始至今，皆应其言，可信不□□□□□，□□无物也，群嵩腭蠆，昭明翕霍，□□□□人心□□诚信之荐，又自为其神而兴之，□□□□持□□不为其形容，穹堂高□为其居，□□□□香边豆，其渗飨侑，考钟伐鼓，史巫纷若，为此歌舞□事之，□□□□奔走不倦，矧神道术之精，载在史传。□□之□□意问，并垂其有功德于民，祀之，应□□方，余□愈寻恳，庶几□听，岂曰遂能感通而□□之，速若□□□之，祉其焉可忌，□□其书其□又独□神之……（后有三行，字迹不清）。《汜水县志·卷十九·艺文》，清·许勉燉修，清乾隆九年（1744）刻本，50.

明庐医庙神应王记

蔡如川

成皋古虢地也，今为汜水县。县治东十里许有卢医庙一所，中敕封神应王扁鹊，余历代名医以次左右，列庙香火，甲中州神前。有净盂一□，中贮灵水，不栖一尘。人有疾病，祷者携瓶置于神前，用线香一炷，裹纸其端，纳于瓶中。祷焉少顷，瓶自润出香，视之度其纸所湿长短，因以取盂水多寡，煎与病人服，祷得水者病多愈。若不得者病难起也。祈祷动远迩，感应捷如神，故前代褒为神应王。

余于万历庚辰秋来司铎，闻而异之。壬午秋应聘□，幼儿念高，在暑中偶染寒疾，疗月余不可得，疾益剧，家人因陈生于懿代，见祷之得水服之，多神气顿爽觉有神佑。越数日，病渐除而体间康矣。余竣事提署家人具以事白，余惊叹曰：异哉！神之灵若是也。奈何幸而获藉此神，休哉！吾闻神人之生也，在天为星辰，在地为河岳，幽则为鬼，神而明则复为人。故其生也，甚不苟而没也，有遗灵若神应王，生□能以神术济当时，身没犹能以灵水活后世，岂非□星辰河岳之精，其神应千百载而不泯欤。当时神应王尝过虢，太子暴死，以药起之，太子报其德，立祠成皋祀焉。斯庙祖旧祠，其灵来已久。今□荷神于异代功，尤钜于过虢之时。余迁秩届时敬勒于石，用垂不朽，亦以示报德之意云。《汜水县志·卷十·艺文上》，民国田金祺等修、赵东阶等纂，民国十七年（1928）铅印本，23.

明庐医神应王庙记

崇祯二年（1629）　　张凤毛

尝读《搜神》及《列传》而知神为秦越人长桑君，禁方饮上池水二十日，凡疾病者五脏癥结，无不洞见，诊视特借耳，故□曰，扁鹊盖神其术也，然神岂独以术工哉！如望齐君色而曰君病在皮肤，逾日而曰在腠理，再日而望而却走，曰在骨髓，□□为也。方其时，君固无恙，而早已知之，是其防危未萌虑患，未然通于治矣。后世借疾喻政，师神之遗意也。历代灵爽昭布，获尽赤县。

尊信独处于汜者，相传为其梓里处，以是香火甲于中州。春夏之交，梁、郑、赵、魏之间，车轸马迹，昼夜喧阗，即岳莫并，乃神缫其馨桴鼓之应。亦若持券恒闻，以疾来祷者，夜梦人持红丸，烨烨有光，啖之而愈。又时为黄羽士散布道路，作凡医之状，有所鉴观一为诊药倏忽已失所在种种，奇验莫可殚述。昔我太祖厘政祠典敕题庙额，宫殿峻嶒辉映，拟王者居弟配哲之旁列以如释□□□民无夭札，物无疵疠，望之神者至也。□之司姓名邦宪者，常以膏肓贴危，既托神庇，二竖遁去，用是白水，旌心矢原结社□□□三期已周计所余会，锱尚若千金，伐石树珉以昭灵，觊爱属余记。

余窃维蓁苤之风远而七情之感生焉，风寒暑湿民□□其生也久矣。自轩黄启秘，于是有《内经》《素问》诸篇，而雷、岐扬其波，楼后衍其派，以及近代名手不啻各检青囊，而称医圣□神者，独曰卢医何耶。是□画卦而后精一之传，递衍递远，乃删六经，宪万世，独归之洙泗之滨，曰集大成也。夫医亦有集大成者，故尝论之轩黄星宿也，雷、岐诸公昆仑也，历代名手龙门也。而若神则海会乎，噫嘻，折肱家既有授受，何殊继往开来，□□手独擅智巧不忝玉振金声。余不佞敬，以是为记，并记姓名于右，以垂来冀云。《汜水县志·卷十·艺文上》，民国·田金祺等修、赵东阶等纂，民国十七年（1928）铅印本，23.

清优贡生王君子聘墓表

王玉福

民国十年（1921）七月三日，清优贡汜水王君子聘，卒年四十有六，君（讳）席珍东，前白杨村人，家世业农，有隐德，至君始以学显，貌癯而性恬淡，布衣疏食泊如也。然精明内蕴深沉，有毅力，壬奇卜筮，医药针灸等方书，寓目辄不忘，而文名尤著，少受业陈茂才，封恪牛广文……《汜水县志·卷十·艺文中》，民国·田金祺监修，上海世界书局，民国十七年（1928）铅印本，24.

谒神应王祠

戴彬畅

十塍麦垅扇熏风，庙貌犹存故虢东。渤海刀产传国手，上池勺水乞神工。医名和缓非无意，病人膏肓亦自穷。稽首药王蕲勿药，尽消疵疠物滋丰。《汜水县志·卷十二·艺文下》二十三，民国·田金祺等修、赵东阶等纂，民国十七年（1928）铅印本，40.

赵明我（赵全）先生墓志铭

禹殿鳌

人生素心，有几一践仕途居者且置度外，行者徒来梦中第，生死不隔，会当有期耳。予初滞京邸，嗣官楚北，十余年来风尘鞅掌。每叹昔日故园知己，文坛酒阵，狂笑高叹，胜事难再。而赵公明我先生尤切，予怀以与我意气殊深，年近桑榆，必不能千里，命驾筮肯适我也。

秋初，家人至，云先生已于六月十一日死矣。予饮泣，拊膺痛不能声，我与先生乃遽以死生隔耶。未几，嗣君炳、炘遣使奉状，丏予志墓，予不文，亦不敢辞，仅志其概。先生讳全德，字明我，号清涧。生而颖异，成童能文，文纵笔成，不加点窜。

年十八，补邑弟字员。为人襟怀豁达，无城府，每高谈雄辩，倾四座。性孝友，年二十七遭父丧，哀毁骨立。事母宋孺人，晨昏寝门，备极色养，三十余年如一日。有姊二，早逝，各遗子女甚幼，宋孺人怜之，先生携归，抚育教诲若己子，今俱婚嫁，毕女宜家。子游泮，成佳士矣。娶李孺人，淑慎温惠，克尽妇道，佐先生孝养友爱，得姑欢心，称善事。我继娶张孺人，亦能嗣徽，乡党称先生内行，多资贤助云。先生既屡试不第，遂淡于进取。然酒酣耳热，睥睨一切，独于予无日不过，从若别具赏识。每挑灯细论，予所能佐先生者，先生不厝意，先生所期于予者，予至今未克，担荷也，呜呼！此予与先生相契之真也。

先生七世祖需生承易为孟津训导，升长安教谕。承易子二，长策任上蔡训导，其子名世任，沾化县令名芳，邑庠生。次简，食饩，邑庠，即先生之高祖也。曾祖名时，祖芝，父锡，皆列胶庠，有文誉。先生复以诸生老，一经传世，累叶不替。求瓜得瓞，积累厚矣。而先生孝友笃行，益加蕴崇，赵氏之后岂可量哉？先生善书，临池濡墨，老而不倦，兼精痘疹，活幼甚多，皆其余技。

生于康熙五年十一月初八日辰时，卒于乾隆三年六月十一日未时，年七十有三。子二，长炳，邑庠生；次炘。孙七，士珂、士瓅、士琦、士珍、士璨、士璠、士玙，今卜宅北门外山间厝焉，铭曰制严邑也。有夷之行出自北门云山苍苍，公于此焉，终古式安且宁俾炽俾昌。《汜水县志·卷十一·艺文志中》，民国·田金祺等修，赵东阶等纂，民国十七年（1928）铅印本影印，579-580.

养老引年记

谢益

惟皇上建极十有八年八月十日，为万寿辰。前此圣上五十寿诞，凡天下之耆年硕德，皆已特邀旷典。汜邑为尤盛兹届，斯期仰体寿考作人之意敬。延邑之八十以上者，于县署恭行养老引年之礼，并订于每岁春秋二仲，一燕一时，曳杖而来者，童颜鹤发，步履康强。一堂耆老，共谈于几筵，函丈之间，猗欤休哉。今之饮食而暖衣，仰事而俯育，得以优游，于太平之岁月者，皆亲沐圣天子深仁厚泽于无穷也。凡其子孙昆季，自当黾勉于孝友睦姻任恤。或农或工或商，汲汲孳孳，箕裘罔坠，以仰副圣主仁寿斯民之至惠。上有尧舜之君，下皆尧舜之民，不将超汉唐轶殷周而成于奕，时雍之休风哉。爰谨叙其事，以记其盛。《汜水县志·卷十·艺文上》，民国·田金祺等修，赵东阶等纂，民国十七年（1928）铅印本，28.

第八节 河阴县

佛道巫觋

俗信神佛，病家或舍医药。而延巫觋，因循失治，贻害匪浅。境内有道号能治疾，徒于甚盛，颇滋弊端，知事胡荃严加取缔，其风少息焉。

附：严禁清官道示，为出示严禁事照得访闻。县境有清官道名，称以医病为由，聚集男女混杂其间，讫名神仙、精灵、鬼怪荧惑众听，不惟有伤风化，亦且扰乱治安。自应严行禁止，以靖地方而肃法纪，除饬警查禁外，合行出示严禁为此示仰。阖邑居民人等一体知悉，自示之后，务须各安本业，力改前非。倘敢仍有前项名称，男女混杂，妖言惑众，一经查出，或被告发，定行拘案究办，决不宽贷，其各凛尊，毋违切切，特示。《河阴县志·卷八·风俗物产考》，民国·高廷璋纂修，民国十三年（1924）刻本，6-7.

第九节　荥泽县

资生堂碑记

王士俊

万物之生也，莫不有所资以为养。故父资子以养，亦资父以养也。妇资夫以养，夫或资妇以养也，其无所资以为养者，则号之曰：穷。穷则资天地君相而已矣。我皇上视民如伤疴瘝一体，所谓天地之大德，曰生也。易曰大哉，乾元万物资始。又曰至哉，坤元万物资生。夫有乾之资始，则必有坤之资生，所谓乃须承天耳，坤道也，即臣道也。守土之司自督抚以至守，令孰不有臣道之责，即孰不有资生之责，以仰体皇上发政施仁，必先无告之至意乎。

故余节制河东，既行开垦，瞻贫赈乏，复谋所以补养济院之未备，以哀恂独，固坤道资生之意也。而荥泽吴令，名谦志者，台檄将事，俾得各资其生焉。先是养济院，仅三楹，义田仅十一亩。令曰是何足以资生也，其养亦侠矣。辄捐养廉二百两，民捐亦如此数，又捐正房九间，曰资生堂。旁舍二间，曰留养堂，而以四百两之所捐，每岁权其子母思垂永久计，董斯役者，为绅衿李士甄等，创筑于雍正十二年六月，告峻于本年八月。

盖天下之太平已久矣。乃昔也，淖糜其民，俾父子夫妇不得相资以为养分。今则鳏寡孤独几穷于天地者，实赖裁成辅相之圣人焉。民之庆也，亦吏之幸也。令知臣道矣，令知坤道矣，曰资生，曰留养，洵乎其有所资以为养也。易又曰：坤道其顺乎，承天而时行之谓也。抑余亦得籍手以仰体，圣天子仁政必先之意云尔。遂喜而勒之于石，凡民捐姓氏，悉令志碑阴，以奖其义。《荥泽县志·卷之十三·艺文志》，清·崔淇纂修，清乾隆十三年（1748）刻本，38.

第二章 开封市

第一节 开 封

施药亭记

（明）李濂。嘉靖庚申春二月，开封郡守衍齐周公立惠民药局于天汉桥之上，工既定，乃飨祀岐扁太仓以来，诸医师而落之。其寮属金谓公举久废之，政以利民，宜纪其事于贞石，以垂示久远，乃问记于濂。

记曰：开封旧有惠民药局，肇建于洪武甲子，至成化、弘治每岁取济源县香钱若干，置办药品施济穷民，法至善也。后改为臬司分属，而局遂废，药亦不复施。久无义举之者，自公之下车也。适大水为虐，民病滋甚，而城中积水横溢，淹浸民庐至不可以居，公相度地势乃得其故。盖汴河贯于城之中比岁湮塞，水无所泻。公下令开浚之，水得通流，而天汉桥飞虹百尺雄跨汴河之上，实为一方胜概。桥之东旧有河神庙，狭隘湫陋，靡堪妥灵。

公仍故处改建神庙三楹，丹碧黝垩，焕然一新，乃于桥之西肇建惠民药局，而高广与庙埒云。公复清查郡治前官地民之僦厘者，岁可得白金若干，置办药品足供一年之需，而济源县之香钱弗之取也。爰命医官杨孟贤等典其事，日施砭剂，以济贫命之病者。议既定，乃白其事于巡抚临溪张公巡按月严孙公暨藩臬诸公，咸嘉允之，抑是局也。路当迩，衢民往来络绎弗绝。凡抱病而至者，咸集医外而内外科，各司其专业，诊脉叩原，对症役药，疾者疡者皆有所赖，坐使四境之民，咸登于寿域，公之阴德及于斯民者，可胜计哉。

按周礼疾医掌养万民之疾病，四时皆有疠疾，而疾医领之。今内科之所以司者，是已疡医掌肿疡、溃疡、金疡、折伤，祝药刮杀之剂。今外科之所以司者，是已司救。凡岁时有天患民病，则以节巡国中及郊野，而以王命施惠。今之施药以救贫病者是已，我皇上子惠困穷，任恩治于四海，辇毂之下，累岁施药，普济群生，天下臣民，倾心爱戴。公仰承德，意施药于郡中，然穷芦蔀屋之下，荒村僻壤之氓，多有疾病，缠萦卧于床蓐，或竟夕呻吟，或经旬痛楚，欲求医药，苦乏购资。一闻施药之令，咸扶掖而起，迤逦而来，望州桥而引领，怀药裹以言旋，莫不感何皇仁，讴吟善政，欢欣鼓舞于道路之问者，盖千万其人也。

昔范文正公自谓，不为良相则为良医，其志盖欲济人利物云公受命领郡，纲纪一方，有相之责矣。施药活人，效医之能矣。一民疾病，则曰我病之也。一民夭札，则曰我毙之也。不亟起之，何以子之，不亟疗之，何以休之。心禹稷忧世之心，而广岐扁回生之术，良相良医兼而有之矣。程伯子曰，苟存心于爱物于人，必有所济。公之谓也，公嘉绩著闻超迁伊迩，尚赖后之君子谨视而即修举之，则阖郡生民之利宁有穷乎。公名爻字易，夫蜀之宜宾县人，甲辰进士。祥符县知县王堂全立右。《祥符县志·卷九·建置宫室》，清·沈传义纂修，清光绪二十四年（1898）刻本，34.

题雍丘崔明府丹灶

美人为政本忘机，服药求仙事不违。叶县已泥丹灶毕，瀛洲当伴赤松归。先师有诀神相助，大圣无心火自飞。九转但能生羽翼，双凫忽去定何依。《开封府志·卷之三十三·艺文志诗》，清·管竭忠纂修，清同治二年（1863）刻本，10.

谭用之秋日圃田送人随计

僕射堤前是传郊，去程鹓鹭弄高秋。吟抛芍药裁诗圃，醉下茱萸饮量楼。向日迥飞驹皎皎，临风谁和鹿呦呦。明年二月仙山下，莫遣桃花随水流。《开封府志·卷之三十三·艺文志诗》，清·管竭忠纂修，清同治二年（1863）刻本，14.

八卦坛

志称八卦坛在陈许北一里。昔伏羲于蔡县东三十八里，蓍草生焉。旁有白龟庙，又称蓍草台，在上蔡城东三十里，图复合二台而一之。注云：近蓍草台有水。曰：蔡沟，旧传元龟素甲缟身，浮游其中。台之四周方广余二十顷，蓍草丛生其间。

按：蔡水疑即蔡沟，元龟之说，当自伏羲得神龟启之，则三事本合一，不知何以二台相距八里，而坛与二台更分。陈蔡意者，当日伏羲得龟于蔡，画八卦于陈，而后人并存其迹，未可知也。至二台隔仅八里，蓍草之生于此于彼，不妨阙疑，而白龟庙之在蓍台，画卦台之列坛后，要亦后人踵事华，而非必有凿凿可据之说耳。陈州复有揲蓍坛、蓍草堂，大概类此。

我家世授易，髫年习传经。熟读传注言，谓可飏大廷。稍长有知识，以蠡测沧溟。羲文先后天，至理上下形。回顾昔所治，不啻楹与莛。况究一画剪，圣德通杳冥。河马既呈图，蔡龟亦效灵。则之始作卦，混沌开重肩。八方乃定位，六合长清宁。文运烛中天，光耀日月星。想当昭揭初，造化如梦醒。到今千万世，一灯高莹莹。此坛神凭依，应长蓍草青。大文本无字，制作推祖庭。皋比代多贤，谁得窥门屏。吾意来夜半，影响或可听。《开封府志·卷之三十三·艺文志诗》，清·管竭忠纂修，清同治二年（1863）刻本，18.

曹植太昊伏羲氏赞（魏）

本德风姓，八卦创焉。龙瑞名官，法地象天。庖厨祭祀，罟纲鱼畋。瑟以象时，神德通玄。《开封府志·卷之三十三·艺文志赞》，清·管竭忠纂修，清同治二年（1863）刻本，32.

柳宗元伊尹赞并序（唐）

伊尹五就桀或疑。曰：汤之仁矣。夫胡去就之亟也。柳子曰：恶是吾所以见伊尹之大者也，彼伊尹圣人也。圣人出于天，下不夏商其心心乎，生民而已。曰：孰能由吾言，由吾言者为尧舜，而吾生人尧舜人矣。退而思曰：汤诚仁其功迟，桀诚不仁朝吾，从而暮及于天下可也。于是就桀，桀果不可得，往而从汤，既而又思曰：尚可十一乎，使斯人未被其泽也。又往就桀，桀不可，而又从汤，以至于百一千一万一卒不可，乃相汤伐桀，俾汤为尧舜之人，是吾所以见伊尹之大者也。仁至于汤矣，四去之不仁至于桀矣。五就之大，人之欲速其功。如此不然，汤桀之辨，一恒人尽之矣。又奚以憧憧圣人之足观乎，吾观圣人之急，生人莫若伊尹。伊尹之大（缺八字），尹五就桀赞。

圣有伊尹，思德于民。往归汤之，仁曰仁则。仁□□久，不亲退思。其速之道，官夏是因。就焉不可，复□□亳。殷犹不忍，其迟亟往。以观庶狂，作圣一日。胜□□至，千万异一。卒无其端，五往不疲。其心乃安，遂升自陑。黜桀尊汤，遗民以完。大人无形，与道为偶。道之为大，为人父母。大矣伊尹，惟圣之首。既得其仁，犹病其久。恒人所疑，我之所大。呜乎远哉，志以为诲。《开封府志·卷之三十三·艺文志赞》，清·管竭忠纂修，清同治二年（1863）刻本，32-33.

王曾河图赞（宋）

河之图兮开天地，顾五十有五兮阴阳相索。惟皇昊羲兮肇端乎神，尽心妙契兮不知其千万年之隔。《开封府志·卷之三十三·艺文志赞》，清·管竭忠纂修，清同治二年（1863）刻本，33.

王祎河图辩（明）

河图出于书，契永作之，光载籍以□说未明也。《易·系辞》曰：河出图洛出书，圣人则之。书毚命曰：河图在东序。《论语》曰：河不出图。河图之名见于经者，如此而其为体之不经见也。顾遂以其私传臆说，互相慔似，穿凿圣秘，凌厉道妙，名自以为得其说矣。然卒莫有至，当之归于是。河图者，天地自然之数，而圣人所以示万世，阴阳造化之理者，乃反视之若神奇怪妄者焉。自今观之，为开朗氏之说者曰：河图之文，七前六后，八左九右，五十居中，洛书之文，九前一后，三左七右，四前左，二前右，八后左，六后右，是以十为河图，九为洛书也。为刘牧氏之说者曰：一六居北，二七居南，三八居左，四九居右，五十居中者，洛书也，戴九履一，左三右七，二四为肩，六八为足者河图也，是以九为河图，十为洛书也。二氏之说，其相反也。

若此，邵子曰：圆者，河图之数；方者，洛书之文。又曰：圆者，星也，历纪之数，其肇于此乎？方者，画也，画州井地之法，其仿于此乎？于世皆谓邵子以十为图，而九为书也。然戴九履一之图，其象圆，一六二七之图，其象方，是九圆而十方也。安知邵子不以九为图，而十为书乎？朱子发张文饶精通邵学者也，亦皆以九为图，十为书。而朱氏推序其源流，以为濮上陈传以先天图传种放，放传穆修，修传李之才，才传范谔昌，谔昌传刘牧，修以太极图，传周敦颐，敦颐传程颢，程颢程子解易大传，大概祖刘氏说也。

及新安朱子始，力诋刘氏之非，而引大戴礼书，二九四七五三六一八之言，以证洛书，以为大传。既陈天地五十有五之数，洪范又明言，天乃锡禹洪范九畴，则九为洛书，十为河图，夫复何疑。然而犹曰：易范之数据，诚相表里。又曰：安知图之不书，书之不为图，则朱子尚不徒无疑于此也。临邛魏氏则又疑朱子之说，以谓朱子始以九图十书，为刘长民讬之。陈图南辞而问之，而引邵子不证，然邵子弟言圆方而不言九十，果孰为书，孰为图也。又谓靖士蒋山以先天图为河，而五行生成数为洛书，戴九履一图为太乙下行，九宫数此，不为无见者。盖九宫数见之乾□度□□子书，即所谓太乙图，而刘□以为河图固□□□先天图，卦爻方位缜密停当，其为古书无疑，乃仅见于梦伯阳参同陈图，南爻象卦数犹未甚白。至邵子乃大明，今定为河图，虽无明证，而诚有可取者。

是则，魏氏虽疑朱子之说，而亦无有一定之论也。厥后言河图者，复数家。新安罗端良，尝以河图示人，谓建安蔡季通得于蜀隐者，其体如车轮，白黑交错而八分之，以为八卦，纯白者纯阳而为乾，纯黑者纯阴而为坤，黑白以渐杀之，而为余卦，此其一也。江东谢易得以为尝，传河图于异人，其为状依，做八卦以为体坎离，中画而相交焉，乃与方士抽坎填离之术相仿，佛此共二也。或曰：凡与太极图合者，乃河图也。或曰：九十二图，其为说甚不同也，后世将孰从而孰信之，且河图出于伏羲之世，至孔子时，数十年矣。其间群圣人未尝言之，孔子固尝言之矣，而不言其所为图，自孔子以来。千余年，亦未尝有明言之者。而自近世，关氏刘氏以后乃若是纷纷而莫之统一焉。

余闻之师刘歆以八卦为河图，王肃曰：河图八卦也。王充亦曰：伏羲王河图，从河木中出易卦是也。此其为知河图者，以余论之，谓圣人因河图，以为八卦，则可谓八卦即河图，则不可系辞，明言圣人则之，则之云者因之，以为之，之谓也。孔安国曰：伏羲氏王天下，龙马出河，遂则其文以画八卦，谓之河图，则是圣人，实因河图以画八卦，岂可即谓河图为八卦乎。大抵士儒因其礼之，不经见也，故得以肆为异说，而莫之顾，而亦孰知河图之体，未尝不见于经也。系辞曰：天一地二，天三地四，天五地六，天七地八，天九地十。朱子释之曰：此天地之数，阳奇阴偶，即所谓河图也，是河图固经之所载而见焉者也。窃意河之所出者，此则其本，文谓之本文者，自一至十五，十五点有如星象。故谓之图也，共位以一六居下，二七居上，三八居左，四九居右。五十居中，以生数合成，而分配如此者，其本文自然之定位也。盖其中五为衍母，次十为衍子，次一二三四为四象之位，次六七八九为四象之数，二老位于西北，二少位于东南，其数则各以其类错于外，而八卦定矣。于是伏羲则之，而乾坤艮巽坎离震兑之卦画焉。

是则圣人虽因河图以画八卦，苟谓河图，即八卦亦可也。或曰：审如斯言，则以八卦为河图，固有可留，然□河之所出者，天一至地十，即为其本，文无乃□于怪妄欤曰井然也。天地启造化之秘，以示万世，则其事固非世之数，数然者，欧阳子尝疑河图洛书为怪妄矣。而南丰鲁氏非之，曰：以非所习见，则果于以为不然，是以天地万物之变为可尽于耳。目之所及，亦可谓过矣。呜乎，曾氏之言，固予之所为言也。《开封府志·卷之三十六·艺文志辩》，清·管竭忠纂修，清同治二年（1863）刻本，5-8.

李濂惠民局记

嘉靖庚申（1560）春二月，开封郡守衍齐周公，立惠民药局于天汉桥之上，工既定，乃缋祀岐扁太仓以来诸医师而落之。其寮属金谓公举久废之，政以利民，宜纪其事于贞石，以垂示久远，乃问记于濂……（下文与祥符县志《施药亭记》同）。《开封府志·卷之三十七·艺文志记》，清·管竭忠纂修，清同治二年（1863）刻本，11-13.

任仪重修伊尹庙碑

开封属邑曰：杞去邑二十五里有空桑城……（文与杞县志《重修伊尹庙碑》同）。《开封府志·卷之三十八·艺文志碑》，清·管竭忠纂修，清同治二年（1863）刻本，10-11.

龙马负图出于河

上古伏羲时，龙马负图出于河。其图之数，一六居下，二七居上，三八居左，四九居右，五十居中，伏羲则之，以画八卦。《开封府志·卷之三十九·祥异志》，清·管竭忠纂修，清同治二年（1863）刻本，1.

第二节 祥符县

施药亭记

（明）李濂

嘉靖庚申春二月，开封郡守衍齐周公立惠民药局于天汉桥之上。工既定，乃饗祀岐扁太仓以来，诸医师而落之。其僚属金谓公举久废之，政以利民，宜纪其事于贞石，以垂示久远，乃而记于濂。

记曰：开封旧有惠民药局，肇建于洪武甲子至成化，宏治间。每岁取济源县香钱若干，置办药品施济穷民，法至善也。后改为臬司分属，而局遂废，药亦不复施，久无义举之者。自公之下车也，适大水为虐，民病滋甚，而城中积水横溢，淹浸民庐，至不可以居。公相度地势，乃得其故。盖汴河贯于城之中，比岁湮塞，水无所泄。公下令开浚，之水得通流，而天汉桥飞虹百尺，雄跨汴河之上，实为一方胜概。桥之东旧有河神庙，狭隘湫陋，靡堪妥灵。

公仍故处改建神庙三楹，丹碧黝垩，焕然一新。乃于桥之西肇建惠民药局，而高广与庙垺云。公复清查郡治前官地民之儳厘者，岁可得白金若干，置办药品足供一年之需，而济源县之香钱弗之取也。爰命医官杨孟贤等典其事，日施砭剂，以济贫命之病者。议既定，乃白其事于巡抚大中丞临溪张公巡按御月严孙公暨藩臬诸公，咸嘉允之，抑是局也路当迩衢民往来络绎弗绝。凡抱病而至者咸集栅外而内科外，各司其专业，诊脉叩原，对症役药，疾者疡者皆有所赖，坐使四境之民咸登于寿域公之阴德及于斯民者，可胜计哉。按周礼疾医掌养万民之疾病，四时皆有疠疾，而疾医领之。今内科之所以司者，是已疡医掌肿疡、溃疡、金疡、折伤，祝药刮杀之剂。今外科之所以司者，是已司救凡，岁时有天患民病，则以节巡国中及郊野，而以王命施惠。今之施药以救贫病者是已我，皇上子惠困穷，任恩治于四海，辇毂之下，累岁施药，普济群生，天下臣民，倾心爱戴。公仰承德，意施药于郡中，然穷芦葆屋之下，荒村僻壤之氓，多有疾病，缠萦卧于床蓐，或竟夕呻吟，或经旬痛楚，欲求医药，苦乏购资，一闻施药之令，咸扶掖而起，迤逦而来。望州桥而引领，怀药裹以言旋，莫不感何皇仁，讴吟善政，欢欣鼓舞于道路之间者。盖千万其人也。

昔范文正公自谓不为良相则为良医，其志盖欲济人利物云尔。公受命领郡，纲纪一方，有相之责矣，施药活人，效医之能矣。一民疾病，则曰我病之也。一民夭札，则曰我毙之也。不亟起之，何以子之。不亟疗之，何以休之。心禹稷忧世之心，而广岐扁回生之术，良相良医兼而有之矣。程伯子曰：苟存心于爱物于人，必有所济。公之谓也，公嘉绩著闻超迁伊迩，尚赖后之君子谨视而即修举之，则阖郡生民之利宁有

汴州嘉禾嘉瓜疏

韩愈

右谨按符瑞图，王者，德至于地则嘉禾生。伏维陛下，道合天地，恩霑动植迩，无不协远，无不宾神，人以和风雨。咸若前件嘉禾等，或两根并植一穗，连房或延蔓敷荣，异实共蒂，既叶同之，庆标丰稔之祥感于寻常者万万乎。臣故曰：陛下真明英主与，然而治化不浃洽，百姓不受福，何也？意者，病与害为之，而陛下弗察也，又其渐不可长焉。夫天下之势譬之与身也。欲身之安，莫如去其病。欲其利，莫如祛其害。欲令终而安全，莫如使渐不可长。夫天下之为病者二而不之去也，为害者三而不之祛也，为渐者六而不可使长也。乃愿汲汲曰：是奚不安也，奚不利也，奚不令终而全安也。是何异于不药而求病愈，于戏其何畏也哉。夫易失者，势难得者，时今睹可畏之势而遇得言之时，使乃纤默退缩以为自全苟禄之计，是怀不忠而欺陛下耳。臣今谨据所见，昧死开呈，惟陛下矜察，哀怜俯赐观览焉。

二病一曰元气之病。夫元气之病者，何也，所谓有其机无其形，譬患者内耗，伏未及发，自谓之安，此乃病在元气。臣窃观当今，士气似之，故曰：元气之病。夫孔子曰：邦有道危言危行。今人不喜，人言见人。张扶深揖而呐呐不吐词，则目为老成。又不善喜，人直遇事圆巧而委曲，则以为善处。是以转相，则效翕然风靡为土者，口无公是非，后进承讹，踵弊不复，知有言行之实矣。且大臣者，庶官之表，民之望也。今大臣则先不喜人言同，又恶人直。夫谏官得以风闻言事者也，今大臣被弹劾，则率廷辩以求胜，语人曰：我非要作官，但经曲直明白耳。及直矣。又恬然作官，此何理也。往大臣有亲之丧服，除非诏不起，今大臣服除自起矣。如此，尚得谓之有礼义廉耻邪。夫无礼义，则佞人进乏廉耻，则国无防佞人进，则因循互相欺诋，国无防则纪纲不张，臣窃谓此等，不治必积渐不可救药，故曰四边未侵，百姓未离。刑政未坠，疆土未蹙。而国危主扰，此臣所谓元气之病也。

二曰夫心之病。夫腹心之病者，何也？攻之则难，不攻则亡身者也。臣窃计今事，势内官者，腹心之病也。夫内官者，阴性狼贪，其地逼近，又朋比难剪。臣故以为腹心之病，夫仓厂声库，钱谷之要也。今皆内官主之，陛下以此辈为忠，实可用邪，抑例不可废邪。夫例诚不可废，每处置一二辈足矣。今少者五六辈，多者二三十辈。何邪，且夫一虎十羊哉。今某某有司摘发其奸，幸陛下洞见情实，外议金曰，是必不赦，不但窜斥。今数月矣，犹阁而不行。夫人情莫遮于潜而玩于彰，彼未摘发其奸，尚有严心，今其奸业摘发之矣。不置法又不窜斥，彼何所惮，而不为乎。昔人有言，作浚仪渠流注浚仪，故以浚仪为名。建宁四年，又东合济水，东注至敖山之北，又兼邺邺，又音汲汲，即汴字。古人避反字改从汴予考字，书邺字，并无音汲之说。此当是泪之臆度，按邺与泌通，分书泌作泌，与汲字相似。古人多假借，或当时偶变邺为泌，岁久简脱，以致转写讹误作汲，既改其形，并改其音，后复避汲字，改作汴，未可定也。韩偓开河记云：炀帝欲至广陵，以麻叔谋为开河都护，自大梁起，首于乐台之北建修渠，所署命之为汴渠。帝以河水经于卞下，乃赐卞字加水，然考汉桑钦水经，即有汲水。至后魏郦道元作水经注，仍作汲，知改汲为汴。当在后魏以后，韩偓谓，炀帝赐卞字加水，岂改汲为汴，后复去水傍，至炀帝时乃又赐加水傍耶。见怡古堂而皇之文钞。《祥符县志·卷二十·丽藻疏》，清·沈传义纂修，清光绪二十四年（1898）刻本，1-5.

汴字考（清）

宋张泪集莨荡渠出荥阳五池口。汉明帝时，王景始曰：宦有罪不可赦，有缺不可补，言能除也。今皇城之内，通名籍者几万人焉，亦多矣。陛下又敕礼部选年十五以下，净身男子五百名将安用邪。夫人情孰不欲富贵，今田野小民无故犹阉割新儿，以希进用。矧今有诏，矧今有名。呜呼，此其祸可胜道哉。夫灭绝人类，则必戕天地之和，戕天地之和则灾害必至。灾害至，则五谷不熟，人民离散，天地乖于上，人心怨于下，而阴性狼贪之徒无忌惮，于中而国不危者鲜矣。

臣故曰：内官者，腹心之病也。今陛下诚，于此时拔良直，奖忠鲠，斥无耻，大臣进庐扁之佐，则必转病而为安，厌祸以为福，且陛下何难于此而不为也。今议者曰：彼曾不指实，某忠某奸某为无耻，泛言难行，然不知上者风也，下者草也。拔一君子，则君子进，即有小人不相率而化于善哉。且人不幸而有疾，择医而治之者，为爱身也。今某某有司幸摘发其奸，是亦国医耳，若一切阁而不行，是医能治之而上弗肯使也，且陛下何难于此而不为也。今诚欲腹心安，莫如革内官之权，欲革内官之权，莫如有罪不赦，有缺不补。传曰：治未病，不治已病。今固已病也，而犹不治，是可惑也。已三害：一曰兵害，夫兵害者何？臣以为，冗食而无补，空名而鲜实也。夫强本者，所以弱枝。来今在京之兵，以卫计之七千有余，分为三营，一曰神机，二曰三千，三曰五军，盖带甲控弦者数十万焉。固欲以强本也。然至正统已已，才数十年耳，拔之乃仅得十二万焉，亦寡矣。于是有十二团营之名，团营至今，又才数十年耳，日者遣将北伐拔之不满三万焉。然其囊鞭弓刀不全也。骑士则牵露骨马，又旋置鞍辔等，夫兵数不减而食之者增也，一旦而狼狈，若此何也。官不恤其军豪势多占，使远者逃，近者潜，脱伍不以报，粮籍不开除，又壮丁各营其家老弱，出而应点，宜其食之者增，而用之者寡也。

臣故曰：兵害者，冗食而无，补空名而鲜实也。夫腾骧四卫者，今非所谓内兵邪，外官既不与稽其数征役，又不选用其丁，故其人率富豪而气骄。夫内官者，阴狡而狼贪者也。以富豪气骄之人而率之，以阴狡而狼贪之徒兹其害，可忍言哉，且夫锦衣卫爪牙之司也。今内官之家人子弟官之团营兵之精也。内官参之内兵，又其专掌之，陛下乃何独而不为之寒心邪。古人有言曰：官惟贤赏惟功。今团营把总号头等，孰非内官之私人乎，彼家人子弟抑孰非诡托冒官也。乃遂令布列要地为爪牙，无一字及，周之年号者，是塔之圆就，虽不可考，而肇造之日，为太平兴国二年无异也。其非周显德时建可知也。

又按，陈洪进记中云：六洞灵仙曾留胜迹九层宝塔，近立崇基镌记，在太平兴国三年三月建塔，在二年十月，盖阅五月始有其基。故曰：近立也。今塔只存三级，其上已为明初铲去。洪进记曰：九层宝塔则其铲去者，殆为六级。乃李空同国相寺碑云：塔七级，国初铲王气去其四。盖未见此记，特臆度之耳。塔系内外周折而上，外级甚危险，此记又在塔之北面中层洞内，为自来登临者所不至，故空同不及见也。同上。《祥符县志·卷二十·丽藻考》，清·沈传义纂修，清光绪二十四年（1898）刻本，5-7.

龙马负图出于河

（上古）伏羲时，龙马负图出于河。《祥符县志·卷二十三·杂事祥异》，清·沈传义纂修，清光绪二十四年（1898）刻本，1.

泉水治疫

天禧二年（1018），有龟蛇见于繁台之东南土人于其地建真武堂。泉涌堂侧，汲之不竭。人有疫者，斟饮之辄愈。因建祥源观，凡六百一十区，以奉其神。《祥符县志·卷二十三·杂事怪事》，清·沈传义纂修，清光绪二十四年（1898）刻本，14.

第三节　通许县

孟二先生懿行碑序

郭长春

孟二先生，讳庆麟，字瑞亭，邑西北名庠生也。性敦笃，嗜学问，早年驰名学界，为友朋所推重。继因变法，遂绝意功名，不务时尚，专以启迪后进为职志。本乡地瘠民贫，风气闭塞，先生多方劝导，开办学校，四方青年不使失学。勤于教诲，不计薪金，一时多所成全，教泽之长，至今称道不止。先生素重道德，济世心切，本土不为良相，当为名医之主旨，特出其绪，徐精研岐黄，求医者率多，着手成春。于是不分昼夜寒暑，车马络绎于道。先生独具婆心，无倦怠容，无厌烦意，富贵贫贱，一律诊治，盖志在活人，非图财报也。其品格学问，诚足殁世不忘者哉。瑞亭先生道德既高，性又温和，处世接物不见淬语恶声，乡邻里党毫无间言，虽无奇行大节，不愧一乡之善士。先生捐馆之年春，仝人等欲碑表扬以久交于余。余与先生为总角，其平学问知之最悉，故不辞陋，略述未俾后人有所观感焉。是为序。《通许县新志·卷之十四·艺文志序》，民国·张士杰修，侯士禾纂，民国二十三年（1934）铅印本，467.

风俗利病说（附）

明邑令　安良泽

通许地形平坦，风俗淳朴，务本而节用，敬上而畏法，在开封以南为僻壤称易治焉。然地仅八千顷，编户十有二里，弹丸之区也，故不设驿迭。来官西北而适东南者，咸避省城由通许冠盖络绎。夫马罢敝，前因马头逃窜改金富户，而富户往往倾产，故加值复招募。今招募者，又苦不给加之，则民力竭。不加则招募者逃，势且不金，报即私邦而其弊仍归之民，简僻之地，变而为衡，途此许之大可扰者也。兼以蝗旱相仍，赋敛急迫，膏腴之田，半为势家所有，虽正赋不捕，而杂差悉累平民，民愈不堪命矣。莅斯地者，母以昔日之通许，视通许而加意抚恤，庶其有瘳乎。《通许县旧志·卷之一·舆地志》，清·阮龙光修，邵自祐纂，清乾隆二十五年（1760）修，民国二十三年（1934）重印本，65-66.

新建圣母痘疹神庙碑记

国朝尚书　党崇雅

易曰：通神明之德，类万物之情。何以故，其即人之德与情，其相召乎。故元气保合则天地之生机乃来，而人之一身有以萃之，灵根逗苗为万有珍宝。如养生家所云：天下之母而孩。天下之婴儿，皆以存乎其人而已，世传感应之说尚矣。然不越二气为本，若乃躬之阴阳不调，而以生生之理望之，司命其可得乎？此圣王治天下必以人道先之。司农马公家世三韩从龙来勋，固自灿烂。余侍同堂且知公也最深，性聪学博，由监司而总督而主畴国计，矢清矢勤矢慎，无念不为斯民，保太和无事不为。

国家培元气，生机乃来，斯其有以萃之，而造化在心矣。泊其往巡湖南道豫之通许，而子雄镇痘陡发，愈不数日。公德不自德，而归德于圣母之灵应。乃于乙酉阳生日，鸠工及腊逾月而毕其祠。循南门入，西折房营一区，敞以庭堂列圣母像三，椹桷几筵，恍能变动。两庑像以痘神所专司事之童，以至皆城堭圬。熏门具备，缁流羽士，伐鼓扣钟，炳箫如缕，帷照彻宵。岂曰俾此之绘，荣者恒于斯，斋祝者恒于斯，盖谓惟德勋天。公不自德之意，难以语人而寄之祠欤。倘后人识公之意，阴阳各符其则，此德此情直可与神明万物通，将生齿日登于版，又谁不怀公嘉惠，一如婴儿之望，慈父母焉，俎豆公于社矣。余信之理以测之乎，数知公湛泽覃孚，永锡祚胤于以延瓜瓞于奕世胥。斯胥斯民得食，绳绳蛰蛰之报，则燮理阴阳而平，成在天地，长养在万物，经邦宏于公乎，益信矣。《通许县旧志·卷之九·艺文志传碑记》，清·阮龙光修，邵自祐纂，清乾隆二十五年（1760）修，民国二十三年（1934）重印本，475.

重修通许痘疹神庙碑记

国朝邑令　陈治策

通许痘疹神庙在县治南，襄平大司马，马公讳鸣佩所建，修之者则大司马曾孙，安阳使君贞庵也。大司马从龙树业，为山右楚南屏，翰晋少司农，总制宣大，持节两江，声续懋著。当壬辰之岁，监司星沙道，经通许时，公子文毅公尚在髫龄，适发痘疹既痊，大司马心喜而归于神为，建祠以祀，关西大司农党公，文以记之。

盖文毅公为异日名世，宜乎神之呵护而默佑也。追文毅公既长，雅负才望，官司空迁阁，出抚粤西，兴大利，清积弊，士民登衽席三载。值滇氛骚动，文毅公从容赴义，暨元配李夫人家媳董淑人阖门殉节事。闻上特沛温纶赐谥，文毅亲洒宸翰，勒诸贞珉官长子四品，京卿渐历副宪，擢司冠转司马。陟少宰，往抚黔南，遂督漕淮上，相继督师塞垣，所在功业炳炳，昭人耳目，贞庵即督漕，公之冢嗣也。其宰安阳之三年余，来令兹邑，甫下车见南城内有痘神庙，求而必应，感而遂通。数十年来，灵爽赫濯，何非马氏之功德欤。

伏念大司马及文毅公之事业满天地，忠精贯日月，足以感动人心，而生其响慕，举凡四海九州之内，靡不歌功颂德，而兹邑痘疹一庙亦为遗迹所存，故都人士之啧啧称道不衰也。会贞庵之余，俱以公事过汴，握手晤言，余为具道其所以，相与咸概者久之。贞庵曰：建庙之由，早已熟悉之，虽曰神所凭依，亦即祖功宗德之所寄也。何可以勿修，于是捐资庀材，葺而新之。

呜乎！向令此庙不遇贞庵，邑之人士亦且念神庥之，永赖思忠义之流风，必不忍使其飘摇风雨，颓废于荒烟蔓草中。乃既有大司马公作之于前，而又适遇贞庵使君新之。于后不可谓非神之默为感召，而令其祖孙之作述，相继益使，人传为美谈，而歌颂于勿替也。余与贞庵以梓戚而叨舟济，又与贞庵外父康程，程公为同堂寮寀，敢不共襄盛事乎，工既竣爰集绅士式荐牲醪，述此为记。时康熙乙亥仲秋。《通许县旧志·卷之九·艺文志传碑记》，清·阮龙光修，邵自祐纂，清乾隆二十五年（1760）修，民国二十三年（1934）重印本，479-480.

博士质庵马先生传

国朝　景份（邑人）

质庵马先生，讳之骊，字龙文。原籍浙江会稽人，从父云襄公宦游通许，遂为通许人。先生幼善病，十四岁始就外傅，经书即成诵，辄解大义，年十八学成于四子六经廿一史外旁及百家。云襄公甚爱之，性至孝，母病求善医者不得，因攻岐黄术，得其秘奥。母失明以舌舐之，或他出妻杜氏代之，历三月，目乃复明。及居丧，哀毁骨立。自初丧至三年，悉如古礼，凡晦日必致斋三日，五鼓祭奠，悲泣不已。族兄弟有无依者，时周其不给，并为其子女婚嫁。既殁棺椁衣衾，竭力营办，无所吝。先生性冲和谨慎，详密动循礼法。历任邑侯重其学，延课子弟间以狱事相多所平反，有不合者以□以去就争保全甚众，而先生终不向人言，人亦终不知也。习钟王书法兼工隶篆体，□若不胜衣。而四方求医者日接踵于门，先生医应之，然所好不存也，惟读书无间寒暑。昼有不给，夜必继之，疾革时犹握一卷不释手。既殁，邑侯王素园先生赠额曰"春风秋月"。《通许县旧志·卷之八·艺文志传》，清·阮龙光修，邵自祐纂，清乾隆二十五年（1760）修，民国二十三年（1934）重印本，417.

竹枝词

《宰咸平纪略》竹枝词三十首，以留士民。第十八（邑令，潘江）治经之暇习岐黄，民病求医候退堂。忙杀手中三寸管，写完判语又书方。《通许县新志·卷之十四·艺文志诗》，民国·张士杰修，侯士禾纂，民国二十三年（1934）铅印本，572.

保健谚语

笑一笑，十年少；愁一愁，白了头。

饭后百步走，能活九十九。

冬吃萝卜夏吃姜，不用医生开药方。

好种出好苗，好葫芦锯好瓢。

《通许县志》，通许县地方志编纂委员会编，岳朝举主编，中州古籍出版社，1995年8月，623.

人体俗语

排场：①男性英俊；②形势铺张；③为人义气不吝啬。

器称（齐正）：女性漂亮。

旮旯肢儿：腋窝儿。

腚：屁股。

雀子：黑痣。

枯蹙皮：皱纹。

结巴嘴：口吃。

肩负驮：肩膀。

鼻子：鼻涕。

眵毛糊：眼屎。

耳眵：耳中分泌物。

嘴水：唾液。

刺挠：发痒。

光脊梁：赤背。

脸面胡：络腮胡。

蒙脸沙：雀斑。

不劳盖儿：膝盖儿。

脑（老）末勺：头后部凹陷处。

眉骨（乎）头：额头。

《通许县志》，通许县地方志编纂委员会编，岳朝举主编，中州古籍出版社，1995年8月，624-625.

第四节 杞　县

医论

按字至沉约，医至叔和，非世所称卓然名家者耶。然约之四声，叔和之六脉，吾终疑焉。夫天有五行，人有五德，乐有五音，此自然之化也。而谓声止于四可乎？上古诊法多取寸口或于十二经，动脉求之，或参以人迎，其法至活，未闻拘拘以六部分属脏腑者。况所称命门、三焦又大异《内经》、扁鹊之旨乎。至于卜筮之道，其理渊微。自京房管辂，号为精于易者，已不能用之全身远害，而况世俗之区区者乎？夫龟朽骨也，蓍枯草也。神而明之，存乎其人。康节之断，借斧借锄，并参理数，有所从来也。后之学者当求其可传焉。毋得半而止，以贻掘井为山之诮可耳。《杞县志·卷之十八·人物志方技》，清·周玑纂修，清·乾隆五十三年（1788）刊本，1144-1145.

重修伊尹庙碑（明）

任仪（御史）

开封属邑曰：去邑二十五里有空桑城。帝王世纪曰：伊尹耕于有莘之野。今按：莘野封壤与空桑实为接邻，则杞乃伊尹所自出之乡，而后人崇祀之，典不可无也。旧尝有伊尹庙，考之，建于商周时，邑人水旱疬疫无不祷焉，其应如响，虽世变不一，而庙貌如故。盖以人心慕之者同也，慕之者同则修废举坠，孰不然哉。迨宋大中祥符七年，真宗车驾尝幸其庙，亲洒宸翰刻序铭于石。自是而后，或陁于兵焚，或淤于河患，其庙日就倾圮，而堂殿门庑之基惟离离禾黍而已，有志于慕之者，宁忍于恝然耶。宏治丙辰徐候来宰是邑，崇德教，敦礼仪，凡职分所当为者，罔敢或后，况尹古圣人也。敢不先邪，谒庙毕遂为维新之图，庙成属予记之。

且问曰：予为弟子员，尝梦揖于商阿衡伊尹庙中，如对生人，觉而大惊，不知所谓，一旦释褐。奉命来伊于兹，祗谒尹庙，与梦中所见无异，窃意世地相去，大不相侔而幽明相符。如此者，何居予应之，曰：亦惟慕之笃耳，惟尹出处之正去就之洁，学问之醇，功业之盛，而候有以慕之。则精神感格形诸梦寐无足怪者，庙之新舍候其谁，然慕良农者，当荷良农之责，慕大贾者当业大贾之事，盖不徒贵于名焉而已。敬以斯庙鼎新，嘤嘤然曰：我慕名尹，我慕尹其不几于崇名而忘实耶。尹之言曰：予弗克俾厥，后为尧舜，其心愧耻，若达于市，一夫不获。则曰时予之辜，今候官尹父母之邦，下车以来苏疲困恤茕独，见颠连无告者，辄忧形于色。盖庶乎以一邑之重自任者，方今圣人，在上进贤，如拔茅去邪如脱距，其纳谏净，有如转圜，一善不遗，寸长必录；如侯之循良信，非百里才行，将膺诸当道，剡荐如赵申录以广昌。令人为三公，如卓茂以密。令人为太傅，是时也，致君泽民，又不识能发天下之重自任否乎。侯闻之，跃然喜，悚然惧，曰敢不志伊尹之所志。遂书以为记，且以告夫慕尹者，在于力行，抑因以自励焉。侯名钟字以律，保定右雄世家云。弘治九年（1496）立石。《杞县志·卷之二十一·艺文志一碑记》，清·周玑纂修，清·乾隆五十三年（1788）刊本，1357-1360.

真宗黄帝幸伊尹庙碑（宋）

若夫如就于桀，以劝人臣之忠，终归于汤，以济天下之难。述宣懿德敷佑万邦，大节昭明，嗣王敷其训。余度不坠，令子承其家，旧里攸存，明祀新享，朕言因驻，踯永用怀，贤聊复刻，铭庶几旌善。赞曰：成汤之仁，溥率来宾。阿衡之忠，天辅成功。民难既平，嘉谟永贞。王室不衰，大训可知。频繁之祭，传二永世。金石之刻，表于褒德。大中祥符，七年九月十五日立石。《杞县志·卷之二十一·艺文志一碑记》，清·周玑纂修，清·乾隆五十三年（1788）刊本，1344.

漏泽园记（明）

陈乙（邑人　金事）

葬之义藏也。缘大德曰生，暴尸焉，则悖德渗和故藏缘。万物之分，渣滓归于土，亲下之道也。故藏缘孝子之情，人死斯恶之矣。不欲人之恶，吾亲与不忍，物之贼厥遗骸也。故藏，先王以此制为丧葬之礼，以教天下之。为人子者，不幸死而无后，则有土之君主焉。于是乎，有掩骼之令。漏泽之园，自周文王葬枯以降未之或易也。田之不进也，贫者至无置锥乃有死，而无所于葬者，仁人君子恻焉，捐田以予之，此义冢之所由名矣。斯二者皆发乎仁而成乎，岂可与俗吏言哉。

杞为河南巨县，入有明百六十余年矣。嘉靖壬辰，朝城王虚庵公来令乃始买田二区，夹北郭外官道小嚛西曰漏泽园，东曰义冢园。其地之度，漏泽园为步广长若干，义冢园为广长若干，皆域以周垣覆以行柳，除其二税一无所与，自是死而无主者，官葬之西，无地者葬东，乃无复委，沟壑给乌鸢者矣。虚庵以明果之才济之，以正其所建立设施类，皆灭淫树教卓卓乎，非俗吏之所为。二园之置犹其纲也，然则不诚义举哉，公徵去且十年。而临清刘铜溪公以开府判来摄令檬二园之迹，喟然兴叹，且惧木伐垣颓将就侵夷伻，来命记其事。

予窃惟君子本仁，以行其义，不可以有已也。敕功有可立，不必其利之，我食事有可循，不必其名之我出。兹虚庵铜溪之心欤，后之君子追二公之心，修废坏禁侵伐，益市闲田斥招，偪隘斯益，自敷其仁，自尽其义耳，于二公何有哉。若曰耻继其后，我则不暇也，甘心俗吏之蹈，则非予之所知矣。承刘公命不获辞，谨划厥实并告夫后之令吾邑者，王公名应为令三年，徵授御史，刘公名源澄摄三月，并垂循誉云。嘉靖二十三年九月立。《杞县志·卷之二十一·艺文志一碑记》，清·周玑纂修，清·乾隆五十三年（1788）刊本，1367-1370.

伊尹赞（唐）

柳宗元

圣有伊尹，思德于民，往归汤之仁，曰仁则仁矣。非久不亲，退思其速之道，宜夏是因就焉。不可复反，亳殷犹不忍其迟，亟往以观，庶狂作圣，一日胜残至千万，冀一卒无其端，五往不疲，其心乃安。遂升自陑黜桀尊汤遗民，以完大人无行，与道为偶，道之为大，为人父母大矣。伊尹惟圣之首，既得其仁，犹病其久，恒人所疑我之所大。呜呼远哉，志以为诲。《杞县志·卷之二十二·艺文志二赞》，清·周玑纂修，清·乾隆五十三年（1788）刊本，1379-1480.

伊尹辨（明）

李兴

伊尹生不经见。《帝王世纪》云：伊尹生于空桑下地。孟子云：伊尹耕于有莘之野，而乐尧舜之道。注亦无明释。《古郡志》云：生于空桑，以伊水为姓。《一统志》云：空桑涧在嵩县南，有莘氏采桑伊川，得子于空桑中，长而相殷，是为伊尹。考开封陈留，有莘野门，有空桑城，在县南。伊尹母孕，避水东走，化为空桑，有莘氏采桑得婴儿于其中。又曰：伊尹生于伊水之上，志人物既于河南，又于开封志流寓，又于西安。观者疑之，又有以庐氏莘川，郃阳莘国，亦授以为言者。殊不知，一为神降于莘之地，一为禹后受封之国，与尹殊无干涉。此无他，皆自"莘"字中来，使其言，然则郑州之莘城、莘县之莘亭，亦可以附会其说矣。矧地之相去如此其远，而伊尹之寿年无所考。假今既耕于此，复耕于彼，日亦不足矣。格天之功，托孤之事，何年而建耶，俗传之谬，大概类此。

窃详尹生，夏末迄今，已数千年。嵩人世传如出一口，与前说所云，若合符契，及旁稽载籍，嵩古伊川地也，县之南有水，曰伊，即生于伊上，因以为姓者；水之南有涧，曰空桑，即尹母所化，桑女得子于中者；涧之东有沟，曰莘乐，即所谓耕莘乐道；三使往聘者，凡前所载，历历有证，余皆无之，且其地有尹祠。岁时伏腊，振古如兹。先正胡尚书濮刘宪金咸咏于诗，载于记，二公学称博洽，必有的见。今偃师西有尹墓，与嵩密迩，又可见首邱，反本古今通义，由是言之，伊尹以水为姓，其生其耕必于嵩也明矣，而《一统志》必备录之，乃史家传疑，常例在人，自当明辨，或以汤亳，伊相之，陈留乃其畿内首善之地也，当时后世，沐其膏泽，慕其桑梓，好事者以故居名之。亦犹周子濂溪，实在营道，后居匡庐，亦命其水为濂溪，理或然也，抑古人志在四方。

礼曰：东西南北之人，是已尹也，或壮而游老休，曾一寓之，摹写故乡之景，以慰本源之思，亦未可知。第生伊上，姓于伊水，乐于莘耕，惟嵩为然，余不足论。疑者乃曰：吾子之辨似然，杞庐陈留皆庙而祀之。何居曰：大舜生于诸冯，迁于负夏，而海南祀之；孔明生于琅琊，寓于南阳，而巴蜀祀之；两程生于黄陂，家伊洛，而南安祀之。盖仰其休风，思其过化，亦理之常耳。凡此类者，圣哲皆然，何独至于尹而疑之。疑者又曰：尹虽元圣，亦人耳，人生于桑，有诸曰：元鸟降而生，商巨迹履而生周，在古则然矣。故张子曰：天地之始，未尝先有人也，人自有而生生者。盖天地之气生之也，苏氏亦曰：凡物之异于常物，其取天地之气常多，故其生也，或异麒麟之生，异于犬羊，蛟龙之生异于鱼鳖，神人之生而异于人，何足怪哉。况尹娠于母，化为空桑，实非桑之所生也，疑者怃然，曰命之矣。有客过余草堂，偶话及此，因请笔之，遂为之辨。《杞县志·卷之二十二·艺文志二辨》，清·周玑纂修，清·乾隆五十三年（1788）刊本，1517-1522.

使北过伊尹墓（宋）

范成大（石湖）

三尺黄垆直棘边，此心终古享皇天。汲书猥述流传妄，剖击绝无昝单篇。《杞县志·卷之二十三·艺文志三诗歌》，清·周玑纂修，清·乾隆五十三年（1788）刊本，1534.

过空桑谒伊尹祠（明）

赵晴（邑人）

古庙空桑中，黄沙骤晚风。隐耕高帝道，放主见精忠。一磬寂尘土，孤松覆敞宫。翻然三聘志，千载武侯同。《杞县志·卷之二十三·艺文志三诗歌》，清·周玑纂修，清·乾隆五十三年（1788）刊本，1539.

空桑（明）

前人

空桑元圣庙，远近有莘城。灵母何年化，孤村万代名。衣冠商后制，亩亩野人耕。残碑宋皇赞，五就为苍生。《杞县志·卷之二十三·艺文志三诗歌》，清·周玑纂修，清·乾隆五十三年（1788）刊本，1540.

伊尹祠（伊陟配享）

前人

隋堤千里抱沙州，伊相祠前野水流。破屋从无新俎豆，荒庭槿见旧弓裘。谋筹韦愿兴王日，泪洒丁壬定策秋。独拜冠裳来此地，绿杨桥畔重维舟。《杞县志·卷之二十三·艺文志三诗歌》，清·周玑纂修，清·乾隆五十三年（1788）刊本，1554-1555.

空桑伊尹庙

秦维垣（邑人）

先圣祠留石碣踪，庭前老树走虬龙。不因三聘来亩，宁以一身薄鼎钟。训格汤孙严北面，辇来宋帝告东封。移松易社经千祀，俎豆时陈在野农。《杞县志·卷之二十三·艺文志三诗歌》，清·周玑纂修，清·乾隆五十三年（1788）刊本，1559.

空桑烟雨

前人

白云深处阿衡宅，烟雨茫茫野望长。此日蜗庐犹积翠，当年人自说空桑。《杞县志·卷之二十三·艺文志三诗歌》，清·周玑纂修，清·乾隆五十三年（1788）刊本，1575-1576.

尧舜君民志，苍茫烟雨中。千秋寻圣迹，此地有遗风。道自耕莘贵，踪应钓渭同。一梨春水外，怀古意何穷。《杞县志·卷之二十三·艺文志三诗歌》，清·周玑纂修，清·乾隆五十三年（1788）刊本，1593.

一径郊原古，行人烟霭中。林泉犹昔日，耕凿想淳风。指点阿衡迹，经纶出处同。悠然冯吊处，吟咏意何穷。《杞县志·卷之二十三·艺文志三诗歌》，清·周玑纂修，清·乾隆五十三年（1788）刊本，1599-1600.

第五节　尉氏县

豫省年荒拯济疏

户科给事中　王日温（邑人）

臣闻自古无常丰之年，而有常丰之政，储粟发仓此在平日言之。似近迂缓，而以南北冲要之地，当饥馑迫切之际，不可不急……今且饥荒困惫，若此，岂不更为难支，臣又见河南抚臣为汝属岁荒实甚一，疏内称汝、上、西、遂四邑十室九空，草籽树皮搜食殆尽，加以瘟疫流行，死亡逃散甚众，请拨仓粮赈济，兼请分年带征等语，抚臣就地方之情形，通斯民之缓急……《尉氏县志·卷十五·艺文志一》，清·沈湛纂修，清道光十一年（1831）刻本，41.

移建普济堂记

前邑令　刘厚滋

尉城东北隅有普济堂一处，颓废不堪，住堂者寥寥无几。其地又逼近书院，形家以为遮蔽风脉，久拟移建。戊子春，大方伯陆心兰先生，谆谆以无告穷民为念，札饬各州县，妥为休养。予觇商之，邑绅观察刘恒毓之侄清俊慨然曰：此事我家当力任之。于是，选基于城西隅，购地五亩，有奇疟材鸠工，建房屋四十六间，费钱千缗，交当商生息，作添补口粮之赀。

旧设孤贫八十五名，新增十五名，共一百名。寒者衣之，饥者食之，孤苦穷黎咸欣欣得所矣。夫以观察之，好善乐施二千缗，无足为观察难难乎。其侄清俊之勇于襄助，略无难色，不避风雨寒暑，一板筑一木石，必亲加料量，视己事有加焉，其殆仁心以质见义必为者乎。明道先生云：一命之士，苟存心于爱，物于人必有所济。观察之，能乐输又复知人善任，其好能深体观察之意，以成其美，所济多矣。

予承乏斯邑，将及四年，凡有益地方公信有功人世者，天必佑之也。从此扩而推之，刘氏之兴其未有艾乎。是宜司土者，并彰厥美以为好善者，劝其时，总司是役与清俊朝夕商度者，有临颍郑屏山，同监工人有刘清涟、姚梦魁、张文章，例得书。《尉氏县志·卷十六·艺文志二记》，清·沈湛纂修，清道光十一年（1831）刻本，71.

古桧记

沈湛

署之西院，有古桧一株，不知植自何代。高三丈，宽十围，其根如石，其干如铜，其霜皮劲，质如龙鳞，如虬角。《尔雅》所谓柏叶松身者是也。树老叶秃，惟东南向有两枝再生，苍翠可掬，其余枝杪盘屈，有夭矫者，有偃蹇者，有若臂若爪，孥云而攫日者，怪怪奇奇，不可名状。而一种郁勃磊落之概，实有生气存乎，其间盖其得天厚而阅世深也。

夫天下岂少合抱之木，梁栋之材哉。乃不幸而患斧矣，又不幸而为樵苏矣，即幸而生于空山穷谷，人迹不至，得永其年，亦碌碌无所表见于世。又岂若兹树生长署中，为阖邑所瞻仰也哉。惟其择地而生，故其得天也厚，惟其得天也厚，故其阅世已深。试思自有兹树以来，寒暑之推移，阴阳之代谢，人物之盛衰消长，不知几经变迁矣。而凡莅此土治此民者更不知凡几，若为廉，若为贪，若为慈，若为酷，当无不历历之可数也。呜呼！可不畏欤。

树之旁有庙一间，供树神位，民间水旱、疾病祷之颇灵应。余因旧志缺而不书，故笔之以垂不朽云。《尉氏县志·卷十六·艺文志二记》，清·沈湛纂修，清道光十一年（1831）刻本，73.

附　洧川

医道

神农作而医道，甫启黄帝兴，而药理始明《本草》《内经》之注。识者以为，补天大造著，功用无穷，莫此医术若也。是以暴如，秦皇而焚坑之余，易医犹存，医之为用大矣哉。顾以刚柔壮弱，赋性不同，饮食饤消水土亦异。汉唐以来，若东垣河间，若彦修，若子和，虽不无偏见之误，而要其著手成春，时制咸宜，如张长沙、孙华原诸人，亦自称医中圣手。洧虽褊小，古黄帝之墟，轩辕近郊也。或亦得医法之祖制，与故谨亿一二名士，通晓医道者，采择编入，以为乡先生增重也。《洧川县志·卷二·医》，清·汪心纂修，清光绪二十六年（1900）本，无页码。

药言序

邑令　王大作

士大夫立身行己，顾可废模范哉。规矩为方园，□竟大叚，无错倚才。任性或有暗合，古法者特□。入□出□，□逢就究，亦只成中品人物，法上得中法中安底乎。我辈日用步□，得严师为绳尺尚矣。不则得一二，畏友相晨夕。若师邈友联毋宁，仍向简编求之。余性钝复善忘，尝读薛文清公语录，先生自云读书至心，有所开处，随时录之。盖以备不思而还塞□渠，张子曰：心中有所开，即便札记，不思则还塞之矣。先生盖仿之，云，余从此得读书法，间有启悟，即札记于壁，用备释思。他曰：披览古训，凡诸劄记，都不出前辈所已言，因叹吾人不到著书立说，不知胸中之无识，但落□古人皆已道过，无如仍存古人面目，朝夕俨思片言了义，如甘露沁心，一语着痛，若冷水浇背，为严师为畏友，莫是切矣。间参人一二意见，亦曰绪相引，仍发端古人，非出自性灵也。

癸卯秋，部选期届，顾瞻四壁，辄徘徊不忍置，因思一行作吏，此事便废。欲常坐是屋，可易得耶，爰择其关切身心者，不伦不次，汇成一帙。盖余十年来，种种病痛，实赖此为，针砭无可名之，名之药言云。明年春携之北上，逐雾奔尘，中间有晷，暇亦必展读，一过如以药力，制惯症防其潜发也。一日，友勤之梓余愧谢之，自惟拾人牙后，孰非有耳有目，所习闻习见也者，对武林人诖西湖山水，适足令其捧腹耳。躬无实践而谬劝人为，是要誉也，医不自医，如他日羞何。

丁未四月，复携之尹洧五载来，为圆为方，敬凛兹为，规矩良，未敢废模范而自用也。顷以劝民兴行，即衍孝悌忠信礼仪廉耻之说，刊锌书为邑人士倡，第恐身先作愆表不正而责影之直，其谁与我继刊是编遍授之。□余言行相违，心口背驰也者许邑人士指编面语，以纠吾□不逮，为余严师畏友，又熟切于是乎。若曰梓是编，为邑之贤士大夫勤则，又未免如畴。昔所云，对武林人夸西湖山水者，非区区所敢出矣。辛亥小春大作识于洧川署中。《洧川县志·卷七·艺文志赋》，清·何文明纂修，清嘉庆二十三年（1818）刻本，33-35.

第六节　兰阳县

题桑寄生诗（新增）

药品桑寄生，吾邑旧作贡。迩来产西南，典籍谁擅敢。学楚茅供欲，随野芹献无。根可栽培无，种可滋上□，党绝人参蒙。《兰阳县志·卷之二·田赋志药品》，清·高世琦纂修，康熙三十四年（1695），民国二十四年（1935）铅印本，15.

题萱草诗（新增）

萱草称名异，各从取类求。铭心祈祷考，树背欲忘忧。兆喜常为佩，宜男准见酬。花根入汤液，可使更疗愁。《兰阳县志·卷之二·田赋志药品》，清·高世琦纂修，康熙三十四年（1695），民国二十四年（1935）铅印本，15.

芝草

弘治十六年（1503），本县儒学明伦堂中间西梁上偶生一芝，约五十余本，渐长蕃茂，金色鲜明，围圆二尺许，丛间如花，众皆异之。嗣后科第，辈出有徵芝瑞云。新增。《兰阳县志·卷之九·遗亦志禾异》，清·高世琦纂修，康熙三十四年（1695），民国二十四年（1935）铅印本，29.

弘治六年，明伦堂中间西梁上生芝五十余本，金色鲜明，围圆二尺许，嗣后科第多人，瑞应不虚云。万历癸丑（1613）七月，汝康僖方孝廉，时南园生芝，老妪不识，两劈而三，秀形如珊瑚色。间元黄甲寅芝再生旧地，拔地尺许，一木九茎，结一花如绘状，茎紫花白，高前四倍。《兰阳县志·卷之九·灾祥志杂记》，清·高世琦纂修，康熙三十四年（1695），民国二十四年（1935）铅印本，3.

第七节　考城县

慧眼水治眼疾

（梁）江紑子含洁，济阳考城人，父蒨光禄大夫。幼有孝性，年十三，父患眼疾，紑侍疾将期月衣不解带。夜梦一僧云：患眼疾者，饮慧眼水必差，及觉说之，莫能解者。紑第三叔释于草堂寺，智者法师善往访之。智者曰：无量寿经云：慧眼见真能真能渡彼岸，蒨乃因智者启舍。同夏县界牛屯里舍为寺，乞赐嘉名。敕答云：纯臣孝子，往往感应，晋世颜含遂见冥中送药，近见智者。知卿第二息感梦云：饮慧眼水，慧眼则是吾眼之一号。若欲造就寺可以慧眼为名，及就创造泄故井，井水清洌异于常泉。依梦取水洗眼及煮药，稍觉有瘳，因此遂差，时人谓之孝感。南康王为南州召为迎主簿，紑性静，好老庄，玄言尤善佛，义不乐仕进，及父卒紑庐墓终日，号恸不绝，月余卒。宋书。《考城县志·卷十三·列传五行》，民国·张之清修，田春同纂，民国十三年（1924）铅印本影印，939.

舐痔得车

宋有曹商者，为宋王使秦其往也，得车数乘，王悦之，益车百乘。反于宋见庄子曰：夫处穷闾厄巷，困窘织席，槁项黄馘者，商之所短也，一悟万乘之主，而从车百乘者，商之所长也。庄子曰：秦王有病召医破痈溃痤者，得车一乘，舐痔者，得车五乘，治愈下得车愈多，子岂治其痔邪，何得车之多也，子行矣。庄子□□□。

按：《南华经》载庄子语言颇多，不能悉录，惟录其有趣味者。《考城县志·卷十四·杂记》，民国·张之清修，田春同纂，民国十三年（1924）铅印本影印，1072.

赠国医张子和

金，李夷，字子迁，宛丘人。赠国医张子和云：禁药喧喧以字行，粗工往往笑狂生。天将借手开金匮，云本无心至玉京。歌啸动成千日醉，留连反厌五侯鲭。视君莫触曹瞒怒，世上青黏要指名。《中州集》《考城县志·卷十四·杂记》，民国·张之清修，田春同纂，民国十三年（1924）铅印本影印，1079.

张子和治狐病

张子和在陈负医名，有老狐变人形求诊。和曰：此兽脉也。狐跪告曰：我狐精，因病来就君医耳。投剂辄愈，酬以金帛，曰：此盗得之物不受，孤称无报，告以陈将陷，宜迁江西以避，子和如其言得安。《中州杂俎》《考城县志·卷十四·杂记》，民国·张之清修，田春同纂，民国十三年（1924）铅印本影印，1087.

金铁生虫

张子和在陈，见铁斧下有胞，凿破之出红虫，疾走如飞，其喙甚硬，盖金铁亦生虫也。中州杂俎。《考城县志·卷十四·杂记》，民国·张之清修，田春同纂，民国十三年（1924）铅印本影印，1088.

仙观飞霞

蔡绅

仙观巍峨耸碧虚，屋头每有艳霞舒。半天灿烂丹难及，五色鲜明锦不如。天畔夕阳将没际，海边晴日欲升初。此时纵目遥观处，常拥红云护帝居。《考城县志·卷之三·艺文志诗》，清·李国亮纂修，清康熙三十七年（1698）刻本，52-53.

杨启元

拔宅蜕蝉不是虚，丹成五色彩霞舒。三神蜃市光尝住，七宝云芝灿自如。东岭鸾骖驭蛮日，西池桃树散花初。葛仙曩日曾为吏，鸡犬云中共此居。《考城县志·卷之三·艺文志诗》，清·李国亮纂修，清康熙三十七年（1698）刻本，53.

饮水不食

王玕，邑五里河人，母卒，庐墓，抱土筑墓，旁掘土井三尺，甘泉清澈，用亦无余。初还家，就食，继则时还时不还，终则不复还，不见其食，但饮水而已。三载服阕，戚党致奠毕，皆往其家，而伊已杳矣。后数十年，有乡人贸易太行山遇之，岸然道貌，甫及接谈，转瞬不见，遇之者或云，亦仙去。《考城县志·卷十三·人物志列传十释考》，民国·赵华亭纂修，民国三十年（1941）铅印本，53.

异人授方

明，侯廷佑，邑人，投火救母，有司闻之，给以粟米布帛。旌曰：孝行。王思问，因母徐氏病，偕同志赴南海进钟，以祈母寿，跋涉经年，途遇异人授奇方，施药，全活甚众，训敦本儒学门，斗母病割股食之，母遂愈，吴汝龙母病，服药不痊，割股食之，母愈，县令给奖。陈志。《考城县志·卷十三·列传五行》，民国·张之清修，田春同纂，民国十三年（1924）铅印本影印，942.

养血气功

清，陈苗栗，字玉立，邑人，遇异人授以秘术，即专精修炼。柘城窦克勤至考城，栗见之，自诩养血气功，克勤不与深辨既去。苗栗与以书云：大教从日，用行习中做起，真是吾儒颓传，但某之主静，自方外来，异日可共证斯道。克勤报曰：斯道不必异日共证，当下即可证，如君所言，遇异人授以秘术，今欲以此渡世，诚具一假婆心，但某意不谓，然□质愚，不解奥术，君言，人行所学，美在其中。某又窃未喻某所知者，但饥食渴，冬裘夏扇而已，他何计焉，后不知所终。寻乐堂日记。《考城县志·卷十三·人物志·列传十释老》，民国·张之清修，田春同纂，民国十三年（1924）铅印本影印，1034.

清，陈苗栗，字玉立，邑人，遇异人授以秘术，即专精修炼。柘城窦克勤至考城，栗见之，自诩养血气功，克勤不与深辨，后不知所终。寻乐堂日记。《考城县志·卷十三·人物志·列传十释考》，民国·赵华亭纂修，民国三十年（1941）铅印本，54.

养宗血气

（清）窦克勤，字静庵，柘城人，康熙戊辰进士，授翰林院庶吉士，务性理学，葬事毕，至考城谢客，后数年如山西修墓道，出考城赵尔孚止宿其家。时陈苗栗以养血气功质克勤，克勤曰：集养方为养气，君既从事于学，胡弗弃其所为，一轨于正，不几有归宿处也。苗栗又欲所学，克勤曰：君所学已知之矣。君自试，不虑人之不试也，必欲以吾不口实，则吾安敢将行。

赠谷城诸君留款诗曰：几载不出门，出门劳周旋。主既昔投辖，客亦愿近贤。赵倅俊丰姿（名烧湖州府别驾），懋绩民命全。犹子方脱颖（烧侄名良埙），止余意缠连。王氏难兄弟（兄名甸弟名旬，同举于乡），乡荐属联翩。礼闱利兄矛，吾侄亦与焉（子侄睿袍与甸同登进士第）。诸子争召予，庖厨吐青烟。中庭设旨酒，列肴并烹鲜。座上有陈子（名苗栗），开口好谈禅。所养宗血气，默合大概然。彼诗养生术，吾亦课良田。集气而无害，胡弗觅真诠。昔有葵邱会，一时霸术扇。今恐老庄生，如火方及燃。以之蟠其根，后将安可捐。诸君语良夜，招子共济川。寻乐堂日记。《考城县志·卷十三·人物志·列传十寓贤》，民国·张之清修，田春同纂，民国十三年（1924）铅印本影印，1040.

第八节　仪封县

病起晚坐

郭维藩

雨过阶除爽，西堂坐转清。盒榴秋带实，簷雀暮多声。官散聊容拙，才疏敢用名。度廉明月色，病起不胜情。《仪封县志·卷之十二·艺文志诗》，清·纪黄中等纂修，民国二十四年（1935）铅印本影印，720.

第九节　陈留县

伊尹五就桀赞

（唐）柳宗元

伊尹五就桀或疑曰：汤之仁闻且见矣，桀之不仁闻且见矣。夫胡去就之亟也。柳子曰：恶是吾所以见伊尹之大者也，彼伊尹者圣人也。圣人出于天下，不夏商其心心乎，生民而已。曰：孰能由吾言，由吾言者为尧舜，而吾生人尧舜人矣。退而思曰：汤诚仁其功迟，桀诚不仁朝，吾从而暮及于天下可也，于是就桀，桀果不可得，反而从汤，既而又思曰：尚可十一乎，使斯人早被其泽也，又往就桀，桀不可而又从汤，以至于百一千一万一，卒不可乃相汤伐桀，俾汤为尧舜，而人为尧舜之人，是吾所以见伊尹之大者也，仁至于汤矣，四去之，不仁至于桀矣，五就之。大人之欲速其功，如此不然，汤桀之辨一恒，人尽之矣。又奚以憧憧，圣人之足观乎，吾观圣人之急，生人莫若伊尹，伊尹之大莫若于五就桀，作伊尹五就桀赞。

圣有伊尹思德于民，往归汤之仁，曰仁则仁矣。非久不亲，退思其速之道宜夏，是因就焉。不可复反，毫殷犹不忍其迟。亟往以观，庶狂作圣，一日胜残至千万，冀一卒无其端，五往不疲其心，乃安遂升。自陋黜桀尊汤，遗民以完，大人无形与道为偶道之为大，为人父母大矣。伊尹惟圣之者，既得其仁，犹病其久恒，人所疑我之所大。呜呼，远哉，志以为诲。《陈留县志·卷之四十二·艺文志二》，清·武从超纂修，清宣统二年（1910）本，73.

宋真宗伊尹庙碑赞有序

始就于桀，以劝人臣之忠，后归于汤，以济天下之难，咸有一德，敷祐万方大节，昭明嗣王服其训，余庆不坠，令子承其家，旧礼攸存，明祀新享，朕因驻跸，永用怀贤，聊复刻铭，庶几旌善。赞曰：成汤之仁，溥率来宾。阿衡之忠，天辅成功。民难既平，嘉谟实贞。王室不衰，大训可知。频繁之祭，传于永世。金石之刻，表予褒德。《陈留县志·卷之四十一·艺文志一诗》，清·武从超纂修，清宣统二年（1910）本，63.

谒伊尹祠

（明）胡濙

圣母怀娘匪凡色，一宵忽梦令逃厄。侵晨亟往东方行，十里回头水洋溢。俄然身化为空桑，枝叶交加盈涧侧。有莘氏女采桑来，独见婴儿心感恻。挚归乳哺不渐宁馨，长大贤明躬稼穑。成汤革命顺天人，宵旰求贤寻治策。殷勤莘野聘师儒，壮志幡然进忠赤。致君尧舜慰黎元，伊训轲书垂典则。嗣王不惠阿衡心，奉处桐宫守陵陌。三年怨艾自能新，冕服只迎成令辟。始终匡辅纳嘉猷，拜首彤庭尽臣职。有商基业自□隆，国祚绵阳绵延六百。功勋不让皋夔俦，烨烨芳名昭简册。我来涧畔重感伤，庙貌多年毁兵革。叮咛守土军民官，速斩荆榛除反砾。复兴祠宇神奠安，五谷丰登时不忒。岂惟一邑利群生，亿万斯年存古迹。《陈留县志·卷之四十一·艺文志一诗》，清·武从超纂修，清宣统二年（1910）本，49.

谒伊尹庙

（明）刘咸

早从莘野乐躬耕，何意要汤事割烹。三聘远临方握节，一夫不获更关情。空桑杳杳晴云满，古木苍苍夕照明。一自邹轲言圣德，至今名配伯夷清。《陈留县志·卷之四十一·艺文志一诗》，清·武从超纂修，清宣统二年（1910）本，49.

伊尹庙旧址东有留候祀

（清）石嵩生

空桑遗址野烟生，留得残碑傍古城。翘首宫墙还下拜，侧身天地独孤鸣。汤孙大夹临清庙，野老依稀话夕耕。一德早开先后略，留侯祠畔暮云横。《陈留县志·卷之四十一·艺文志一诗》，清·武从超纂修，清宣统二年（1910）本，62.

第三章　洛阳市

第一节　洛　阳

服黄精能轻身

周，宋伦，好道，服黄精二十余年。周厉王时，事老聃授以通真经。能轻身飞步，凌波涉险，变化不测，渔猎不能得，有病者与伦同处，经宿而愈。《洛阳县志·卷八·人物仙释》，清·龚崧林纂修，汪坚总修，清乾隆十年（1745）刊本影印，599.

郊祀灵芝歌

汉书班固颂汉论功歌诗，灵芝歌曰：因露寝兮产灵芝，象三德兮瑞应（一作应瑞）图，延寿命兮光比都，配上帝兮象太微，参日月兮扬光辉。《洛阳县志·卷之十七·艺文诗二乐府》，清·龚崧林纂修，汪坚总修，清乾隆十年（1745）刊本影印，1354.

为咒治疫

晋，阿罗喝，未祥氏族，晋武帝时，常至洛阳。时患疫，喝为咒治之，十瘥八九。无康初，只叟至山中石室中，去水甚远，喝以左脚碾石壁，壁陷水出，比牟焚烁累白，□不能烬，仍移远石壁瘵之。见《晋书》。《洛阳县志·卷八·人物仙释》，清·龚崧林纂修，汪坚总修，清乾隆十年（1745）刊本影印，601.

火麻油杂胭脂涂掌能见掌中事

晋，佛图澄，西域人，永嘉中来洛阳，善念神咒，能役使鬼物。以火麻油杂胭脂涂掌，千里外事，皆彻见掌中。听铃音言事举无不验，左乳旁有一孔通腹内，以絮塞之，夜坐拔絮，出则一室洞明，或临流自孔，脏腑洗之已复纳入，石勒石虎皆敬事焉。死之日，虎既殓，澄疑其诈，发墓视之，棺贮一石，而无尸。虎曰：石者，朕也，葬我而去，吾将逝矣，未几虎死。《洛阳县志·卷八·人物仙释》，清·龚崧林纂修，汪坚总修，清乾隆十年（1745）刊本影印，601.

药园宴武辂沙将军赋得洛字

（唐）张说

东第乘余兴，南园宴清洛。文学引邹枚，歌钟陈卫霍。风高大夫树，露下将军药。待闻出塞远，丹青上麟阁。《洛阳县志·卷之十八·艺文诗五》，清·龚崧林纂修，汪坚总修，清乾隆十年（1745）刊本影印，1468.

洛出书

（唐）萧昕

海内昔凋瘵，天纲斯浡潏。龟灵启圣图，龙马负书出。大哉明德盛，远矣彝伦秩。地敷作乂功，人免为鱼恤。既彰千国理，岂止百川溢。永赖至于今，畴庸未云毕。《洛阳县志·卷之十八·艺文诗五》，清·龚崧林纂修，汪坚总修，清乾隆十年（1745）刊本影印，1474-1475.

（唐）郭邕

德合天贶呈，龙飞圣人作。光宅被寰区，图书荐河洛。象登四气顺，开元九畴错。氤氲瑞彩浮，左右灵仪廓。微造功不宰，神行利攸博。一见皇家庆，方知禹功薄。《洛阳县志·卷之十八·艺文诗五》，清·龚崧林纂修，汪坚总修，清乾隆十年（1745）刊本影印，1534.

独乐园七咏

（宋）司马光

吾爱韩伯休，采药卖都市。有心安可期，所以价不二。如何彼女子，已复知姓字。惊逃入穷山，深畏名为累。《采药圃》。《洛阳县志·卷之十八·艺文诗五》，清·龚崧林纂修，汪坚总修，清乾隆十年（1745）刊本影印，1558.

多病

（宋）范祖禹

多病心牢落，惊秋鬓飒然。风乾桐叶地，雨冷菊花天。旧隐荒江汉，新居俯涧瀍。西都长梦想，何日赋归田。《洛阳县志·卷之十九·艺文诗五律》，清·龚崧林纂修，汪坚总修，清乾隆十年（1745）刊本影印，1733.

仙治齿龈病

（唐）张果，不知何许人，隐中条山，往来汾晋间。世传数百岁，武后时闻已死，寻复见，居垣州山。开元中，诏至东都舍集贤院，肩与入宫，帝问以治道及神仙事，语秘不传，果善息气累日数，御美酒。帝谓高力士曰：吾闻饮槿无苦者，奇事也。取以饮，果三进。颓然曰：非佳酒也，饮辍就寝，齿牙焦缩，顾左右，取铁如意击坠之，藏带中，更出药敷其龈，良久，复灿然骈洁，帝益神之。欲妻以玉真公主，固辞，图形集贤院恳求还山，赐号通元先生。见唐书。《洛阳县志·卷八·人物仙释》，清·龚崧林纂修，汪坚总修，清乾隆十年（1745）刊本影印，604.

金丹火龙诀

申泰芝，洛阳人，游南岳遇真人，传金丹火龙之诀，遂能乘虚神游显出入，人不能测。见法苑珠□。《洛阳县志·卷八·人物仙释》，清·龚崧林纂修，汪坚总修，清乾隆十年（1745）刊本影印，604.

菊谱序

（唐）刘蒙

草木之有，花浮冶而易坏。凡天下轻脆难久之物者，皆以花比之。宜非正人达士，坚操笃行之所好也。然余尝观屈原之为文，香草龙凤以比忠正，而菊与菌桂荃蕙兰芷江蓠同为所取。又松者，天下岁寒坚正之木也，而陶渊明乃以松名配菊，连语而称之。夫屈原渊明实皆正人达士，坚操笃行之流，至于菊犹贵重之。如此是菊，以花为名，固与浮冶易坏之物，不可同年而语也。

其菊有异于物者，凡花者，以春盛实者，以秋成其根柢，枝叶无物，不然而菊独以秋花悦人于风霜摇落之时，此其得时者异也。有花叶者，花未必可食，而康风子乃以食菊仙。又本草云：以九月取花，久服轻身耐老。此其花异也，花可食者，根叶未可食。而陆龟蒙云：春苗恣肥，得以采撷，供左右杯箸。又本草云：以正月取根，此其根叶异也。夫一草之微，自末至本，无非可食有功于人者，加以花色香态，纤妙闲雅，可为丘壑燕静之娱，然则，古人取其香以比德而配之，以岁寒之掺，夫岂偶然而已哉。

洛阳之风俗，大抵好花菊品之数，比他州为盛。刘元、孙伯绍者，隐居伊水之滨尝萃，诸菊而植之，朝夕啸咏乎，其侧盖有意谱之，而未暇也。崇宁甲申九月，余得为龙门之游，得至君居，坐于舒啸堂上，顾玩而乐之，于是相与订论访其居之，未尝有者因次弟焉。夫牡丹、荔枝、香笋、茶竹、砚墨之类，有名数者，前人皆谱录。今菊品之盛，至于三十余种，可以类聚而记之，故随其名品，论叙于左，以列诸谱之次。《洛阳县志·卷十三·艺文序》，清·龚崧林纂修，汪坚总修，清乾隆十年（1745）刊本影印，1028-1031.

如信大师功德幢记

（唐）白居易

粤有唐东都临坛开法大师，长庆四年（824）二月十三日终于圣善寺华严院，春秋七十有五，夏腊五十二。是月二十二日移窆于龙门山之南门，□厉元年某月某日，迁葬于奉先寺，附其先师塔庙穴之上，不封不树不庙不碑，不劳人，不伤财，唯立佛顶尊胜陀众。凡一幢高若千尺，围若千尺，六隅七层，上覆下承，佛仪在上，经咒在中，记赞在下，皆师嘱累，而门人奉遗志也。

师姓康，号如信，襄城人，始成童授莲华经于释严，既具戒学分律于释晒，复传六祖心要于本院，先师净心名楞伽，俱舍百法经根论，披阅圈不通焉。繇由禅与律交修定与慧相养，蓄为粹，倡为僧毫。自建中讫长庆，凡九迁大寺，居十辅大德位，涖法会主僧盟者二十二年。勤宣佛命，卒复祖业，若贵贱，若贤愚，若中小大乘，人省我门，绕我产礼我足，如羽附凤，如水会海，于戏非夫动为仪，言为法，心为道场者则安能使化缘法，众说随欣载一至于是耶，同学大德，继居大院者。曰：智如弟子，上首者曰：严隐暨归靖藏周常，贲□嵩□恕团昭贞操等若干人，聚谋幢事，琢刻既成将师治命请□州刺史白居易为记，记既讫，因书二四名偈以选云：师之度世以定以慧，为医药师救闻一切。师之阇维不塔不祠，作功德幢与众共之。《洛阳县志·卷十四·艺文记》，清·龚崧林纂修，汪坚总修，清乾隆十年（1745）刊本影印，1081-1082.

平泉山居草木记

（唐）李德裕

余尝览想石泉公家藏，藏书目有园庭草木疏，则知先哲所尚必有意焉。余二十年间，三守吴门，一莅淮服嘉树芳草性之所枕，或致自同人，或得于樵客，始则盈尺，今已丰寻。因感学诗者多识草木之名，为骚者必尽荪茎之美，乃记所出山泽。庶资博闻木之奇者，有天台之金松、琪树。稽山之海棠、榧桧。剡溪之红桂、厚朴。海峤之香柽、木兰。天目之青神、凤集。重山之月桂、青飔、杨梅。曲房之山桂、温树。金陵之珠柏、乐荆、杜鹃。茆山之山桃、侧柏、南烛。宜春之柳柏、红豆、山樱。兰田之栗梨、龙柏。

其水之美者，荷有萍洲之重台莲，芙蓉湖之白莲，茅山东溪之芳荪，复有观震泽巫岭罗浮桂。水严湍庐阜漏泽之石在焉，其伊洛名园所有，今并不载。岂若潘赋间居，称郁棣之藻丽，陶归衡字，喜松菊之犹存，爰列嘉名，书之于石。己未岁又得番禺之山茶，宛陵之紫丁香，会稽之百叶木芙蓉、百叶蔷薇，永嘉之紫桂、簇蝶，天台之海石楠，桂林之俱那，卫台岭八公之怪石，巫峡之严湍，琅琊台之水石，布于清渠之侧。仙人迹鹿迹之石，列于佛榻之前。

是岁又得钟陵之同心木芙蓉，剡中之真红桂，稽山之四时杜鹃、相思紫苑，桐山茗重台蔷薇、黄槿，东阳之牡桂、紫石楠，元华山药树天蓼青涩，黄心枳子，朱山龙骨。近于庚申岁复得宜春之笔树，楠稚子金荆红，密蒙勾栗木，其草药又得山姜碧合。《洛阳县志·卷十四·艺文记》，清·龚崧林纂修，汪坚总修，清乾隆十年

（1745）刊本影印，1091—1093.

拄木愈病

唐，如意年中，洛州人赵元景病，卒五日而苏，云：见一僧与一木长尺余。教曰：人有病者，以此木拄之即愈。元景见机上尺，乃是僧所与者，试拄，病人立差。门庭每日数百人，御史马知己，以其聚众追之，禁左台，病者满于台门。天后闻之，命入宫中试其术，大验。因放出任救人病，数月以后渐无验，遂绝，朝野金载。《洛阳县志·卷十五·旌异记》，清·陆继辂，魏襄同纂，清嘉庆十八年（1813）刻本，9.

非非堂记

（宋）欧阳修

权衡之秤，物动在不能察其于静也。锱铢不失，水之鉴物，动则不能睹其于静也。毫发可辨在乎人，耳司听，目司视，动则乱于聪明，其于静也。□□必审处身者，不为外物眩晃，而动则其心，静心馨则□□是是非非，无所施而不中。夫是近乎，谒非近乎，讪不□□□□讪无谒是者，君子之常是之。何加一以观之，未若非非之为正也。予居洛之，明年既新听事，有文纪于壁，又营其而偏作堂，户北响植丛竹，辟户于其南，纳日月之光，设一几一榻，架书数百卷，朝夕居其中以其静也。闭目澄心，览今照古，思虑无所不至焉。故其堂以非非为名云。《洛阳县志·卷十四·艺文记》，清·龚崧林纂修，汪坚总修，清乾隆十年（1745）刊本影印，1104—1105.

东斋记

（宋）欧阳修

官署之东有阁，以□休或日斋，谓夫间居平心，以养思虑，若于此而斋戒也，故曰斋。河南主簿张应之居县署；亦理小斋。河南虽赤县，然征赋之民户才七八千，田利之民率无一镗之亩，人稀土不膏腴，则少争讼，幸而岁不大凶，亦无逋租。凡主簿之所职者，甚简少故未尝尤吏而得优游，以嬉应之，又素病羸，宜□有以间居而平心者也。应之虽病，然力自为学。尝曰：我之疾，气留而不行，血滞而流逆，故其病咳血。然每体之不康，则或取六经百氏，若古人述作之文章诵之。爱其深博弘达，雄富伟丽之说，则必茫乎，以思畅乎。以平释然，不知疾之在体，故多取古书文字贮斋中，少休则探以览焉。夫世之善医者，必多畜金石、百草之物，以毒其疾，须其瞑眩而后瘳，应这独能安居是斋，以养思虑。又以圣人之道，和平其心。而忘厥疾，真古之乐善者，软傍有小池，竹树环之。应之时时引客坐其间，饮酒言笑，终日不倦，而某尝从应之于此，因书于其壁。《洛阳县志·卷十四·艺文记》，清·龚崧林纂修，汪坚总修，清乾隆十年（1745）刊本影印，1105—1106.

洛阳牡丹记

（宋）欧阳修

花品叙第一

牡丹出丹州、延州，东出春州，南亦出越州。而出洛阳者，今为天下第一。洛阳所谓丹州花、延州红、青州红者，皆被士之尤杰者。然来洛阳才得遍从花之一种，列第不出三，以下不能独立与洛花敌，而越之花以远罕识不见齿然。虽越人亦不敢自誉以与洛阳争高下，是洛阳果天下之第一也。

洛阳亦有黄芍药、绯桃（一有碧桃二字）、瑞莲、千叶、李红、郁李之类，皆不减他出者。而洛阳人不甚惜，谓之果子花曰某花某至，牡丹则不名直曰花，其意谓天下真花，独牡丹其名之著不假，曰牡丹而可知也，其爱重之。如此说者，多言洛阳居三河间古善地。昔周公以尺寸考曰：出没测知寒暑风雨乖与顺。于此，此盖天地之中，草木之华，得中气之和者多，故独与他方异，予甚以为不然。夫洛阳于周所有之土，四方入贡道里，均乃九州之中，在天地昆仑旁薄之间，未必中也。又况天地之和气宣遍，被四方上下不宜限其中以自私，夫中与和者，有常之气，其推于物也。亦宜为有常之形，物之常者不甚美，亦不甚恶及元气之病也。美恶隔并而不相合入，故物有极美与极恶者，皆得于气之偏也。花之钟其美，与夫瘿木臃肿之钟其恶，丑好虽异，而得分气之偏，病则均。

洛阳城围数十里，而诸县之花莫及城中者，出其境则不可植焉，岂又偏气之美者，独聚此数十里之地乎，此又天地之大不可考也。已凡物不常有而为害乎，人者曰：灾不常有，而徒可悭骇不为害者。曰妖语，曰天反时，为灾地及物为妖，此亦草木之妖，而万物之一悭也。然此夫瘿木臃肿者，窃独钟其美而见幸于人焉。余在洛阳，四见春，天圣九年三月，始至洛，其至也晚见其晚者，明年会与友人梅圣俞，游嵩山少室、缑氏岭、石唐山紫云洞，既还，不及见。又明年，有悼亡之戚，不暇见。又明年，以留守推官，岁满解去，只见其丛者。是未尝见其极盛时，然目之所瞩，已不胜其丽焉。余居府中时，尝谒钱思公于双桂楼下，见一小屏立，坐后细书字满其上。思公指之，曰："欲作花品，此是牡丹名，凡九十余种。"余时不暇读之，然余所经见，而今人多称者，才三十许种，不知思公何从而得之多也。计其余，虽有名而不著，未必佳也，故今所录，但取其特著者而次第之：

姚黄、魏花、细叶寿安、鞓红（亦曰青州红）、牛家黄、潜溪绯、左花、献来红、叶底紫、鹤翎红、添色红、倒晕檀心、朱砂红、九蕊真珠、延州红、多叶紫、粗叶寿安、丹州红、莲花萼、一百五、鹿胎花、甘草黄、一撷红、玉板白。《洛阳县志·卷十四·艺文记》，清·龚崧林纂修，汪坚总修，清乾隆十年（1745）刊本影印，1117-1119.

花释第二

牡丹之名，或以氏，或以州，或以地，或以色，或旌其所异者而志之。姚黄、牛黄、左花、魏花以姓著；青州、丹州、延州红以州著；细叶、粗叶、寿安、潜溪绯以地著；一撮红、鹤翎红、朱砂红、玉板白、多叶紫、甘草黄以色著；献来红、添色红、九蕊真珠、鹿胎、花倒晕、檀心莲、花萼、一百五、叶底紫皆志其异者。

姚黄者，千叶黄花，出于民姚氏家，此花之出于今未十年。姚氏居白司马坡，其地属河阳，然花不传河阳传洛阳，洛阳亦不甚多，一岁不过数朵；牛黄亦千叶，出于民牛氏家，比姚黄差小，真宗祀汾阴还过洛阳，留宴淑景亭，牛氏献此花，名遂著；甘草黄，单叶色如甘草，洛人善别花，见其树知为某花，云独姚黄易识，其叶嚼之不腥；魏家花者。千叶肉红，花出于魏相仁溥家，始樵者于寿安山中见之，斫以卖给魏氏，魏氏池馆甚大。传者云：此花初出时，人有欲阅才，人税十数钱，乃得登池到花所。魏氏日收十数缗，其后破亡，鬻其园，今普明寺后林池乃其地，寺僧耕之，以植桑麦，花传民家。甚多人有数其叶者，至七百叶。

钱思公尝曰：人谓红花出奇州同，亦曰青州红。故张仆射齐贤有第西京贤相，坊自青州以驼驼驮，其后遂传洛中，其色类腰带鞓，故谓之鞓红；献来红者，大多叶浅红花，张仆射罢相居洛阳，人有献此花者，因曰：献来红。添色红者，多叶花始开而白。经曰：渐红至其落乃类深红，此造化之尤巧者；鹤翎红者，多叶花其未白，而本肉红台鸿鹄羽色；细叶、粗叶寿安者，皆千叶肉红，花出寿安县锦屏山中，细叶者尤佳；倒晕檀心者，多叶红花，凡花近萼色深至其末渐浅，此花自外深色近萼反浅白而深檀点其心，此尤可爱；一撮红者，多叶浅红花叶杪深红，一点如人以手指撮之，九蕊真珠红者，千叶红花，叶上有一白点，如珠而叶密蹙其蕊为九丛；一百五者，多叶延州花比千叶红花，不知其洛之困莲花萼者，多叶红花青跌三重，如莲花萼左花者。

千叶紫花叶密而齐如截，亦谓之平头紫朱砂红者，多叶红花，不知其所出，有民门氏子者，善按花以为生买地，于崇德寺前治花圃，有此花。洛阳豪家尚未有，故其名未甚者著，花叶甚鲜，向日这视之如猩血，叶底紫者，千叶紫花，其色如墨，亦谓之墨紫花，在丛中旁必生一大枝，引叶覆其上，其开也。比它花可延十日之久，噫造物者亦惜之耶，此花之出比它花最远。传云：磨末有中官为观军容使者，花出其家，亦谓之军容紫，岁久，失其姓氏矣。

玉板白者单叶白花细长，如拍板其色如玉而深檀心，洛阳人家亦少有，余尝从思公至福严院见之，问寺僧而得其名，其后未偿见也；潜溪绯者，千叶绯花，出于潜溪寺，寺在龙门山后，本唐相李潘别墅，今寺中已无此花，而人家或有之，本是紫花，忽于丛中物出绯者，不过一二朵，蛤年移在他枝，洛八谓之转象枝花，故其接头尤难得；鹿胎花者，多移叶紫花有白点，如鹿胎之纹，故苏相禹珪宅，今有之，多叶紫，不知其所出，初姚黄未出进，牛黄为第一，牛黄未出时，魏花为第一，魏花未出时，左花为第一，左花之前，唯有苏家红、贺家红、林家红之类，皆单叶花，当时为第一，自多叶千叶花出后，此花黜矣。今人不复种也。

牡丹初不载文字，惟以花载本草，然于花中，不为高第，大抵丹延，以西及煲斜道中尤多，与荆棘无异，土人皆取以为薪，自唐则天以后，洛阳牡丹始盛然，未闻有以名著者，如沈宋元白之流，皆善诵花草计之若，今之异者，彼必形于篇，诵而寂无传焉。惟刘旁得有诵鱼朝恩宅牡丹诗，但云。一丛千万朵而已，亦不云其美且异也。谢灵运言永嘉竹间，水际多牡丹，今越花不及，洛阳甚远，是洛花自古未有若今之盛也。《洛阳县志·卷十四·艺文记》，清·龚崧林纂修，汪坚总修，清乾隆十年（1745）刊本影印，1119-1124.

洛阳花木记（花谱载物产，兹不重录）

（宋）周师厚

予少时，闻洛阳花卉之盛甲天下，恨尝皆未能尽观其繁盛妍丽，窃有憾焉。熙宁中，长兄倅绛，因至东都谒告往省亲。三月过洛，始得游精，盖名圃赏及牡丹，然后信谓向之，所闻为不虚矣。会迫于官期，不得从容游览。元丰四年，予莅官于洛，吏事之暇，因得博求谱录，得唐李卫公平泉花木记，苑尚书欧阳参政二谱，按名寻讨，十始见七八焉。然范公所叙，钱思公双桂楼下，小屏中所录九十余种，但既言其略耳，至于花之名品同，则莫得而见焉。因以余耳目之所闻见，及近世所出新花，参校三贤所录者，凡百余品，其亦殚于此乎。然昔贤之所记，与天下之所知，洛之所植牡丹而已。至于芍药，天下以维扬为称首，然而台洛之所植，其名品不减维扬，而开头之种殆不知也。又若天下四方所产，珍药佳卉，得一于园馆，足以为美景异致者，洛中靡不兼有之。然天下之人，徒知洛士之宜花而未知。洛阳衣冠之渊薮，王公将相之圃第，鳞次而栉比，其宦于四方者，舟运车辇，取之于穷山，远徼而又得沃美之土。与洛人之好事者，又善植此，所以天下莫能拟其美且盛也。今摭旧谱之所未载，得芍药四十余品，杂花二百六十余品，叙于后，非敢贻诸好事者，将以待退居灌园。按谱而求其可致者，以备亭馆之植云尔，元丰五年二月日。《洛阳县志·卷十四·艺文记》，清·龚崧林纂修，汪坚总修，清乾隆十年（1745）刊本影印，1129-1130.

洛阳名园记

（宋）李格非

……

李卫公有平泉花木记百余种耳。今洛阳良工巧匠，批红判白，接以他木与造化争妙，故岁岁益奇，且广桃李、梅杏、莲菊各数十种，牡丹、芍药到百余种，而又远方奇卉。如紫兰、茉莉、琼花、山茶之俦为难植，独植之洛阳，辄与其土产无异。故洛中园圃花木有至千种者，甘露院东李氏园，人力堪治，而洛中花木无不有中有四，并迎翠濯缨，观德超然五亭。李氏仁丰园……

文潞公东园，本药圃，地薄束城水溯弥甚广，泛舟游者，在江湖间也。渊映沥水二堂，宛宛在水中，湘□药园二堂间，列水石西去，其地里余。今潞公官太师，年尤尚时杖履游之。东园。《洛阳县志·卷十四·艺文记》，清·龚崧林纂修，汪坚总修，清乾隆十年（1745）刊本影印，1146-1149.

平泉草木记跋

（宋）邵溥

洛阳名公卿园林，为天下第一。靖康后，祝融回录尽取以去矣。予得李格非文叔洛阳名园记，读之至流涕。文叔现东坡之门，其文亦可观，如论天下之治乱，候于洛阳之盛衰。洛阳之盛衰候于园圃之兴废，其知言哉。河南邵溥记。《洛阳县志·卷十三·艺文跋》，清·龚崧林纂修，汪坚总修，清乾隆十年（1745）刊本影印，1051.

河图洛书

伏羲德治上下，天应以鸟兽文章，地应以河图洛书，乃则象而作易（礼含文嘉）。《洛阳县志·卷十五·旌异记》，清·陆继辂，魏襄同纂，清嘉庆十八年（1813）刻本，1.

天老告黄帝曰：河有龙图，洛有龟书，帝游翠妫之川，有大鱼出，鱼没而图见（挺佐辅）。《洛阳县志·卷十五·旌异记》，清·陆继辂，魏襄同纂，清嘉庆十八年（1813）刻本，1.

河以通乾出天苞，洛以流坤吐地符，河龙图发洛龟书，感王者沉礼焉（春秋说题辞）。《洛阳县志·卷十五·旌异记》，清·陆继辂，魏襄同纂，清嘉庆十八年（1813）刻本，1.

至德之世，河出丹书，洛出绿图（淮南子）。《洛阳县志·卷十五·旌异记》，清·陆继辂，魏襄同纂，清嘉庆十八年（1813）刻本，1.

河神出图，洛灵出书（论衡）。《洛阳县志·卷十五·旌异记》，清·陆继辂，魏襄同纂，清嘉庆十八年（1813）刻本，1.

黄帝出游洛水之上，见大鱼杀五能牲，以醮之，天乃甚雨七日七夜，鱼流于海，得图书，今河图，帝视萌篇是也（帝王世纪）。《洛阳县志·卷十五·旌异记》，清·陆继辂，魏襄同纂，清嘉庆十八年（1813）刻本，1.

黄帝巡洛，龟书赤文，成字象轩（尚书中候）。《洛阳县志·卷十五·旌异记》，清·陆继辂，魏襄同纂，清嘉庆十八年（1813）刻本，1.

曹操头痛病因

曹操欲于洛阳营建始殿，闻濯龙潭祠前，有梨树高十余丈，可以作栋。相传，树有神异，工不敢采，操乃亲诣树下。乡老谏曰：此树数百年矣，常有神居其上，下有龙伏潭中，伐之，恐将致祸。操怒拔所佩剑亲斫之，铮然有声，鲜血迸溅，操愕然，上马而归。是夜梦一人，衣黑披发，仗剑怒目，向曹挥剑砍之，觉时随头痛，不可忍，以卒。《洛阳县志·卷十五·旌异记》，清·陆继辂，魏襄同纂，清嘉庆十八年（1813）刻本，3.

墓中石灰汁治疮

洛西有古墓，穿坏多时，水满墓中，多石灰汁。夏日行人有病疮烦热，见此墓中水清，好因自洗沐，疮偶便愈。于是，诸病者闻之，悉往自洗，转有饮之，以治腹内者。近墓居人，便于墓所，立庙舍卖此水，往买者又常祭，庙中酒肉不绝。由此来者日多，此水行进，卖者常夜窃运他水以益之，其远道人不能往者，皆因行使，或持器遗信买之。卖水者大富，或言其无神，官家禁止，遂填塞之乃绝《抱朴子》。《洛阳县志·卷十五·旌异记》，清·陆继辂，魏襄同纂，清嘉庆十八年（1813）刻本，4.

韩若朝清合易序

（清）张汉

河南人多好言易。二程夫子起，河南邵康节亦以洛居天地中卜居。于是言易之精，古今莫及。是勿论已，即陆机宿王弼家，夜与讲易，尽析元理。家故在偃师，仆自守河南以来，谓洛阳为古多才地，必有善言易者出其中，又未遑访求。而太史莫长卿先生，以韩贡士若潮清合易见示，仆尚未亲晤其人也。披图展示，见有以经注经者，有以史实经者，其余所发图说诸义，亦有先儒所未及发。仆于是喟然叹曰：吾向读《易》，而后乃今又进一解矣。先是孙秀才扶苍，以六书秦余索序，方应其请。乃今若潮又以清合易属子为序，甚矣。洛阳多才，古有是言信乎不我欺。仓颉因元沪邀文制字，今永宁阳虚之山有造字台，扶苍南遂好辨奇字。伏羲画卦亦有台在河南，而若潮又精易，时得新义，有才如此。吾憾游洛阳之晚也，而吾且愧读易之精，易言议奇，子愿日偕工子而游焉。《洛阳县志·卷十三·艺文序》，清·龚崧林纂修，汪坚总修，清乾隆十年（1745）刊本影印，1046-1047.

第二节　偃师县

伊尹墓碑阴记

人禀天地之气，以生挺立乎。两间逐世无问出而有为，才德足以开国，成务致君，泽民匡辅，嗣君弗坠厥绪。所谓天地立心，与生民立命，与万世开太平者，惟阿衡伊尹。表而出名，镂玉牒道载于经，固无客于赘辞也。然而营域历世逾久，石表无存，人有罕能知者，在所表而出之。偃师县为今河南府之属邑，邑西十里曰尸乡，尹墓在焉。按书载，商立政三亳。《史记》，正义曰：偃师县西南五里尸乡南有亳坂，东有城，即放太甲处也。《寰宇记》云，汤都南亳在宋州谷城县，县今废（按：宋州，即今归德府），今有谷熟店。皇甫谧曰：汤居亳与葛为降，是为北亳。师古月皇甫之说不经，愚按《寰宇记》所与谧之说，亦皆有理。然以书考之，盘庚自耿复迁于亳，作书有曰古我先王，将多于前功。适于山郑氏曰：偃师东城皂南轩辕西降，谷比依邙山，故曰适于山是也。且商人历世九十而都凡五迁，皆由河决之患，今归睢之地，虽有二亳，皆平地，遍野有河无山，盘庚未必复迁于彼，则汤放桀之后，定都西亳明矣。又按：图志云，伊尹既设沃丁以三公礼，葬于西亳北十里，今去田横墓二百步，愚因公由偃师县过孟津，道经墓下，询诸乡老里有王义者，谂曰，文自父祖居尸乡，知此为伊尹墓。国初乡先生程彦鲁辈，考实载之，图经盖文仕。

国朝二十年余，今以老谢政归，诚不妄人也，且墓西有田横冢，相去二百步，徵诸此而益信。呜呼，人之生而有死，譬之有夜也。尹以事君之诚，发为事业，炳若日星，亢塞宇宙，不随形而化，易世而泯，虽一杯之土，百世之下，犹使人仰之若泰山。然岂人力所能致哉。盖太公至正之心，有以启夫，天理民寻故也。矧先圣先贤陵寝载在漫灭爰立真珉，才著姓字且勒其事于碑，后人知所敬墓云。《偃师县志·卷三·碑记》，明·魏津纂修，宁波天一阁藏明弘治十七年（1504）抄本，1962年影印，23-25.

浮丘公庙灵泉记

崧高之下曰緱山，昔周灵王太子晋吹笙之子，晋授道于浮丘公。公接仙去，距山不远，遗冢具存。民俗传为浮丘公藏剑之所，其巅祠以祠焉。俯眤道周更为别庙，里民岁时祈报。

建至正和三年夏六月，泉出庭下，澄澈象鉴，醴甘过饴，肤带清流。人初易俄，鸥凫泳者辄死，众乃惊悟，始识景觌病者，祷饮之即愈。于是相为谋甃以砖疏，为方沼澡，饰丹护祈，响云来洪，惟永安授。邑辈自大宋圣祖，弓剑所间，而崧高之岳作镇中土，介邑之间，真仙所宅，灵显辈出，宜有福泽，惠及于民，稽考传记，实表国之祥。比年而来，朝廷清明，百度修举，综名窍实，礼制乐成，海河实清，芝和并秀，木石荐祉，珍符嘉瑞，史不绝书。盖由皇天眷祐，上德昭明，格致休美，以茂大业，顾不伟欤。则儒学之士兢为，为词章喻扬盛事，务诸声诗以荐郊庙，实惟诗也。

今灵泉出于福地，神异卓然莫之弹。载挺虽不才，承之州县歌咏圣德，矧臣子之职，敢以斐陋而辞谨著大略，以告来者。其辞曰：崧山之阳，复岫重冈。山緱氏作，镇其榜蒸。为卿云舒，成景光迁。圣之宅其神无方。在昔帝子宗自周王浮丘，把袖降阙，扶将夜月，吹笙乘云，帝卿鹤莫返风吟皇。遗宫庙食，宝剑珍藏。后千余年，醴流其唐。蠲疴疗病，起痼愈尫。惟神之惠，表国之祥。帝德广运，修明馨香。地不爱宝，天赐会昌。年谷顺成降福穰，本支百世，万寿无疆，如山之崇，如泉之长。小臣作诗，德音不忘。《偃师县志·卷三·碑记》，明·魏津纂修，宁波天一阁藏，明弘治十七年（1504）抄本，1962 年影印，26-27.

伊洛合流

二水西来此合来，禹功疏导几千秋。远分熊耳从东注，稳载龟书自上游。河势遥随山势转，波光长曳练光浮。直将终古兴亡恨，送至苍海青海头。《郾师县志·卷四·诗》，明·魏津纂修，宁波天一阁藏明弘治十七年（1504）抄本，1962 年影印，6.

第三节　新安县

宋万岁蟾蜍记

焦金石考，政和二年记云：龙涧之津，蟾蜍背生芝草，长二寸许，凡十五叶，叶间复有异草蒙茸苍翠，岁寒不凋，树碑慕容山下。《新安县志·卷十四·金石志》，民国·张钫修，李希白纂，民国二十七年（1938）石印本，1072-1073.

先农坛碑

存隶书，雍正五年王元衡书，笔力雄健，在函谷关内。《新安县志·卷十四·金石志》，民国·张钫修，李希白纂，民国二十七年（1938）石印本，1115-1116.

村生灵芝

（清）顺治九年至十一年（1652—1654）夏，霪雨积月，坏民屋舍，又薛村生灵芝二茎。十二年（1655）青要山前后，产灵芝数百茎。《新安县志·卷十五·祥异志》，民国·张钫修，李希白纂，民国二十七年（1938）石印本，1124-1125.

第四节　宜阳县

寻陶公洞仙迹

何处留仙迹，元关挂碧山。草深丹灶没，人去白云间。松种鳞皆老，芝生石有斑。遥知当夜月，应驾羽衣还。《宜阳县志·卷之八·艺文志》，民国·张浩源，林裕焘主修，河南商务印书所，民国七年（1918）铅印本，20.

第五节　洛宁县

洛书非沪书辩

（明）邱起凤

永宁县西，有玄沪水。黄帝时，史臣仓颉从帝南巡，临于此水，水开一窝，有龟出焉。厥背赤甲青文，即所谓沪书者也。仓颉因则之以制字，此阳虚山所以有制字之台也。至虞舜时，大禹治水有龟载书出之于洛，今之所传洛书是也。按洛水阅七县之地，求其龟出于何地，则不知也。后人求其地不得见，沪与洛相近，且其流渐入于洛。据沪有龟窝宛然可按，遂指为洛之出书即此是耳。遂一唱百和，学士大夫亦深信而不疑。

余未能至此地尝玩，志之图识龟窝之去尚辽远，不在将入未入之界，此则沪自为沪，洛自为洛，较若列眉，虽五尺之童亦不至于眩惑，乃于其窝所出之龟，辄谓洛之出书即此，真有不可解者矣。夫沪非有异流也，沪之龟未尝再出也。如谓禹时之龟即此，而是将所谓黄帝时之龟，又出于何地乎。永人两存其说，而不一究其实，传信传疑不几无据欤。或者谓出书叙畴，千古稀有之奇，是以艳而称之，未尝深求，不知沪书出而字以制，举结绳之陋而顿易之。至于天雨粟鬼夜哭，即禹畴以冯之。而后叙岂可重抑，其出洛书下哉，顾置此而称彼则何也。

余尝谓沪固在于永也，洛亦经于永也。虽谓两书并出于永，亦无不可，惟执沪所出之龟，谓即洛书断断不右，何也。龟窝实在沪中，与洛毫无干涉，按迹顾名，其是百自了了矣。省志。《洛宁县志·卷六·艺文》，民国·贾毓鹗等修，王凤翔等纂，民国六年（1917）铅印本，820-821.

图书解

郭一鹗

天下有理而象数出焉，有象数而理备焉。圣人因理以悟象数，故制作俾，神明而于百世，迄无疑义。后儒即象数以穷象数，虽指归不悖于圣人，究不能无异同，离合之迹无怪乎。图书之说日滋，诸家聚讼也。盖自天地之精英，不能尽秘而胥泄，其奥于龟龙，河图洛书见于易，大传之言，可谓深切著明矣。至于图之何以为象，书之何以为数，大易尚无明文。且传第，言圣人则之初不言圣人之则，河图而作易，洛书而叙畴也。其说发于汉，孔安国诸儒而宋九峰蔡氏，皇极内篇之作，始大畅其旨。

今观河图之数，以一三五七九属之天图之虚，其文者数从乎奇也。乾之所以始于一画也，不知一与二为偶，二又与三为偶，是一阳而群阴已胎其中，以二四六八十属之地国之实，文者数从乎偶也。坤之所为配以二画也，不知二与三五为奇，六画又各自为奇，是有阴而众阳已包其内，洛书之戴九履一，左三右七，非从乎，奇者乎，不犹易之阳数乎。二四为肩，六八为足，非从乎，偶者乎，不犹易之阴数乎。阴阳奇偶之间而精微之理，繇此无余蕴，然则图书并出而大易已作，又何俟千百年后，神禹始次弟之哉，蔡氏徒见卦之二而四，四而八，重之为八八六十四，以为河图存乎。偶夫易始，一画极于九五，河图亦非偶也，徒见畴之，一而三，三而九，重之为九九八十一，以为洛书存乎。奇夫畴之，用九亦犹六十四卦之终，未济而一为九宗，九为八十一宗，迭相为君，洛书亦非奇也且也。河图体圆而用方，洛书体方而用圆，吾能执其孰为体孰为用乎。又谓动者奇而静者偶，行者奇而止者偶，吾乌知行动之非偶，而静止之非奇乎。况易可以兼畴，而畴不可以并易，易分八卦，畴衍五行，此其大致然矣。

今观金木水火各就八方之位，而中央之土不迁，亦足以见八之生九已。圣人因卦而制为进田，而八家在外，公田居中，此非用九之一徵乎。又因卦以衍为八阵，而四面环绕，中握奇零，此又非用九之一徵乎。至于五行五事，八政五纪，三德稽疑，庶徵福极，其间前后左右，参伍错综之位置，此特后贤举畴范以配，洛书而非神禹，睹洛书而始叙畴范也。然则蔡氏畴范不几，穿凿附会乎，夫皇极内篇之作，数于此显，即理于此。

昭其于三才奥旨，千圣治法原与畴范，互相发明，揆之洛书而无不合，西山真氏谓蔡氏畴范，与三圣之易同功非虚言也。盖易有卦有爻嗣立焉，而用昭焉。畴之横数八十有一，自初一以至次九八十一图之横数与六千五百六十一之数，荒落不详，视易尤为舛错，此不足以为病，蔡氏也夫易更四圣，而象已著，畴锡神禹而数不传，九峰先已自言之。然则谓圣人图书而作易可也。谓其因图书而作易，因画而叙畴不可也。谓禹不因洛书而叙畴可也。谓皇极内篇，附丽畴范有戾洛书不可也。然班孟坚五行一，志文旨妙，千古亦可取，刘向父子牵强之说而邵尧，夫诸篇又何为譊譊不置哉。《洛宁县志·卷六·艺文》，民国·贾毓鹗等修，王凤翔等纂，民国六年（1917）铅印本，846-848.

洛书

原始社会末期，约在五六千年前，洛河出现洛书，与河图合称“河洛”或“图书”。经过古今中外无数学者的多方位探究，认为它是中华民族古文化的标志，是中国先民心灵思维的最高成就，对人类文明的发展有着重大的影响。

洛书出自洛宁，洛宁人对洛书倍感亲切，同中外学者一样不断地研究它，运用它，以先民的灵慧造就人才，推动社会前进。《洛宁县志》，洛宁县志编纂委员会编，生活·读书·新知三联书店出版，1991年2月，508.

洛书的存在

洛书由传说被证实为存在，经历了一个漫长的考究过程。

洛书是运用点（·）圈（○）线（—）三种符号组成的方形图式。洛书的拟人说法是：戴九履一，左三右七，四二为肩，八六为足。洛书最早的文字记载，见于《周易·系辞上》："河出图，洛出书，圣人则之。"已近3000年，距今已近3000年。

"河洛"，真伪之争，从宋代开始，持续了900余年。1977年，"太乙九宫占盘"在安徽省阜阳县双古堆西汉汝阴侯墓中出土之后，肯定了洛书的真实存在，确立了"图书"为中国文化之源的理论基础。"太乙九宫占盘"正面是按八卦位置和五行属性排列的，九宫的名称和各宫的节气日数与《灵枢经·九宫八风篇》首图完全一致，圆盘过图心划四条直线，在每条等分线两端，刻"一君"对"九百姓"，"二"对"八"，"三相"对"七将"，"四"对"六"，与洛书布局完全符合。

洛书的出处，在古今学者的论述中，均泛指为洛河。洛河全长442.5公里，由陕西省秦岭南麓洛南县洛源镇笔架山发源，流经陕豫两省8个县（市），至巩县黑石关注入黄河。其中洛宁县境内68公里，占15.3%。查遍洛河全程，洛书的物证，仅见于洛宁县龙头山下西长水村两通记有"洛出书处"的古碑。古碑居北纬34度24分，东经111度27分，两碑并排面南而立，相距3180毫米。

西边古碑，高2010毫米，宽675毫米，厚270毫米，砂岩石质，上圆下方。碑额刻有圭首图案，图中方形线基本脱落，像是洛书图样。正面碑文仅剩第一个字，为魏书"洛"字，似汉魏古风。碑下有榫无座，立于沙卵石粘制的糯米浆上。据考古学家鉴定：石质、碑型和图案为汉魏遗存物。

东边古碑，高1825毫米，宽635毫米，厚170毫米，碳酸钙石质。碑额隶书"大清"2个字；碑右行书"河南尹张汉书"6个字；碑正中行书"洛出书处"4个大字；碑左上写"雍正二年腊月"，下书"永宁令沈育立"。

两通古碑的位置，恰在洛河上下游的分界处。上游多系深山峡谷，上古时荒凉不毛，人迹罕至；下游则是一马平川，仰韶、龙山文化遗址遍布，为先民繁衍生息之地。西长水村，斜对河的古村，因仰韶文化遗址而得名。洛书出自此处当是自然之理。

此外，在龙头山禹庙中，有元杜人杰（济南人）题洛书赐禹之地石刻七言古诗：

张生卓荦真好奇，呼我出城观禹碑。
平生雅足济胜具，梯橐磴薛吾何辞。
双筇窈窕到碑下，叹息畴飙烦嗟咨。
山腰圆抱铁瓮腹，石面倒偃红玻璃。
扪烟揣雾随指湿，凛凛古气冲人衣。
天生神禹未易诘，世人妄作黄熊儿。

洛书先时堕禹腹，谓是天赐何其漓。

龙门自古天所启，谓是禹凿何其疲。

向来行水本无事，四海为壑天为池。

谁以茫昧贾后疑，道人潜来偶见之。

字形漫灭不尽识，岁月惟有苍苔知。

溪风飒飒余清悲，□□□□□□□。

历代到洛宁探讨洛书的名人学者络绎不绝。洛宁县城自宋代以来就有"书城"的雅号，这也是洛书故乡的又一个间接佐证。伏羲时代，洛书在洛宁的出现，即使不是伏羲个人的创造，也可以说是先民们在那个时代发明创造的结晶。《洛宁县志》，洛宁县志编纂委员会编，生活·读书·新知三联书店出版，1991年2月，508-509.

洛书的蕴涵

洛书图式至简至易，其义极奥极深，可谓结构微妙，内容丰富，给后世留下了研究不完的课题。孙国中校点江永《河洛精蕴》一书时说："洛书从宏观上讲，被历代大哲学家奉为宇宙图式，包罗万象；从微观上讲，被历代气功学家视为揭示人体潜能的密码，奥妙无穷。故其为书，内而卦画、方位、蓍策、变占，一一说河洛而抉其精；外而天文、地理、人事，一一从河洛而阐其蕴。"他在《河图洛书解析》前言中指出："河图、洛书是宇宙发展运动的图式，其小无内，其大无外：用之育天，则天在其中；用之言地，则地在其内；用之言人，则人不出其外。故左之右之无不逢源，诸门诸术皆可源以为说，可谓范围天地而不过，曲成万物而不遗。"

据已有的研究成果证实，文字、八卦、数学、天文、历法、律吕、中医、气功、古代的祭祀、建筑，甚至战争，等等，多参考运用河图、洛书的深奥哲理。河洛学已渗透到人们日常生活的各个方面。

洛书与文字　上古时代，伏羲则河图，洛书作八卦，成为中国最早的计数文字。黄帝时代，仓颉依据图书的原理，造出象形文字。纪元前十八世纪的商王朝开始出现甲骨文。纪元前841年，周王朝的历史开始用文字记载并获得保存，这是中国对人类文明最伟大的贡献之一。因此，我国当代韩永贤等多数学者都认为，河图、洛书的符号，是先于甲骨文的第一代文字。

洛书与八卦　我国现存有"后天八卦"与"先天八卦"两种。八卦的卦画，是根据河图、洛书的原理，用阴（--）阳（-）两种符号，由八卦而推演为六十四卦，是古代人们在盖天说的思想支配下，构筑起来的一个宇宙图式。八卦是中国最早的计数文字，后来被星相家用来占卜，蒙上了一层神秘、迷信的色彩。

洛书的数字配置，与天道地道的运行规律完全相合，即奇数为阳，象征天道；偶数为阴，象征地道，所以由洛书推演的八卦，形成了天人合一的定理。无论从天文学到炼丹术，从医学到魔术，从政治到伦理，都同样适用。如果我们摆脱宿命论的影响，认真研究河洛学的精髓，就更有助于自然科学和社会科学的发展。

洛书与数学　洛书方阵图，科学地揭示了这九个数的内在结构及其相互关系。九个数之和为45，其中三条横线、三条纵线及两条斜线的数字之和都是15。其方阵数字排列如下式：

横线：$4+9+2=3+5+7=8+1+6=15$.

纵线：$2+7+6=9+5+1=4+3+8=15$.

斜线：$4+5+6=2+5+8=15$.

总和：$=45$.

洛书内含二进位制和十进位制的数学基础。《周易·系辞上》说："易有太极，是生两仪。两仪生四象，四象生八卦。"这段论述可列成算式为：$2，2^2，2^3，2^4，2^5，2^6 \cdots 2^n$。（2，4，8，16，32，64，…），这种2的累乘式，上溯到三四千年以前，是一项很了不起的成就，比欧洲早了3000多年。

洛书的图式，本来就是我国先民在上古发明的三阶纵横图，也叫"三阶魔方"或"三阶幻方"。按照重复组合的原理，可以得出如下八种形式。《周髀算经》还用河图、洛书的图式说明三角定理。其中用洛书说明勾股弦定理，是将洛书九数分为三组。

世界二次大战后，随着现代数学的发展，人们发现《周易》的阴阳符号和二进位制计算方法；为现代计算提供了有力依据。用1代表阳爻，0代表阴爻，这就是现代二进位制记数法，也是现代电子计算机的符号，因此可以说，洛书在数学历史上居首创地位，并具有重要意义，它的奇妙结构和无穷变化令中外数学家为之叹服！

洛书与中医　我国最早的中医理论《黄帝内经》，运用洛书的阴阳五行和天人合一学说，系统地论述了人体的生理病理现象和辨证施治原则。它认为人体是阴阳之气行于里，阴阳之形立于表，形表气里，相资相益，构成人体阴阳离合的运动。阴主寒、阳主热，寒极生热，热极生寒，阴阳二气在一定条件下相互转化，指出人之所以生病。或感于六淫，或伤于七情，都是阴阳偏盛偏衰的结果，论病治病必须以阴阳学说为出发点和归宿。《洛宁县志》，洛宁县志编纂委员会编，生活·读书·新知三联书店出版，1991年2月，509-511。

洛书的研究

中央电视大学教授汪集生致函县洛书名人书画大展组委会指出："河图洛书是自然数十进位制基数间最根本的调谐性状的表示。从这些基本数阵里流出五行学说、阴阳学说、幻方性质、对称原理等；再由此更发生多流多家的哲理和方书——连五运六气、气味声色，都跑不出它们的化导圈子。诚可谓中土自然哲思之祖了。所以，研究中算史、古代数字学、考古学、文化史、哲学史，都少不了究一究，认一认这个图书之祖。现代科技进步多了，但其中还总少不了这类思想纲目：电子计算机分为五大部分；对立的统一见之于电路和医疗；音乐之美在于振动数或管长度成简单化；纪时终少不了取整于12、60、360等数；固液气体，数理化学，宛如古代的三分法；四象限、八卦限，体型同于古代的象卦剖分；强弱作用力同于微甚，矛盾二侧面亦即阴阳之存在；万分之一秒见于测度，一元十二会失于计量；粒子蛋白，析而再析；三千大千，人于微尘；物境随心量变色，数学由应用加细。"这段论述，扼要地阐明了洛书的内涵和外延，较全面地概括了古今中外对洛书研究的成果。

历代到洛宁探讨洛书的名人学者，可以从史书和清代《永宁县志》中看出端倪。《河图玉版》有"仓颉为帝南巡""灵龟负书，丹甲青文以授之"和"造字"之说。今洛宁兴华乡阳峪河东坡有仓颉造字台遗址，高3.4米，上顶直径3.3米，下部直径7米，周长13.5米。

《汉书·律历志》载：黄帝派乐师伶伦，自大夏之西昆仑之阴，取竹子于嶰溪之谷，嶰谷即今陈吴乡金门一带。特别是西晋建始年间；再次发掘竹书之后，到洛宁研究"洛学"的名人学者更是接踵而来。晋有安定儒学家张轨和广陵人中书侍郎盛彦；唐有韩愈、王健、白居易、王质、张浚；宋有文彦博、司马光、邵雍、张俞、何颉、花用吉；金有元好问、薛继先；元有柳城人少傅姚枢、文学家宋学谦、女真族给事中完颜光祖、渭南人转运使薛元、文学家宜阳人辛愿、济南人杜人杰、稷山人张德直、南阳人吴杰、献郡人刘绘、缁州人李国维、解梁人刘好谦；明有卢氏人吏部尚书耿裕、进士雷鸣皋、洛阳人温廷坦、邱起凤、孟津人礼部尚书王铎、蒙古人翰林修撰答禄与权；清有张汉、左懋源、张伦等数十人。

前凉武王张轨与皇甫谧隐于洛西女儿山时，探寻洛书，研讨经义，为晋中书监张华器重，推荐朝廷，永宁元年（301），张轨任凉州刺史，曾演易过"泰"之"观"，西进大破鲜卑人的反叛。时值中州兵乱，秦陇倒悬，还申言"将老归宜阳"。皇甫谧在女儿山则常带经而农，后患痹疾，仍手不释卷，曾有《甲乙经》《帝王世纪》《玄晏春秋》等许多传世著作。

邵雍经过对洛书和易经、八卦的潜心研究，著有《皇极经世》《梅花易数》等名作，认为宇宙的本原是"太极"，亦即"道""心"。他说："太极不动，性也；发则神，神则数，数则象，象则器，器则变，复归于神也。"太极永恒不变，而天地万物则皆有消长，有终始，按照他所说的《先天图》循环变化，他对河图、洛书的论述是："圆者，星也。历纪之数，其肇于此乎？方者，土也。画州井地之法，其仿于此乎？盖圆者，河图之数。方者，洛书之文，故羲、文因之而造《易》，禹、箕叙之而作《范》。"

洛宁人研究"洛学"的风气历久不衰，历代皆有卓见成效之人。元代翰林院直学士薛友谅继父遗志，"明经擢用"，"崇教兴学"，元惠宗至元元年（1335）将县城东门内故宅捐献出来，建立书院，延请名儒到书院执教讲经，传授经书与史地学。惠宗闻之，敕赠院额"洛西书院"。书院经元、明、清三代，兴盛不衰，570多年造就大量儒生官吏，并使"洛学"得以发展。

明代四川巡抚张论，著有《暑凉谷集》多卷和《言兵事疏》等270余篇。旧志中收录的《阳虚山赋》和《坛屋山赋》中，曾多处提及洛书。《坛屋山赋》云：既发龙图于洪河之滨兮，复感龟书于沪洛之泓。载甲丹而文青兮，数起一面终九；五宅中而统外兮，一履趾而九戴首；三鼎峙于震东，七斗悬于兑西；二四拱揖而肩摩，六八踔绝而趋走。四正实而必折，四隅虚而可补。实者奇丽常赢，虚者乏而皆偶。一六二八，尚错绣于东北之宫；二七四六，竟变置于西南之府。生成乃有，合而不离；运行则右，克而可数。纵横径斜，妙十五以巧合；勾连回环，象大方而悠久。圣哲皓首以难殚，愚蒙醒心而若牖。是为玄沪流坤之灵源，兼为坛屋叙畴之龙阜者也。

清代顺治年进士郭一鄂，著有《太极图解》《图书解》及奏章稿，深刻地阐述了河洛学原理。中华民国时，老中医张运铣，运用洛书的阴阳五行理论，诊病用药，疗效独特。曾在北京医好总统黎元洪母亲之病，黎送他金匾题"宗仁主义"4个字。

马克思主义传入之后，洛宁各界人士在研究运用洛书的活动中，清除了蒙在河洛学上的唯心主义和宿命论倾向，把洛书研究与发展自然科学、社会科学结合起来，取得了新的成效。著名化学家教育家李俊甫教授经过对河洛学的潜心研究，曾发表《论中国古代炼丹书——参同契》一文，对东汉魏伯阳以隐语写成的关于炼丹装备、原料、配方、反应过程和现象进行了认真的考证和分析，并作了详细的推断和注释，在化学界、医学界均有深远的影响。

县文联副主席颜孝宗，经过对洛书的多年研究，1989年在《笋园》杂志上发表题为《话洛书》的文章，介绍了当代一些名人对洛书的研究新成果。他促成县里于1988年9月建立洛书名人书画大展组委会，两年间已征到名人书画百余件。

县地名办公室编辑梅松茂，也是研究洛书的热心人。他多次到西长水村拍摄"洛出书处"古碑的照片，反复进行研究。1990年县里出版《科技之光》一书，他将洛书图式运用于封面设计，还撰写题为《洛河与洛书》的文章，对洛书出处提供了佐证。

此外，人物志中收录的"名齐董奉"的医生张镇藩、誉称"药王"的赵天麟、"一刀成"裁剪高手梅兴、制楼巧匠卫车、竹编状元王振和、号称"范神仙"的木匠范苗起等名医巧匠的事迹，无不渗透着洛书的灵慧。

今后随着洛书奥秘的进一步破译、阐发，人们研究运用洛书的范围将更加广泛普及。《洛宁县志》，洛宁县志编纂委员会编，生活·读书·新知三联书店出版，1991年2月，511-513.

河图洛书

河图洛书，实文章之祖。商彝周鼎，尤希世所传。秦汉而后，断碣残瓴，人偶得之，珍若拱璧。好古之士，往往有裹粮蹑屩，搜求于剩水残山，而外荒林幽水之中，徒怅然而返者，盖阒如也。洛宁古崤地，代为东京孔道。冠盖往来之，余志铭之属，记载之迹，亦所恒有。然其事或涉附会，文亦不甚雅，驯疑古疑今，概从割爱。兹将举其信而有征，足考订者，录之志金石。《洛宁县志·卷一·金石》，民国·贾毓鹗等修，王凤翔等纂，民国六年（1917）铅印本，131.

（元）杜人杰题洛书赐禹地诗石刻

地龙头山禹庙中，人杰撰并书有薛玄题后碑。人杰济南名士，与文靖讲学洛西七言古诗：雄爽论亦正草书，瘦劲如扫兔飞鱼。文靖题跋亦有醇，儒气象文靖著作。不传此真吉光片羽也。《洛宁县志·卷一·金石》，民国·贾毓鹗等修，王凤翔等纂，民国六年（1917）铅印本，138.

风俗利弊论

永之为邑县方百里，而山据其十之七，其车可方轨，马可驰骋者不逾四十里，横计之仅五里许，河身迁徙，又荡其半，余不加三里。竹木桑麻，于是焉。在丁男，财赋，于是焉。出其民，被召南之旧质而俚愿而不华，服食粗淡，器具牢朴，无佻巧自炫者，利一；自长吏登高招之，顺风呼之，彬彬雅化，老死不识官罗无健讼者，利二；僻在山陬，矿税新罢，非有置邮，繁骚迎送，络绎之费也，利三。

然而均丈赇□所在，益赋荒芜几，偏境内民流移救死，礼仪不娴。有数十里无弦诵声者，其弊也陋，婚家罄产，丧葬事佛，无赖市魁，以为溪壑，强藩邻贵，以为窟宅。其弊也愚，深山大姓，武断张村，杀人据妇，恬不畏法，民有贫不能诉之官，弱不敢怒诸色者。其弊也犷，悍而黠狡，且其大利大害，甚有邻对所未见。而有目可共赌者，三曰竹曰河曰矿，竹赋视他额不啻倍矣。

然富者竭别产所入，培养数十年，勿翦勿伐，始有大如把者，贫者旦旦伐之，濯濯立见，赔粮鬻产无可售者，一折而尽。入邻贵所谓有利名无利实者，竹是也。河与县为枕籍者也，所谓凿井引灌者什不得一，秋水泛溢，两岸崩圮，庐舍田井一望萧然，白清丈以来可三十余亩，诸处山涧亦略称是。所谓利一迫荒灾啸聚山谷，藉名窃矿，自相屠戮，官捕之急，则飞崖填堑，可谓痛冤。所谓利未得而害先及者，矿是也。大抵为永计者，垦闲旷延，党熟疏渠，培竹禁奸戕，暴谓民生三五之地，而不复见三五之化者，非其情也，一切调停拯救厘正敦笃，以称秉宪，至意惟长，兹土者留念焉。《洛宁县志·卷六·艺文》，民国·贾毓鹗等修，王凤翔等纂，民国六年（1917）铅印本，816-817.

造字台

我观造字台，恍然见仓史。洛诵厌群书，要窥无字始。悠悠太古初，结绳为上理。《洛宁县志·卷七·艺文》，民国·贾毓鹗等修，王凤翔等纂，民国六年（1917）

铅印本，927.

峣顶仙迹

广成谈道启黄轩，羽化于今迹尚存。来往嶕峣堪想像，溯洄山水费评论。巉崖镇日余丹灶，绝巘临风拾酒樽。黄石赤松何处是，遥随夕照下江村。《洛宁县志·卷七·艺文》，民国·贾毓鹗等修，王凤翔等纂，民国六年（1917）铅印本，929.

第六节　伊阳县

杜康酒

县城北 25 公里的蔡店乡杜康村，是中国酒文化的摇篮。数千年前，中国粮食酒的创始人——杜康，就在这里发明了秫酒，被后人奉祀为"酒神""酒祖"。

西汉刘向所辑的《世本》一书中记载："帝女仪狄作酒醪，变五味，杜康作酒。"东汉许慎著的《说文解字》里记载："杜康作秫酒。"晋人江统著的《酒诰》中记载："酒之所兴，肇自上皇。或云仪狄，一曰杜康。有饭不尽，委余空桑。郁积成味，久蓄气芳。本出于此，不由奇方。"宋人朱翼中《酒经》中也说："酒之作尚矣，仪狄作酒醪，杜康作秫酒。"又说："空桑秽饭，酝以稷麦，以成醇醪，酒之始也。"传说杜康为牧正，居住在空桑涧（即今杜康村）。有一次他把余粥弃于桑洞，几日后，发现弃于桑洞中的饭发酵，溢出酒香气味，以此道理经反复研试，遂得酿酒之秘。杜康酒问世后，人们饮后振神增食，视为珍品。周迁都雒邑（今洛阳）后，定杜康酒为宫中用酒，并追封杜康为酒仙，称杜康村为"杜康仙庄"，杜康酒从此名扬天下。

在酿酒上，杜康村具有得天独厚的自然资源，杜康村有杜康河和酒泉沟。《直隶汝州全志》载："杜水河，城北五十里，操于牛山，由杜康矶过全沟至夹河镇，合于伊，长十里，因杜康造酒于此故名，在下蔡名刘伶河。"杜康河水清洌碧透，味甘质纯，经国际矿泉水开发公司、国家药物制品研究所化验分析，水中含有益于人体的微量元素 40 多种，长期饮用有健胃、防癌、预防心血管系统疾病和推迟妇女更年期等功能，被国家地质矿产部鉴定为含偏硅酸钙型优质矿泉水。杜康河产一种虾，呈红、白、黄、墨、紫五色，且俩俩相抱，蜷腰横行，谓"五色鸳鸯虾"。鸭食此虾产蛋橘红色，且有双黄，称谓"贡蛋"。郦道元句："问尽天下千万水，唯有康河清吾心"；南北朝文学家庾肩吾的《酒泉行》中有："喷沸涌出白浪水，漩游泉心五色虾"；唐诗人刘万平《醉酒》中有："共与甫冉行，杜酒带醉风。凝看杜康泉，裴雾乱绕空"；唐大诗人杜甫的《饮中八仙歌》有"道逢曲车口流涎，恨不移封向酒泉"等名句，均对杜康泉水以赞颂。

杜康酒历代为宫中用酒，汉代至唐宋时期有较大规模的发展，形成专业酿造。金代人许古在退居伊阳后有词写道："细数闲来，几处村醪。"明末，李自成义军李岩部从嵩县得胜寨进军汝州，夜宿杜康村，遭明军袭击，庄主杜髦明饷官军，暗向义军送情报，被明军查知，杜氏一族被杀戮百余口，"杜丰""康福"两大酿酒作坊被毁。此后，杜康村酿酒业转为民间酿造。

民国四年（1915），杜康村村民马福源所造"杜康"字号高粱酒代表河南官厅参加巴拿马太平洋万国博览会，获甲等大奖章。《汝阳县志》，汝阳县地方志编纂委员会编，生活·读书·新知三联出版社，1995年6月，207.

历史名人与杜康酒

魏武帝曾操《短歌行》中有"慨当以慷，忧思难忘。何以解忧，唯有杜康"之句，成为千古绝唱。

曹植《七启》诗中有"春清漂酒，康狄所营。应化则变，感气而成"之句。

东晋大诗人陶渊明在《止酒》诗题下自注云："仪狄造，杜康润色之。"

前秦赵整《酒德歌》中曰："地列酒泉，天垂酒池。杜康妙识，仪狄先知。"

唐代大诗人杜甫曾吟："杜酒频劳劝，张梨不外求。"

唐代大诗人白居易在《酬梦得比萱草见赠》中曰："杜康能散闷，萱草解忘忧。"

唐代诗人皮日休《酒床》诗中有"滴滴连有声，空疑杜康语"之句。

唐代诗人王绩著有《祭杜康新庙文》，其辞曰："两仪判辟，万象森罗。都邑未建，鸟兽独多。茹毛饮血，巢居穴窠。天地不交，人灵未和。智哉先生，爰作甘醴。上配百牢，下主五齐。以宴以祷，为樽为洗。万神以降，三献成礼……我瞻前说，功高受赏。嗟嗟先生，其义可想。肇基曲糵，先开祀飨。大礼斯备，群贤就养。敢依河曲，建尔灵祠。前临极岸，却就长矶。茅茨不剪，采椽不治，扫地而祭，神期享之。"

唐诗人贾岛《送李登少府》中曰："伊阳耽酒尉，朗咏醉醒新。应见嵩山里，明年蹀躞春。"

北宋文学家苏轼在《和陶<止酒>并引》中云："从今东坡室，不立杜康祀。"

北宋哲学家邵雍在其《逍遥津》中写道："总不如盖一座安乐窝，上有琴棋书画，下有渔读耕樵，闲来了河边钓，闷来了把琴敲，吃一辈子杜康酒，醉乐陶陶……"

宋文学家张表臣有诗曰："中古之时，未知曲糵。杜康肇造，爰作酒醴。可为酒后，秫酒名也。"

南宋大词人辛弃疾在一首《沁园春》词中写道："杜康初筮，正得云雷。"

南宋人王十朋有诗云："妙意能施杜康手。"

金代文学家元好问在《鹧鸪天·孟津作》中写道："总道忘忧有杜康，酒逢欢处更难忘。"《汝阳县志》，汝阳县地方志编纂委员会编，生活·读书·新知三联出版社，1995 年 6 月，214.

吟杜康

宋景昌

天开宝镜一池塘，玉液醇南赖牡康。浓味流传千载美，嘉名散作五洲香。解忧魏武留歌句，沉醉刘伶赋颂章。最爱听人夸此酒，都缘产地是吾乡。《汝阳县志》，汝阳县地方志编纂委员会编，生活·读书·新知三联出版社，1995 年 6 月，555.

杜康造酒 （传说）

王振昌　杜宝山

老哥们三天两头喝酒，你们可知道这酒是怎么来的，说起来这事啊，杜康村流传着一个杜康造酒的故事。

传说杜康是周朝人，小时候可苦了。他的祖父叫杜伯，是周宣王的御史大夫，有一日，宣王去太原料民回来，催赶车辇连夜进城。行副市内，忽听街旁一群小儿拍手念歌，宣王停辇细听，歌曰：

"月将升，日将没。□弧箕菔，几亡周国。"

宣王听罢，怒火冲天。命御史尽拘众小儿来问："此语是何人所教？"其中有一个小儿说："三日前有一红衣人来到市中教俺念这四句话，说念这四句话可以消灾避难，俺就跟着念开了。"宣王又问："红衣人现在何处？"那小儿说："自教歌之后，不知去向。"宣王思索甚久不解其意，只好斥退小儿催辇回宫。

第二天傍晚，满朝文武齐集殿下议事，宣王将前夜所闻儿歌述于众臣，问太史伯阳父："此语何解？"

伯阳父善解阴阳八卦，专靠装神弄鬼在宫中得宠。他旋动罗盘，皱着眉头细细地推敲了一阵。突然说："启禀万岁，大事不好了。"

宣王道："有何大事不好？"

伯阳父道："□是山桑之名，可以结弓为弧，箕是一种山草可以结袋（箭囊）为菔。这□弧箕藤自然是说国家有弓矢之变。这月升日没吗，月为阴，日为阳，阴气上升，阳气没落，定是妖人乱政，这对当朝天子你，可是很大的不吉利啊！"

宣王一听，大吃一惊，道："依卿之言，怎样才能消灾避祸？"伯阳父本来是依字胡诌，宣王一问，他目瞪口呆，不知怎么回答才好。

正在这时，宫中太监上朝奏道："启禀万岁，今日酉时宫中八十岁的老宫娥无孕临盆，生下一个女婴，落地能言宫中之事，还喊当朝天子您的威名呢！"

周宣王一听，甚觉奇怪，道："真乃天下奇事，待寡人前去探视一下，看她是何方神童，可知这妖人乱政端倪。"

这时伯阳父眉头一皱，计上心来，他口诵周易，旋动罗盘，念念有词，趋前几步跪在宣王面前说："启禀万岁，恕臣直言，今为酉日，这女又生于酉时，酉日酉时，就是优日优死。女人为阴，这就正是要亡周国的妖女，快快斩杀，以保社稷。"

宣王闻言信以为真，速发旨差杜伯前去杀害女婴。

这杜伯是宫中三世老臣，为人慈善厚道。伯阳父经常胡说八道，冤杀无辜，满朝文武怨声沸沸，今天怎会听信伯阳父一派胡言乱语，去杀害那不懂事的孩子，他先差手下人去暗地周旋，把女孩送出宫去，然后才带上大队人马赶往后宫交差了。

谁知杜伯做事漏了风声，这事很快让宣王知道了，宣王气得眉毛倒竖，一蹦三尺高道："好你个杜伯，阳奉阴违，竟敢戏弄寡人，我要把你满门抄斩。"遂传令太宗伯召虎去提拿杜伯，召虎与杜伯一生南征北战，怎忍心使一家无辜受害，他也赶紧差人给杜伯家通风报信，让杜伯一家逃命，然后才赶到杜伯家只拿了杜伯，又一把大火把杜府化为灰烬，上朝复命去了。

那年杜康才七岁，正在后花园玩耍，忽见家中火光冲天，不知如何是好，他的叔父杜隰跑来背起杜康出了后花园，逃命去了。

他们出门一直向东南走，一路晓行夜宿，当来到人烟稀少的伏牛山时已是五黄六月天了。

这年的天格外热，日头火毒，把土地荒山晒得龟裂张嘴，树木野草晒得萎萎焉焉。这一天，他们来到汝阳地面，顶着日头爬上凤凰岭，热得汗珠儿"叭嗒、叭嗒"直往地上掉，渴得嗓子"呼哧、呼哧"直冒火。正在这时，前面出现一片大桑林，林边有一股泉水。"咕嘟、咕嘟"往外冒，他们急忙跑到泉水边去喝水，谁晓一跑进桑树林，这里竟像又换了一个天地，草绿绿、水清清，凉爽宜人，汗水很快也没有了。杜康说："叔父呀，落难人四处都是家，这么好的去处咱们也难找，我看咱们就在这里住下吧！"

杜隰往哪里去，心里也没谱。他听杜康说得有理，就在这里搭木为屋，住了下来。渴喝泉中水，饥采林中果，馋捕河中鱼，乐打树上鸟。虽然日子清苦，不似家中富贵，但自食其力，免得官府通缉倒也心情舒畅。谁知没过多久，有一天，杜隰正要带着杜康上山去打猎，从岭下走上来一个人。他叫胡大，是这凤凰岭一带有名的泼皮。他见杜隰年轻力壮有一身好力气，杜康虽年少，但眉清目秀，聪明机灵，两眼一眨巴就想出了个歪主意。他说："你们是何方人士，怎么住在我家的山林宝泉上？怪不得这些天我家尽出倒霉事儿，原来是你们扰乱了我祖上的风水宝地，毁了俺家的财气。"

杜隰急忙上前赔礼道："官人息怒，我们是河西人氏，不知这里规矩，请您见谅。"

那胡大一听杜隰说是外地人，知道好欺负，越发愣起来。说："并非是我有意欺侮你，俺这里规矩，凡侵他人祖荫，要沦为人奴，你随我下山去吧！"

杜隰是个老实人，怎会知道这其中有诈，随着胡大下了山。从此，杜隰给胡大家干农活，杜康就给胡大家放羊。

那年杜康才七岁，天天顶风冒雨去放羊，你想那日子可咋过哩！暗地不知落过多少泪，哭过多少场。每天天刚麻麻亮，杜康就赶着羊上了山。他知道桑树林是个好地方，天天都把羊赶到那里放，这胡大是个掉粒芝麻也寻三天的吝啬鬼，光想让干活，舍不得让人吃饭，每天杜康上山放羊，只发给杜康一个秫米团做干粮。

杜康每天把羊赶到桑树林，就把干粮放在一棵老桑树的树洞里，然后躺在树下歇，每到这时候，他就想心事。他想，我出身贵族，过去山珍海味吃不完，出门回家香车宝马相接相送，现在落到这步田地，秫米团也不让吃饱，还挨打受气，他越想越生气，连那放在树洞中的秫米团也不想吃了。就这样天长日久，放在桑树洞的秫米越积越多，杜康不思饮食，身子越来越瘦。

且说杜康的叔父见杜康一天比一天消瘦心里很难过，认为杜康是常吃秫米受不住得了病，找人打听，得知用会发酵的曲粉能治这病儿，就找了些曲粉让杜康吃。

这一天，杜康又把羊赶上山，坐在老桑树下嚼曲粉。他想："都是宣王那老东西不讲理儿，才逼得俺有家难归沦为奴隶，积在心里仇恨，吃这曲粉有何用？"一气之下，顺手把一把曲粉也扔在桑树洞里，趴在地上就气呼呼地睡着了。

突然，"轰、轰、隆、隆"，天空响起闷雷，把杜康从梦中惊醒。他睁开眼一看，黑压压的乌云已经遮住了半个天空，冷飕飕的狂风也从西天狂卷而来，眼看就要下雨了，杜康一骨碌从地上爬起来，拿起鞭子赶着牛羊就往山下跑。没跑出半里路，突然一阵炸雷，几道电光闪过，接着雨就像天上银河扒开了豁子，一个劲往地上浇起来。杜康的身子本来就很虚弱，怎经得住这暴雨淋，狂风吹，回去就病倒了。

光阴似箭，日月如梭，转眼三个月过去了。杜康的病越来越重，一会儿热汗淋漓，一会儿浑身发抖，每天不知要热热冷冷多少次，被折磨得颧额大高，肋骨外张，浑身只剩皮包骨头，杜康知道自己的病没得治了，早晚要死在这地方。他想，我来这里受尽磨难本想苦尽甘来，再有出头之日，怎料想，世事坎坷，苍天不留杜家之后，竟让我这样窝窝囊囊地去死，不如趁我还有一口气，到桑树林去，在那棵大桑树上刻字留记，就是死在那里，家里人来也能寻找我的遗骨。

主意拿定，杜康苦撑着虚弱的身子往老桑树走去，刚走到桑林边，忽觉一阵扑鼻的芳香气味飘过来，顿觉目清气顺，身上也有了劲儿。

这是啥味儿？他一边想着，两眼滴滴溜溜四处瞅，瞅来瞅去瞅到他扔秫米团的那棵桑树上。天哪，原来这香味是从那桑树上飘来的。他三步并成两步来到桑树下，细细一瞅，只见从他扔秫米团的桑树洞里有一种浓浓的香汁沿着树的裂缝往下淌。杜康趴在桑树身上，用舌头去舔那香汁，"哎呀，好香甜呀！"他趴在树身上贪婪地吸吮起来，一会儿，他感到浑身轻松，病也即时好了。

这是怎么回事，难道是神仙搭救俺，杜康站在老桑树下皱眉思索，只不过一眨眼功夫，再看那桑树洞下，流出的香汁隐隐约约显出两行字迹：

宦海无望兮莫强求，造福民间兮乐千家。

杜康看着这两行字想：啊，是神仙告诉俺，我不能做高官，还能为人们做点好事，可是怎样才能造福民间呢？

秫米加上曲，兑上水就能生成这香汁，为人治病儿，喝着有味儿，能造福民间的可能就是这东西，这真是上苍赐给俺杜康的洪福啊！他急忙跪在地上感谢神灵，突然天空一黑，数不清的小鸟从四面八方飞过来落满桑树枝头。

"啾——啾——啾——啾——"小鸟欢快地叫着。

"酉——酉——酉——酉——"杜康在细细品味着。

"对，这汁水是上苍赐给的，是上苍告诉俺这东西叫酉，就将这汁水起名叫酉吧。"杜康转而又想，不行啊，酉是百首之领，此物怎能和百首之领同名呢，不犯忌吗？他灵机一动，"哎，这东西是一种汁水生成的，干脆就在酉字的前面再加上三点水不就成了'酒'吗，就叫它酒吧。"到了后来，杜康死于酉日，人们说做酒人没有头儿了，为了纪念杜康，就去掉了"酒"字头上的两点，变成了现在的"酒"字。从此，酒就有了正儿八经的名字。这是后话。

全村的人见杜康摇摇晃晃抱病外出，都为杜康悲伤，不料半天功夫，他竟又高高兴兴地回来了，人们又感到惊奇，纷纷跑来问杜康是怎么回事。杜康告诉大家说，是酒救了俺的命，并拿出美酒让大家尝。

谁知那酒让众人一尝，老年人耳聪眼明，青年人满面红光，姑娘们光彩照人。杜康揣摩着，酒有这么多好处，我何不想法多造出一些酒让大家喝。从此，杜康常在桑树洞里放秫米团酿酒让大家喝。

这事一传十，十传百，很快传到了胡大耳朵里，他也想尝尝酒是啥滋味。就找着杜康说："杜康，听说你会做酒，很好喝，为啥不送来让我尝尝。"

"好，好，好，我这就去给你拿。"杜康说着走进屋去抱了一竹筒酒递给胡大。胡大接过竹筒一闻，噫，好香啊，他忙把酒筒送到嘴边，"咕嘟，咕嘟"美滋滋地喝起来，一口气把一竹筒酒喝得净光。还逼着杜康再去取酒让他喝。

杜康说："做酒可不恁容易，俺三个月操心挂意才酿出这点酒，你一口气就喝光了，你要想常常有酒喝，就把那片桑林给俺做酒。"

胡大想，那山林尽是树木野草，本来就不是我的，是我想让他们叔侄给我干活才诓他们，只要能让我喝酒，就把桑林给他们。因此道："好，一言为定，我把山林给你，以后你要天天供我喝酒。"

杜康有了这片桑林，就把林中的大桑树都挖出洞来做酒，从此杜康就以酿酒为业了。后来，这里渐渐形成一个村落叫杜康村。

因为杜康在老桑树下发明了酒，后来人们就把那棵老桑树叫酒树。至今，在杜康村还有棵暴皮粗根，老态龙钟的大桑树呢！

空桑秽饭发明酒，晋人江统在《酒诰》中也记载过这件事。《汝阳县志》，汝阳县地方志编纂委员会编，生活·读书·新知三联出版社，1995 年 6 月，657-660.

酒龟石

杜康河从南往北流到杜康村时，向西绕了一个弯。就在拐弯处的河槽里，有一块巨石很像乌龟，人称酒龟石。为啥叫酒龟石呢？

传说从杜康开始造酒，杜康河里来了一只金龟。有一年，天降大雨，山洪暴发，河水猛涨。眼看大水要冲毁村庄，只见这只金龟靠村头河里翻上翻下，滚滚的巨浪一到这里便扭了头，向西流去，村庄没受一点损失。人们都说这只金龟是上天滚来保护杜康造酒的神龟。因此，人们都尊重它，叫它金龟大仙，若见它在河岸上晒太阳，人们就轻脚慢步绕过去生怕打扰。

再说杜康河上游，有一眼泉叫亮水泉。泉中有一条鳝成了精，经常出来做坏事。夏天人们忙着打麦，突然空中涌起一团乌云，呼呼啦啦下起雨来。人们慌慌张张把麦场收拾好太阳又出来了。这种事经常发生。可把人折腾苦了。后来，村里人知道是黄鳝精作怪，就趁它出来捣乱时，把亮水泉封住了。

黄鳝精没处存身了，就顺着空桑涧，来到了杜康村，金龟大仙要保护杜康做酒用的甘泉，不让黄鳝精待在这里。黄鳝精赖着不走，它们就打了起来。

黄鳝精凶似蛟龙，金龟大仙勇如猛虎。它们各显本领在空桑涧里斗了几十个回合，不分胜负，黄鳝精又呼风唤雨，发起大水，显示它的威风，金龟大仙身有避水珠，一点也不害怕，它们从白天斗到夜晚，也从夜晚斗到黎明，黄鳝精力尽技穷，只好向空桑涧下游逃走。

这天夜里人们听到河里搏斗的声响，知道是刮风、下雨、空桑涧发水之声，水里到底发生了啥事，谁也不知道。第二天，风停雨住，空桑涧的水消了下去，他们在村边河滩上，看见金龟大仙为了保护仙庄累成这个样子，便抬来猪羊供品，摆在金龟大仙跟前，表示谢意，杜康也抱来一坛陈年老酒，打开坛盖，放在金龟大仙跟前。

金龟大仙同黄鳝精苦战了一天一夜，精疲力尽，又饥又渴，闻到酒香，就伸出头来，把一坛酒一饮而尽。这一饮不打紧，金龟大仙便长醉不醒，一直躺在那里，后来就变成了这个石龟。因为它是金龟大仙喝醉了杜康酒变的，人们就叫它"酒龟石"。

《汝阳县志》，汝阳县地方志编纂委员会编，生活·读书·新知三联出版社，1995 年 6 月，660.

杜康造酒醉刘伶

从九朝古都洛阳往南，过龙门，溯伊水上行数十里，在汝阳县境内，有一道清澈见底的溪流，由南而北，流入伊东，这就是"杜康河"。杜康河畔，鹅鸭成群，果林片片，一个小村庄依山傍水，那就是"杜康造酒醉刘伶"故事发生的地方——杜康仙庄。

相传，有一个善于造酒的人名叫杜康。为了造出好酒，他决心寻找天下最纯、最好的泉水，他打点行装，离开家乡。走啊，走啊，不知走了多少路程，也没有找到他满意的泉水。

一天，他出龙门，沿着弯弯曲曲的伊水向南走去，只见一条小河，百回千折，越往上走，河道越窄，河水越清，他翻山越岭终于找到了小河的源头。驻足远望，层峦叠翠，千峰竞秀；近前，芳草绿茵，桃红李白，湍急喧闹的小河，一过石崖，变得宁静如练。杜康奔下山坡，走到小溪边一看，只见百泉喷涌，清洌碧透，真是"千里溪山最佳处，一年寒暖酒泉香"。杜康弯下身来，一捧泉水入肚，顿感清凉甘甜，浸肺入腑，余有酒香。杜康高兴极了，就在这里搭棚架屋，酿造美酒，他筛选糟糠，采制神曲，调配奇方，酿成的酒，香喷喷，甜滋滋，味美可口，一传十，十传百，也传到了周天子那里，天子饮后，龙颜大悦，宣封杜康为"酒仙"，封杜康酿酒的村落为"杜康仙庄"。

杜康美名扬天下，也惊动了天宫玉帝，玉皇大帝贪恋杜康美酒，又召选杜康到天宫当了神仙。"天上方几日，世上几千年"，有一次，王母瑶池的一个小仙童，偷喝了"蟠桃宴"的御酒，又打碎了一只琉璃杯，被王母娘娘贬到人间受罪，这就是晋代"竹林七贤"中的刘伶。刘伶被贬下界来仍是"纵酒放达"，不求功名。一天，王母屈指算来，刘伶孽数将满，但他旧习未改，便派杜康下凡，"点化"刘伶改邪归正。仲春时节，刘伶离家出外游山逛水，行非一日，来到凤凰岭下的杜康仙庄。村头酒肆一则对联上写："猛虎一杯山中醉，蛟龙两盏海底眠"，眉批："杜康酒家"。刘伶看罢，哈哈大笑道："山村小店，好大口气呀！"说罢进入店内，往桌边一坐，吆喝道："店家过来说话。"只见里间走出一位白发老翁，向刘伶深深打了一躬，问道："客人想吃酒吗？"刘伶道："你这小小酒店，能有多少好酒？"老翁道："敝店小本经营，贮酒一坛，并无多余。"刘伶听罢又是一阵哈哈大笑，说："一坛酒竟敢开店，就是让我一个人喝了，也未必能喝个痛快。"老翁道："客人有所不知，这酒是天下有名的杜康酒，过往客人在此吃酒，量小者敬杯一小盏，量大的，斟酒一大杯也就足了。"说着即吩咐店小二斟酒上来，刘伶听着，更觉得好笑，暗自想道："好个不晓事的糟老头子，天下的酒馆，哪有怕人吃酒吃多了的，一定是你瞧我衣帽不整，怕我付不起酒钱，才拿这些诨话来糊弄人！"这时，小二已斟满大杯酒放在桌上。刘伶心中不快，冲着老翁说道："主人家，你既说这是杜康酒，我倒要吃个一醉方休，快把你那一坛酒搬来，我这里银两有的是。"店主人道："敝店本利虽微，银钱倒不看在眼里，只是怕醉坏客人，吃固不起。"刘伶道："这个无妨，请找来文房四宝，我与你写具一款。即是醉死，也与你无关系就是。"老翁答应，刘伶已在一张白纸上写下了"游春过酒店，求来酒一坛，刘伶若醉死，主人不相干"几句话。老翁唤小二把酒坛搬来。刘伶自恃量大，端起大杯，开怀畅饮。谁知三杯酒下肚，刘伶已知酒力非凡，不敢再饮，连连称道："好酒！好酒！"这时，酒力上涌，刘伶情知不妙，急忙起身向店家告谢。那知他刚已起身，一个趔趄把放在地上的酒坛给绊倒了，一坛好酒漉洒一空，刘伶顾不上许多，也忘付酒钱，跟跟跄跄离开了酒肆，一路上恍恍惚惚，到家中便倒在床上。妻子见他醉得这般光景，急忙为他冲茶做汤。岂料刘伶这一醉非同小可，一连三日滴水不进，昏迷不语，第四天头上，便不省人事了。妻子痛哭欲绝，全家人泣不成声，左邻右舍赶来劝慰，也都叹惜不已。大家帮着草草地把刘伶装殓埋葬。

转眼三年过去。这一天，杜康乔装打扮，肩上搭了条钱袋，来到刘伶家门，他连叩几声，刘伶的妻子走了出来，见门外站着一位鹤发童颜的老翁，便问老翁要找何人，杜康施了一礼，说道："请问可是刘伶先生宅第？"刘伶的媚妻说："正是，不知有甚事情？"杜康道："三年前，他在我店吃酒三杯，踢翻老酒一坛，银钱未付，特来讨取。"刘伶的媚妻不听犹可，一听怒从心头起，火向胆边生，上前一把抓住杜康的衣领吼道："好哇，真是冤家路窄，我不找你，你倒找上门来，讨什么酒钱来了，走！先跟我到衙门见官。"这时候，街坊邻里们都闻讯跑来了，杜康高声对众人说道："世上哪有这等道理，她的丈夫喝了我的酒不给钱，还要拉我送官！"众人你一言，我一语，好说歹说，刘伶的妻子才松了手。杜康把三年前刘伶到酒肆吃酒的经过给大家述说了一遍，又把刘伶写的那张纸条掏出来让大家看。这时，众口纷纭，有的说："虽然人死，但有言在先，与人家无关啊！"有的说："人命关天，没理也占三分哪。"刘伶的妻子更是哭闹不止，这时，杜康改了口气，说道："众人为证，我敢担保，刘伶是醉酒，并没有死去，可以去掘墓启棺，要是他真的死了，我甘愿见官请罪。"大伙儿听他说得有理，也都想去看个究竟，人们吵吵嚷嚷，一同来到刘伶墓地，待掘开坟墓，开棺一看，个个都惊呆了，刘伶虽死去三年，但面貌如生，只见他睁开了蒙眬的睡眼，又伸开双臂，打了个长长的呵欠，一股酒气喷出来，忽地折起身连声喊道："好厉害的酒，真真闷煞我了！"见此情景，刘伶的妻子悲喜交集，众人也是茫然不解。

正当人们要拉老翁问个明白的时候，忽见两道宝光紫气飞上半空。杜康手拉着刘伶，站立云头向众人频频点头。刘伶的妻子呼天叫地向刘伶喊道："你要往哪里去，你要往哪里去？"杜康顺手把肩上钱袋往下一丢，化作三尺白练，悠悠落下。上面写道："欲知郎君游何方，瑶池参拜王母娘。"当大伙抬头再看时，杜康和刘伶已经不见了，只有两朵五光十色的祥云冉冉飘去。《汝阳县志》，汝阳县地方志编纂委员会编，生活·读书·新知三联出版社，1995年6月，660-622.

杜康

杜康，是中国古代粮食酒酿造的创始人。今汝阳杜康村相传为杜康诞生地。

杜康幼时家贫，牧羊于空桑涧（在汝阳杜康村西南里许），把吃剩的米饭（秫，粟类做的饭）弃于树洞，日久闻有酒香气味，从而受到启示，经精心研讨，反复改进，始酿造成粮食酒（时名秫酒）。《酒诰》载："酒之所兴，肇自上皇。或云仪狄，一曰杜康。有饭不尽，委余空桑。郁积成味，久蓄气芳。本出于此，不由奇方。"《世本·作篇》中亦有"仓颉作书，杜康作酒"的记载。又据《直隶汝州全志》载："杜康矶在县城北五十里，为杜康造酒处。"《水经注》载："杜水，又名康水，源出牛山，会于伊，后人称杜康河。"这些都对杜康在杜康村造酒作了真实的记述。

杜康毕生从事酿酒，他所酿的"秫酒"具有醇厚芳香、回味悠长的独特风味，名为"杜康酒"。他创造的"秫酒"酿造方法，奠定了中国白酒酿造的基础，对中国酒文化的发展做出了卓越的贡献。自汉以后，"杜康酒"多为宫廷用酒，历代帝王对杜康多有遣封，尊杜康为"酒仙"。因杜康死于酉日，后世饮者多把酉日作为忌日，是日不会客，不饮酒，以示对杜康的誉念。《会客略论》《尚友录》中均有"杜康酉日死，故酉日不饮酒"的记载。

杜康死后，后人甚为怀念，把杜康诞生地杜康村尊称为"杜康仙庄"，为杜康建庙祭祀，逢春秋节日，香火甚盛，杜康的名字也成了美酒的代称。三国时魏武帝曹操在《短歌行》中有"慨当以慷，忧思难忘。何以解忧，唯有杜康"之句，为千古绝唱。《汝阳县志》，汝阳县地方志编纂委员会编，生活·读书·新知三联出版社，1995年6月，664.

卫生健康谚语

卫生搞得好，疾病不来找。

除了蚊子灭了蝇，春秋疾病去七成。

有病早治，无病早防。

饱食伤胃，久坐伤身。

要想身体好，吃饭莫太饱。

吃饭先喝汤，胜似开药方。

酒不过量，食不贪多。

不吸烟，不喝酒，活到九十九。

要想活到九十九，常吃素食不喝酒。

早起早睡，精神百倍。

常吃葱和蒜，疾病少一半。

冬吃萝卜夏吃姜，不劳医生开药方。

冬洗凉水澡，胜似穿棉袄。

冻冻晒晒身体强，捂捂盖盖脸发黄。

笑一笑十年少，愁一愁白了头。

饭后百步走，活到九十九。

饭后三百步，不用上药铺。

要得小孩安全，常受三分饥寒。

多愁多病，越愁越病。

大蒜是个宝，常吃身体好。

勤劳人健康，懒惰人多病。

过了九月九，大夫高操手，米饭萝卜丝，哪里病还有。《汝阳县志》，汝阳县地方志编纂委员会编，生活·读书·新知三联出版社，1995年6月，653-654.

第七节　嵩　县

百合园记

知县康基渊百合园记：百合故非嵩产，《本草》云：生宛朐及荆山，嵩西南山间有之。率邃谷腐坏，人迹罕到，积十余年，实乃大如拳。采之者，攀荆榛跻巉险触，雾露犯虎狼始可得。国初，山境人稀，物得休养。近数十年间，五方之人入山垦荒，亦掘食百合度日，而百合尽。百合之名乃四，出于是求百合者，必于嵩。一经官捐，价必腾昂，求之于民，难免滋扰，不产百合之近地更苦无以应命，细民语及百合而心悸也。

余癸未季冬莅嵩，即思所以宽之，谒欧阳观察又复谆诚，得李湾普济堂地四十亩，宜百合，分二十亩为六区，每区岁产千余斛，届五年一用，周而复始。阅二年而种成，渠引贾寨水以防其旱，募园夫四名，给堂地二十亩，以为工食，别置毛坪上楼地抵堂租。乙酉秋，捐逵亭坊，树柳、艺桑、凿池，益为久远计，绝后胥之扰，抒贫民之患赖是园矣。或虑园成名著，求者愈众，尽其所出，不足以应，势将仍索于民。余谓不然，嵩之山盖方数百里矣，今惟山产已空，乃蒔之园为权宜补救计，假此数十亩，内旦旦而往无难立匮，园尽而仍求诸山乎。循此以往，官斯土者无不护惜此园，俾源源可继，而鲦首微脊之山民，当得少喘，无过虑也。至若花开熳烂，夜香远澈，林亭游观之，啻亦境内所罕。有特义不系于民，不敢侈陈，时乙酉九月也。《嵩县志·卷十五·食货》，清·康基渊纂修，清乾隆三十二年（1767）刊本，323-324.

第四章　平顶山市

第一节　宝丰县

重修普济堂增置地亩广收养额碑记

知县谢兴峣撰，道光四年（1824）立石

昔贤谓一介之士，苟存爱物之心，于人必有所济。夫济人之事，非特恤恫独也。而无告之民，发政宜先。况以圣朝深仁厚泽轸念，穷民惟恐天下有一夫失所。自京师至各郡县，养济院、栖流所、留养局所在皆是。凡官吏士庶，莫不具有，不忍人之心于鳏寡孤独，疲癃残疾之人，孰不宜加之意哉。

宝丰县旧有普济堂，有地三顷，又有银寄商生息，收养孤贫二十四名，固善政也。道光三年秋，余宰于此，视堂宇倾圮，捐廉修葺，而每以屋碍额少为念。是年冬，邑人杨岱、杨岸清慨然助资，请益其屋广其额，余遂欣然。与总戎王少府，商买李九贤压及枣庄地五百九十余亩，增屋十五间，量岁入之租息，收养贫民五十以为常，口粮棉衣以及夏席冬苫支销皆白之。

大宪订久，违章程噫是岂于一邑之颠连困苦，遂普收勿遗哉。愿杨氏叔若侄不得，谓非存心爱物者也。姑举力所能及者，存恤之，或更踵而行之，扩而充之，安见斯邑之民，不能使之得所乎，是为记。《宝丰县志·卷之五·建置志下》，清·李彷梧纂修，耿兴宗、鲍桂徵分纂，清道光十七年（1837）刻本，27-28.

酒务

文献通考云：汝州有十酒务，在宝丰者六，或云，梁家庄为旧正酒务。《宝丰县志·卷之十六·杂记志》，清·李彷梧纂修，耿兴宗、鲍桂徵分纂，清道光十七年（1837）刻本，4.

古酒官印

郏县人赵大合，官临城，日得古酒官印，仅寸许。文曰：鲁□店商酒务记。《宝丰县志·卷之十六·杂记志》，清·李彷梧纂修，耿兴宗、鲍桂徵分纂，清道光十七年（1837）刻本，5.

创修茶亭碑记

高三畏

龙山距叇城迤逦四五十里，为鲁阳一带，赴省要冲。余尝有事渡汝过大石桥，见岭自西南来，绵亘蜿蜒，横当其垠。陟岭而望，隐隐有楼阁榱桷。掩映树林，翳中富庶之象，宛然在目。顾沿路村落，盖寥寥矣。夫轮蹄络绎之区川途，过客日凡几辈。倘隆冬盛夏，无以涤烦解冷，讵不若行人哉。

遒辛丑岁，宝邑乡众恳余同门友，走简京师，谓其处建茶亭一座，置地四十余亩，命人居守，以济行旅。而为是举者，则四人之力也。丏余为记以示劝。余维古今来，义庄义田，输粟煮粥，代有其人。大抵活人之法，莫重于赈饥。然亦有时和年丰，人乐温饱，一遇过客，途征行之际，或暑气偶侵而急莫能救，或风寒乍厉而命不少延。乃此四人者，梅浆设于盛夏，姜汤备于隆冬，俾往来行人，无烦望林止渴，而冷气焦肠，俱温润于一勺半滴之下，厥功伟矣。且不惜二百余金，经之营之，以示永久，其于麦舟慷慨之心，有媲美焉。岂第一乡之善士云尔哉。

吾于是知善由性成德，堪美报抑亦见。为家化民成俗，世登淳良。而此四人者，尤仁人好德之，不可遏焉耳，其人为谁，则监生张君讳九成，王君讳劻，李君讳泰阳与维思也。《宝丰县志·卷之十五·艺文志》，清·李彷梧纂修，耿兴宗、鲍桂徵分纂，清道光十七年（1837）刻本，5.

（金）重修神应观记

正书兴定五年二月，在敕牒碑下截

三兴（缺）北（缺二字）庄有名实家者，其庄形盛，背嵩少而面鲁阳，左大刘山，右青岭绝巘（缺四字）玉鸣其山水，明秀于天下者也。当赵宋之大观（缺）百姓之大疾疫，莫或知治，居民乃想象扁鹊，于是有祷即应病者，莫不兴起，命得保全。当此之时，庶少答神圣之体，就是选胜境之地，为立祠焉，题其门曰：鹊山神应侯之庙。迨至本朝，收国火炎昆仑，虽有基址不熄而为，荆榛之所没狐兔之寓，悲夫其废之，有（缺）于此乎，俄耳化渐兴，于大定之戊戌，有村人好事者，冯（缺）等追其迹，故率民众之大小复建……

案记文载，赵宋大观，百姓大疾疫，居民乃想象扁鹊，于是有祷即应，就是先圣境之地为立祠焉，题其门牌曰：鹊山神应侯之庙。移时至于贞祐乙亥，魏元一等诣易州行部院，远给国家之高度，请书额为神应观。金自大定五年（1165），仃粥卖寺观名额，至承安二年复卖，度牒师号，寺观额至此，当国势日蹙，仅以资军，兴之废故云，给国家之调度也。扁鹊封神应侯，见《宋史·文苑传》。医许希以针愈仁宗疾，拜赐已而向拜扁鹊曰：不敢忘师也。帝为封扁鹊神应侯，立祠城西。《宝丰县志·卷

（金）大金汝州宝丰县东宋村新修炎帝庙记

碑正书大元年正月在宋村

朝列大夫南京丰衍东库史□泽王道衡撰

奉直大夫守陇州汧阳县令直定王之奇书丹

礼之有祭，所以报本反始也。豺祭兽獭祭鱼，出于天理之自然。圣人因人之情而为之节文焉耳。古之君子使之，必报之，迎虎为其食，田豕也。在物尚尔，况于古之圣君，其忍忘之乎。祭法曰：有功于民则祀之。又曰：法施于民则祀之，非此族也。不在祀典，由此言之，祭祀之礼，岂可苟然而已哉。

在昔太古鸿荒，未有火化，斯民饮血茹毛，若禽兽焉。迨乎神农，作创末耜之利，以教天下之播种，置日中之市以通天下之货，财而又虑其疵，疠而无料理也。亲尝百草之滋味，一日而中七十毒，医术由是而兴焉。其仁民爱物，福及后世也，可谓深且至矣。血食万代不亦乎，其奈世之愚民，多尚谲怪，以邀福于淫祠之，鬼者，滔滔天下皆是也。其视上古圣君，启衣食之源，救疾厄之苦者，不知为何等物，矧肯庙而祭之乎哉。

王和者，泽州之高平人也。大定间商贾于斯，爱其山水之明秀，土壤之肥沃，因而家焉。镇北有颓垣废址，诘诸故老，曰此昔之神农庙也。喟然叹曰：吾乡崇祀炎帝，不意是邦亦能尔也。据此发诚恳慨，然以兴葺为己任，众皆悦而从之。曰王政连玉者，又从而辅翼之。于是庀徒揆日，鸠工聚材，入山行木必躬亲之。逌斩板幹奢，砌础陶瓴，甓勤垣墉，经营弗亟而编户子来，岁星甫周，一起而新之，灵像既妥，孔肃其仪，丹腹载涂金碧以辉。

凡四方之人，斋明备服，以承祭祀者，肃敬之心，油然而生矣。则神之格思洋洋乎。如在其上，如在其左右，不其伟欤。迨贞祐之三禩（缺）衣王守道者，来住持之，朝夕洒扫，极于精洁，有请于朝敕，赐通仙观号。又民以成就王和等之美意也，和年六十有八，以寿终。乃子庭秀，以桑梓之旧，不远数百里来，乞言于余俾，道其始末，刊之翠（缺）以传示永久。余嘉其勤恳之至，而尽为子之职，义弗克辞，故直书其实，以告来者，云时正大改元岁次，甲早正月初吉日，王庭秀立石……

炎帝庙阴上层载尚书礼部敕牒，有本州宝丰县第二乡东宋村，神农先生圣庙一所云。云牒奉敕可赐通仙观，后列衔奉政大夫尚书礼部员外郎赵（缺名），郎中侍郎氏亦不书，末行题资政大夫太子太傅，兼礼部尚书翰林学士承旨知制，诰修国史张案，张即行简金史有传，贞祐初转太子太傅，牒既贞祐二年，行简结衔，宜有太子太傅矣。惟资政大夫，皆传略书之。

又下层诸名氏，有官衔可记者……

案碑阴下截载，神农社众，灵宝会众，医工诸名氏，又有修三门会社衔名可录者……《宝丰县志·卷十六·金石志》，清·武亿总纂，陆蓉同纂，清嘉庆二年（1797）刻本，17-20.

（元）故玉峰大禅师之铭

碑正书至元十四年六月立在香山寺内

将仕郎前翰林兼国史院编修官王（缺）撰

山门书记（缺）书

平水罗汉讲（缺）识论沙门（缺）篆额

师讳鉴（缺）洞然，号玉峰，世为许昌人，俗姓（缺）氏，天姿态挺秀，风骨异常。自垂髫年，不妄言笑，空门（缺）闻，宏慈博（缺二字），士名冠（缺）州（缺）之滨，有村曰下四堡寺，曰净土，师往依焉。愿剃发制（缺二字）善（缺二字）师誓（缺二字）香积勿禅勤劬其执役也。未尝有懈，兼习诵圆觉了义，暨（缺二字）严等经，演为日课，值隆冬盛暑，不以累其业也。师一日微恙，叹曰：医流一方术耳，能愈人苦，如斯邪琮公讲，主居泰山，邃于医宗之学，至铜人针经，其法无不洞究。师受学逾年，尽得其妙，后遇疾者，探囊出药用之。如神施其功，不计其报，由是全活者众。及琮公示寂，师感其知，收灵骨为之，置浮图至。至元庚午，有复庵印，可师遂出。世首住许昌净土者，凡五年而后嵩山大法王寺，请师主之，为众升堂演法学者，悉受其义。兼领河南等路，开元一宗都司录事至。至元十三年（1276），蒙国师法旨，命住汝州香山观音禅寺。师入院之际，常住荒芜，不足以供。师用衣盂复资日用，故随缘示化，补其不足。慰安（缺）众因询问山门新旧恒产事，宿德曰：皆因为权豪侵占矣。师躬表闻宸寰，暨省台国师堂下陈寺之本主，见师言词倜傥，作止有序，问答教乘事，智辨明达，由此侍奉，御奏奉到香山，四周围地，土暨鲁山婆娑，密县南朱报恩等处田产，碾磨复隶本寺（缺），至癸未冬十月十有九日，示寂阅世（缺二字）僧腊四十二度，门人五十余员。表曰：普知等茶（缺三字），灵骨建塔于山之西南。

按：碑前列将仕郎，前翰林兼国史院编修官王（缺）撰，山门书记僧（缺），书二名，皆剥蚀不甚。可见文云，琮公讲主居泰山，邃于医宗之学，至铜人针经，其法无不洞究。琮公见金大定三年（1163），请净因堂头禅师疏，未著其明，习医术至此也。玉峰从学逾年，尽得其妙，后遂兼领河南等路，开元一宗都司录事元史释老、传禅教律及白云白莲各宗不著。有开元宗或亦遗脱不悉。书与又言，至元十三年（1276），蒙国师法旨，释老传八思巴，中统元年，世祖即位，尊为国师，此碑所称国师。岁时相近，盖即八思巴也。《宝丰县志·卷十七·金石志》，清·武亿总纂，陆蓉同纂，清嘉庆二年（1797）刻本，1-2.

朱砂空洞

（宝丰县）深沉古洞石门斜，错落光蒸万斛霞。地泄真气凝赤脉，天留文火伏丹砂。坎离又炼乾坤鼎，龙虎交吞日月华。採取若令降得在，注颜何用问仙家。《汝州志·卷之七·诗》，明·承天贵纂修，宁波天一阁藏明正德五年（1510）刻本，1963年影印，25.

第二节 郏县

婆娑园

（宋）崔鹦，阳翟人

晓禽噪竹千百翅，残菊横枝三两花。好在山园养衰废，风波不到野人家。《郏县志·卷十一·艺文诗》，清·张熙瑞，茅恒春纂修，清同治四年（1865）刻本，2.

出苍谷山二首

其一

逶迤北山道，风劲欲摧颜。塞雁纷成阵，岩华乱匝班。路回黄涧曲，水绕白云关。绝顶开山尽，曾无寸土闲。

其二

不才安济世，无病许归田。况复尫羸母，同临迟暮年。乡山共采药，涧水学耕烟。何兴中秋节，长吟下颍川。《郏县志·卷十一·艺文诗》，清·张熙瑞，茅恒春纂修，清同治四年（1865）刻本，4.

王蔡峰先生一门三孝

姜簱

峨嵋灵秀钟，植槐人□□。苍谷理学传，蔡峰得其实。读书不求名，励行敦性质。亲寿娱采衣，亲疾穷医术。无何风木悲，祭葬礼尤悉。结庐伴松楸，朝夕荐椒饴。春露艾秋霜，感及子与侄……《郏县志·卷十一·艺文诗》，清·张熙瑞，茅恒春纂修，清同治四年（1865）刻本，36.

蔡峰先生读书洞

乔春岩

密止家学庐墓，余年曷愧曷作，世莫我牵小刘，山麓迹远市廛。盟心有石洗耳，有渊遒依岩筑，遒傍陇穿洞小，天大洞仄月圆。钓台风古扈涧，日鲜澄怀静眺，气象万千白鹿，物驯猗圩地偏。近磨易磷抱璞，乃全心同豹隐，迹早莺迁路曲，而达水清且涟。客膝愿足等身，书编笔床砚几，携并周旋忘尤。吟草净植赏芝莲，研硃露滴瀹茗，雪煎四时读书，四景诗镌邱隅。得所太极名泉，清销尘滓源彻，心田如鸿冥雾，如鸢戾天回头。身事俯仰宽然，是真学问即散，神仙龟山遗意，苍谷薪传先生，于是自号蔡峰，而人世不得而知焉。《郏县志·卷十一·艺文诗》，清·张熙瑞，茅恒春纂修，清同治四年（1865）刻本，37.

第三节　叶　县

医技

一艺之长，足以用世，故医卜诸术，史不绝书。近世言术数者，如相相士曰者，辈几于于□售技，忘诞不经，□□□道，惟医近仁术，理本精微，能通其意，则和缓复见于今，砭顽祛痼，不可废也。《叶县志·卷之八下·人物志下艺术》，清·欧阳霖修，仓景恬、胡廷桢纂，清同治十年（1871）刊本影印，655.

第四节　鲁山县

菊圃记

春陵俗不种菊，时自远致之，植于前庭墙下，及再来菊已无矣。徘徊旧圃，嗟叹久之，谁不知菊也？芳华可赏，在药品是良药，为蔬菜是佳蔬，从须地趋走，犹宜徙植，修养而忍蹂践，至尽不爱惜乎。于戏贤士君子自植，其身不可不慎择所处，一旦遭人不爱，重如此菊也。悲伤奈何，于是更为之，圃重畦植之。其地近宴息之，堂吏人不此奔走，近登望之亭旌旐不此行列，纵添歌妓，菊非可恶之草；使有酒徒，菊为助兴之物为之。作记以托后人，并录药经列之于记后。《鲁山县志·鲁乘九卷·艺文》，明·承天贵纂修，宁波天一阁藏明正德五年（1510）刻本，1963年影印，5.

医学讲堂记

（元）至正四年（1344）进士梁县尹周尚文撰

三皇为开天之祖者，以其为天地立心，为生民立命，为万世开太平，尊而报德之谓也。医者专之，亦必有其说矣。盖邃古之初，人生之始，与禽兽无异。知母而不知父，知爱而不知礼，卧则呿呿，起则眄眄，饥则求食，饱则弃余，穴居野处茹毛饮血。

伏羲氏，继天而王，仰观俯察，画卦立极，造书契以代结绳之治，为网罟以教佃渔之利。彼医者，以为八卦，有天地雷风水火山泽之气，阴阳阖辟，寒暑变迁之运，乃为运气之祖，始于此也。

神农氏，作造耒耜以艺五谷，味草木俾民粒食，聚货为市，人得其所。彼以为尝百草，辨辛酸咸苦甘之味，分寒暑佐使之品，则上中下等之药，乃谓本草之祖，始于此也。

轩辕氏，作制冕服以明贵贱，为宫室以避风雨，受河图立见星官之书，注岐伯《内经》之问。彼以为《内经》有问答疾病虚实之论，疗济死生之诀，乃谓方论之祖，始于此也。

噫！三圣人，道德功用，实天下后世之所共祖，奚翅医流而可专哉。故有国家者，莫不钦崇禋祀以报其德，圣元奄有区宇，明诏郡县建庙、立学，设官典职，共为报德功之意，至隆渥也。

鲁山，古樊州县城之东，扁鹊祠在焉。肇开天地庙，峙居祠前创，自我朝大德庚子之岁，邑主簿刘从周之所构也。讲堂旧贯偏出殿右，震风凌雨桷朽榱摧。至正辛巳秋七月，县尹刘君来宰是邑，率属谒庙起而兴叹曰：三皇古圣人也，实生民之先，为开天之祖，以堂压殿位置非宜，我择地而迁之可乎？佥曰：善遂捐俸为倡吏民，慨助者不赀于是庸工贯匠，市砻抡材堂构三筵基，袭殿址檐荣轩谿垣墉遽伟，不逾时而工役告成。

爰扁其堂曰，稽古及落成之日。邑人举觞而贺曰：斯堂之建也，虽则为讲医经、明方脉、习科目而设，其所以活民起沉疴，跻黎元于康宁仁寿之域者，意至笃也。矧君莅政三纪令行禁止，教化盛行，其所以鞭惰农力于耕桑，民安富庶，戮□顽向风革，偃人耻为恶学校盛兴，重修大成之殿，乡庠广设，四立孔子之堂，儒风丕振，漓俗返淳，缔究厥緐。盖缘君之积学有素而能施于有政故也。君幼肄成均典教职，两掾风纪之司识高而见远，乐善而礼贤，其于为治之道，绰有余力，又乌止创兹一堂而可以备君之美欤。医学教谕杨亨起而言曰：以君德政之忧民被惠而铭诸心，以居事业之伙，宜勒石而垂之后，仆将北走南梁，徵文纪迹诸公以为可乎？佥曰：诺，舆情宿志，固所愿也，乌可后耶。

君名毅，字德刚，曹南盘石人也。与余素善，弗可以固谢监朵儿只薄，马云起典史宗文福洽意交孚，共赞成焉。庙制沿革之详，列诸石阴，姑次来请，状之概者，云耳。《鲁山县志·鲁乘九卷·艺文》，明·承天贵纂修，宁波天一阁藏明正德五年（1510）刻本，1963年影印，17-21；《汝州志·卷之八·鲁山县文》，明·承天贵纂修，宁波天一阁藏明正德五年（1510）刻本，1963年影印，73-75.

鲁山县创建医学讲堂记（碑）

碑正书：至正四年（1344）五月，在县城东关八蜡庙。

赐进士从仕郎，南阳府梁县尹兼管本县诸军奥鲁劝农事周尚友撰。

承事郎，南阳府郏县尹兼管本县诸军奥鲁劝农事杨守正篆额。

南阳府鲁山县尉刘德修书丹。

三皇，为开天之祖者，以其为天地立心，为生民立命……（正文同上：医学讲堂记）。

大元至正四年（1344），岁次甲申五月庚午朔旦。

鲁山医学教谕杨亨立石。鲁山典史宗文福。鲁山县尉王居茂。

金石续跋记，列赐进士从仕郎，南阳府梁县尹兼管本县诸军奥鲁劝农事周尚友撰。承事郎，南阳府郏县尹兼管本县诸军奥鲁劝农事杨守正篆额。南阳府鲁山县尉刘德修书丹。盖鲁山医学讲堂因县尹刘君修建，遂勒其事，如是刘君，名毅，字德刚，曹南盘石人也。后列鲁山县医学教谕杨亨立石，元典章至元二十二年（1285），设各路医学教授、学正，训诲医生，照依降去十三科题目，每月习课医义一道，年终置薄，申覆尚医监较优劣云。云此记讲堂之设，始谓是也。然县各置一教谕，较前设官更密，而史志亦不□□，吾故于此著之。《鲁山县志·卷十八·金石》，清·董作栋纂修，清嘉庆元年（1796）刻本，23-25.

讲堂碑阴

□□□□南阳府鲁山县□□马□□

从仕郎，南阳府梁县尹兼□□□□□□□□□□毅

敦武校尉南阳府鲁山县达鲁花赤兼管本县诸军奥鲁劝农事朵儿只

承事郎，南阳府郏县尹兼管本县诸军奥鲁劝农事（缺）孙璋

省除南阳府鲁山县务副（缺）赛翰

省除南阳府鲁山县儒学教谕　母文彬

前省除南阳府鲁山县儒学教谕　李德昭

医学教谕郭泰（缺）

前医学教谕张仁卿

阴阳学教谕孙天佑　师巫管　郭好礼

司吏孟天佑　裴友谅　董尧夫　冀怀德

书状吏王权　石（缺）升　李荣祖　李孝祖　陈（缺）

承发司陈涣　李中（缺）　（缺）文信　杨择

贴书李璟　程善（缺）　杨从政　（缺）思诚　刘彦深　张择　郭让　赵文信　刘文裕　白益升　王友

儒人赵良弼　孟述古　（缺）世用　岳显祖　张（缺）　林大本　李允（缺）裴（缺）王守贞　宗思（缺）　□忠齐　李天禄　张恭礼　张谅　杨恭正

（缺二行）

奥鲁□王于□

翳司吏李茂　刘源

监造司吏李据　孟天祐

帖字李荣

关厢社长任（缺）远　师敬德　刘世忠

坊正张彬　张喜　王成　李仁　李实　王青

庙地南北长七十二步，东西阔二十三步

庙许良纪成。

按：碑阴记鲁山一县官制，有簿、有尹、有达鲁花赤、有□□、有儒学、医学、阴阳学，各教谕，有司吏、书状吏、承发司、贴书、儒人、医人、尉司吏、监造司、关厢、社长、坊正诸名。《元史·地理志》：鲁山为下县，当以簿兼尉，后复设尉。而此题衔无之，当时尉或未以衔名上石，非簿兼之也，其他诸名备书于此，以见元史佐之烦，如此。《鲁山县志·卷十八·金石》，清·董作栋纂修，清嘉庆元年（1796）刻本，25-27.

汤谷温泉

黄桂林

不假人间薪炎然，自来一脉异寒泉。燠源泡沸煎汤液，炎气氤氲不灶烟。攸忽水霜宁许近，须臾鳞介岂容前。昨来讲罢希沂浴，顿使平生阴浊蠲。《鲁山县志·鲁乘九卷·艺文》，明·承天贵纂修，宁波天一阁藏明正德五年（1510）刻本，1963年影印，78.

南华夜月

黄桂林

碧天云散渺晴空，月浸南华申第浓。太乙殿移冰镜裹，步虚人在玉壶中。鹤惊白昼腾银汉，猿骇金波凛翠松。清胜那湏方外觅，人间就有广寒宫。《鲁山县志·鲁乘九卷·艺文》，明·承天贵纂修，宁波天一阁藏明正德五年（1510）刻本，1963年影印，76.

又　陈孜

仙观婵娟耀碧台，登临何必问蓬莱。影从丹桂花间出，光在青松树秒来。玄鹤舞风朱箔捲，丹炉烧药翠廉开。道人诵罢黄庭坐，夜有神光映上台。《鲁山县志·鲁乘九卷·艺文》，明·承天贵纂修，宁波天一阁藏明正德五年（1510）刻本，1963年影印，76.

又　江溥

南华之观出尘寰，明月当空夜未阑。碧殿涵辉悬宝镜，青松挂影照冰盘。步虚晃若游晶室，储相俨然在广寒。遥忆张仙鹤归后，遗炉谁复炼金丹。《鲁山县志·鲁乘九卷·艺文》，明·承天贵纂修，宁波天一阁藏明正德五年（1510）刻本，1963年影印，76.

汤谷温泉

江溥

岩前滚滚燠通神，和气氤氲蔼若春。暖浪能消沉痼疾，清波堪瀚世间尘。滔滔似箭源此窦，烈烈如汤气逼人。濯罢冠缨清兴遗，豪吟欢诵化工仁。《鲁山县志·鲁乘九卷·艺文》，明·承天贵纂修，宁波天一阁藏明正德五年（1510）刻本，1963年影印，79.

商余灵药

黄桂林

物产由来著土宜，商余异出独希奇。橘疑仙井苏耽种，杏疑庐山董奉遗。松径丝苓殊蜀芍，云崖石菊等商芝。活人异味应无筹，先拆家为盖以斯。《鲁山县志·鲁乘九卷·艺文》，明·承天贵纂修，宁波天一阁藏明正德五年（1510）刻本，1963年影印，81.

又 陈孜

唐贤昔日遁商余，灵药丛丛绕屋舒。筐筥采来香气喷，刀圭分去瘴烟除。庐山董奉功应比，橘井苏耽事一如。自是地灵生物盛，清风万古播芳誉。《鲁山县志·鲁乘九卷·艺文》，明·承天贵纂修，宁波天一阁藏明正德五年（1510）刻本，1963年影印，81.

又 江溥

亘古回生资药良，商余产植异他方。灵苗产处香盈掬，治任归时品满囊。味重浑同橘井效，名奇堪比杏林芳。元君活众常如在，千古英风播鲁阳。《鲁山县志·鲁乘九卷·艺文》，明·承天贵纂修，宁波天一阁藏明正德五年（1510）刻本，1963年影印，81.

又 蒋希周

济世扶身药本良，商余所产独殊常。灵根何异交梨味，真液还同火枣香。起死回生原有准，延龄益筹不须量。人能移此陈当宁，寿国绵绵亿万长。《鲁山县志·鲁乘九卷·艺文》，明·承天贵纂修，宁波天一阁藏明正德五年（1510）刻本，1963年影印，81-82.

總八景

黄桂林

八景名山独秀东，沙襄合澈去朝宗。光天不夜南华月，动地喧晨大胜钟。沸水探汤躅濯洁，落晖回照险夷通。许多灵药商余上，千古琴台无鲁公。《鲁山县志·鲁乘九卷·艺文》，明·承天贵纂修，宁波天一阁藏明正德五年（1510）刻本，1963年影印，82.

又　陈孜

鲁山独秀势嵯峨，沙穰双澄洋碧波。大胜晓钟开万户，南华夜月挂纤萝。黑山回照天心协，汤谷温泉地脉和。况有商余灵药验，琴台善政日讴歌。《鲁山县志·鲁乘九卷·艺文》，明·承天贵纂修，宁波天一阁藏明正德五年（1510）刻本，1963年影印，82.

又　江溥

耸翠凌云秀鲁峰，沙穰澄澈远朝东。夜游最爱南华月，晨震偏欢大胜钟。汤水濯缨春浪暖，黑山回照夕阳红。乘闲采遍商余药，日日琴台操古风。《鲁山县志·鲁乘九卷·艺文》，明·承天贵纂修，宁波天一阁藏明正德五年（1510）刻本，1963年影印，82-83.

又　蒋希周

鲁山独秀出城东，沙穰双澄映碧空。大胜晓钟声振吼，南华夜月色玲珑。黑山回家照天心眷，汤谷温泉地气浓。最喜商余灵药好，琴台善政有谁同。《鲁山县志·鲁乘九卷·艺文》，明·承天贵纂修，宁波天一阁藏明正德五年（1510）刻本，1963年影印，82-83.

又　同前人

鲁阳自古属韩封，八景清奇世罕同。秀独双澄山共水，扬辉播韵月和钟。温泉浴罢消尘虑，黑岭光回助汉功。谩道商余堪采药，还须台下听南风。《鲁山县志·鲁乘九卷·艺文》，明·承天贵纂修，宁波天一阁藏明正德五年（1510）刻本，1963年影印，83.

网罟

阮次山

伏羲氏之乐歌也，其义盖伏羲能易人取禽兽之劳。吾人苦兮水深深，网罟设兮水不深。吾人苦兮山幽幽，网罟设兮山不幽。《鲁山县志·鲁乘九卷·艺文》，明·承天贵纂修，宁波天一阁藏明正德五年（1510）刻本，1963年影印，94.

丰年

阮次山

神农氏之乐也，其义盖称神农教人种植之功也。猗太帝兮其智如神，分草实兮济我生人。猗太帝兮其功如天，均四时兮成我丰年。《鲁山县志·鲁乘九卷·艺文》，明·承天贵纂修，宁波天一阁藏明正德五年（1510）刻本，1963年影印，95.

云门

阮次山

轩辕氏之乐歌也，其义盖称之出润益万物，如帝之德无所不施。玄云溶溶兮垂雨蒙蒙，类我圣泽兮涵濡不穷。黄云漠漠兮含映逾光，邈我圣德兮溥博无方。《鲁山县志·鲁乘九卷·艺文》，明·承天贵纂修，宁波天一阁藏明正德五年（1510）刻本，1963年影印，95-96.

第五节　汝　州

瘿疾

汝州渐濡儒道，旧志，汝颍多奇士，乃伊川游宦之邦，道学渐濡者众，民尚淳厚，士习诗礼，男耕女织，往古同辙。《风土记》云，士为道德性命之学，民有丝绢䌷绤之富，然民多瘿疾。按：《博物志》，支山居之民多瘿瘤疾，由于饮泉多不流者，观此可验也，有汝瘿赋见诗文类。《汝州志·卷之三·风俗》，明·承天贵纂修，宁波天一阁藏明正德五年（1510）刻本，1963年影印，9.

次题温泉诗韵二首并序

徐衍　汝州同知

弘治丙辰秋予实以乡荐，同知汝州事履任，无几复承省檄赏赋，伊阳道由温泉留憩之，顷观壁间有怀庆施通府诗，遂用原韵而赓之耳。

其一

崆峒山下秘春阳，泻作温泉向广堂。解起沉疴参菊水，顿除污恶陋兰汤。源抽坤髓元无滓，气夺炎精本自香。不似华清浴妃子，一身膏泽万民疮。

其二

灵源涌出自山阳，谁向东头构华堂。四序蒸云浮谢气，一泓明水沸炎汤。定应山鬼燃阴火，无乃阳侯煮石香。余泽及民偏可爱，一经澡雪疑无疮。《汝州志·卷之七·诗》，明·承天贵纂修，宁波天一阁藏明正德五年（1510）刻本，1963年影印，11.

石渠仙蒲

曹琛　教谕

嵩山石上神仙种，谁为移来此处栽。雨露有情滋圣骨，乾坤无古孕灵胎。双娥绿佩轻承露，九老清癯不染埃。解体不须方外觅，石渠今是小蓬莱。《汝州志·卷之七·诗》，明·承天贵纂修，宁波天一阁藏明正德五年（1510）刻本，1963年影印，25.

朱砂空洞

曹琮　教谕

深沉古洞石门斜，错落光蒸万斛霞。地泄真元凝赤脉，天留文火伏丹砂。坎离又炼乾坤鼎，龙虎交日月华。采取若令降得在，注颜何用问仙家。《汝州志·卷之七·诗》，明·承天贵纂修，宁波天一阁藏明正德五年（1510）刻本，1963年影印，25.

汝瘿歌答仲仪

欧阳永叔

君嗟汝瘿多，谁谓汝土恶。汝瘿虽云苦，汝民居自乐。乡间同饮食，男女相媒妁。习俗不为嫌，讥嘲岂知怍。汝山西南险，平地犹硗确。汝树生痈肿，根株浸溪壑。山川固已然，风气宜其浊。接境连襄邓，余风被伊洛。思予昔曾游，所见可惊愕。喔喔闻语笑，累累满城郭。伛妇悬瓮盎，娇婴包卵鷇。无由辨肩颈，有类龟缩壳。噫人禀最灵，反不如凫鹤。骈枝虽形累，小小固可略。痈疡暂畜聚，决溃终当涸。赘疣附支体，幸或不为虐。未若此巍然，所生非所托。咽喉系性命，针石难砭削。农黄古神圣，为世名百药。岂不有方书，顽然莫销铄。温汤汝灵泉，亦不能澜渝。君宦虽谪居，政可瘳民瘼。奈何不哀怜，而反恣诃谴。文辞骋新工，丑怪极名貌。汝士虽多奇，汝女少纤弱。翻愁太守宴，谁与唱清角。乖离南北殊，魂梦山陂邈。握手未知期，寄诗聊一噱。《汝州志·卷之八·汝州文》，明·承天贵纂修，宁波天一阁藏明正德五年（1510）刻本，1963年影印，2.

汝瘿歌

王介甫

汝水出山险，汝民多病瘿。或如鸟粮满，或若猿嗛并。女暂高掩襟，男大阔裁领。饮水疑注壶，吐词侔有梗。樗里既已闻，杜预亦不幸。秦人号智囊，吴瓠挂狗颈。傀偏常柱颐，伶仃安及胫。祗欲仰问天，无由俯窥井。挟带岁月深，冒犯风霜冷。厌恶虽自知，割剖且谁肯。不惟羞把镜，仍亦愁吊影。内疗烦举匕，外砭废针颖。在木曰楠瘤，刳之可曰皿。此诚无所用，既有何能屏。膨脝厕元首，臃肿异颅顶。难将面目施，可与胞胎逞。贤哉临汝守，世德调金鼎。彼俗虽丑乖，教令日修整。风土恐随改，晨昏忧虑省。倘欲觐慈颜，名城不难请。《汝州志·卷之八·汝州文》，明·承天贵纂修，宁波天一阁藏明正德五年（1510）刻本，1963年影印，3.

壁上生紫芝

孔旼，孔子四十六代孙，葬其父，庐墓三年，卧破屋中，日食米一盅。壁上生紫芝数十本，州以孝闻，特赐旌表。亦见流寓。《汝州全志·卷之六·人物孝子一》，清·白明义纂修，清道光二十年（1840）刻本，16.

历千二百余岁

广成子，轩辕时人，修道崆峒山，黄帝尝就而问焉，答曰：毋劳尔形，毋摇尔精，毋俾尔思，虑营营乃可长生，历千二百余岁，未尝衰老，今有升仙石在崆峒山。

朱絪谒广成子祠诗：千载高风不可攀，祇今遗像冷空山。苍茫访道云同往，缥缈升仙石自闲。卧碣有文苔断续，荒祠无主鹤来还。宁知寂寞崆峒里，野马游尘看两间。《汝州全志·卷六·人物仙释一》，清·白明义纂修，清道光二十年（1840）刻本，58.

至道之要

广成子，轩辕时人，隐居汝州崆峒山石室中。黄帝造焉，问以至道之要。答曰：至道之精窈窈冥冥，至道之极昏昏默默，无视无听，抱神以静，形将自正，必静必清；毋劳尔形，毋淫尔精，毋俾尔心，思虑营营，乃可长生；慎内闭外，多智为败，我守其一，而处其和，故千二百余岁，未尝衰老。《汝州志·卷之六·人物仙释》，明·承天贵纂修，宁波天一阁藏明正德五年（1510）刻本，1963年影印，21.

鬼谷子采药得道

鬼谷子，春秋晋平公时人，姓王名谢，尝入云梦山采药得道，颜如少童，居清溪之鬼谷。苏秦张仪尝问道三年辞去，子曰：一子轻松柏之永寿贵，一旦之浮荣惜哉，处人间不知所之。《汝州志·卷之六·人物仙释》，明·承天贵纂修，宁波天一阁藏明正德五年（1510）刻本，1963年影印，23.

春日桃园

东风细细雨新晴，晓日蒸霞万树明。无限春光关不住，任渠红碧自峥嵘。《汝州志·卷之七·诗》，明·承天贵纂修，宁波天一阁藏明正德五年（1510）刻本，1963年影印，7.

温泉晓霁

曙色初分日上迟，泉温水滑暖生肌。被除起坐松坛下，好似当年去浴沂。《汝州志·卷之七·诗》，明·承天贵纂修，宁波天一阁藏明正德五年（1510）刻本，1963

年影印，7.

崆峒烟雨

丹灶烧残槲叶烟，蒙蒙细雨洒风前。广成仙子今何在，留得崆峒一洞天。《汝州志·卷之七·诗》，明·承天贵纂修，宁波天一阁藏明正德五年（1510）刻本，1963年影印，8

第五章　安阳市

第一节　安阳县

孙登石室药方碑（佚）

（北齐）孙登石室药方碑，佚。邺乘，孙登石室，在县西南四十八里。熙宁中，尝有人得小碑于洞中，刻药方数十通。

按：药方碑不知何代所刻，据洛阳龙门有北齐药方碑，题"武平六年"，疑此亦齐刻也。方书足以济度，昔人患其传之不备，往往如此。《宋史·范旻传》：迁知邕州，刻已奉市药以给病者，愈者千计，复以方书刻石置厅壁，得古仁者之遗意矣。《安阳县志·金石录卷二·识余》，清·贵泰武，穆淳等纂，清嘉庆二十四年（1819）刊本，民国二十二年（1933）铅字重印本，805-806.

宁神疾自愈

正心宁神，疾其自愈。《安阳县志·卷十·艺文志》，清·陈锡辂纂修，清乾隆三年（1738）刻本，40.

庆续日于丝绵绵

莲房有子风味好，不待食藕□疴痊。愿言七泽均此瑞，主人福寿方如川。《安阳县志·卷十一·艺文志》，清·陈锡辂纂修，清乾隆三年（1738）刻本，7.

问李菊渠病

儵然杖履倩儿扶，示病维摩幻此躯。观物阶前嘈乳鸭，徵心静处识交庐。研尘拂匣封三月，药里看题胜一厨。忍泪慰君君自爱，北堂中夜感啼乌。《安阳县志·卷十一·艺文志》，清·陈锡辂纂修，清乾隆三年（1738）刻本，21.

取髓调药治目疾

（宋）《卢府志·孝友传》，段简，相州安阳民。宋元丰二年（1079），义段化以疾失明，简屡求医，不验。一夕梦神人告之曰：与尔此药，可用人髓下之，则汝父之目，立见光明。既寤，手中果得药，乃卸左腕，捶骨取髓，调药以进，立愈。相州具奏其事，古有为父母卸指者，指复更生，自非至诚，安能动天地，感鬼神哉。以段简者，安知不然也。《安阳县志·卷十七·人物志》，清·贵泰武，穆淳等纂，清嘉庆二十四年（1819）刊本，民国二十二年（1933）铅字重印本，454.

邢尚书墓碑（佚）

马祖常撰

公讳秉仁，字仁父……止以首坐勤医，讲黄帝、越人书，躬视惠民药饵。比去官民鲜夭札者，赋有寸帛之羡，立归之，主既致仁，益砺志读书，强记不怠，字书多楷法，尤工古隶……《安阳县志·金石录卷十二》，清·贵泰武，穆淳等纂，清嘉庆二十四年（1819）刊本，民国二十二年（1933）铅字重印本，1048-1049.

劝戒嗜酒歌

近人宋蓉泉，见安阳人有陷溺于吸烟赌博，及为酒色财气所驱，不可自拔者，乃为歌劝之。其一曰：

劝人戒嗜酒，嗜酒迷本性。若能饮十杯，五杯不可更。饮的过多了，必定坏品行。步履不能端，衣冠不能正。言语敢放狂，心胆便强硬。伤了朋友情，违抗父母命。醒后亦含羞，遇场又行令。徒为醉乡人，终落一身病。《续安阳县志·卷十·社会志歌谣》，民国·方策总裁，民国二十二年（1933）铅印本，1406.

劝戒好色歌

近人宋蓉泉，见安阳人有陷溺于吸烟赌博，及为酒色财气所驱，不可自拔者，乃为歌劝之。其二曰：

劝人戒好色，好色损元气。正配还须节，况可结邪因。倘若欲火动，焚烧如野磷。敢将父母体，辱近胭粉人。图得一时乐，失了百年身。家财冰见日，品行水沾尘。但想风流美，那想报应循。岂知阴阳律，淫恶最先陈。《续安阳县志·卷十·社会志歌谣》，民国·方策总裁，民国二十二年（1933）铅印本，1407.

劝戒鸦片歌

近人宋蓉泉，见安阳人有陷溺于吸烟赌博，及为酒色财气所驱，不可自拔者，乃为歌劝之。其三曰：

劝人戒鸦片，鸦片非等闲。初犹同儿戏，久则类迷顽。同类时引诱，旁人暗消讪。吞香如酒瘾，屈卧似弓弯。抛荒祖宗业，吸倒金银山。恋夜阴阳反，烧肠饮食删。肉尽留枯骨，活容换死颜。待看两肩耸，便入鬼门关。《续安阳县志·卷十·社会志歌谣》，民国·方策总裁，民国二十二年（1933）铅印本，1408.

基督教办医

基督教，为耶稣教之新派，于明院流入中国。当清光绪十三年（1887）时，黄河决口，灾情浩大，消息传至加拿大基督教会。乃于十四年，遣多伦多大学之古约翰牧师夫妇及皇后大学之史雅格医士夫妇来华，偕同旅华多年之牧师。到彰德卫怀三府，调查灾况，报告于加拿大教会，实行施赈，此为基督教来彰之始。其时古约翰、史雅格诸牧师，陆续到彰传教。十六年夏，租房于楚旺镇，设立医院，旋至彰德各属传教。二十一年，始在安阳北关铸铜街，购地建筑房舍，以为传教根据地。由古约翰、季理裴两牧师主其事。同时设立学校，创办医院，教务日渐发达，每年施医四五万人次。全县信徒达四千余人，记名者倍之，旋设支会三十余处，附设小学百余所……《续安阳县志·卷十一·宗教志基督教》，民国·方策总裁，民国二十二年（1933）铅印本，1424.

天主教办医

天主教，为耶稣教之旧派……明末由晋传至豫北，先就林县合涧区开始宣教，后渐及汤阴之鹤壁镇。直至清光绪二十七年（1901），始有义国教士梅篮二人，来安传教……近为补助社会之缺点计，又于东大街创设圣心医院，聘有义美籍专门女医士，注重妇女、小儿等科，二十二年二月一日，始行开诊……《续安阳县志·卷十一·宗教志基督教》，民国·方策总裁，民国二十二年（1933）铅印本，1425.

心头血和药

张氏，监生李大俊妻，县西北四十五里，他炉村人。簿有田产，翁病噎，医药卫生罔效，张夜跪北斗频申祈祷，翁病旋愈。大俊患翻胃症，甚危，医言得心头血和药，可治。张于密室刺胸，得血和饼饵进食，大俊亦愈……《续安阳县志·卷十六·人物志烈女》，民国·方策总裁，民国二十二年（1933）铅印本，1596.

芍药异种

芍药之异种，有名金带围者，红瓣黄腰，产扬州，不常开。相传开则城中出宰相，韩魏公守扬州时，花开四朵，分招王珪、王安石、陈升之同宴花下，后四人皆为宰相。见刘攽芍药谱。《续安阳县志·卷末·杂记》，民国·方策总裁，民国二十二年（1933）铅印本，1668.

药畦

皇元四海同寿域，蹇予生年值大德。

养生治病更茫然，弗晓良医解医国。

竭来乡里营园池，园平如砥池如圭。

栽花种竹植桃李，余地亩许界为畦。

于时风日正清美，岁事丰穰足生理。

林虑山人偶相谒，此土此畦宜种药。

便令健仆入西山，计品寻苗恣移掇。

黄精地黄远志同，归术苍白芍药红。

参苓芝芎及杞菊，赪肩披霞母损业。

区分类别密培本，开渠引水恒憧憧。

东君忽尔传春信，生意津津看满径。

有效未能施地下，名公谁与问？

但存方寸济生心，更别君臣明至论。《彰德府续志·卷下·艺文志》，明·常存仁纂修，明嘉靖年间刻本，63-64.

扁鹊庙

王磐

昔为社长时，方技未可录。

一遇长桑君，古今皆叹服。

天地无至仁，既死不能复。

先生妙药石，起虢效何速。

日月为至明，覆盆不能烛。

先生具正眼，毫厘窥肺腑。

谁知造物者，祸福相倚伏。

平生活人手，反受庸医辱。

千年庙前水，犹学上池绿。

再拜乞一杯，洗我胸中俗。

《彰德府志·卷二十八·艺文志》，清·卢崧纂修，清乾隆五十二年（1787）刻本，18.

扁鹊墓二首

朱樟

其一

治妒元无药，庐乎不自医。神仙难免死，国手竟何为。

图压人中寿，天留水上池。自云封马鬣，绝技后来师。

其二

下马寻故冢，刀圭肘后看。醮浆多病叟，祷土舍朱丸。

古树双株直，霜天百卉残。此乡针药士，留匕待燕丹。

《彰德府志·卷二十八·艺文志》，清·卢崧纂修，清乾隆五十二年（1787）刻本，22.

第二节　林　县

游天平山扑猪岭

张天觉游天平山扑猪岭：玉皇不禁上天梯，半筑临崖与斗齐。昨日我因寻药到，几乎惊起日中鸡。《林县志·卷三·山川上》，（清）杨潮观纂辑，清乾隆十六年（1751）纂，清乾隆十七年（1752）刻本，26.

第三节　汤阴县

扁鹊庙记

彰德教授张都撰

大道之世，天下为公，选贤与能，讲信修睦。故人不独亲其亲子其子，是谓大同。三代以降，大道既隐，周德衰于战国争强之时，秦以虎狼之威，专尚诈力，信任谗邪，上蒙下蔽，贼善妒功，则强暴凶险之徒，得以逞其志。此庸医李醯妒鹊，故使人刺之。积习成风，恬不少革，以至鞅斯有佐命之功，恬起拓境之效，皆以谗间，死非其罪，而欲望其国祚长久者亦难矣。

按：扁鹊河间郑人，姓秦名越人，在赵名为扁鹊，居太山庐县呼为庐医。初遇长桑君心独奇之，知鹊为可教，乃出怀中方授之，饮以上池之水，三十日当知物矣。鹊如其言，从此视病尽见五脏癥结，特以诊脉为名，而行其术，乃演黄帝内经疑难八十一篇行于世。至于起虢国太子之病，死而复生；辨赵简子之疾，五日而不知人，曰血脉滞也，不出三日必间，果如其说；谓齐桓侯之疾，若怠于皮肤之征而不治，必为骨髓之疴，候忽之病遂不起。盖能察病于形象，气色不待脉之，而后知也。如此若夫人之病难知，而医之技易穷，天下之庸工贱医碌碌者多，若鹊得神授秘诀，视回生起死犹反掌，然乃与人角得失于一针一饵之间。彼将颠仆奔窜之不暇，岂特汗颜丧气而已哉。方且游于熊暴贼乱之区，不为怨之所归，仇之所聚者，盖寡矣。终及于难，非特公之不幸，天下之不幸也。尝谓名者，天之美爵不可以多取，多取者物忌之，故君子知大名之，不可以久居也，必韬光晦迹以求免于斯世。

太史公曰：女无美恶，居宠必妒；士无贤不肖，入朝见疑。美好者，不详之器也。鹊以技而见軵，仓公匿迹而获免，可谓近之。虽然鹊之心天下之心也，急于济人而已，禹思天下之溺者，由己之溺，稷思天下之饥者，由己之饥，鹊思天下之疾者，由己之疾，怀洪济之术有洪济之心，则可将使匿而不出则是异夫，禹稷之所为不幸而及于祸天也，岂术之罪与。

祭法曰：有功于民则祀之。鹊之名闻于天下，可谓有功于民矣。法施于民则祀之，天下之言脉者，归扁鹊始，可谓法施于民矣。使庙食与禹稷相为，终始得为天下通祀，则无负于鹊矣。汤阴彰德之属邑也，伏道居县东仅十五里许，实鹊之庙在焉，而墓则在庙之后。贞祐兵毁，病者祷药辄验，提领刘存忠为之复请予以纪之，予既纪之于前，末复系之以铭曰：天地之间人为三才之英兮，父鞠母育不能使之续其龄兮，有暑寒风湿以忧其体，喜怒嗜欲以戕其情，俄感厉以成疾。或切肌而入经气，既不能为之卫血，亦安得而为之荣中。表复谬其虚实阴阳，亦舛其降升，乃运目以同视，见五脏之亏盈，固不□切脉而望色兮。亦何必写形而听声，但厉针于砭石，煮合剂而熨蒸，于是聋者以听，盲者以视，挛者斯舒，而跛者斯行，息呻吟以笑语，肥羸瘁之体形，断者虽不可续，而已死者真能复生。彼庸竖之无状，惭己术之不精，赂侠盗以怀刺，丧魂魄，于是夫木之先伐者以其秀且茂，而膏之煎者亦由其善明材，大者本不容于世，而物亦忌夫盛美，渺世代兮虽远，存格言于典刑，严庙貌兮如在，尚神功之可凭。呜呼，生不能行道以展其志，死犹不免于应祷药饵之灵，彼相人千万斯年兮寿康以宁。《汤阴县志·卷之十七·碑记》，明·沙蕴金纂修，明崇祯十年（1637）刻本，8-12.

文王庙诗

五言古风

翰林学士　王磐

羑水浅且清，羑里余荒城。文王德如日，曾此夷其明。陕树憩召伯，箕山栖许由。后人起敬爱，卉木含芳荣。嗟尔一坯土，耕梨未全平。千年不磨洗，永被囚圣名。我行汤阴野，过之为伫征。念昔有殷季，□主方狂醒。铦锋戮贤圣，芟刈若寸茎。左啖鄂侯脯，右啜九侯羹。兹时无羑里，何以缓淫刑。羑里深窈窕，羑城高亭亭。君主在缧绁，不异南面厅。淑气发神虑，淳和肋心灵。演成伏羲画，剖出天地精。一时虽冥昧，万古垂日星。若无羑里拘，易经何由成。易经在所重，羑里那可轻。《汤阴县志·卷之十八·诗赋》，明·沙蕴金纂修，明崇祯十年（1637）刻本，23-24.

又　会稽　章忱

昨日过卫邑，殷宫俱蒿藜。今日谒羑里，翼翼周文祠。祸福固如此，威力焉足持。伊昔服事殷，臣节亦靡亏。諜始自天断，何意缧绁施。谁其监此心，上有天公知。演易启来哲，斯文实在兹。光明并日月，山川有余晖。孰云一丘城，反胜千里畿。孰云纣天子，忍使崇侯欺。我来览陈迹，悠然起遐思。明良在一德，奚用谗人为。《汤阴县志·卷之十八·诗赋》，明·沙蕴金纂修，明崇祯十年（1637）刻本，24.

七言律诗

南昌　黄仁荣

古柏森森荡水深，人传羑里漫追寻。登堂欲下如伤泪，到岸方窥未见心。涸辙祇今多赤尾，高岗何处有遗音。三分几逐浮云改，臣节君恩自古今。《汤阴县志·卷之十八·诗赋》，明·沙蕴金纂修，明崇祯十年（1637）刻本，25.

又　西野李篷（邑人）

一卷经成万古功，曾将天地立穹窿。台高自起寒云碧，树老还妆晚照红。牧唱日传羑里外，水声时咽雀城东。殷墟极目多霜草，尽在英雄感慨中。《汤阴县志·卷之十八·诗赋》，明·沙蕴金纂修，明崇祯十年（1637）刻本，25.

五言律诗

张鹏

羑里荒城在，汤阴落日曛。事殷昭圣德，演易启人文。遗泽延丰镐，余风化汝坟。凤麟今不至，惆怅结寒云。《汤阴县志·卷之十八·诗赋》，明·沙蕴金纂修，明崇祯十年（1637）刻本，25.

七言律诗

慈谿颜鲸（河南御史）

圣心原自解明夷，羑里台高奠两仪。不是孤忠来虎谤，谁传六画对疱羲。直从混沌玄黄外，看破盈虚消息时。独有韦编频绝处，与君异世亦相知。《汤阴县志·卷之十八·诗赋》，明·沙蕴金纂修，明崇祯十年（1637）刻本，25-26.

又　孙承宗（大学士）

羑水无心落照来，篮舆冲雨一登台。河山高下乾坤老，龙马玄黄天地开。鸟迹万年留意象，松涛终日写风雷。西南似有孙登谷，我欲从之问用才。《汤阴县志·卷之十八·诗赋》，明·沙蕴金纂修，明崇祯十年（1637）刻本，26.

其二

小儒纤纬曾无易，大道松揪尚有台。百里歌声逐水沸，万山黛色向人开。碑残苔藓初经雨，地拥风霜忽破雷。遥想登高俯仰意，祇今谁是掞天才。《汤阴县志·卷之十八·诗赋》，明·沙蕴金纂修，明崇祯十年（1637）刻本，26.

演易台

（明）魏大本

庙古松杉暗，台高燕雀轻。千山排闼秀，二水隔林清。易卦开龚聩，琴歌仰圣明。至今游宦侣，登览若为情。《汤阴县志》，汤阴县志编纂委员会编，河南人民出版社，1987年2月，686.

又　苏育（邑人）

伏羲凿混沌，一画辟玄黄。文以岐山圣，演之羑水乡。千秋诠妙理，蕞尔借余光。作易因尤患，薪传授素王。《汤阴县志·卷之十八·诗赋》，明·沙蕴金纂修，明崇祯十年（1637）刻本，27.

题扁鹊庙

昔为社长时，方技未可录。一遇长桑君，古今皆叹服。天地为至仁，既死不能复。先生妙药石，起号效何速。日月为至明，覆盆不能烛。先生具正眼，毫厘窥肺腑。谁知造物者，祸福相倚伏。平生活人手，反受庸医辱。千年庙前水，犹学上池绿。再拜乞一杯，洗我胸中俗。《汤阴县志·卷之十八·诗赋》，明·沙蕴金纂修，明崇祯十年（1637）刻本，33.

又　张昇（邑人）

伏道坡前扁鹊坟，尚遗怨气结愁云。可怜医国活人手，致使庸医作败群。《汤阴县志·卷之十八·诗赋》，明·沙蕴金纂修，明崇祯十年（1637）刻本，33.

扁鹊墓

（明）苏育

谁授长泵术，轩蚁一线传。孤村留古迹，野艾引耄耆年。风雨荒祠暮，纡回断岭悬。此生常病渴，伏谒意殷然。《汤阴县志》，汤阴县志编纂委员会编，河南人民出版社，1987年2月，689.

竭文王演易台

（清）杨世达

藏画披图后，屯蒙尚未开。彼天资圣学，此地立幽台。小畜垂臣节，乾坤阐卦台。摄衣摩象碣，瞻仰日徘徊。《汤阴县志》，汤阴县志编纂委员会编，河南人民出版社，1987年2月，689.

其二

滥竽依圣迹，寡过自陂勤。未探吉凶旨，空渐进退纷。高台临古柏，羑水落郊云。敬止神犹在，缉熙仰令闻。《汤阴县志》，汤阴县志编纂委员会编，河南人民出版社，1987年2月，689.

游五岩洞

西野李筳

峭壁凌空五洞阆，仙人遗迹白云间。五岩天霄龙归穴，万树风高鹤唳山。黄菊有情开烂漫，玄关无分愧追攀。夕阳十里归来晚，屈指红尘一破颜。《汤阴县志·卷之十八·诗赋》，明·沙蕴金纂修，明崇祯十年（1637）刻本，40.

又　魏大本

税驾寻仙迹，山腰细路回。云深闻犬吠，洞僻倩僧陪。牧鹤传幽事，医龙属浪猜。苏门南望回，嵇阮为谁来。《汤阴县志·卷之十八·诗赋》，明·沙蕴金纂修，明崇祯十年（1637）刻本，40.

菊坛

平生惜花心，秋香菊偏好。西风催作花，晚节霜可傲。经叶茈长身，青橦擎大蘽。区区盆槛间，何足相慰劳。篑土筑高坛，玉级砖以撩。维黄镇中央，红紫间白缟。锦绣灿天成，栽培尽人巧。处士晋风流，将军汉嫖姚。兹焉遂盍簪，宛若相骈颒。譬彼野遗贤，登记崇至庙。期以治而安，希尔寿而耄。仁令隐逸歌，俱是升平调。抱瓮学圃人，奋砺坚厥操。朋游诧奇观，风露难径造。就之酌美酒，杯行再申约。号令素严明，违者大白酹。孰欲掇其英，陋彼东轩啸。肃肃景高汉，颧颧肯倾倒。俨如虎帐中，何缘落乌帽。《汤阴县志·卷之十八·诗赋》，明·沙蕴金纂修，明崇祯十年（1637）刻本，47.

药畦

皇元四海同寿域，蹇予生年值大德。养生治病更茫然，弗晓良医解医国。揭来乡里营园池，园平如砥池如圭。栽花种竹植桃李，余地亩许界为畦。于时风日正清美，岁事丰穰足生理。林虑山人偶相谒，此土此畦宜种药。便令健仆入西山，计品寻苗恣移掇。黄精地黄远志同，归术苍白芍药红。参苓芝苊及杞菊，赧肩披霞母损丛。区分类别密培本，开渠水引恒憧憧。东君忽尔传春信，生意津津看满径。眼前有效未能施，地下名公谁与问。但存方寸济生心，更别君臣明至论。《汤阴县志·卷之十八·诗赋》，明·沙蕴金纂修，明崇祯十年（1637）刻本，47-48.

健康谚语

吃药不忌嘴，跑折大夫腿。

春暖秋冻，到老不生病。

早饭早，午饭饮，晚饭少。

粗茶淡饭，疾病少见。

得病如山倒，去病如抽丝。

不干不净，吃了得病。

笑一笑，少一少，恼一恼，老一老。《汤阴县志》，汤阴县志编纂委员会编，河南

第四节　滑　县

黄龙浴水治虱癥

贾眈镇滑台，日有部民家富于财，而父偶得疾，身体渐瘦，糜粥不进，日饮鲜血半升而已。其家忧惧，乃多出金帛募善医者。自两京至山东，诸道医人无不至者，虽接待丰厚，率皆以无效而旋。后有人自剑南来诊候，旬日亦不识其状。乃谓其子曰：某之医家传三世矣，凡见人疾必究其源，今观叟则怅然无知，岂艺未至，而叟天降之灾乎？然某闻帅府博学多能，盖异人也，至于卜筮医药罔不精妙，子能捐五十千乎？其子曰：何用曰将以遣街使侯公之出，以车载叟于马前使见，倘有言则某得施其力矣。子如其言，公果出行，香见之注视将有言，为监军使白事不觉马首已过，医人遂辞去。

其后，父语子曰：吾病是必死之徵，今颇烦躁，苦厌人语，可载吾城外有山水处，置之三日，一来省吾，如死则葬之于彼。其子不获已，载去得一磐石近池置之，悲泣而归，其父忽见一黄犬来池中出没数四，状如沐浴，既去其水即香，叟渴欲饮而气喘力微，乃肘行而前，既饮则觉四肢稍轻，饮之不已即能坐，子惊喜乃复载归家，则能饮食，不旬日而愈。

他日贾复出至前所置车处，问曰：前度病人在否，吏报今已平复。公曰：人病固有不可识者，此人是虱癥，世间无药可疗，须得千年木梳烧灰服之，不然即饮黄龙浴水，此外无可治也，不然何因愈，遣吏问之，叟具以对公曰：此人天与其疾而自致其药，命矣。夫会昌解颐。《滑县志·卷十四·杂志》，清·吴乔龄纂修，清乾隆二十五年（1760）刻本，8-9；《重修滑县志·卷二十·大事杂记》，民国·王蒲园等纂，民国二十一年（1932）铅印本，1675.

四傩驱疫

《大事记第十五·杂志》：颛顼有三子，亡而为疫鬼，一居江水为疟鬼；一居若水为网两鬼；一居人宫室区宇，善惊人小儿。于是命方相氏帅四傩以驱疫鬼。《重修滑县志·卷二十·大事杂记》，民国·王蒲园等纂，民国二十一年（1932）铅印本，1671.

第六章　新乡市

第一节　新乡县

养生

动为纲，素为常。少激怒，酒适量。《新乡县志》，新乡县史志编纂委员会编，生活·读书·新知三联书店出版，1995 年 5 月，554.

鱼生热，肉生痰，红白萝卜营养全，豆腐白菜保平安。《新乡县志》，新乡县史志编纂委员会编，生活·读书·新知三联书店出版，1995 年 5 月，554.

酒色财气

酒是穿肠毒药，色是刮骨钢刀。
财是下山猛虎，气是惹祸根苗。
看来四字无用，不如一笔勾销。
酒无不成礼仪，色无路断人稀。
财无不成世界，气无反被人欺。
看来四字有用，劝君量体裁衣。《新乡县志》，新乡县史志编纂委员会编，生活·读书·新知三联书店出版，1995 年 5 月，555.

别生气

叫俺气，俺不气，不中你那魔鬼计。
气上病，没人替，吃药花钱坑自己。《新乡县志》，新乡县史志编纂委员会编，生活·读书·新知三联书店出版，1995 年 5 月，555.

正月十六谣

正月十六拾谷茬，金子银子往家爬。
正月十六吃根糖，一年更比一年强。
正月十六坐秋千，一年百病完全丢。《新乡县志》，新乡县史志编纂委员会编，生活·读书·新知三联书店出版，1995 年 5 月，556.

添仓

东家仓，西家仓，都来俺家喝酸汤。

公仓，母仓，都来俺家喝酸汤。《新乡县志》，新乡县史志编纂委员会编，生活·读书·新知三联书店出版，1995 年 5 月，556.

二月二

二月二，洗洗脚，打的粮食没头搁。

二月二，打梁头，粮食囤里往下流，

二月二，打门墩，金子银子往家滚。《新乡县志》，新乡县史志编纂委员会编，生活·读书·新知三联书店出版，1995 年 5 月，556.

上梁

一上，两上，上到大梁头上。

大家歇歇，叫我说说。

叫主家，来递斗，荣华富贵代代有。

小小斗儿七寸高，里面装满飘梁糕。

黄道吉日来上梁，主家办事很大方。

飘梁糕，圆又白，木匠今天撒下来。

这一把，撒正东，主家年年福禄增。

这一把，撒正南，主家年年保安全。

这一把，撒正西，主家年年衣食足。

这一把，撒北方，主家人人保健康。

飘梁糕撒完，主家福寿全。

注：飘梁糕，一种大小如杏的白蒸馍。农家盖房上梁这天中午，贴红联，放火鞭，举行撒飘梁糕仪式，以图吉利。现仍延续。《新乡县志》，新乡县史志编纂委员会编，生活·读书·新知三联书店出版，1995 年 5 月，557.

生活谚语

勤是摇钱树，俭是聚宝盆。

勤劳出智慧，困难出豪杰。

饭后百步走，活到九十九。

病从口入，祸从口出。

冬吃萝卜夏吃姜，不用医生开药方。

早吃饱，午吃好，晚吃少，身体好。《新乡县志》，新乡县史志编纂委员会编，生活·读书·新知三联书店出版，1995年5月，562.

饭前洗手，饭后漱口，延年益寿。

饮食贵在节，锻炼贵在恒。《新乡县志》，新乡县史志编纂委员会编，生活·读书·新知三联书店出版，1995年5月，563.

技术传

方技不足信，医学亦失传矣。精其术者之难也，庸医司性命良可叹息。若以书画名家则翰墨林中又自当因技而振叶矣。德成而上艺成而下，然有技进乎道，亦志之所不可略也。《新乡县志·卷三十三·人物志技术》，民国·赵开元纂修，民国十年（1921）铅印本，17.

仙字驱鬼

海蟾仙字，在城东白鹤观，字如蛇龙，土人拓之以驱鬼物。《神仙传》，刘海蟾以明经擢第仕燕王，刘守光为相，素喜性命之说。白鹤观知事崔重徽，忽见道人谒于揖之坐，但微哂，重徽起取金相赠，未入房已闻弄笔声。急回视已失道人，壁间有题字以仙书证乃刘海蟾之笔。

金王廷直刘海蟾堂移石刻记，昔天禧中礼部侍郎，王曾较定九域图，凡京府三次，府七州三百六十一军，四十四监，六县一千五百七十五，尚古迹载仙家事实者十尝七八，宋图具在，斑斑可读，然考仙之所寓，必福城也。廷直少时读海蟾子诗，帙高风莫能企及，乃书亦有仙风道骨，为时闻人隐其名，而道号显，盖避秦焚坑之患，修上真元妙之术，身获无殃。仙之帝乡，唐吕洞宾自进士而神仙，亦其流也。刘公与致和中罔，测自何来道新乡福地，欲垂福于人，而示书白鹤观，前人刻之字侧不必再记，然新乡居京府州监县之一，而山川秀丽，形势雄峻，景物明媚，岿然迥异。而古观冠城东海蟾子走字壁间，翻身倏去妙书炳烺，尝好事者摸之，素缣以进士镌之翠琰，以示人，未几为神鬼风雨雷电所取。嗟乎，新乡非福地，仙其肯一来乎。仆皇统三年来令斯邑首访，刘公蟾刻，惜其石刻存于颓垣败壁之下，有识者不忍焉。因关募众成堂于水之滨，移石文于堂中而奉之，号海蟾堂，自兹以往，异人游士，名卿大夫，暇道遭至斯，不作一美观乎。以斯事字之，上使他日有司，定图作吾县一奇迹，不为虚笔，实可书也。于是，令观主崔重徽者，为我葺其堂，实其碑，碣人勿践履污漫之抑，又为永久计也。

国朝张缙彦仙赜记，白鹤古观不知始自何代。相传宋政和间，仙人刘海蟾经过飞篆壁之上，今石刻炳然，望之如龙翔鸾舞者是也。先生丁晋季之乱，往来燕秦间，投簪辟谷，葆真服气，去而上仙，一时游历，多有异迹。北方之人，虽兄童女子，无不知海蟾者，然先生去今千年矣。事事傅疑，鲜所证据，他无论已，即如石旁董卿所记白鹤观，知事崔重徽一日见之，人谒于堂，而一统志则称汲令崔重徽且金皇统去宋政和，不过数十年。县令王廷直石碣乃谓先生避秦焚坑之患，隐其名，而道号显似，先生名字不传于世，而为始皇时人矣。塑像蓬鬓环耳，怪陋异常，绝不似贵人黄冠，气像下有一蟾，仰沫吐珠，又不知取何意义，无怪乎世人之讹称也。余低回其下，悚然久之。夫仙字去今方数百年，以为手指摸画渐成细浅，而石旁题记数字，又磨灭不可全识，再经千百年，有与荒烟断草，俱归汗漫之乡耳。

可胜叹哉，余于是详为考稽，如《晋史列仙传》《左编文献通考》《三考图会》诸书，得先生身貌、仕籍、学道出处，显具乃为镌像纪事，以示问奇者。易曰：不事王侯高尚，其事晋有陶隐士东篱，笑傲不为斗粟折腰，迹其桃源诗记，飘然有凌云之气。先生敝屦功名，挂冠遁迹，宁独慕紫霞青苔哉，去燕适秦，盖其寄托远矣。其志可则亦渊明之流，亚与若夫至人天隐，其次人隐先生，化气成鹤齐万物一死生，固以此成其隐耳，然则谓先生谒汲令可也，谓先生为始皇时人可也。谓先生蓬鬓环耳，怪陋异常可也。谬先生名海取精蟾蜍亦可也。凡若此者，皆天隐之极致，先生之实录，若夫神篆，飞空偶然相涉，此吕公偶傅丹篆，千年术耳，岂足以窥先生哉。

康熙续志，王廷直海蟾堂记云，皇统三年，来令斯邑作记为皇统八年戊辰前志，或云刘公于致和中至观。按：金熙宗辛酉改皇统至八年正系戊辰，则宋高宗绍兴十八年也。致和为元泰定年号，相去一百八十年，安得预书于皇统之时乎。其为宋徽宗正和间至观无疑，碣石漫灭，以讹传讹，宁有已时，今悉正之。《新乡县志·卷十九·名迹上》，民国·赵开元纂修，民国三十年（1941）铅印本，17-18.

张缙彦诗

高士丹成入太微，斑斑老霰去来稀。杖飘剩有青蛇影，城郭空传白鹤归。氏夜常驱神鬼哭，孤霞每带雨风飞。仙人灵宝终难泄，山下黄精叶正肥。《新乡县志·卷十九·名迹上》，民国·赵开元纂修，民国十年（1921）刻本，8.

许作梅诗

遥忆投簪倦事燕，丹成羽化已翀天。青羊宫时遗踪远，白鹤台中古迹传。宝篆离奇题石碣，墨光隐现绕云笺。广陵仙子归何处，留得残碑垩壁前。《新乡县志·卷十九·名迹上》，民国·赵开元纂修，民国十年（1921）刻本，8.

李登瀛诗

仙翁昔日投簪去，竹杖芒鞋悟昔机。关上青牛浑未识，云中白鹤几时归。丹池清藻虚明月，石碣残苔冷落晖。只有灵文蝌蚪在，千年闪闪剑光飞。《新乡县志·卷十九·名迹上》，民国·赵开元纂修，民国十年（1921）刻本，8.

绿竹园

在近城北卫水之阳，明郭大宗伯温别墅，园中有松关竹径、荷沼菊田、蕉林百花、廊梅花坞、牡丹园、红药圃、紫香谷、芙蓉坡、春雨亭、林秀亭、绿雪斋、秋水居、有斐堂、瞻彼楼、紫霞居、涵虚洞、云轩绿、竹山房，盖竹山震台，今俱圮。《新乡县志·卷二十·名迹中》，民国·赵开元纂修，民国三十年（1941）铅印本，25.

桂蕊繁香白玉堂，槐阴停日紫云凉。班□偶接仙人侣，彩笔常簪御座傍。欲并芙蓉孤照水，正逢旅雁自还乡。流光霜色侵闲鬓，赖有青尊遣兴长。《新乡县志·卷二十·名迹中》，民国·赵开元纂修，民国三十年（1941）铅印本，25.

学道空悲鬓有华，仙源何处饭胡麻。已将心事同秋水，未必人生似落花。金谷几时还茂草，玉关何日请哀筝。得归茅屋依丹井，便似吹箫泛碧霞。《新乡县志·卷二十·名迹中》，民国·赵开元纂修，民国三十年（1941）铅印本，26.

荷沼诗

花开水纹静，水清荷气香。弥生尘外想，数举池边觞。《新乡县志·卷二十·名迹中》，民国·赵开元纂修，民国三十年（1941）铅印本，26.

菊田诗

有田唯种黍，有黍须种菊。待到花黄时，床头酒新熟。《新乡县志·卷二十·名迹中》，民国·赵开元纂修，民国三十年（1941）铅印本，26.

牡丹园诗

数亩贮春辉，千葩失容色。酌酒凭阑干，频醉秾香国。《新乡县志·卷二十·名迹中》，民国·赵开元纂修，民国三十年（1941）铅印本，26.

红药圃诗

丽色春无似，花时风乍薰。幽人解花理，含语复含芳。《新乡县志·卷二十·名迹中》，民国·赵开元纂修，民国三十年（1941）铅印本，26.

芝园

在邑西南络丝潭，张署正绅彦构，前有旷台，王安驿题留客处，任雪潭题及荷亭，课雨轩，布置幽雅，种梅成林。园产芝三次因名，今废。《新乡县志·卷二十·名迹中》，民国·赵开元纂修，民国三十年（1941）铅印本，31.

张照灼书观刘海蟾丹书歌石刻

在东关白鹤观内，山门下壁间，长三尺、宽尺许，行书数十行，极浏漓生动之致，足为后学矜式。乾隆三十九年（1774），罗江李调元，观刘海蟾丹书歌：广陵道人刘玄英，自云不读黄庭经。朝来羽化忽飞去，名山处处皆留形。新乡城边白鹤观，丹垣雕柱皆巍焕。踏破铁鞋何处寻，岂意彩云来一旦。当时出胎已悔司，天上摇传李机度。增金空自笑重徽，世儿鲜得知其故。却看石壁飞书红，骤然古屋蛟孥空。投笔不见人何处，但觉满院烟蒙蒙。我去摩挲坐碣下，细看手迹真非假。云垂欲下鼎湖髯，月明疑思天河泻。忆昔道人本无仕，忽从累卵悟真契。解组直上芙蓉顶，拍手自言秦世事。醉来峰上倒提壶，身后携琴碧眼奴。至今恍惚百千岁，有人时说逢成都。我今正为这束缚，葛洪那许造其屋。龙虎虽烧事已迟，犹想溪田自载秫。传闻抄录须铅黄，关纸可御魑魅藏。安得登登拓百本，一洗人间狐狸狂。抛离火宅本斯须，试看丹书片刻时。三千世界何由问，倘有仙人再过之。《新乡县续志·卷四·金石志》，民国·韩邦孚纂修，民国十二年（1923）刻本，43.

女变男身

吾邑大块村，秦姓之次女，幼许字与东郭村王姓。女性至孝，兄骇不辨菽麦，嫂哑不能人事，女年十八岁，父病噎，一切起居饮食，汤水医药，皆赖女给奉之。忽其夫家来请期嫁有日矣，女念既嫁之后，无人侍父病，将益沉也。朝夕筹思，夜不能寐，忧郁成疾。忽于十二月初一日夜，梦一叟一媪，携酒一壶，肉一盘，伛偻而告之曰：汝饮啖此，则忧思自解矣。女不肯，强之饮食，顷刻而尽。叟媪嘱之曰：此事宜密，过九日乃可令人知，醒而觉热气一缕，直达下部。四更后觉股际有物蠕蠕然动，扪之则长二寸许阳具也。至天明则攂搥盈握，居然伟男，惊疑之际，欲呼家人而告之。忽念媪叟之嘱，不敢泄，延至九日，适其姊归，宁密告之。姊告其父，父不信，浼邻妇验之果然，遂走伻告知夫家。夫家来验之不虚，遂剃发放足而男装焉，此同治九年（1870）十二月初九日事《拙斋漫谈》。《新乡县续志·卷四·金石志》，民国·韩邦孚纂修，民国十二年（1923）刻本，49.

善行治哑

武夏明，万历间原庄人。幼哑，以生婴废，疾力为善行，籍赎前愆，遂舍身邑东车村铺为道士，以修葺桥梁道路为职务。卫河滨有小石桥，为道士所手创。有明天启元年（1621）三月，道士武夏立石相传，道士建桥时，有西商策骑过，遗金一囊。道士见之，负而急追，且喊且奔，汗浃声嘶，忽能言如常人。西商遗金相酬，道士谢曰：事昔音哑，今能言，受赐多矣。闻者以为积善之报，殁后葬于骆驼湾西偏，邑候建墓塔。题曰：拾金不昧。年久倾颓，道光间，邑人赵珂游景颢。捐资重修，知县熊如洵撰记。《新乡县续志·卷五·人物志义行》，民国·韩邦孚纂修，民国十二年（1923）刻本，59.

第二节　辉　县

不到百泉药不全（传说）

百泉药材大会，历史悠久，起于明洪武八年（1375），至今已有六百多年的历史，河南的百泉、河北的安国、江西的樟树村，并列为全国三大药材集散地，其中尤以百泉为最。每年四月，全国药商云集，购进卖出，调剂余缺，素有"不到百泉药不全"的赞誉。

据传，这个药材大会，是南北两位药商发起的。百泉风景秀丽，又扼守太行山要道，还是卫河之源，泉头有卫源庙。每年四月，沿河百姓聚集百泉，祭祀河神，祈祷风调雨顺，五谷丰登，人山人海，热闹非凡，自然而然地形成了大庙会。会上，农具、家具、布匹、百货、日杂，什么都有，就是没有买卖药材的。

明洪武七年（1374），一个南方药商带着数百种中药材，不远千里来到百泉。他想，这样大的庙会，一定是客商很多，生意兴隆，便在百泉湖边摆了一大溜，笑迎顾客，热情介绍。可一连数日，无人问津，竟没有卖出一点药材，盘费也花光啦。他思想苦闷，病倒在店。一天，店主催促道："客官，今天是四月初八，上会的人最多，何不到湖边山上转转，再想想办法。"药商无奈，怀着绝望的心情，起出店门，信步来到苏门山上，却无心欣赏百泉的湖光山色。站在山坡上，仰望南方，对天长叹："天啊，难道让我一个千里外的药商困死于此吗？"他心烦意乱，走向林荫深处，忽见一棵大柏树下坐着一个客商，身边放着一个大包袱，面带忧色，唉声叹气。这位南方药商好生奇怪：百泉大会人们熙来攘往，热闹非常，他为什么独自在此唉声叹气？莫非有什么难言之处？我倒要问个明白。于是上前施礼道："这位大哥，为何一人在这里烦恼？"那位客商抬起头，瞟了一眼，长叹一声："唉！大哥有所不知，我是北方药商，听说河南辉县百泉每年四月有个大庙会。特意带了一大包中草药，背来背去没人要，咋不叫人发愁呢？"这位南方药商一听原来和自己一样的心病，彼此攀谈过后，当下收拾行李，同回店里。

二人打开药包一看，都高兴极了，原来他们各自带来的药材，都是对方所急需的紧缺货，于是解囊交易，互通有无，并商定来年四月，各自串连同行商友，结伙前来百泉，进行药材交流。

洪武八年（1375）四月，他们各自组织百余人的药商队伍，带着大批中草药，跋涉千里，来百泉进行交易，百泉药材大会从此开始。以后，每年四月来上会的南北药商越来越多，太行山一带的药农也带上各种中草药前来赶会，药材成山，生意兴隆。湖旁山坡都成了交易场所还不够用，又在湖东开辟新的交易场所，就是现在大家知道的药材街。辉县山区盛产的全虫、山楂等数百种中草药，通过百泉药材大会畅销全国各地。《辉县市志》，辉县市史志编纂委员会编，中州古籍出版社，1992年9月，709.

第三节　获嘉县

谚语

人黄有病，天黄有雨。《获嘉县志·卷九·谚语》，民国·邹古愚纂作，民国二十三年（1934）铅印本，21.

第四节　原武县

普济育婴两堂碑记

河东总督　王士俊　贵州人

国家休养生息百年于兹矣，重熙累洽百姓久安。今上龙飞治，愈求治兴事，考成所以念民依而求民莫者，未尝一日不勤宸衷也。余奉简命节制河东，仰承圣天子德意，窃以一夫不获为耻。早做夜思，凡农田水利苟可以裨吾民者，莫不曲为之谋，岂能尽资于解推哉，要亦因其利而利之耳。至于鳏寡孤独及遗弃婴儿，或迫于桑榆，或方脱于毛裹，茕茕独立，形影无依，实为之，岂自遗。其戚与爱橄所司建造普济育婴两堂，欲使老有所终，幼有所长，以补造化之不足。而邑文士大夫及父老子弟，亦莫不踊跃兴起，共襄厥成。是可见秉懿之好，根之于天。圣朝之德化，感人者深，上有作而下必应也。

乙卯之春，原武县令以普济育婴两堂落成，清记于□□，义田计若干亩，颇称充足，无告之民。大口日给粮一升，小口减半，月予盐菜钱百文，朔日监发。冬夏畀以衣，育婴雇乳妇皆有月粮，颇俱条理，予为嘉叹。久之夫，西铭称乾父坤母之义，以为茕独鳏寡皆吾兄弟之类，颠连而无告者。况奉天子命守此土，而治此民哉。

原虽小邑，自马营河决以来，民生日蹙，至今未舒。其哀矜恻怛，视他邑当更切；其抚摩噢咻，视他邑当更殷也。且河南惟原武一邑，古多迁徙，不遑宁居，民患流移。自春秋原国即苦兵革，汉置原武，以后或属广武，或属荥阳，或省入阳武，或改隶郑州，未获妊席之安，况此茕独无告者欤。今则由开封割入怀庆，形势既便，黑洋磅礴于其北黄流，绵亘于其中，饮和食德，黄发垂髫，熙然自乐。即此四民之最穷而莫能自立者，皆不苦于啼饥号寒，则天下之太平已久，而我皇上之德，洋恩普固，已穷天之垠，无所不周也。是不可以不志，遂以其邑之乐捐姓氏及田亩邱段，具勒于碑阴。《原武县志·卷八·艺文上》，清·吴文炘纂修，清乾隆十二年（1747）刻本，30-32.

李公去思碑记

（明）进士参政　胡希舜　邑人

此石为邑令李侯立也，侯直隶顺德府南和县人，讳起元，以明万历丙戌（1586）进士，筮仕原武……万历戊子（1588），瘴疫暴发，户口损半，聚药料选医，责令遍治之……《原武县志·卷九·艺文》，清·吴文炘纂修，清乾隆十二年（1747）刻本，17.

娄农奇术

娄农奇术，名延虎，邑东二十里，双楼村农夫也。家颇裕，偶出外遇异人，于途授以奇术，能视人眼□，见其家房室墙壁树木砖石纤细，历历皆如亲目。人有病目者，一指说之，顿愈。远近闻传，百里外裹粮而至，日络绎不绝，其门如市，其人不胜烦。避之所至即成聚，远出逾年，乃渐解息。迨后其术亦殊，不甚验矣。《原武县志·卷十·摭遗》，清·吴文炘纂修，清乾隆十二年（1747）刻本，17.

第五节　阳武县

春日谒三皇庙

庙在邑东关，公游苏门经此（明）李□□

爰从开关无三圣，蠢尔生民岂至今。寂寞庙门□□马，迟迴天地独沾襟。萦阶药蔓还春色，摇□业□□暮阴。怅望龙髯心更苦，白云偏系鼎湖心。《阳武县志·卷十一·艺文志》，清·谈諟闻纂修，清乾隆十年（1745）刻本，67.

鬼宅

（清）杨又震，字关西，禀膳生，才识通敏，性行孝友。父腾汉患者疮，震远求医治。医宿之一空宅中，宅素有鬼物，医不言震不知也。因念父病，不能寐，启扉危坐，见一妇人抱婴儿至，见震趋避之。俄又见一老人，肩负小布褡伸头探望，若欲前不敢状。震意为宅中人已起天将明矣。呼医同行，实则夜未央也。为述所见，医言宅无人住，当是鬼物，感君纯孝不敢祟耳。于是，父病旋愈。及父殁，奉母每食，必极滋味，抚二弱弟成立。终身不异，饕生平学宗程朱，淹贯经史，以数奇食饩以终。子大生，邑庠生。《阳武县志·卷四·孝义志》，民国·窦经魁等修，耿愔等纂，民国二十五年（1936）铅印本影印，567-568.

天灵盖治痈疽

张篪，字仲随，增广生，世居大张寨。父允之，恩贡生，母朱氏，兄弟二人，篪居次。生有至性，八岁从父读，力行其所闻。十九入邑庠，娶李氏，亦至孝。父病呼吸，惟乳汁炖参有效，适生子才两月，日接乳以供父，子竟以失乳死。次年春，次子位正生，冬母患痈疽。医云，非得天灵盖入药不可医。但雪盈尺，恐不易觅，若俟雪消则无。及篪闻汗流浃背急入内，谓妻曰：子可复生，母不可再得，舍子求母。妻泣曰：请尽力求之，若不得敢不从命。次晨偕一佣一甥觅诸野，日午无所见，仰天流泪。忽有鸦飞鸣而起，异之，趋其处，有隙地天灵盖在焉。急持归入药，数日疮果愈。人皆谓至诚所感云：兄埙早卒遗骨，位坤甫十龄，教养过己，子年十八有声□，序次男位正，清岁贡，著述颇富。《阳武县志·卷四·孝义志》，民国·窦经魁等修，耿愔等纂，民国二十五年（1936）铅印本影印，572-573.

曹克恭（医家）捐修南门石桥记

邑人　王泽久

邑何城以卫民也，又何池以卫城也。堞堙互衔，环抱如带而往来咽喉寨，裳以济卫民耶？抑病民耳。邑南门外自有隍以来，即有浮桥架木其上而覆以土。夫木质本脆，风雨少摧，浮湃过激，遂腐败不可任。时朽时葺，亦时葺时朽，行者榷木乘御则戒途矣。

东庵曹君好行其德者，谓：此出入之扼要也，非石不永，欲捐己资创修，请于邑侯孙公。侯奇其举，旋命驾出郭略基址计工程，恣君为之。君即采石于山，锻灰于石，召匠役而董课之，历十有三月而桥成，阔二丈，长十丈，高寻有二尺，巅列雁槛，东西各有七楹，至石与石相接，则以铁束锢之，约重百二十斤，槛尽处以砆䃭牙墙，南建栅栏，北直抵门乎金汤为有济矣。夫然后邑居野处之，人及有事上者得游乎津梁之上，无有急难也。

事竣，邑人欲纪之石。君不可，曰：陵谷海田相为变迁，异世而后安，知不犹曩之木桥乎？余应之曰：天地之物，无成不毁，金可销石，可裂暴风潦雨，信如君所言矣。乃善念之在人互亿万禩不灭，即桥有倾圮，安知无心？君之心者维君之事耶？君辗然曰：如是则予志不泯矣。吾故乐其事之有成而书之以俟后之同志。君讳克恭，东安其号，为省祭官，善事不可枚举，其乃郎铎鉁链体父之志学文，余尝调理其事，例得俱书。

顺治六年重修大成殿东西庑戟门泮池，棂星门改建乡贤名宦祠于戟门左。《阳武县志·卷五·文徵志》，民国·窦经魁等修，耿愔等纂，民国二十五年（1936）铅印本影印，707-708.

第六节　延津县

未见有记载。

第七章 焦作市

第一节 沁阳县（河内）

药师像赞（并序）

粤有东方，去佛刹十恒河沙，彼国□大师，厥号药师琉璃光。《如来经》云：以白银琉璃为地宫殿，楼阁悉□七宝，亦如西方无量寿，国无有□也。此药师琉璃光本所修行，菩□道时发心自誓，行十二微妙上□，令一切众生，所求皆得，慈如是崧。□思火宅之难，想无依倚，遂说喻乡人，恃凭内典，顿悟迷津，遍相诱化，至诚结愿。方会无上之因，各以舍财，不吝与道士等曰：加精勤时无懈怠，用功计日备矣。庄严具相，真如恩布之容，礼者福利无疆，念者祸灾永灭。自兹恳□愿国祚永返，朝贤无缺，无戍布德，泽润生灵，牧宰常安，人民鼓腹地，龙神后稷，潜佐人天，风调雨顺，国泰联绵。施主邑人等生生值佛世，往往是唯闻解脱，音德垂后裔令望古今，乃祖乃父，世笃忠贞，子子孙孙，引无极也。复愿幽冥，先亡早离，三涂内外姻亲，咸登法会时属，咸通二载岁临辛巳九月壬申十五日丙午戌用表，成功以明著矣，洞彻空宗，志谓斯文：

巍巍堂堂，光振遐方。恩霑草芥，蠢动令康。顺者必副，魔弃郊荒。自兹永泰，万国咸昌（其一）。善哉善哉，祸去福来。英人哲人，舍食舍财。以怀多福，法门常开。愿生彼国，长处莲台（其二）。

维郇撰书……《河内县志·卷十·金石志》，清·袁通纂修，方履篯编辑，清道光五年（1825）刻本影印，781-782.

故郭公墓志铭

（元）河内晚进张元述并书

皇甫良弼刊

至元（1265）己丑二月既望，邑人西郭生偕邑者苏庭秀、王仲容过余之弊庐，俱酒捧觞致敬礼毕。郭生鞠躬进而言曰：我先人艰辛，值壬辰凶荒之后，流离于太行山之北，寓居于天党至丙申三月十三日，因疾而终，寿止。于二十八岁时，仓卒止浅土瘗之，赖我外祖母秦氏、母李氏提携孤幼，出于万死之地穆达，乡里于今五十有四禩矣。每一念至肝肠为之断裂，欲报之德，诚昊天之罔极也。

谨卜以至元二十五年（1288）八月初八日，葬公于太行之阳平原之上，母李氏尚无恙。孝思之心虽葬之，以礼祭之，以礼犹为未足，拟欲刻片石志，片文以显父母传之不朽，是所愿也。于是遂命工采他山之石，磨之砻之，功将告毕，愿先生哀其愚忠而志之，使幽明受赐弗敢忘德。

余闻之愕然曰：陋巷书生素不涉学，是诚不能辞，益坚而请益固。然而嘉其斯人年逾知命，尚有婴慕之心，岂非舜之徒与？抑又欲刻铭翠琰以昭先君之德，可谓始终能尽其孝者矣。故秉笔而书，姑此其世系，列其子孙及公平生行，止而言之。

公讳瑞，字仲祥，其先太原人也，后徙家于河内。祖讳信，父讳诚，俱业精于医，其设心以活人济众为务，清名美誉播于当世，乎积善之家庆流后裔也。公生而奇伟，长而聪敏，常有济人之志而无荣利之心，奈不遇其时，不得其寿，身殁于他乡，何其不幸也！有孙男一人，讳琇，字君璋，郎西郭生也。克修身齐家，家道日益昌盛，乡里视以为则。孙男二人长曰通、次曰达，元孙男一、孙女二尚幼。

噫夫之报施夺彼与，此何薄于口而后昌大其子孙乎？故为之铭曰：郭本姬出，祖居太原。属世离乱，携家南迁。达于覃怀，寓止河内。业精于医，传之三世。猗嗟郭公，生不逢辰。历诸险阻，独行茕茕。天党侨居，凶殃荐至。百疗不差，奄然而逝。时尚凶荒，殁于他乡。浅土埋瘗，谁其护丧。三尺孤坟，冥冥旅鬼。寥寥长夜，月白风清。有子君璋，克尽孝道。为之棺椁，卜其宅兆。行山之阳，龙蟠凤翔。魂兮来归，闭此元堂。爰摭其实，揭铭贞石。子子孙孙，敬奉无斁。至元二十六年（1289）三月三日怀州河内县紫陵作孝男郭（琇）孙男通、达等立石。《河内县志·卷二十一·金石志补遗》，清·袁通纂修，方履篯编辑，清道光五年（1825）刻本影印，1047-1050.

第二节　孟　县

药师寺创建殿宇记

（明）河阳听选监生刘文源撰，儒学廪膳生员柴郁书丹。正书弘治二年（1489）存在县城西南隅药师寺。县治西南古刹一区，名曰：药师寺。昔时制度止有前殿、天王店、珈蓝罗汉殿及雨厢、僧舍，独后殿原无基址。前住持僧昌海，意欲创建，年已衰老。后住持僧道监亦欲创建，身染风疾。传至于今，住持僧行整，即昌海之嫡孙，道监之门徒也。每怀四思，恪遵五戒，诚山门中之翘楚。方施主惟欲创建殿宇，共成胜事，众因来谋，各捐己资。有施梁栋楦者，有施白金青蚨者，又有施布帛米粟者，数月之间，材木若云集，钱粮若辐辏。即卜良晨，请梓匠经营其广狭□其高下土水之功，于是而始兴。几一载之余，山节藻棁，书栋雕梁，宝典巍峨，琉璃灿烂。胜事虽完，心犹未宁。复会施主，各请良公，塑佛三尊，俱以黄金饰体；菩萨四位亦以五彩描金，宣扬佛化，建此新功。金碧辉煌，龙□□获祝延寿者有所托，焚香祈福者有所依。由此而观，益知佛有灵，僧有行，而施主福□□□□□兹因事定功成致政节判梁钦富平坊，耆老汤敬承流坊，耆老安会同四□□□□命□勒石非徒为我善施劳之计，特以纪兴功岁月之云耳。弘治二年（1489）岁此己酉孟冬上旬吉日立石记。明弘治八年（1495）造城隍庙钟疑识。正书在县城门内城隍庙。《孟县志·卷九·金石下》，清·仇汝瑚纂修，清乾隆五十五年（1790）刻本，44-45.

药师寺创建殿宇记

河阳听选监生刘文源撰，儒学廪膳生员柴郁书丹。正书弘治二年（1489），佚。在县城西南隅药师寺。按：药师寺已废，是碑不知流于何处。《孟县志·卷九·金石》，民国·阮藩侪等纂修，宋立梧等编辑，民国二十二年（1933）刻本，1154.

造药师寺钟

明弘治十八年（1505），造药师寺钟款识，正书，在县南北开仪村。按：钟高四尺八寸，径二尺五寸，俱铸造人名，后云明正德三年（1508）造。《孟县志·卷九·金石》，民国·阮藩侪等纂修，宋立梧等编辑，民国二十二年（1933）刻本，1157.

造汤王庙磬

明万历二十四年（1596），造汤王庙磬款识，在城东马付庄汤王庙内。按：磬重五十余斤，明万历二十四年（1596）造。《孟县志·卷九·金石》，民国·阮藩侪等纂修，宋立梧等编辑，民国二十二年（1933）刻本，1183.

元大德九年念定寺钟题识

元大德九年（1305），念定寺钟题识，正书，在县西南隅药师寺。右钟高尺余。按：念定寺之名，今已无知者，而此钟现在之，药师寺在城内西南隅。旧志云，金大定四年（1164）建，明永乐年重修，是则药师寺乃在念定之前，不知念定寺在何处，而钟于何时自其寺移来者也（冯志）。《孟县志·卷九·金石》，民国·阮藩侪等纂修，宋立梧等编辑，民国二十二年（1933）刻本，1133.

药王庙神像后石刻

野戍镇药王庙神像后石刻，正书。刘文云：晋河阳令潘岳侧一行云，孟州河阳郡营花寨台戍村。按，庙相传为潘署旧址，兹郡字当为县字之误，恐是乡里人所为。然既称孟州，则或唐或宋或元，俱未可知，姑存之以务考耳。《孟县志·卷九·金石》，民国·阮藩侪等纂修，宋立梧等编辑，民国二十二年（1933）刻本，1196.

河图出孟津

（五帝）伏羲时，河图出孟津，津礼含嘉曰：伏羲德治上下，天应以鸟兽草木，地应以河图洛书，乃则象而作易。故李尤孟津铭曰：洋洋河水，朝宗于海。经自中州，龙图所在云云。

轩辕时，龙图出河，赤文篆字，以授帝，接万神于明庭，尧沉璧于河，白云起回风摇落，又率舜遵于河渚，五老游焉。谓河图，将来告帝，期乃飞为流星而升于昂。《孟县志·卷十·祥异》，民国·阮藩侪等纂修，宋立梧等编辑，民国二十二年（1933）刻本，1245-1246.

（夏）夏禹将兴河阳孟津神龟，负图出河。以上据诸书录载。《孟县志·卷十·祥异》，民国·阮藩侪等纂修，宋立梧等编辑，民国二十二年（1933）刻本，1246.

龙岗道人

龙岗道人者，不知何许人。明万历时，不自燕蓟间，居孟东谪星庙五六十年。神骨清健，赋性恬退，与人无贵贱，皆融以洽。人之见之者，皆知其为道之士也。或叩吐纳摄养之术，则绝口不道路，即黄庭道德诸书，亦不深为诠释。惟嗜琴，至老不倦，年逾八十，童颜健步，不异于少壮。一夕谓其積曰：吾于康熙元年（1662）七月十一日午时，当去世，至期果坐而逝。其徒和满以坐化，近释氏为建塔墓地，上题曰：皇清坐化仙师龙岗道人之塔。康熙三年（1664）邑人薛所具为撰碑记，而谓有道之士者，亦惟全其心，以不死其性之谓，非必持术，以不死其身之谓，其言颇足，祛世俗之惑。

按：龙岗道人塔，俗称六王坟，而东韩村人家尚藏有所遗像笏，且多能述其轶事。然则道人者殆明之宗室有所托而隐者欤，预知去世之期，果坐而逝，固未足以尽道人也。又方列一门，冯志旧称仙释并载韩文公侄孙，但仙举之说，本无可据，而湘为长庆四年（824）进士士兵，官大理丞，文公以长庆四年卒，则世所传。湘在文公生前种种，幻妄事迹，固不待辨而知其诬，兹故删去韩湘一条，而以龙岗道人附临济之后，庶足见方外之流，亦大有可传者云。《孟县志·卷七·人物下》，民国·阮藩侪等纂修，宋立梧等编辑，民国二十二年（1933）刻本，982-983.

第三节　温　县

农涧烟树

王锡命诗

传闻古涧自神农，浪说当年一杖功。野草菲薇连上下，居民稠叠夹西东。朝烟细细穿林舞，暮火荧荧代月胧。地僻可堪容小隐，考槃载续硕人风。《温县志·卷之六·地理志古迹》，清·王其华纂修，清乾隆二十四年（1759）刻本，13.

吴玉斗诗

坎水远从一画生，辟来古润润温城。聊呈手段如川至，掘个天池待凤鸣。浓树成围因泽近，长烟横锁逐风轻。久传两岸藏仙药，认识要须眼有睛。《温县志·卷之六·地理志古迹》，清·王其华纂修，清乾隆二十四年（1759）刻本，13.

第四节　修武县

济渎灵池记

（元）济源县医学教谕李思诚《济渎灵池记》。《修武县志·卷六·祠祀志》，清·冯继照纂修，清道光二十年（1840）刻本，19.

孙真人碑

正书，在云台山药王洞侧。大金国河东南路，怀州修武县，七贤乡，西冯营邨修《孙真人石像记》李天佑撰。

孙思邈者，华原人也，七岁就学，日诵千言，弱冠尤好庄老，及诸子百家之说。深晓医术，注老子，撰《千金方》《千金翼方》《福禄论》《摄生真录》及《枕中素书》《会三教论》流行于世，普济群生。天佑于泰和四年（1204），同里人王世真等登山洞，迹（遂）雾绕云遮，又有石丸之药。因询其故，皆曰：古老传孙真人之洞。于时岁旱，民心忧惶天佑，因思真人，神圣曾三处救龙，必能动于龙也。故美其德，乃焚香祈请祷雨，三日果获感应，遂纠率居民特起诚心，各舍己资，命工镌造成其石真像，置于洞中。俾后游山之人有所归依矣。时泰和七年（1207），清明日立石，维那李天佑，王世真，李昉书丹，乐邨石匠泰□□。节录。《修武县志·卷十·金石志》，清·冯继照纂修，清道光二十年（1840）刻本，37；《修武县志·卷十·金石志》，清·冯继照纂修，清同治七年（1868）刻本，37.

（孙真人碑）右碑高一尺九寸，广一尺，额题云：孙真人碑，十五行，行二十二字，楷法似《道德经》，完好无缺，往拓此碑，见洞中果有石丸，大如绿豆，仰视石罅，中嵌石㲠一枚，其外列石缶十余口，俱向下，石质生成非人雕镂，异哉。《修武县志·卷十·金石志》，清·冯继照纂修，清同治七年（1868）刻本，37.

周君佑母病噎

《嬾寄亭集》云：周君佑母病噎，七日汤勺不入口，气奄奄垂尽，或言一少年女医善治此病，即迎之。至年可三十，语杂俳戏笑曰：危哉疾也，幸遇我，无伤乎。今以花椒煮水，屡嗽之。出一白石，长可三寸许，为棱六一末，锐隐红纹，如线纳之口中，少顷化为液，频咽之，数以指摩掐咽喉外，用簪探吻中喀，喀出一肉片状，若蚪能蜿蜒动。妇言噎人者，其物二，一居喉，一居心坎上，汤下辄隔之，仍治如前法，复出一肉片，随呼为粥，立进三、四盂，疾遂愈。《修武县志·卷十·金石志轶事》，清·冯继照纂修，清道光二十年（1840）刻本，61；《修武县志·卷十·杂记轶事》，清·冯继照纂修，清同治七年（1868）刻本，61.

风瘅之疾

（元）谭处端，初名玉，字伯玉，后名处端，字通正，号长真子，世为宁海人。倜傥不事边幅，以孝义见称，于经史靡不涉猎，尤工诸草隶。因醉卧雪中，即感风瘅之疾，自知非药石可疗，乃暗诵北斗经，以求济急。忽梦大席横空，师飞起取之，则诸星君坐其上，师拜其下。恍然而觉，自是归道之心遂决。世宗大定七年（1167）间，祖师在马丹阳家，径往乞俻门弟子列，祖师留宿庵中。时严冬不任其寒，祖师展足令抱之，少顷汗出，如置身甑中，黎明以盥手余水涤其面，宿疾顿愈。由是愿推心终身事之。他日，妻严氏怪，师不归，就诘其所以，师遽离之，祖师复嘉其勇，断遂授其秘诀。立今名号四十年，出关东至洛阳朝元宫，迤逦至怀之修武，有张八哥者，如狂如痴识者以为道，一日倡言于市曰：来者谭先生，神仙之总管也。二十一年复至洛阳朝元宫之东，得隙地数亩，筑庵居之。二十五年曲肱而逝，至元六年（1269）赠长真云水蕴德真人，有《水云前后集》行于世。节录唐顺之史纂左编，吴志作处机误。《修武县志·卷八·人物志方外》，（清）冯继照纂修，清同治七年（1868）刻本，83.

第五节　武陟县

古柏行

（清，医家）毛鸿顺

余居黄泰村，清风岭尾也，岭上柏一株，传系唐物，轮囷磅礴，久而弥茂。作此志之。

清风岭如蛇，蜿蜒百余里。西南首河阳，逾沁始掉尾。乾坤钟神秀，老柏屹然峙。苍根积铁成，劲干摩天起。郁律喷风云，扶摇荡尘滓。一柯向右斜，叶秃益奇诡。老龙盘瘦青，皮裂骨不死。我闻父老言，树自李唐始。落落千余年，陵谷几迁徙。崭然君独存，无乃获神鬼。缅彼明月山，纯皇曾戾止。翠柏森千章，天颜览之喜。似此幽奇特，空老荒烟裹。每岁寒食时，祈禳走妇子。谓其身臃肿，立可疗疮痏。鄙词不足述，灵爽或然耳。世途嗟陵夷，古道日颓靡。耆老既云亡，典型仅留此。余居近咫尺，托荫如葛藟。朝夕抚灵柯，矫首情何已。《续武陟县志·卷十四·文词志》，民国·史延寿等纂修，民国二十年（1931）刊本影印，522-523.

梦医授方

布庄孙徵祥妻牛氏，贤淑明大义。十五岁时，母卒，妹生甫三月，家贫不能雇乳媪，氏昼夜抱持，嚼食而口哺之者三年，妹赖以成人。年十八，于归翁早逝，姑王礼佛不茹荤，氏亦终年素食，家计窘迫，纺绩外兼事耕耘。咸丰七年（1857），徵祥病疫甚重，姑于此时病殁，持丧侍疾，艰苦万端。一夕梦伯兄自外来，即以夫病状告，兄授以方，试之大效，疾遂愈，伯兄故知医，时卒已数年，人咸谓，氏称诚所感云。《续武陟县志·卷二十二·烈女传》，民国·史延寿等纂修，民国二十年（1931）刊本影印，793-784.

荒年行百韵

徐福垣荒年行百韵，写奇荒情况，历历如绘，读之令人动魄惊心，兹录之，以诏来者。

其序曰：光绪己卯春，水旱渐平，疠疫尽消。回思丁丑戊寅两岁，愁惨万状，几登九死之场，辛苦百端，敢望再生之日。幸今又遇新春，思昔岂忘大难，作灾荒之吟，写悲悯之意。想有心君子，必有与我同情者，惟是事难纪，实深愧俚语之粗疏言焉。不文殊失诗人之温厚，伏望当世师友，大为斧削，庶信今传后，使人心之有警革薄从，忠泯天怒于无形，则福遇常臻灾星莫及，乐莫大矣。

诗云乎哉，其诗曰：旱魃为虐几经年，目击流亡万万千。秦晋饥馑苦不堪，豫省亦复难保全。丙子年来已歉收，丁丑无麦复无秋。自夏经冬少雨雪，赤地千里望悠悠。中谷暵湿湿亦干，山川草木俱凋残。鹄面鸠形随处是，糟糠藜藿望亦难。粮乏远贩价屡迁，日昂一日几无边。斗米千钱贵已极，今日何止倍千钱。四民谁得安其生，士不读兮农不耕。百工商贾无常业，流离转徙向远征。乡村鸡犬寂不闻，牛马羊豕不成群。试问六畜何处去，竟言察得五脏神。充饥几无物可餐，求死容易求生难。依山毒草争采食，近水荇藻食亦完。树皮草根食都尽，渐生凶恶不可问。人食人兮已堪叹，骨肉相残真足恨。

更有连旬食不足，饱餐直当猪羊肉。化作磷火与疠气，何怪后来转相毒。天理丧尽天良没，生涯居然是鬼窟。深闺岂只少红颜，僻壤到处多白骨。鬻儿卖女忽成风，父子妻孥各东西。流离死亡踵相接，惨看十室成九空。腹枵骨瘦力亦穷，一仆俄顷命即终。始犹有人相掩瘗，继则委弃沟壑中。老病残疾不能奔，延颈待毙守荒村。魂去尸干人不识，直以破屋作孤坟。贫无资蓄固莫救，富有田产无人售。相随都至鬼门关，何须菩萨紧箍説。触目惨伤皆如此，亲友相视立俟死。欲将下情达九重，伊谁为民通一纸。卑官隐忍不敢言，恐碍征收干上怒。迁延日月成大劫，道殣沟瘠有谁怜。

幸有言官知爱人，直陈灾状达枫宸。发帑移粟并蠲租，余黎共喜沾皇仁。承流粥厂次第开，未放饭兮先放签。远近奔波惟恐后，老弱拥挤至官前。岂是孱弱命当捐，颠仆卧地即长眠。一粒皇恩未到口，冤魂早已上青天。进厂共喜生有助，远乡鲜不悲歧路。饥寒更兼奔走苦，为思一饭死无数。散米亦且遍乡邻，不得人兮岂得均。数两半斤共一饭，明朝仍然叹饥贫。才不秀兮孝不廉，个个惟恐赴黄泉。屈已联名求赈济，其他非为亦何嫌。更恨层层多中饱，痴愚莫比奸猾巧。兼并侵渔充囊橐，辜负君恩正不少。君恩本欲惠闾阎，其奈人情更多乖。不警明旦回天意，天怒更降十分灾。

自是愁冤结来久，运数到此逢阳九。丁丑之冬戊寅春，疫疬沿门警伯有。伯有岂能为人疬，只缘饥饿少真气。正不敌邪染病深，往往一病终于毙。极目惨伤势莫支，天心岂无悔祸时。戊寅初夏逢霖雨，人喜更生尚有期。强抖精神向陇头，籽种如金转生愁。兼之骡马多消折，更从何处觅耕牛。纵或勉强能布置，人卧床褥马无力。目前敷衍虽差可，仍是半荒与半植。幸有雨泽几回施，人少秋多或可资。孰意天心未厌乱，沁水暴涨疾如驰。俄顷湍激溃堤根，汹涌澎湃似云奔。雨岸秋禾千万顷，都被支祁一口吞。人声喧处浪声喧，不惟败屋更摧垣。一片汪洋成泽国，怅望谁复识故阛。夏旱泪痕尚未阑，哭声旋又逐云端。虽未尽随波臣去，难免啼饥更号寒。奔流处处警洪涛，波翻数县共哀号。秋稼如云多淹没，较前光景更萧条。水村求活几无门，平原尚望得生存。禾半登场半在亩，又被大雨警坠魂。太平十日应一雨，今日一雨旬有五。登场旋见蘖芽生，在亩溃烂浑如土。釜仍缺米爨缺烧，折屋毁稼尽入疱。丁丁勘柴声不断，嗷嗷待哺悯儿曹。哀哉斯民真可哀，迭遇艰辛理难猜。旱灾未了水灾至，疬鬼虽去疟鬼来。疟病虽较疬病轻，悬延久亦戕其生。自古天心本仁爱，缘何到今反不平。育英堂中育婴孩，十去八九更痛哉。乡村伤惨多似此，可怜人命等尘埃。虽较前年尚有秋，连糠带秕上场头。方谓暂可延命令，官债私债共讨求，欲对公径免干咎。俯仰又恐难糊口，况值价贱售亦难。五斗莫偿前一斗，漕粮减征沐君恩。差徭繁重更痛心，正供不过百余钱。差钱三倍又难禁，回想前苦今又艰。不知何日得安恬，放僻邪侈归无奈。

何责寡耻更鲜廉，礼义廉耻本四维。底事荡然不少遗，彼苍讵无怜人意。天祸纵来在人为，不到临时不知危。此劫千古应罕有，一番想象一番悲。艰险遍历半生余，耳闻目睹信非虚。贾生痛哭千年事，如今又何胜歔嘘。元气须知已大伤，生聚休养贵端详。不有十年深培植，斯世何以得安康。莫幸灾患近渐消，人情仍旧是滔滔。转移造化应有在，孰从本源认分毫。惟望人人共琢磨，恐惧修省迓祥和。庶几再逢升平日，福地相安乐如何。《续武陟县志·卷二十四·志余》，民国·史延寿等纂修，民国二十年（1931）刊本影印，812-819.

何瑭朱二尹致仕序

（清）何瑭（医家）朱二尹致仕序，南通州耻斋朱先生仕为武陟县丞，正德丙子（1516）四月，同僚被论事连先生。明年丁丑，天下诸司人觐上司，以先生事白无罪例，复职乃于八月内，具先生职名申吏部，及期犹以事未结，不得入觐吏部，以先生不至疑，中途有他故，遂令致仕。

怀庆士夫与先生游者，闻命往唁之；且惜先生无辜被黜，或咎同僚之诖误，或咎吏部之不审。先生独慨然曰：凡事有命，奈何以咎他人哉！昔范忠宣为章惇所排得罪罢相，家人皆以咎，惇江行舟，覆衣装，尽湮，家人举火燎衣。忠宣顾谓曰：此岂亦章惇害我哉！盖凡事有命，先贤当踊之矣，独仆哉？且居宫亦有何乐，入则治簿书赴朝会，出则奔走于车尘马足之间，至谒上官则拜跪称谓于仆禁等，吾不屑于此久矣。独念蒙朝廷作养之恩，幸有民社之寄，庶几少竭涓埃，以圆万一报耳不当无故引去，以自逸乐今。既见县去有辞矣，薄田可以具饘粥，子弟可以供使令，林泉可以适性情，虽无俸人之养，亦无政事之劳，虽无爵位之荣亦无事上辱，彼此得失，盖各相当，尚安能恋恋于已破之甑而怨天尤人哉？闻者叹服，乃以告瑭，瑭原贯泰之如阜。

与先生为同乡，往尝闻先生，始莅政将以五月中日，士夫谓正五九月火星用事，不利居官，故多不以是月莅任，或以告先生，笑曰："政之得失在我，位之得失在位，天时岂有不善哉？"以五月莅任。流贼猖獗，同僚或遣家人，郡城避之，复阴穿地窖拟匿以免。先生独奋然曰：朝廷设官，凡以为民，贼至，纵众寡不敌，当倡民城守，今先遣家避贼，百姓何所恃乎？且城破矣，岂匿地窖所可免哉？纵生何面目见天下士大夫乎？于戏处疑似然后可以见人之识临利害，然后可以见人之守，先生之职之守卓矣！则于得丧之际无戚戚之感，盖无怪也。噫先生之归乐矣。

顾念吾侪幸得数接词色嗣是，而后瞻拜无期，不能无睽达之感耳，别酒既斟行旌在道，诗云：乐只君子保艾尔后，请以是为先生，祝母金玉尔音而有遐心，请以是为先生赠。《武陟县志·卷二十三·文词志下》，清·王荣陛，方履篯纂，清道光九年（1829）刊本影印，989-992.

王克哲沁堤栽柳筑庙说

（清）王克哲（《简便良方》作者）

沁堤栽柳筑庙说，武邑大害，首数沁水，每岁夏秋塌堤生险，官民忧惧，且埽工数十处愈修愈长，愈长愈险，稍有疏忽动决，难免灾，切肤难尽详。窃念沁水，自山右来凭高泻下，势如建瓴，自应沙随水去，河道净深，何乃日淤日浅岁岁生险邪！良由郡西天师庙，以上，地宝山麓土坚流驶，故水道不淤，不徒白天师庙以下地，已平坦水流渐缓，及人武境地势愈平，其流愈缓，水缓则沙积，沙积则流浅，愈浅愈淤，夏秋水涨，安得不塌堤乎。

且武邑之堤，俱系沙筑，沙性虚松，一被水泡倾圮立见，故不得不修埽以护堤埽本草垛，又无大土以压之，水深则浮，水急则荡去，空费金钱难资保障。欲求宝用计，惟沿堤栽柳一策。柳之为物，生意最盛，折其枝，顺植之活，横植之活，倒植之亦活，且其木尤易长，植之十年便可成株。其根又最深不及黄泉不止也。若植之南北两堤，下则柳根屈曲盘结，水不能塌而堤根固矣。即遇洪涨，刷堤守者从容将柳株中折，以枝稍捍水，则水位柳所拒，虽大洪亦成漫流矣。待水退修埽，则柳稍便是科物，不烦征收而埽工告竣矣，况柳根盘结于下是无形之堤也。柳梢折以御水是无形之埽也，沿堤皆柳，是堤为内城，柳为外城也。埽用柳枝是药易朽之草而需耐久之柴也。

时届春夏长条舞风，绿影荫地，是荒烟蔓艸之长堤忽变为踏青乘凉之胜区也。讵不休哉，虽然是说也，人人皆知，而人人不为何也？一以均属齐民不能董率，一以地为民田，耕之则利在目前，树之则利在身后，一以堤不除，粮赔累已，苦堤外之地再种柳焉，是又加赔累也。谁其甘之缘，此三者虽有大患不顾也。惟是在上者大发慈悲，特为详请将堤压之地与堤外二十步以内之地先行除额。然后饬民栽柳纵横丈之二步一株，二十步内共栽十株，命附近村乡地看守，盗伐者惩，枯朽者补，每岁正月具确数禀报立案备查。如此二十年定有成效焉。

至若沁水不循中道横流，啮堤宜于南北两堤外多筑邪坝以御之，遇洪涨水为邪坝所拒，势不得不归正道，水入正道，则流入而疾波滚浪涌沙岂能留，沙既不能停，水道自深，从此而废安澜，则我武之大害去，而栽柳筑坝之德与沁水并永矣，何善如之。《武陟县志·卷二十三·文词志下》，清·王荣陛，方履篯纂，清道光九年（1829）刊本影印，1002-1005.

泣诉真君病痊

（清）董起会，蒯村人，性至孝，幼丧父，事母勤挚。家贫庸力于外，冬夜不克早归，归值母已卧则屏息，终夜不敢叩门，恐惊母也。五十余得噎疾，知不能愈，痛其母已老，而不获张望养，又无医药之资，乃日往村中孙真君庙，啼泣哀诉，约二十日，其病竟痊，人皆惊叹，以为孝感神明。《武陟县志·卷二十七·孝文传》，清·王荣陛，方履篯纂，清道光九年（1829）刊本影印，1127.

舍买药钱疾愈

（清）孟泰来，字道长，太学生。因次子患疾，持钱买药，行至城南，见有鬻子者，以钱与之，空手而归。其后，子遇名医，疾竟愈；聪颖过人，十四岁入郡庠。《武陟县志·卷二十八·义行传》，清·王荣陛，方履篯纂，清道光九年（1829）刊本影印，1148-1149.

方技传

士君子之不见用于当世者，多隐于日者，卜祈之流。盖其察阴阳消息之数，通天人感应之机，至精至微，非索居静处不足以究其术。至于医之为道，尤宜博物穷理，大则操人命之修短，次亦可以拯患养生，岂妄庸子所能为乎。甚至承蜩弄丸之技，皆以数十年之纯习，而后能擅其长，徒以小道而忽之，则过矣。因艺以见道，吾愿学者之有警乎此也，志方技。《武陟县志·卷三十二·方技传》，清·王荣陛，方履篯纂，清道光九年（1829）刊本影印，1177.

仙人仙道

（清）杜明蟾，邱家庄人，祖、父皆儒生。蟾少时于书无所不好，精史学，慨然欲有用于当世。天启中客魏弄权，闻杨左诸公被祸，遂绝意进取。久之，得《古本参同契》，潜心玩味，若有所得。家贫卖茶宁郭东门外，有求食者取与之。有道士自罗浮山来，神骨清异，明蟾烹佳茗以进，道士喜见其案头有《古本参同契》，与讲论，益喜，留信宿，遽出一编赠之，乃《张紫阳悟真篇》也。曰：熟此当了元牝之义，自是遂留心内学。

又数年，母死即葬，而前道士适致，引明蟾去，去十七年无耗。顺治三年（1646），有道士负笼入东观音堂，憩良久，乡老人谛观其面，疑是明蟾。因走告其妻子询之，良是。乡人聚观，咸劝归家。明蟾无所答，数人牵挽，迄不能前，笼中纳衣，经卷蒲团，数事异之，亦不可动。因共伴宿堂中，诘旦失所。

在越三四年，修武天门山西北龙潭屯，传有道人来居，迹甚异，言貌类似明蟾，其子因偕邻人往观。果是山中人，云村旧无水，每汲辄行三十里外，道人指石壁处，令凿治得泉水清冽而甘，山恒苦蛇虎患，道人来不一月，诸毒咸远徒。居村西石室中，数月不见其食，人往馈食，食辄兼十许人，牧人戏以大石室，其门坚不可动，逾四五日，见道人盥漱石涧滨走，视门室如故。启视见道人趺坐巾履犹湿焉，其子居石室三日，屯人馈饮食甚恭，初宁郭李杜才、朱绂皆名诸生，素善明蟾已二十余年，不相见，闻其异，共走山中觇之，因问曰：世果有仙乎？雇何修而得此，曰子不见周濂溪太极图说乎？无极而太极，动而生阳，静而生阴，一动一静互为其根，顺则生人生物，为世之常道；颠之倒之，即道家之理，陈希夷刻其图于华山矣。万物收归太极，太极归无极，此逆则为丹，是为仙道，且子不见日月乎。初三月出庚月，受明于日，此坎离交姤得药之象也。望而月满，取任督之循环，此乾坤交姤炼药之象也。既望而月之光渐减，复还于日是为抽铅还汞还丹之象也。陈伯玉诗云，太极生天地。又曰古之得仙道，信与元化，并晦翁注《古本参同契》，每于蔡西山论之，恶在其无有乎？

二子唯唯归，而遽录其语，释之不能尽解，明蟾居龙潭山中十三年，一旦别山中人去，曰：将适峨眉谒吾师。又曰：为语吾子其母死即殓，殓即葬，不可逾一日，恐不利存殁人。遂去，去五日，而其子至山中，人以其父语告之，子归月余，母死，如言殡葬。后一日邻人爨火不慎，延烧数家，杜子之室荡然，以是益知其异也，山中人又曰：明蟾每深更运石，如栲栳大，登山至绝顶转之下，声砰轰闻数里，虽疾风雨未尝息，不知其何意。明蟾初名杰，自居龙潭山，改号明蟾，至今山中人犹称之云。《武陟县志·卷三十四·释老传》，清·王荣陛，方履篯纂，清道光九年（1829）刊本影印，1317-1320.

炼药藏壁

明和尚，不知何许人。明鼎革后，驻锡小董镇之北岳庙，问之明其姓，故称明师傅。云师恬静寡色，笑谈人休咎多奇中，与之论胜朝是非及流贼情状，泪涔涔下，道值妇女低头不一顾。居久之人闻异香自庙中来，视之有珍珠锁一道，悉煅作眼药具人。问之曰，苦俗眼不慧，储此当佛家金箆耳。药成纳诸瓶，暗藏药王殿壁中，泥封之，师不言，人亦弗觉也。化后折修殿壁，初启覆香更满院，试诸目辄效，四方来求购者，争获重宝焉。师无弟子绍其衣钵。《武陟县志·卷三十四·释老传》，清·王荣陛，方履篯纂，清道光九年（1829）刊本影印，1321-1322.

怀药天宫来

女娲九十九岁那年，双目突然失明了。一家人急得象热锅上的蚂蚁，这时伏羲想起了天塌时拯救他和女娲的石狮子。石狮子救下他俩后虽然化了，但它留下的尸骨——青风岭还在。他想石狮子既然能救他俩的性命，也一定会有办法治好女娲的眼睛。于是，他面对青风岭烧了三炷香，跪下祈祷道："石狮神灵！女娲双目失明了，请你想法子治治她的眼睛吧。"石狮在青风岭上空显露身影说："唯有天宫玉皇后花园的菊花饮服方治。"

天宫离伏羲家有十万八千里，伏羲已年过九十九岁，怎能走得动？于是就对儿子有熊说："治你母亲的眼睛唯有天宫玉皇后花园的菊花，我走不动，你去想法采摘几朵吧。"有熊他走了九九八十一天的路,爬了七七四十九天的天梯,才来到了南天门。南天门富阙巍峨,有十八个天兵天将把守。他就顺着宫墙走,想寻找个缺口过去。他来到天宫北倒,看到宫墙外贴墙长着一棵高大的玉树,就两手抱着树,脚履宫墙上到了墙上,解下大腰带,拴在树上,双手抓着腰带下到了天宫。这儿正是玉皇的后花园,园里种满了各色各样的花草,可是百花都败了,百草都枯了,唯有一种花正在盛开,白花花的像一片碎银在闪光。这时正值深秋,不用问,这盛开的花是菊花了,于是他挑开得最大的花朵采摘起来。杨二郎巡逻到这里,正好瞧见,把他带去见玉皇。玉皇听后,勃然大怒:"昔日你父盗走了我的火种,我还没有惩治。今日你又来偷摘我的菊花,我要老账新账一起算!"命令杨二郎道,"去,把有熊押送天牢!"

第二天傍晚,玉皇的大女儿雷姐去花园采花回来,路过天牢门口,听到天牢里有熊的哭声,好奇地走到了天牢里面,向他询问。有熊见这个窈窕淑女有同情心,就竹筒倒豆子,将来龙去脉倒了个底朝天。雷姐被有熊不畏艰苦、不惧风险的英雄行为和孝敬老人的慈心所感动,心里油然爱上了这个凡尘青年。她早过腻了碧海青天夜夜心的清苦生活,羡慕喧闹的人间,想下凡尘,只愁没有机缘。于是,雷姐砸开了锁和镣铐,领着有熊翻过后墙,伸手抓住一片白云,拉有熊站在上面,怀揣着那把菊花飞下凡尘了。转眼落在黄河北岸青风岭下有熊家的院里,有熊领雷姐见了父亲,伏麓非常高兴,连忙让座倒茶。雷姐将菊花揪了一朵,放在锅里煮,煮了一个时辰,倒出一碗喂女娲喝。女娲喝下,药到病除,忽灵灵地睁开了双目。第二天,玉皇升堂传雷姐上殿,托塔李天王奏书道出了雷姐救出有熊,二人结拜夫妻下凡的事。说雷姐早有思凡之心,她是你的爱女,你既然疼她,不如顺她的心,成全了她,她到人间传宗接代,世世代代都会敬奉你的。玉皇觉得也是个理儿。托塔李天王又奏道:"陛下,雷姐去黄河北岸青风岭下落户,那里贫寒,是不是陪她点嫁妆呢?""嗯,你去给她送一千两黄金。""黄金不会滋生,花完就没了。""那赔什么?""人间疾病甚多,我看不如陪她菊花、山药、牛膝、地黄这四样药种,封其只准在覃怀生长,她可以种这四样药材,销向四海五洲,金钱会取之不尽,用之不竭。""好。"玉皇挥手,托塔李天王携带四样药种,驾着白云来到了青风岭上,对雷姐说:"玉帝准你下凡与有熊成亲,特派我来送菊花、山药、牛膝、地黄四样药种,作为你的嫁妆陪送,供你谋生!"雷姐连忙磕头:"谢父王、谢叔王!"雷姐就在覃怀一带种植起了菊花、山药、牛膝、地黄,被称四大怀药,销往各地。由于玉皇所施唯有这覃怀一带种的药性十足,其他一些地方也引种这四样药材,但都无药性。《武陟县志》,武陟县地方志编纂委员会编,中州古籍出版社,1993年9月,459-460.

何栢斋先生传

(明) 汤斌

先生名瑾,字粹夫,怀庆卫籍武陟人。生而端凝,不事嬉戏,人谓为痴儿,为学以圣贤自励。闻许文正、薛文清一言一行，或得其遗书，则欣然忘寝食。曰："二先生世未远而居甚近，不知师学其谓何！"辛酉河南乡试第一，明年成进士，选翰林麻吉士改编修，不纳泛交，不入要门。刘瑾窃政，有跪见献媚者，先生独长揖，瑾大恚。先生谓崔子钟曰：吾两人不可易节，子钟曰某安义命久矣。瑾诛擢修撰。先生直率恬淡，励志躬行，外无仆，从内无腰妾，以进讲经筵，触犯忌讳，调开州同知修黄陵冈堤岸，成晋东昌府同知郎。乞归，隐居南村，四方从学甚众。嘉靖改元擢提学浙江，未几，晋南京太常寺，少乡转正乡修明古太学法，学者翕然宗之。阁臣荐先生可大用改工户礼三部侍郎，乞致仕。上许之。御史毛凤诏荐先生敦朴正大，堪典邦礼，改命在京调理，再乞休。遂升南京右都御使，寻致仕，家居究辨经书性命之旨，行己教人切近精实，为文浩瀚畅达，阴阳、律吕以及医卜、术算亦皆通，究所著有《儒学管见》《阴阳律吕管见》《医学管见》诸书。年七十一终，学者称栢斋先生云。《武陟县志·卷二十三·文词志下》，清·王荣陛，方履篯纂，清道光九年（1829）刊本影印，957-958.

巩昌府司李徐公传

（清）苗于京

徐胤昌，字宜绳，先世三晋籍，明洪武中迁武陟，居邑之东城，代生闻人，备载家乘。公幼而颖异，才器过人，其赠翁每顾而窃喜曰："兴吾宗者，必此子也。"髫龄，即以孝闻；未弱冠，名列黉序，寻以高等食饩。然数奇遇，秋战辄北，旁观咸为扼腕，而公之志弥坚学益进。由是子云之亭、执经问字者，履趾交错，称极盛焉。

高阳刘潜夫先生为邑令，见公文而异之曰："此青云客也，岂久辱在泥涂邪！"顺治丙午，果登贤书，又屡踬公车。乃于戊戌，就陕西巩昌府司李。司李，刑官也，过猛则暴，太宽则驰，任此职良匪易，公以春温之仁济秋肃之义，全活甚多。然或豪民巨蠹为一方患，弗辞鹰隼鸷击，不姑息以养奸，一时歌慈母兼畏严父。会成卒迫于庚癸之呼，汹汹思乱，郡人大惧，守令计无所施，公曰："既受命此方，生死非所恤也。"

乃单骑犯虎狼之威，人皆忧不测，公仗大义解其党羽如鸟兽散，军民悦服。无何以他事坐累，解组归里，绝口不言仕宦，惟时与三五知己，花晨月夕，置酒高会；暇则检古今名医方论，施药活人；课子侄读书，禁无与户外事；遇人有贫苦患难，尤加意矜恤。子大生登丁巳乡荐，出宰萧邑，不坠家声；孙钧以隽才游太学；曾孙溶列名胶庠。邑中言书香之流，长者必推徐氏为望族云。《武陟县志·卷二十三·文词志下》，清·王荣陛，方履篯纂，清道光九年（1829）刊本影印，967.

第六节　济源县

重修育婴堂记

（清）邑令　萧应植

易有之天地之大德。曰：生，故生生不息者，天地之机也。乃天地以好生为心，而卒不能使人无夭札，物无疵厉。或者遂谓造物之生机，有时而穷，而不知乾元者，始而亨者也。君子体仁乃足以长，人能体天地生物之心以为心，纵不必人尽生之而恻隐，即仁之端扩而充之，至易苟有志于慈爱，亦未尝不可补天地之缺陷，而遂其长养之性也。

夫圣人之志，不外老安少怀。我朝盛德大业，以仁育万物，以义正万民，亦几与圣人之志等，如直省州县，既有普济堂，以哀夫茕独，又有育婴堂以恤夫童稚，其好生之德洽于民心。为长吏者，与有父母斯民之责，宁可膜外视之。

邑之普济堂建于县治之北，载册者近百人，月则有粮，冬则有衣，病有医药，殁有棺木，皆取给于公项之生息。有不足，官捐俸以继，而鳏寡废疾有养矣。至育婴堂，亦有屋数楹，在县治之东，则自雍正年间，以迄于今，久废而未行搋厥所由。邑无公项可藉，遂致历任因循予，每过其地时为心动。己卯岁稍俭，冬春之间竟有弃孩于道路者，予亲见而收养者数人。

县治广袤，其不幸而不为予所见者，不知凡几。是何，可不急筹所以育之之道耶？第事不熟，计而审处，难以图始，即难以全终。爱集绅士之好善而有力者，即堂所而商榷之，意虽俱美，迄无良法。因思家君向在里门，曾行一文会收养婴孩，里人善之。后仕途所历，凡有公事，辄用此法，士民称便。其易知而易从也，乃为详陈其节略，约定其科条，而诸绅士，亦遂踊跃而乐从。家君首自倡捐以开其先，于日捐一文之数增为十倍，即以正月为始，以足一岁之输，予既照数遵捐，又募之商店，分立劝薄各绅士为大会首者，亦皆照式先出己资。而幕中诸友，暨捕务张君，学博周、孙二君，并各房书吏，咸欣慕而各量有输助，不阅月，已得百有余金随蠲。七月朔吉，开堂婴孩陆续送到者，七八人。于是因其旧址加以修葺，复增建堂屋一重，延山右岐黄郭魏基使主堂事，有疾者亦便于医治也。

而收支经理则邑绅见亭段公熙文，李君玉采，段君大章、何君分任其事，各司一季之出入焉。岁几终，大会首又各敛其小会首，劝捐之项共约百余，寄于典以生息。然此特其始事耳，计诸君续收所入，每月当得三四十金，一年总计，即可积数百金于典矣。日捐一文则人不吝，积少成多，则力不劳，小会首各分其职，大会首总汇其成，既易知而易从，自可大而可久。

夫恻隐之心，人皆有之。自非诸君子，共体天地生物之心以为心，何能共襄义举，若是若由，此推广而无间，继续而有恒，生生不息之机，岂但一邑之婴孩受其福佑也哉？章程既定之后，劝捐之法录于堂壁，使阅者瞭然，而大小会首襄捐之项，并为之分别著明显揭于堂之左右，亦使乐输者知非虚掷，且可共相鼓励，传之永远云尔。《济源县志·卷十五·艺文》，清·萧应植纂修，清乾隆二十六年（1761）刊本，796-798.

育婴堂落成

济邑育婴堂久废未行（植男），与好善诸君子葺而新之，详其规条，备其工费，遗弃婴孩得以收养，落成之日，为之欣慰，因题四韵于壁端。

生成万物赖鸿钧，辅相惟宜左右民。圣德宏敷周襁褓，皇恩广被总慈仁。遵循须切诚求念，筹昼还期惠泽均。为善昔贤称最乐，欣看众举一时新。《济源县志·卷十六·艺文诗》，清·萧应植纂修，清乾隆二十六年（1761）刊本，930.

正阳门与病噎

天坛顶正阳门，为中州气口，济源之正脉也。康熙五十年间，住持僧人尝将正门垒塞。邑侯余公出示严禁，以堪舆家言正门杜闭，气不宣达，主天首家亢旱，人病隔噎，灵光反照，有益于山后而有害于山前也。其后僧人又于正阳门内，大筑石台以闭塞三门，时邑人病噎死者不啻千人。虽生死有命，然厌镇之术捷于影响，合邑缙绅士民，罔不愤恨，连名具呈，号诉迫切，陈公轸念民瘼，即委捕衙勘验，折毁黄尉，不惮劳苦，率众登临，毁其台基，使住持具结在案，不得擅为修筑。此乾隆七年事也。《济源县志·卷末·杂志》，清·萧应植纂修，清乾隆二十六年（1761）刊本，962-963。

第八章 濮阳市

第一节 濮阳县

隐德方技论

前志隐德一册，举善行，医术而胥括于其中，富哉言乎。然顾名思义，则德之为言隐也，必其施而不德善恐人知，而后可以当其目焉。至于善绩流播，盍称人口则可谓之懿行焉耳。医药济人非以市利，则可归之方技焉耳。统言之，虽概可云德而隐显殊矣。兹列数人隐德居先，懿行次之，方技则附于后焉。盖仍以前志之例而略示区别云耳，桓台荣相鼎谨识。《濮州志·卷之六·懿行方技》，清·高士英编次，清宣统元年（1909）刻本，21.

东阿于慎行撰李符卿墓志铭

北山先生，姓李氏讳先芳，字伯承，其先湖广监利人也。国初以士伍北徙，因籍濮州，高祖以下五世同居，考赠尚宝司丞双泉公，讳鉴配刘太安，人举二子。长者先生，先生生而蚤慧风姿甚，都从伯父蒙泉公受经十六，能赋诗，诗工。伯父器之，选良家子尚主使者，入先生名列补博士，诸生先生谢不受也。逾岁试而为诸生，年二十当。嘉靖辛卯举省闱，高弟六上南宫不中，中丁未进士。

时先生诗名已著，而不与馆选识者惜之。乃与历下殷文庄公李宪使于鳞，任城靳少宰，临清谢山人，结社赋诵，相推弟也。明年选为新喻者，江右陋邑，民吏顽梗，僭不畏法，虎夜入城，蛇斗于寝，先生弗慑也。而絷令陈纪柎循，元元久之，三尺布矣，城北蒙山大盗谢甲，聚数百人，久不伏法。

先生次弟平之，封内以安，邑豪裴氏睚眦杀人，无敢忤视，先生发其死罪，设法捕击论诛，二人适成一人，士民快之。举人罗生淫于刘氏已，而携赀谒选，舟行数日，不知所终，七年无能踪迹。先生一日论盗微得杀罗者，刘氏子本也。自实侦罗北上，夜尾其舟，肢橐而沉，诸江语伏，遂正爰书，上官诧以为神。富人章浚有冤，遇公而白，以一砚为献，受而付之史记，异日发之银也。笑曰：陶泓清士辱以朱提如浚叱还之，三年政成。擢为户部主事，旋丁外艰，复补刑部，先生既负时名不得一当艺苑，又出试吏，仆仆对牒，非其好也。及人为曹郎居多，暇日而海内名，能诗家吏部宗子相张助甫兵部张肖甫，同部王元美、徐子与辈云集阙下，先生尽与之交，朝夕倡诵，期为复古，而诸子之名大噪，长安称一代盛际矣。顷之改尚宝司丞一奉使，册封德藩，再供殿试，两考升少卿，浮湛避世，不干进取，有以自适也。而尝以赋诗调谑，得过两吏部，又尝以受印诎两御史，御史内惭，癸未大察，其人皆在事，其欲伤之，少宰淮南李公，江右朱公交为力解弗能得也。左迁亳州同知亳士，故习滔漫，先生绳之以礼师生，滋不自安。又尝至广陵，坐淮阳别驾上，别驾恨之，适以公事至亳，师生为飞语人之别，驾会先生，擢宁国府同知人贺过，家而江北，使者犹用亳师生语传成白简，先生因卧不出矣。先生两佐府州，不鄙其官。奉职其修，击断无讳二千石，以下严之，而赋性豪迈，不能少有眺印，以谐时俗，卒以为见忌。于是先生叹曰：嗟乎！仕宦有命耳，藏山之业十，吾得其二三，而兼六七，天其假我余年，使竟厥此，不足千古耶。

归而坐卧，一阁尽发，藏书日有，伏读经史，百家之言，钩悬抉精，毋不有所论著，而于有韵之文。自汉魏初唐，下及近代，握枢综要，如衡万宝而锱铢，飨客怅竽揳瑟二人迭侍，仰天鸣鸣，乐而相忘也。先生为人慷慨任侠，内敦孝友，处施德义，赈瞻贫乏，唯恐不足。念弟仲同芳业儒不就，出秩金二百仕仲为王家郎，又为多买田宅，几与已等，养从父四老，日具飨飧养。业师黄先生，月给廪粟，环濮郓之间，所举高年盛会，施衣履而寿者，几四百余人。岁疫，所施药而疗者，四百五十人；贫不能收所施□而掩者，几六十人。最著者，治倪明经之丧，于长安归，吴郡博之丧，于建业代赵文学之藏而释其击，赎刘进之妻而保其婴，护龚观察之墓，表陈解元之里，郡人至今称焉。

方先生在官所交皆天下名流，及罢吏家居不通造请唯从苏大司马，游及与诸郎君酬唱，久之又皆先逝，而东省才士刑子愿傅伯俊辈，稍得历行前矣。晚以目青屏去声乐游，心悬晏著达生，道人传以自喻大指，归与知命适情，不近名利，迹其隐见方圆之间，殆仲长公理白乐天氏之流，与先生得寿八十有四，以某年月日葬于城西北二里黄村之北。所著《东岱山房稿》三十卷、《清平阁集》十二卷、《明隽》二十卷，已行于世，外为《大学古本》《四书》各解，《毛诗考正》《春秋辨疑》《汉注疏臆》《老子本义》《阴符经解》《五岳志略》《拾翠轩杂纂》，本朝《安攘新编》《古交编阐微录》《医家须知》《壶天玉镜》《蓬悬杂录》《泰然亭乐府》诸书，藏于家。

先生且卒呼，孙业曰：铭我必东阿也，其以临邑，为介业，奉子愿状来请，念先生为父友，又辱忘年义弗敢辞。论曰：国朝之设诗赋盛于嘉隆之际，吾里有两李先生，两李先生者，同时同官名相比也。其致有不同者，历下以气骨合神，湛涵万有而发，以雄迅意常超于象之表；濮阳以才情赴调，融洽象采而出，以和平力常蓄于法之中，此其趣操也。比以五音，历下则轩辕之鼓，素女之弦，高张急节，铿镗骀荡，洞心骇耳，而世不能究其变，濮阳则昭华之琯，嬴台之箫箫，雍和鸣龙吟凤下，而世不能写其真。

盖所谓异曲同工者，与夫风会之流，日趣绮靡，而以殒世独立之标，振薄激颓，虎视于古斯为至矣。要以温柔敦厚，不窕不拎，嗣三百之响，以考天地之中而导其和，必有由焉，悲夫作者之难也。品其流别，亦何容易哉，子愿之旨亦然铭曰不溢，以其名而胡匿厥成不丰，以其岁而胡啬厥蜕，天之道也。名非我亲生，非我有佳哉，兹巨在濮之阜，左顾陈王，右望庄叟，达生者，无涯立言者不朽，胡秩斯崇胡后斯久咨嗟。先生此维与偶乎。《濮州志·卷之八·艺文》，清·高士英编次，清宣统元年（1909）刻本，99-101.

州人孙格《姜桂编》自序

《论语》曰：古者，民有三疾。而注谓气失其平为疾，故气禀之偏者，亦谓之疾。盖如目视耳听手持足行，形气之常也。视而不见，听忽不闻，手忽不能持，而足忽不能行，疾故也。则视有所当视，听有所当听，持有所当持，行有所当行，亦人理之常也。不能视所当视，听所当听，持所当持，而行所当行，非疾而何，彼所谓疾，无人之用也。动静不自由，其为不便也，显人谁安之，此所谓疾无人之理也。性情不自由，其为不便也，隐人遂以为固然无足怪也。而孰知无人之用，而有人之理，不愧为人无人之理，而徒有人之用，则知觉运动无物，不然何以异于禽兽哉。彼疾非药不痊，此疾何以疗之。

尝见人之相聚也，有谈忠臣孝子、义士节妇等之行与言者，辄毛发悚然，凛凛如生；朱子所以为孔子，如参、茯、芝、术，平居有养性之功，伯夷柳下，惠如大黄、姜、桂，虽非中和，其去病之功最捷。然则节义文章，岂非学问中奇效方药哉。国朝以文取士，君臣之义，于是乎，行文亦言也。虽亦有理，然不专意，则不工专，意又志局于此，不能与天地同其高大。因取古之忠臣、孝子、义士、节妇等，所作读之，庶几砭愚，起痼以扩充，稼书先生国策去毒之意云尔。因名曰：姜桂编，而自序其意，如此。《濮州志·卷之八·艺文》，清·高士英编次，清宣统元年（1909）刻本，120-121.

北山野史传

北山野史，郡人李先芳曰：或问君作《郡志》自名野史，何也？曰：予尝待罪符台卿贰，出入广内，人谓之《内史》，今山居而野处，故自谓《野史》。又史本记事之官，予素不娴于文辞，则质胜文矣。又谓之野言浮于行，则文胜质矣。又强名之曰：史愧词也。曰：左氏浮夸，庄生寓言，数称经典，何愧之有。曰：不敢也。予尝曰：凡著述者，无裨于鉴诫，虽工奚为哉。韩子曰：圣人之作《春秋》也，既深其文辞矣。犹不敢公传道之，口传弟子，至其后世而书出焉。所以防患之道微也。

今殊不然，春秋之时，王风不竞，公义不明，圣人不得已，微言隐意，寄一字于予夺之间，犹惧有罪我者，不置诸口。方今之时，何时也？孔子曰：邦有道，危言危行，立无讳之朝际，循良之会而顾揶揄，觊觎以媚于世，是负明时而甘自罪也。故纪沿革，惟恐考核之未精，论官人惟恐臧否之未确，较钱谷惟恐调停之未当，品人物惟恐表里之未符，正风俗惟恐感化之无机，使多识者观之。如此而古可博，而今可徵；任官者观之，如此而贤可法否可畏；归田者观之，如此而身可立、家可理；为士者观之，如此而上达而下流在市；农者观之，如此而害可除、利可兴；务于官箴，有徼节义不亏国是著，明人情、允协而人之罪否，不遑恤焉，以其无所私也。

若夫连编剩语，脍口眩目，以为粉饰太平之具者，或仍其贯，或缀其新，亦辞之不可以已者哉。故事实录有野之名焉，文取其概，有史之名焉。或又问曰：野史见于郡志，或非因志而得，抑别有说乎。曰：矛本樗散不羁人也。弱冠荐名于乡，至三十有七岁而始释。褐时与济南李于鳞、殷正夫，姑苏王元美，长兴徐子与扬州宗子相临，清谢茂泰为文字之交，立吟社，朝夕聚首甚欢也。无何筮仕江右风坏，不宜龃龉俯仰者三年，次转小司徒，复任比部郎，与楚人高伯宗、吴明卿，括仓何振卿，太和胡正甫，友犹夫于鳞辈也。寻补内台尚玺郎，内台多权贵，任子鲜可谈文字者，步步趋趋，世所谓足欲进而趔趄，口欲言而嗫嚅也。比时于鳞伯宗辈外补惟岭南中舍黎，惟敬与之缔交，犹恐寮侪知之，譬之沧海一穷鳞矣。以不能阿附巧宦，故八年不调，一调即遣去，沦落濠梁敬亭之间，求庄惠观鱼之故址，登谢眺叠嶂之高峰，觅太白水西之遗事，飘然形骸之外，虽遭谪实超擢也，适所性也。兴尽而反辄自投劲林下十余年矣。

余惟既不能迥飞直上，尽发所藏。以建太平康济之业，又不能吐纳导引，抱元守一；以授神仙翀举之术，又不能摧眉折腰；苟图富贵，奔走权贵势要之门，又不欲小廉曲谨；布被恶食，以钓孤耿节义之誉，又不欲剖腹藏珠，嬴金埋玉；以为子孙马牛之疫，感山漆入室之言，为秉烛夜游之计，诵大鬶鼓缶之歌，守蟋蟀太康之戒焉。往而不得为达，生适性者哉。又平生不喜积贮，常于在官、在乡多所赒贷。匮乏艰苦之家，及药饵、殡葬之具起，高年会养老给贫，所费不赀，即田产半附之。弟同芳，且为之出赀，拜赵藩审理，以子殇抱弟孙养之，胸次脱然，无所芥蒂也。作《达生论》曰：所谓达者，非绝圣去智，弃礼背义，刍狗万物麈芥六合，如佛毛氏之虚，无元同之谓也。亦非厌生乐死，以吾丧我，如庄列氏之荒诞不经之说也。亦非如田子方，以富不如贫，逾垣绝世，矫情钓誉，营性于山水之间，而无所忌惮，自以为贤也。亦非清谈任放，宅心事外，如阮嗣宗穷途之悲，王子猷爽气之望庚，太尉登楼嬉戏，自称老子，及何晏卫玠之徒，驰废职业遗落世事者之为也。亦非与世浮沉脂韦俯仰，漫无可否之谓也。亦非适志快心，与王良轻车就熟、道无不顺利之谓也。

我之所谓达者，不执于一偏，不狃于己见，无可无不可耳，盖人一心之外皆物也。虽耳目口鼻亦物也，心为四者所役，则心一物也，如巢由洗耳，是心为耳役也。子陵张目熟视，是心为目役也。陈仲子不食鶂鶂之肉，是心为口役也。海夫食臭，是心为鼻役也。之数者与迷于声色，饕于口腹者，同科何也，皆过也。凡事但著一偏则过矣。夫小人以得志为达，君子以任放为达，以得志为达，不得志则索然而馁，此不达为鄙夫，不足道也。以任放为达则招尤贾祸丧身亡家，如稽康、郭璞尽被达之，一字误之，盖学巢由子陵之过也。不知命故也，使中散见钟会，如孔子见阳货景纯处王敦，如班彪处隗嚣必无杀身之祸，何取于养生之论，游仙之说乎。彼达生者，岂薄富贵功名，妻子财产，寿命延长而故杀人逃世，为是不近人情者哉。以宝贵功名妻子财产寿命人己之间有，必然不可易者主之。当听其自至耳，彼人逞其智力机巧，凡可以图取者，无所不至。自信欺天罔人，徒终于因败死绝而已。达人既知性命之本，源又不知，不知命者，其流之害至此。故有之而不自多，无之而不自取，处纷华而不乱，履盈满而不溢，入污秽而不染，极窘辱而不挫杂，声色而无所见闻，和而不同方能圆，如此而已矣。

是故无人己、无内外、无富贵贫贱、无穷通得丧，可以出处，可以语默，可以彝狄，可以患难，可乞斗升之水，可辞万乘之国，可与坐怀，可与闭户，可与彭祖齐年，可与殇子同寿。而不可出乎立命之外，可为雷、为电、为和风丽日、为孤云野鹤、为春生秋杀，而不可不执天之行，以其可得可行者善。吾之生，以其不可得、不可行者善，吾其死来也。如寄其居也，如归其大也，弥满六合其细也。潜入无间，盖其所见素定，故其守不易也。昔大舜饭糗茹草，若将终身及被裗鼓琴，若固有之，盖善处富贵之时，伊尹一介不与，而匹夫匹妇引为己责，柳下惠不辞小官，亦不以三公易其介。盖善处功名之际者，伯夷、叔齐不与乡人处而不念旧恶，盖善处人己之分者，周公卜居曲阜，命龟作邑于山之阳。曰：贤则茂昌，不贤则速亡。盖善为子孙之计者，庄蒙鼓盆以作歌，孔子逍遥而曳杖，盖能了死生之说者，数圣人者，非不欲富贵功名，子孙寿命之加诸我也。抑得之有分处之有道耳。又尝笑世称尚平陶潜为达人，尚平薄富贵而不知生死，且欲婚嫁毕而游五岳，犹所谓东家食，而西家宿也。陶潜亦知薄富贵且自祭，又知死生，却与五男责其不好纸笔，则儿女之关犹未莹澈，故人畏莫如死，爱莫如子，能克之者鲜哉。

性惟好读书，著《大学古体》及《四书》，各解发明，《论》《孟》《朱》注未逮者。复考《诗》注邶、鄘诸风，多解淫奔，疑而未安者。索汉以下注疏及吕氏《读书记》，考正其说，辨《春秋》春王正月诸注之谬，并考获麟之后，威烈之前，史不传之。续修《五岳志略》，编类象纬、岁时、人物四十卷，名为《拾翠杂纂》，又本朝《安攘新编》三十卷。其论古体断自魏晋以上为上乘，近体十二字李杜以上，为大家。复选宋元诗备一代文献，订明诗为十七卷，中采国初郊郊庙朝会乐章，应周诗雅颂折两畿十三省歌谣，比十五国风。又见世情之薄，序古交编二卷，见卑幼之负其上，序阐微录一卷；又读岐黄气运诸书，作《医家须知》，又集救急方为《一壶千金》，又著《老子本义》《阴符》《心经》各一解；及又著养生一书，为《壶天玉镜》，又收《山房诗稿》十六卷，《蓬元杂录》十卷，复读易余家世传，曾著《折衷录》五卷，至阴阳消息之变，能圣人扶阳抑阴之微意，鲜有知者，窃欲更撰一书而未逮也。凡此非无窥管之能，终为覆瓿。之计国史所不录，民谣所不传，非野史而何志既成，并述其大都载之简末云。《濮州志·卷之八·北山传》，清·高士英编次，清宣统元年（1909）刻本，134-141.

国子监丞阎禹锡阴阳医学记一首

开州阴阳学医学，旧址相邻，在州治，由义坊通衢之东。自国初政简易未遑，建因循已久。天顺壬午秋，太守下车首视庙学，两庑灵星门、神厨、明伦堂、号房暨坛场、城隍祠、察院、公馆、养济院之类皆次第综理，焕然一新，人和神阅，百废咸举。又虑阴阳学，乃天道民故吉凶悔吝之所，开医学用众之寿夭安危之所，寄栋宇弗设师生焉。

聚遂于诸作之暇，集材鸠工，各为堂三间，中置一厦，前为公门，后缭周垣。始于成化己丑孟秋，既望落成于是年孟冬二十一日。太守因率寮采与诸文学往视之，先进阴阳，师生而告之曰：神经怪牒，玉策金绳，开扃明灵之府，封滕瑶坛之上者，吾不得而知之矣。乃河图之文，洛书之数，开物成务，趋吉避凶，语臣惟忠，语子惟孝者，则当用心也。

后进医学，师生而告之曰：五运六气之奥，金匮玉机之秘，吾不得而知之矣。至乃五脏之生成，脉冲要之精微，经络标本，离合直邪，则当用心也。于是二学师生合而谢曰：学所久废，公能新之，学术久荒，公能教之，敢不凤典夜寐永承无斁，复属乡进士刘辅相之备述本末，走书京师，靳予为记，赏训澶渊，暨嘉太守修建有次，又嘉勉之，以正学。于是乎，书太守谁欤绍典，上虞谢公名凤字伯仪，庚午乡贡进士云。《开州志·卷之九·艺文志》，明·王崇庆纂修，明嘉靖间刻本影印本，33.

刘矩送王医官归澶渊一首

数载相逢老三知，京华今见鬓成丝。九重宫阙承恩处，千里澶渊赴任时。沧海月明波渺渺，戚城烟尽树离离。到家如遇吾亲问，朝退瞻云日有思。《开州志·卷之九·艺文志》，明·王崇庆纂修，明嘉靖间刻本影印本，70.

副使杨彝次端溪原倡八首

其二

丹房火冷黄芽老，瑶草芊绵石径封。辟谷何缘学仙子，洪洋问俗只耕农。《开州志·卷之九·艺文志》，明·王崇庆纂修，明嘉靖间刻本影印本，73.

王崇庆悼俗三首

元夜后一日，郡俗男女出游，各信所之，谓之走百病，恐不独吾澶尔也。予切病焉，为赋是诗。

皇风日已远浇俗，何其昌初春动微。和灯月交辉煌六，街杂丝竹万户同。梳妆男女一何逞，习染成乖张纷纷。竞游戏歧路填冠，裳人生赋正命病。疾疗有方生死苟，可脆谬详真荒唐。

感兹三叹息，或笑予言狂。《开州志·卷之九·艺文志》，明·王崇庆纂修，明嘉靖间刻本影印本，81.

第二节　南乐县

艺术

按：艺术，小道也。而有用于世，或为死生之所寄，或亦风雅之所托习者甚众，精之为难。子夏曰：虽小道，必有可观者焉。信哉。《南乐县志·卷五·人物艺术》，民国·李铁珊纂修，民国三十年（1941）铅印本，33.

第九章　许昌市

第一节　许昌县

鲜白花菜煎治痢

孙昕，字云亭，郡庠生。六岁失恃，父绍楚口授毛诣至鞠育等句，为讲解大义，辄哀泣。父病痢，昕延医酌方，外用鲜白花菜煎汤服。时隆冬积雪，寻至大佛寺，得二三茎，服之愈。父又患瘫病笃，昕夜呼天泣祷愿减己年，以延父寿。父殁，庐墓三年，其他济贫病，赙丧葬，掩尸骸，成路桥，善事不可枚举，抚宪题奖孝义。下礼部议曰：孝思纯笃，义行昭垂，给坊旌表，崇祀忠义祠。《许州志·卷之七·人物上孝友》，清·萧元吉编撰，清道光十八年（1838）刻本，66.

蒲公英愈痢

贾壮，字弱侯，襄城进士，性至孝。赠公病痢，久不愈，虔祷于神，假寐有告之者曰：蒲公英可愈，时冬各雪，觅山谷得二三茎，服之瘥，群谓孝感所致。初任怀宁令，戮为使修武备，谨斥堠民赖以安，擢户部主事，迁员外郎，督口鼓铸权税所，在以廉幹著历榆林兵巡检事。《许州志·卷之八·人物中仕达》，清·萧元吉编撰，清道光十八年（1838）刻本，24.

服枣核中仁

（汉）刘根，颍川人，能合人见鬼，隐于嵩山。或云刘根常服枣核中仁，百邪疾不复干皮，日休与毛公泉。诗有刘根昔成道，兹坞四百年云。又南岳总胜集云，刘根先生修大洞帝乙之道，游宦四方，为政有德，晚归南岳之东峰，炼真朝斗服气而元化。《许州志·卷之九·人物下方技》，清·萧元吉编撰，清道光十八年（1838）刻本，67.

服松脂茯苓

唐孔元方者，许昌人也，尝服松脂茯苓。始服年已老，自后岁，岁更少。如四十许人，与郏元节左元方为友，俱业五经及当世之事而专修道术。元方仁慈，恶衣蔬食，饮酒不过一升，年一百七十余岁。每有会饮，人作酒令，元方直以杖柱地，手抱杖倒竖，头朝下，足向上，以一手持杯饮之，人莫能为也。

元方有一妻一子，不集余财，颇种五谷。尝遭火，诸人并来救之，出屋下衣粮床几，元方了不之顾，惟坐篱下视火。其妻使助之，元方大笑曰：何用此为惜。又别于水边凿岸作一窟室，方广丈余，元方入其中，断谷数月，乃复还家，家人亦不得往来。室前有一柏树，往复从棘草间委曲行，弟子有急欲诣其处，终未能得。

后东方有一少年，姓冯名愚，伺见元方，入室愚寻得之。方曰：人未尝得见我，汝今者得见我，似可教也。乃以素书二卷授之，曰：此道之要言也，四十年得传一人，世若无人，不得以年限足故而妄授也。若四年无所授，八十年如有二人可授者，则顿授之。可授可不授，为闭天道，不可授而授，为泄天宝，殃及子孙。我已得所传，吾今去也，乃委妻子入西岩，后五十年还乡里，时人尝有识之者。《许州志·卷之十五·仙释》，清·萧元吉编撰，清道光十八年（1838）刻本，1-2.

第二节　长葛县

异闻记（抱朴子内篇对俗）

陈实

郡人张广定者，遭乱，尝避地有一女四岁，不能步陟，又不可担负，计弃之固当饿死，不欲令其骸骨之露。村口有古大冢，上巅先有穿穴，乃以器盛，缒之下，此女于冢中以数月许，干饭水浆与之而舍去。

候世平定，其间三年，广定乃得还乡里，欲收冢中所弃女骨，更殡埋之。广定往视，其女故坐冢中，见其父母，犹识之。甚喜，而父母初犹恐其鬼也。入就之，乃知其不死。问之从何得食，女言粮初尽时，甚饥，见冢角有一物，伸颈吞气，试效之，转不复饥，日日为之，以至于今。父母去时所留衣被，自在冢中，不行往来，衣服不败，故不寒冻。广定乃索女所言物，乃是一大龟耳。女出食谷，初小腹痛，呕逆，久许乃习。

道家言，精满不思淫，气满不思食，神满不思睡，此女效神龟吞气之法，竟能三年不食，或即气满不思食之理乎？近世新学逐渐发明，或有解之（锡九偶志）。《长葛县志·卷六·艺文志文存》，民国·陈鸿畴纂修，民国二十年（1931）刻本，9-10.

太学生李公守先墓志铭

世居葛，力田为业，至太学生。君玉公好善乐施，以雍正乙卯岁生公。公幼面朴纳，有至性，年七岁，胞兄上殇。君玉公哭之痛，公请为兄立嗣。君玉公言，立嗣非礼勿平其墓可也。公敬受命，岁时蒸尝躬亲祭扫，终身弗衰。受学于黄学山、张孝元、杨映斗诸先生之门。诸先生皆器许之，后君玉公病废寝疾三年。公侍汤药，衣不解带者数月。因废学读《内经》，通针灸，医万人，未尝受谢。

尝过鄢陵马栏镇，遇斗殴伤人，死逾时矣。公医一针，豁然顿生，时仓卒无知者，公去后共惊，以为神。后复至其地，闻两家各具酒脯，赛神焉。密邑公门人某，习医，在风后顶，医一少妇，染邪势张狂，莫能近，积数日，邪忽凭，人曰去，去勿缓，汝师至矣，门人问吾师为谁邪。具道公姓字，门人言，吾师去此百余里，何由至邪，曰已至尔家。门人归，则公游中岳，果至其家，病主因延公医治，公辞以不解符录，病主固请门人纵容公至，则其病脱然若失，公去病如初，门人诳之曰：吾师之法，尽授于吾，邪曰虽授不惧也。门人问何故，曰：吾师以善济世，德也。汝以术渔利，艺也。故不同耳。公归，病主要庶于道，敦请愈殷，公至病复已，病主备言其详，公曰：吾诚无德，然如邪言，吾辈皆宜勉力修德，病主问，修德之目。公曰：存好心，行好事，凡有利于己，不使其不利于人，因出沈确庵先生，圣学入门书示之，病主誓立功过，格邪终不能侵而愈。

公著有《针灸易学》《针灸述古》二书行世，初君玉公好善乐施，设茶道旁，公继之，修复茶亭三间，茶田十亩，为永远计，远近俱称为善人，载在州乘，伊川先生有言曰：一介之士苟有志于利物，于人必有所济，其公之谓乎！公生于雍正十三年二月十五日吉时，殁于嘉庆二十四年十月二十七日辰时，享寿八十五岁。铭曰：周于德者，邪不能乱。以之感人，妖魔解散。施茶有亭，仁人之里。父子相承，世济其美。心存利济，针灸书成。功同良相，普度群生。葱茏旧阡，医此善人。良配相从，娱尔双神。《长葛县志·卷六·艺文志文存》，民国·陈鸿畴纂修，民国二十年（1931）刻本，48.

茂材韩君神道碑铭

清户部主事　张蔚蓝

士君子果乘风云，排阊阖，拖青纡紫，献酬纳忠，泽被当时，施及后世，俾得身书凌烟，名藏太室。固大快事至不幸而终身不遇，不遇而又贫，贫而仍嗜学，嗜学而苦无书，且兼八口之累，必待笔耕舌织，始免于冻馁，则受天之……茂材者，茂材韩太乙，字莲舫……每读过夜半，父辄劝其寝，寝复起，起复劝，茂材感生愤愤生悲，高吟慷慨，声泪俱下。

尝自谓学业不成，难以作人，因铭左右，曰：要知此中苦，还须自己吃。触目惊心，刻厉益笃，诵恒彻宵，口渴灶无烟则饮水，或咀冷物，因寒激火，故少年殁齿，性喜置书，囊罄不可得，塾去家远，往返再三。作诗云：塾远愁过市，家贫梦买书……光绪己亥，大饥，宰命茂材督赈，并平□勤，以均活无算，居近城市商贾骈罗有纠纷，辄诣评章，茂材和气柔声，排以理，各欢去，偶酬馈介不取，老年退处，著有《药石针砭》《修齐要览》诸书，寿七十六而卒。

铭曰：德盛容光，智圆行方。处约心乐，居卑名彰。春风惠播，时雨泽滂。诗礼优游寿而康，遗爱在人永弗忘。《长葛县志·卷六·艺文志文存》，民国·陈鸿畴纂修，民国二十年（1931）刻本，51.

生活谚语

得病如山倒，好病如抽丝。

早起早睡，精神百倍。

寒从脚下起，病从口中入。《长葛县志》，长葛县志编纂委员会，郭宪同总纂，生活·读书·新知三联书店出版，1992 年 1 月，625.

第三节　禹　县

梦治疟病

《遁斋闲览》，明皇疟而梦见一大人顶破帽衣蓝袍，系角带靸朝靴。奏曰：臣终南进士钟馗也，武德中奉旨赐绿袍。馗言讫，梦觉疟疾顿瘳。诏吴道子图之，道子受诏，如有所睹。立笔成图，上视之曰，是卿与朕同梦耳，赐以百金。《禹州志·卷之十四·备遗》，清·邵大业纂修，清乾隆十二年（1747）刻本，14.

第四节　鄢陵县

彭祖

苏轼

跨历商周看盛衰，欲将齿发间蛇龟。空餐云母连山尽，不见蟠桃著子时。《鄢陵县志·卷十·艺文志》，清·经起鹏纂修，清顺治十六年（1659）刻本，124.

彭祖岗

张琳

元气当年萃有商，篯铿遗庙俨崇岗。神游天地三千劫，颜驻春秋八百长。宿草尚含茎露白，寒林空见鼎烟苍。时人未得延生术，只问能餐云母方。《鄢陵县志·卷十·艺文志》，清·经起鹏纂修，清顺治十六年（1659）刻本，127.

甘罗嘉树

张琳

冢蟠绿树荫衡茅，风起丹楹杂鼓铙。唤友黄鹤春隔叶，避人玄鹤晓离巢。烟凝野色遥通汉，影带川光近映郊。道左轩车似流水，犹疑五乘出秦崤。《鄢陵县志·卷十·艺文志》，清·经起鹏纂修，清顺治十六年（1659）刻本，127.

甘罗古枣

刘讱

甘罗祠下豁尘襟，古枣惊看倍爽神。晓雾氤氲迷马鬣，秋风仿佛动龙鳞。才猷未可轻年少，野史讹传蚤相秦。却笑婆娑司马树，苔埋菌压吊词人。《鄢陵县志·卷十·艺文志》，清·经起鹏纂修，清顺治十六年（1659）刻本，130.

燕衔送药

（明）经志，夏瑭，字一美，同知昂子。少有大志，补弟子员，即以圣贤事业为己任。尝与诸友会讲道，遇醉者遗钱，同行者拾以买果，瑭不取，以义责之食者，愧谢。性极孝友，父疾，药用斑蝥，求数日弗获，忧形于色，忽一燕衔置几上，药成而疾愈，人以为孝感。居父丧哀毁骨立，不用浮图终三年。一遵古礼，事异母兄曲尽友恭，宏治乙卯举于乡。明年署齐河训导，束修一介不受，诸生中有贫者，推俸赒之及门，登科者数人，卒于官，诸生殊恸，既各设主私祀复祀名宦。《鄢陵县志·卷十八·人物志孝友》，民国·靳蓉镜、晋克昌等修，苏宝谦纂，民国二十五年（1936）铅印本，1294-1295.

黄冠授药

《方献志》，梁策（《文献志》按：何乔远名山藏作梁应策误），字封之，号及泉，性至孝。七岁母病，将不起，且夕焚香，泣中庭请以身代，持香谒城隍神伏地，涕泣几绝。一黄冠授药一茎，仅寸许，曰：煎服之，服即旋已，亦不知为何药，人谓孝感所致。就外传，手《孝经》不释，尝曰：政本在此，居官者当置一卷于座右，何国家设科不用此也……《鄢陵县志·卷十八·人物志孝友》，民国·靳蓉镜、晋克昌等修，苏宝谦纂，民国二十五年（1936）铅印本，1300-1301.

葛永卿先生七旬晋五寿序

（民国）王炳宸（山西）

八垢皆空，乃释迦长生之诀；六经具在，多圣贤益寿之方。孔曰：安仁即是丹成九转。孟言：养性无须药采三山。故磻溪商岭之人，不过寡欲而真率；耆英之会，只解乐天。盖志不忧而神清，思不劳而身泰，松以贞而永茂，山以重而弗迁，理有固然数可前定懿哉。其惟我永卿葛先生乎？行生与元规同乡，应沐式金之度，与稚川同族，宜县著石之祥，李渤逃名，惟居少室庐鸿讲学，最爱嵩山，本是谪仙矧邻洞府，由来高士类享大年。

今岁丁巳七月为先生七旬寿辰（某）等，同居甫里，久钦杞菊之风，愿跻华堂齐献台莱之什。然而三多进颂何如高咏，帙行百岁，徵歌不若详陈，隐德先生幼擅才名，少推杰出。李百药之博览，陆义惊为奇童，王禹称之能文，士安引为小友，以故雕龙初试，已采泮水之芹，威凤再翔，即食天家之饩，比较泽宫弟子，常列甲科……《鄢陵县志·卷二十六·文词志序》，民国·靳蓉镜、晋克昌等修，苏宝谦纂，民国二十五年（1936）铅印本，22.

答象之谢惠黄精之什

韩维

仙经著灵药，兹品上不刊。服之岁月久，衰羸反童颜。岩居有幽子，乘时屭苍山。溪泉濯之洁，秋阳暴而乾。九蒸达晨夜，候火不敢安。持之落城市，谁复着眼看。富贵异所嗜，口腹穷甘酸。贫贱固不暇，锥刀乃其干。坐使至灵物，委弃同草菅。惟君冲旷士，敦然守高闲。食之易为力，天和中自完。故以此为馈，其容几一箪。报我三百言，浩浩驰波澜。何以喻珍重，如获不死丹。方当烦燠时，把玩毛骨寒。他年灵气成，与子骖双鸾。《鄢陵县志·卷二十六·文词志诗》，民国·靳蓉镜、晋克昌等修，苏宝谦纂，民国二十五年（1936）铅印本，4.

象之以山药见赠

韩维

龙山有游客，赠药满筥笼。叶渍沙泉碧，苗分石窦红。屭应侵晓露，来喜及春风。却笑丹砂远，辛勤勾漏翁。

又从邻舍客，来折主人花。游处当处似，悲伤老去加。兴长歌易放，情密语无华。归路生残月，春风醉袂斜。以上见南阳集。《鄢陵县志·卷二十六·文词志诗》，民国·靳蓉镜、晋克昌等修，苏宝谦纂，民国二十五年（1936）铅印本，4.

鄢陵怀古

曹汸

一入鄢陵望眼迷，山川因感昔人非。浪传彭祖升仙去，不见甘罗拜相归。宿草尚凝如晦墓，秋风谁掩许由扉。登高转觉增惆怅，聒耳寒蝉送夕晖。《鄢陵县志·卷二十六·文词志诗》，民国·靳蓉镜、晋克昌等修，苏宝谦纂，民国二十五年（1936）

铅印本，7.

园亭即事

陈棐

为适烟霞趣，来寻诗社盟。客怜花共笑，人榜月同清。频劝樽中物，休夸身外名。驻颜须大芭，沧海易千更。《鄢陵县志·卷二十六·文词志诗》，民国·靳蓉镜、晋克昌等修，苏宝谦纂，民国二十五年（1936）铅印本，8.

第五节　襄城县

葛仙井诗

（明）吕邦耀

炼得丹成后，山川总是空。至今人不悟，井上觅仙翁。《襄城县志·卷之十四·艺文人物志诗》，清·汪运正纂修，清乾隆十一年（1746）刊本影印本，1484-1485.

龟井祥霖

辛自修

灵山高处涌灵湫，玉瓮泠泠瑞脉浮。龟甲触云生石窟，龙鳞飞雨散林邱。疑从星海源头出，可是银河天外流。三载中原积苦旱，商霖谁为佐神休。《襄城县志·卷之十四·艺文人物志诗》，清·汪运正纂修，清乾隆十一年（1746）刊本影印本，1487.

雨镜丹光

辛自修

金鼎丹熬石髓泉，丹成人去井依然。光涵云影开双镜，脉引灵涎会百川。羽化仙踪应自秘，登临高咏总堪传。独怜无尽清冷水，不下前村一润田。《襄城县志·卷之十四·艺文人物志诗》，清·汪运正纂修，清乾隆十一年（1746）刊本影印本，1489.

仙翁观

（明）谭性教

驱车问俗夕阳斜，仙院深沉覆落花。满谷绿阴晴带雨，临门丹井夜生霞。云连海岱思千里，烟冷村原忆万家。我亦惭为勾漏令，救荒无计转灵砂。《襄城县志·卷之十四·艺文人物志诗》，清·汪运正纂修，清乾隆十一年（1746）刊本影印本，1489-1490.

（明）王潆（山东人岳州府知府）

紫云山下客行稀，一片人家住夕晖。蔓道荒台凭指点，葛洪丹井是耶非。《襄城县志·卷之十四·艺文人物志诗》，清·汪运正纂修，清乾隆十一年（1746）刊本影印本，1491.

咏芙蓉涧

（明）耿廷栢（太常少保）

古涧岩头处处峰，仙人遍插玉芙蓉。苍茫山色回残照，菡萏花阴带露浓。老洞云迷藏虎豹，阴崖雨过吼蛟龙。几时命驾襄城野，试问当年七圣踪。《襄城县志·卷之十四·艺文人物志诗》，清·汪运正纂修，清乾隆十一年（1746）刊本影印本，1490.

秋日游仙翁观

郭守训

何处求丹决，山深草又荒。问年寻老树，留迹照空塘。药臼余红色，仙厨染翠香。我来盟法侣，心在意俱忘。《襄城县志·卷之十四·艺文人物志诗》，清·汪运正纂修，清乾隆十一年（1746）刊本影印本，1495.

陪少保高老师观葛仙翁井

宫默

日落波光动，河流景物微。情闲云气香，行缓露华稀。二井生幽韵，千筠蔼淡晖。仙人虽已去，时有鹤双飞。《襄城县志·卷之十四·艺文人物志诗》，清·汪运正纂修，清乾隆十一年（1746）刊本影印本，1497.

杏林春晓

余二闻

弥望红如锦，芳菲实可怜。几村闻牧笛，一木带渔船。伏社人多醉，融和柳易眠。莫辞农事近，趋此杏花天。《襄城县志·卷之十四·艺文人物志诗》，清·汪运正纂修，清乾隆十一年（1746）刊本，83.

丹井流霞

余二闻

南望一峰雄，烟霞半岭通。双泉流碧涧，万壑隐丹枫。冲举人何在，浮生亦自空。但须随分过，不必问崆峒。《襄城县志·卷之十四·艺文人物志诗》，清·汪运正纂修，清乾隆十一年（1746）刊本，83.

同王首山王苍谷游葛仙观

（清）牛凤（叶邑人）

春半登高暮，时和向霁天。依稀云倚岫，嫋娜柳浮烟。日月空濛外，峰峦渺额前。鬾鬾怯走马，苍莽没飞鸢。庙貌临丹井，松杉忆素弦。御风愧凡骨，凌景美真仙。笑指驾云鹤，欣陪出世贤。首山霞鹜举，苍谷晦鹏骞。驽骞追鸡及，骅骝步易先。衣飘翠微国，目断紫芝田。沉湛懦清话，星晨窥宴眠。凌晨披宿雾，扶杖陟崇巅。观壮甘舍辂，神怡遇乘坚。踞危睨大块，视旷轻彭篯。称觥赏逸怀，浩歌振重泉。轩昂兴转剧，谈笑思弥鲜。更觉达人乐，都忘好爵牵。曩余方弱冠，此地每流连。足健跻攀易，神强眺望便。太平天地阔，富庶桑麻联。行旅荫林薄，牛羊直陌阡。兹适常在念，感旧几经年。再观诸峰色，还寻一望缘。考图襄狩近，怀古圣迷悬。述异谈飞鸟，尤时畏杜鹃。江淮注吴楚，恒岱拱幽燕。驿骑来滇浃，星轺下日边。三光此环合，五气藉回旋。沃野横千里，堤封会百川。冲和妖历远，丰豫帝功全。愿拟嵩高呼，长吟卷阿篇。《襄城县志·卷之十四·艺文人物志诗》，清·汪运正纂修，清乾隆十一年（1746）刊本，90.

菖蒲涧二首

杜溥

南亩黄花遍，熏风四月天。寻幽逢快友，择胜水云田。《襄城县志·卷之十四·艺文人物志诗》，清·汪运正纂修，清乾隆十一年（1746）刊本，92.

僻径多芳草，溪流引涧泉。菖蒲皆九节，节节可延年。《襄城县志·卷之十四·艺文人物志诗》，清·汪运正纂修，清乾隆十一年（1746）刊本，92.

游仙翁观（次胡鹤皋韵）

周应运

欲访真源何处逢，盘旋数里上云峰。楼台缥缈笼晴旭，松柏蓊葱透晓钟。铉鼎无丹留舐犬，井泉有水尚腾龙。神仙自是青冥客，漫向烟霞觅旧踪。《襄城县志·卷之十四·艺文人物志诗》，清·汪运正纂修，清乾隆十一年（1746）刊本，101.

游仙翁观

（公安）周卜世（笃斋）

自昔仙人未易逢，葛仙迹著此山峰。灵砂已化难重觅，丹井犹留忆旧踪。云起松涛迷远岫，风敲竹韵叶晨钟。幽深迥异尘凡境，登眺飘然欲景从。《襄城县志·卷之十四·艺文人物志诗》，清·汪运正纂修，清乾隆十一年（1746）刊本，103.

葛玄大丹仙迹

丹有灵源井有霞，山之峻岭水之涯。经传高第曾慈授，观属仙翁是葛家。朗映谷中晴日色，阴涵空际翠云华。纤尘不到超凡境，一片幽香绕院花。《襄城县志·卷之十四·艺文人物志诗》，清·汪运正纂修，清乾隆十一年（1746）刊本，108.

蝶恋花·杏林春晚

簇锦烘霞云海曙。旭日初暾，犹未春光暮。细草蒙茸芳径处，殷红嫩蕊含朝露。

望里轻烟笼晓色。如绘丹青，髣髴桃源渡。乍煖风来香气聚，化工缊染胭脂树。《襄城县志·卷之十四·艺文人物志诗》，清·汪运正纂修，清乾隆十一年（1746）刊本，110.

临江仙·丹井流霞

石髓沸融金鼎液，光开雨鉴涵云。丹成脉引注灵根，千秋浮翠色，霞映绿苔痕。

带雨晴岚阴万壑，个中得趣玄门。清风邈矣井犹存，苍烟凝半岭，今古幻乾坤。《襄城县志·卷之十四·艺文人物志诗》，清·汪运正纂修，清乾隆十一年（1746）刊本，110.

贺新凉·莲涧飞泉

令武岩千叠，看飞湍，汇潆碧硐，渊涵澄澈。空谷莲花环抱裹，秀隐亭亭玉叶。闻道有，荆南英烈。为问往来凭眺客，曾临流漱古人风节。甘泉绕，清而冽。

鏖兵此地犹传说。想当年，神威不屈，忠肝映雪。选胜名流寻曲径，小构辋川奇绝。更表著，灵明清越。一望千霄林木外，只烟痕霞影山幽折。永如许，苍苔碣。《襄城县志·卷之十四·艺文人物志诗》，清·汪运正纂修，清乾隆十一年（1746）刊本，110-111.

游首山乾明寺

（楚江陵）胡师质（鹤皋）

祇园胜地封金墉，盘结襄山第一峰。佛殿荒残留断瓦，北邙粒食自耕农。尘埋废碣蹲如虎，烟锁虬松矫似龙。日暮更思登绝顶，层岩处处白云封。《襄城县志·卷之十四·艺文人物志诗》，清·汪运正纂修，清乾隆十一年（1746）刊本，103.

（新八景）葛仙丹井

缩地仙人葛子玄，也来汜国养真元。丹烧灵井双双凿，碧引长年继继潺。溽暑可消游子渴，辘轳常灌道人园。携朋我亦闲登探，毕景留题寄鹤轩。《襄城县志·卷之七·词翰志》，明·林鸾纂修，1961年据宁波天一阁藏明嘉靖三十年（1551）刻本影印，38.

（新八景）龟山时雨

龟山山畔有龙泉，迎水甘霖沛万川。昭昭格有灵穿富媪，旱荒无虑获丰年。重渊拟处三光映，动物藏来五气全。谁说杏坛多化雨，亦同此处达涓涓。《襄城县志·卷之七·词翰志》，明·林鸾纂修，1961年据宁波天一阁藏明嘉靖三十年（1551）刻本影印，39.

姚汝稷诗

仙子烧丹日，此山为涌泉。一清透石骨，两甃引玄蜒。灵脉空滋草，真源欲长莲。荒亭无谱记，聊为赋诗篇。《襄城县志·卷之七·词翰志》，明·林鸾纂修，1961年据宁波天一阁藏明嘉靖三十年（1551）刻本影印，40.

甘泉瑞脉

毖彼灵湫迸石根，走渠潴沼泽常存。停时脉脉分河润，活处悠悠引道源。细草幽花知有惠，天光云影入无痕。司徒不但同清白，亦有渊深育大鲲。《襄城县志·卷之七·词翰志》，明·林鸾纂修，1961年据宁波天一阁藏明嘉靖三十年（1551）刻本影印，41.

大隗道人

黄帝时，大隗古有道人也。隐居具茨之山，黄帝尝往见之。方明为御昌寓参乘，张若诏朋前马昆阍滑稽，后车至于襄城之野，七圣皆迷，无所问途。《襄城县志·卷之八·杂录志方技》，明·林鸾纂修，1961年据宁波天一阁藏明嘉靖三十年（1551）刻本影印，6.

指血治眼疾

国朝李文国，至性纯孝。其母患目疾，失明已久，医治不效，日夜哀号焚香，祈祷愿以己目代免，而刻指取血，用点母睛，两目复明，人以为至孝之感。《襄城县志·卷之六·人物志孝友》，清·汪运正纂修，清乾隆十一年（1746）刊本影印本，387-388.

黄帝问途

黄帝将见大隗于具茨之山，方明为御昌寓骖乘，张若谓朋前马昆阍滑稽，后车至于襄野。七圣皆迷，无所问途，适遇牧马童子问途焉。曰：若知具茨之山乎？曰：

然。若知大隗之所存乎？曰：然。黄帝曰：异哉，小童非徒知具茨之山，又知大隗之所存，请问为天下。小童曰：夫为天下者，亦若此而矣。又奚事焉。予少而有督病，有长者教予曰：若乘日之车，而避于襄城之野，今予病少痊，予且复游于六合之外，夫为天下，亦若此而矣。又奚事焉。黄帝曰：夫为天下者，则诚非吾子之事，虽然请问，为天下。小童辞，黄帝又问。小童曰：夫为天下者，奚以异乎牧马者哉。亦去其害马者而已矣。黄帝再拜，稽首称天师而退。《襄城县志·卷之九·补遗》，清·汪运正纂修，清乾隆十一年（1746）刊本影印本，591-592.

鲜桑皮缝首

嘉靖三十一年（1552），流贼李邦珍，焚杀茨沟常姓者甚惨。内有常士籽被伤，首垂于胸，贼去，家人以鲜桑皮缝之独活，后生三男二女。《襄城县志·卷之九·杂述志祥异》，清·汪运正纂修，清乾隆十一年（1746）刊本影印本，572.

疟使司记

太原郭守训

郭子病疟，寒燠不时，攸往攸来，身不自主。若或有以主之者，呻吟之际，鲁记韶年读史，有疟鬼，彭姓者兄弟三人，于广漠之野，古帝王裔也。凡有造化稍乖者，遇之辄病，如病之来，当直呼其名即止。郭子遇直，深怪其诞，忽而股慄，如坠冰渊，虽加以重裘，不少觉焉。因忆所见，从而呼之，不瞬而止。郭子曰：噫是，已是矣。非尔之能病我也，亦我之当病，与尔适相遭也。尔当速去，予当血食尔焉，犹借医药之力，而郭子得痊。遂不食前言，于南山之半，而庙貌创焉。病于己丑秋仲庙成，庚寅季春倘有，游山观望者，深笑郭子之迂，斯庙不为无因而作云。《襄城县志·卷之十一·艺文志记》，清·汪运正纂修，清乾隆十一年（1746）刊本影印本，831-832.

卫生谚语

要想身体好，天天得起早。

要想身体健，天天得锻炼。

害眼洗脚，强似吃药。

生水细菌多，烧开才能喝。

笑一笑十年少，愁一愁白了头。

饭前便后洗净手，细菌虫卵难进口。

祸从口出，病从口入。

常吃葱和蒜，疾病去一半。

毛巾不乱用，眼睛不生病。

贪凉不盖，不病才怪。

勤洗衣服常洗澡，皮肤清洁身体好。

冬吃萝卜夏吃姜，不劳医生开药方。

小病莫轻看，早治身体健。

三分医治，七分调养。

不干不净，吃了生病。

不吸烟，不喝酒，病魔见了绕道走。

勤人抗百病，懒人病缠身。《襄城县志》，襄城县史志编纂委员会编，中州古籍出版社，1993 年 3 月，576-577.

处士张君传

刘青霞

张君，名本沅，字元三，号员峤，襄城人，诗人太阿先生之仲子也。生而环异，嗜读书，治举子业，绝工以数奇终于不遇。君累世宦裔，自鲁大父副宪公以清白起家，而大父孝廉，公又请师讨贼，破家财以佐军。以故产更中落，其刻廉无异寒，素攻苦茹恢或家用乏绝，炊烟中断而君处之如也。

性至孝，早失母，念父独宿，因不入寝室，与父对榻卧，呼则辄应，闻欠伸，中夜常至起立，如是者十余年。与人交抒心写腹，不侵然，诸然不妄变与合己者善待之，不合己者不能忍见。素善病，考方书，调药饵，由是通五色诊视决死生，百不爽一，然不肯以医市。尝有富人病，使使延君。君曰：吾岂以医轻身，奔走豪门耶？谢不往，富人厚以金相遗，且约立至，君愈怒，遂与终绝。

侍御豹南刘公为襄令有贤声，闻君名，愿与交，君亦雅重，公遂应其请，及至口不及政，侍御愈贤，君且加敬礼焉，其他虽达官贵人，欲邀君一见，不可得也。晚年于故宅旁构屋三楹，题曰：乾初草堂，闭关邮扫笑傲闲适以自娱，又闻园圃风日晴美，课僮仆莳花药陶然自得也。家固贫不能治具晏宾，然宴宾必备极丰腴。每发书，招二三故人，涤器割牲，置酒张晏，酒阑灯炧矣。犹把袂投辖必罄其瓮，卣以尽欢，其天性然也。君一子珍，补诸生，以文名。《襄城县志·卷之十三·艺文志·居士张君传》，（清）汪运正纂修，清乾隆十一年（1746）刊本影印本，1159-1160.

第十章　漯河市

第一节　郾城县

五老堂记（元）

《中州金石考》云：延祐四年（1317），邑人徐季良，为麻九畴、张从正、王予可，张毅山堂老人立研侯治为记，传志载记艺文亦云。侯治惟寰宇访碑录云，宫珪撰，侯浩行书，延祐四年四月。石今仅存下半，末行有学正宫珪撰，郾城县儒学教谕侯浩书，孙录成于嘉庆七年（1802）。传志成在前，时石尚完好，乃不一省视，遂致袭误如是。《郾城县记·卷十七·金石篇》，民国·陈金台纂辑，民国二十三年（1934）刊本影印，793-794.

郾城县建修三皇圣祖拜殿暨历代仙医祠碑记（清）

党云龙撰。邑治崇正宫内有阁以祀三皇，此沿元之旧祀，历代仙医十人。则明洪武元年之制，至四年而命天下郡县毋得袭祀。文中述旧碑前明医学豢养惠郭建业、潘素、汪宗耀曾重修之，祀如故也。至杨兆璜凡三修，兆璜复建配殿，以移塑仙医像较之并祀于一阁为得体矣。经始以乾隆三十六年（1771），落成于三十七年（1772），即以是年立石。《郾城县记·卷十七·金石篇》，民国·陈金台纂辑，民国二十三年（1934）刊本影印，879.

郾城县改修二圣庙记（清）

周铃撰。盖即崇正宫内之三皇改建于岳庙东偏，铃以为宜祀农黄不当，并祀伏羲，故更名曰二圣庙。所祀名医，多于明洪武时，而少于嘉靖时。至掌禹锡，则洪武嘉靖时俱无，即为邑人，实此邦之所矜式祀之，惟宜立石于乾隆四十二年（1777）正月。《郾城县记·卷十七·金石篇》，民国·陈金台纂辑，民国二十三年（1934）刊本影印，882-883.

重修牛王庙关帝庙题名碑记（清）

赵遵律撰于修关帝庙云，既撤正殿而新之，复从事于圣帝之庙，似关帝庙在牛王庙中。故题曰：重修牛王庙关帝庙，传志裕祀列有牛王庙。注曰：县治西碑亦不言庙地所在，惟言牛王庙产灵芝。自注云：乾隆三十年（1765）夏产于正殿石础二本五茎，又言秭枯槐。自注云：树朽已久。相传有道士浇之三匝三呼，遂苏斯二事，则为志异，不得立石年月。《郾城县记·卷十七·金石篇》，民国·陈金台纂辑，民国二十三年（1934）刊本影印，886.

重修河五村广生祠碑记（清）

陈世冠撰。述宋朝用募赀重修广生祠事，而有圣公圣母左右侍列有散痘者，送生者，催生者，两山上下为百子嬉戏故事，是皆由广生之义，而推衍之也，不得立石年月。《郾城县记·卷十七·金石篇》，民国·陈金台纂辑，民国二十三年（1934）刊本影印，886-887.

党苍霖郾城县建修三皇圣祖拜殿暨历代仙医神祠碑记

孔安国序《尚书》云：伏羲、神农、黄帝之书，谓之三坟，皆言道也。盖自太一肇判，阴降阳升，惟皇昊羲以一画开天而奇偶陈、两仪设、四象立。嗣是神农氏始为耒耜，而饮食之利普。有熊氏乃制衣冠，而官师之道兴。先天下而开其物，后天下而成其务。盖其道大无所不包，其用神无所不统焉。

中古以降，支分派别。本先升之微言，明天人之阃奥，率能法于阴阳，动于部候，调四气而贯三才。《金匮真言》《灵兰秘典》，名德硕师，代有仙医，皆有圣人之一体，足以俎豆于千秋者也。且夫医以寿世也，而医之有经，以经世也，六经之道，炳若日星，为吾儒者，恃为布帛之御寒，而菽粟之救饥，诚尊之也。今世所传《黄帝内经》八十一篇，不惟医家奉为鼻祖，而广大精微，直有以辟鸿蒙而启混茫，为万世斯文之宗。故汉班固《艺文志》称《内经》十八卷，合《素问》九卷、《灵枢》九卷以足其数，而说者谓伏羲知天，神农知地，黄帝知人，三才之道，传授一脉，今医林中咸知。宗三圣，崇帝经，信平皆有所祖述云。

邑治崇正宫内有阁，巍然上祀三皇圣像暨历代仙医十人考旧碑，前明医学孟养惠、郭建业、潘素、汪宗耀曾重修之。迨国朝雍正二年（1724），邑人原任云南安宁州知州杨若椿，同医学王世洪又重修之。兹岁久渐颓，像亦渐敝，医学杨兆璜纠合同社捐赀募化增修之。阁内金碧辉煌，圣像焕彩。傍建配殿六楹，塑仙医像于内阁前建拜殿，三楹以肃瞻谒。东偏建门楼一座以通神道。栋宇增焕，垣墉一新。工讫，请记于余，余惟凿井必得其原，而植木必理其本。在昔俗质民蠢，圣人仰观俯察，而民用以章，庙祀之设，其起于人心之不容已乎。图更新者，慕义乐施，后先济美，益以见斯，道之有自开而报本崇原之系于同然之衷矣。是举也，经始于辛卯岁之仲秋，落成于壬辰岁之孟冬，经其事者例得书名于石，以永宪于后祀云。《郾城县记·卷二十八·文徵内篇下》，民国·陈金台纂辑，民国二十三年（1934）刊本影印，1821-1824.

周生山郾城县改建二圣庙碑记

粤稽裡祀五帝见于《周礼》，唐元宗始立三皇庙于京师，元成宗时民间通祀三皇五帝，明洪武中以其渎而禁之。今于中州见大河南北，三皇之庙所在多有未获正其名而辨其位，及承乏召陵都人士以三皇庙落成请余题额叩其由来，则业医贸药之徒奉伏羲、神农、黄帝为三皇，而以历代名医配之。盖沿元代之旧，非古也。

夫原百病之起愈者本乎黄帝，辨百药之味性者本乎神农。二圣人者实为万世医药之祖，不当并祀伏羲，庙号三皇。转致本之诚不笃，是宜专祀黄、农，榜曰二圣庙。如此则名实相符矣，至于历代名医余跗、岐伯，黄帝之臣也，悯世疾苦，著书垂后。实为首庸汤液之制，惟伊尹懋厥勋焉。卢氏之为神医，和缓之为良医，《左转》《列子》所推重也。秦越人洞明医术，聿著《难经》。淳于意之《脉书》，郭玉之《针经》，张仲景之《伤寒论》皆有称。秦汉间有华佗，则针药之外兼能刳割，此治病之变也。王叔和"奇经八脉"、葛稚川"肘后神方"并为晋代之良。隋姚僧垣医术高妙，声闻边月。孙思邈《千金备急》之方，王冰天元玉策之作又唐贤之表表者。

宋尚书掌禹锡，郾人也，尝著《图经本草》，有图则采药无讹，有经则用药不误，非医家者流所当尊宗而敬礼之耶，如此则位辨矣。且夫医虽小道，实所以寄死生，故本草石之寒温，量疾病之浅深，假药之滋，因气感之宜，辨五苦六辛，致水火之剂，以通闭解结者，犹磁石取铁耳。邑之业医贸药者，果以活人为心，聚毒药而慎所用，其邀福于二圣而嘿契于名医者，不亦其跻仁寿乎。

庙在岳忠武王庙东偏，门庭堂庑规制井井。其地延十五丈三尺，袤四丈二尺。前明魏氏施入岳庙者，今以别地易之，故并志其缘起云。《郾城县记·卷三十八·文徵外篇下》，民国·陈金台纂辑，民国二十三年（1934）刊本影印，2219-2222.

张子和诗

学剑功书两不成，年来踪迹愈如萍。而今濦水无鱼钓，收拾纶竿海上行。《郾城县记·卷二十八·文徵外篇上》，民国·陈金台纂辑，民国二十三年（1934）刊本影印，1990.

异僧遗药

丁文忠，业鼓治母和氏疾，与弟文孝竭力调侍。母卒，文忠庐墓侧，不与妻面者三年。义贵又疾，医不能疗。文忠透车一辆，兄弟共御之，载父祷于嵩山、五台、泰安河渎诸祠，途遇异僧遗药而愈，延祐七年（1320）旌之。《郾城县志·卷二十·耆旧篇三》，民国·陈金台纂辑，民国二十三年（1934）刊本影印，1042.

孟瑞堂和曹子蔚同游五老堂怀古

五老台高乐跻攀，参差雉堞碧波环。怡同四皓商山地，不数七贤晋代间。郾颖流风超往古，张麻德泽化冥顽。如陵遥望苍茫处，犹忆包茅责楚蛮。《郾城县记·卷三十八·文徵外篇下》，民国·陈金台纂辑，民国二十三年（1934）刊本影印，1916.

宫珪五老堂记

夫五老堂者，谁钦面如渥丹，眉目秀爽，绯服裹系，端笏中坐，金翰林应奉麻徵君九畴知几也；骨格奇伟，美髯过腹，素衣方帽者，隐君子张毅伯玉也；紫服展裹，容貌退然者，金太医张从正子和也；方袍右祖，面目夷然，袖手宴坐者，山堂老人也；武弁短褐，癯然清瘦，顶钱镜而涅翠𪖎者，威锦堂主名予可，字南云，俗所谓啸退王先生者也。

金正大间，国势将危。诸老志在隐沦，或弃官相，就为隐上之游，吟醉笑谈，传诸邑里。市民野老，与相亲狎，渐渍熏陶，咸获其益既久。革刚暴为忠义，起懦弱为淑良，前辈往往能道其事，今则不复闻矣。有徐季良者，谓诸老之风声气习久已无传，日远日忘，遂湮没，将肖其像而祀之，与乡人共事之，永仰高风，追诵遗烈，庶来者受教于无穷。

偕同邑林君茂诣监县，野仙海弥尹宋君敬，主簿李企、刘岩，典史张从善，道其事意，就谐慨然，相与成之，监县之功为多。相其基于故仓隙地，构屋三楹，髹饰户牖，萧然爽垲，见者起敬，将成诸公。皆代去监县哈剌台字云：汉者清强辨斡，得为政之体，以是祠有关风教也。为之尤力，塑工绘事，悉毕于此，遂为一邑之奇观。

尹程公衡，主簿札木花、尉赵元，典史周武、黄珖政，志同气合，乐为之助，既而监县久章普踵政，植以廷桧，缭以周垣，伐石鸠工，克相厥美。落成之日，会者数百人，咸谓不可无文，以传永久。于是徐秀良徵记于仆辞不获，已乃以县人高山景行之，恩之，意答之。仍作诗以遗其人，俾岁时歌以祠之，颂其盛德之万一。若夫徵君之文学，伯玉之高尚，子和之方技，山堂之简寂，南云之吟啸，见诸金史及各家之文集，兹不赘述。

云其诗曰：溵野茫茫，溵水泱泱。瞻彼五老分，俨若不忘。憖遗德于千载分，传之无疆。延祐四年。《郾城县记·卷三十九·文徵外篇下》，民国·陈金台纂辑，民国二十三年（1934）刊本影印，1994-1996.

曹子尉同游五老堂怀古

五老风流未可攀，高台遗址绿溪环。坚持雅操金元际，各立修名汝颖间。祀宇久倾思复古，典型不坠足廉顽。君家祖武追先哲，政教于今在百蛮。《郾城县记·卷三十八·文徵外篇下》，民国·陈金台纂辑，民国二十三年（1934）刊本影印，2258.

隐亭同林知几赋

零落栖迟复此游，一樽聊得散羁愁。天围平野莽无际，水绕孤城闲不留。柳意渐回淮浦暖，雁声仍带塞门秋。登高望远令人起，欲买烟波无钓舟。《郾城县志·卷之九·吟咏》，清·荆其惇，傅鸿邻纂修，清顺治十六年（1659）刻本，12.

第二节　舞阳县

创修普济堂碑记

河东总督　王士俊　黔南进士

宛居豫之西南而舞隶其。东汉时，即设县属颍川郡，以居舞水之阳，其名最故。尝考之，郡乘曰：民淳尚义，男耕女织，婚丧相恤，诚如是。又安，有穷民而无告者哉。及访利弊询休戚，则境南多大山，民依为业，迩来户口蕃庶，善力不给民，殆无以为养，余闻而悲之。曰：此所谓穷民也。而其无告者，复何如耶我。

皇上万物一体，衿恤鳏寡。余承上德意，既力行垦荒之政，以活穷民。而南阳府所垦为最，既又广设普济堂，以活无告穷民。而舞阳县所修，克期告成。余为舞邑之无告穷民幸矣。令竭力董劝，阖邑欢欣鼓舞，踊跃乐输，而生员王梦弼、谷珣、边琇，商人段标等捐尤多。爰择邑治之，旧址地基三亩，于本年六月兴工，十月告竣。生员张绅、张二南、杨邻伊，监生高尔操实监其工，前置中堂三楹，后围瓦屋二十六间相联，以壁相别，以户周以垣。堳堂后复辟隙地十有四亩，以艺蔬菜，旁临大塘，以资灌溉，规模弘敞，甚盛举也。

于是鸠邑之穷民无告者，咸居其中。守令岁各捐谷以为食，令复捐金以给费，寒则暖以绵，疾则调以医，没则葬以棺，虑其勿给也。则取工费羡资二百金，生息以裕其用，恐其难久也。则合捐田拨地三百七十九亩，以永其利。事竣令以图来告，余顾而乐之曰：今而后舞邑穷民之无告者，可以遂生矣。而因叹舞邑富民之好义，如郡乘所云者，洵不虚也。

夫天地之大德，曰生元首四德以统天，宇宙之大，无非生气所流通。是以至治之世，大化翔洽，民气和乐，生意宣畅，跻春台而游化宇，行见大有屡书修徵，叠见舞之穷民各得其所，舞之富民亦食尚义之福，是足以慰圣。天子宵旰之动，而亦不负余爱养群黎之意也，岂不盛哉，爰为文以志诸石，令缪姓名，集江南泰州进士例得备书。《舞阳县志·卷之十·艺文志》，清·王德瑛纂修，清道光十五年（1835）刻本，25-26.

张仙洞（诗）

解脱何须身外身，洞门云霭锁长春。宗乘悟后头头道，世纲迷时步步尘。水火运搬还是障，汞铅烹炼总非真。而今记取无生法，了得仙因即佛因。《舞阳县志·卷之十一·艺文诗》，清·丁永琪纂修，乾隆十年（1745）刻本，5.

创修普济堂碑记

河东总督　王士俊　黔南进士

宛居豫之西南而舞隶其。东汉时，即设县属颍川郡，以居舞水之阳，其名最故尝考之。郡乘曰：民淳尚义，男耕女织，婚丧相恤，诚如是，又安有穷民而无告者哉。及访利弊询休戚，则境南多大山，民依为业，迩来户口蕃庶，善力不给民，殆无以为养，余闻而悲之，曰：此所谓穷民也，而其无告者，复何如耶我。

皇上万物一体，衿恤鳏寡余承上德意，既力行垦荒之政，以活穷民。而南阳府所垦为最，既又广设普济堂，以活无告穷民，而舞阳县所修，克期告成，余为舞邑之无告穷民幸矣。令竭力董权合邑欢欣鼓舞，踊跃乐输而生员王梦弼谷珣边琇商人，段标等捐尤多，爰择邑治之，旧址地基三亩于本年六月兴工，十月竣。生员张绅张二南杨邻伊监生高尔操实监其工，前置中堂三楹，后围瓦屋二十六间相联，以壁相别，以户周以垣。墉堂后复辟隙地十有四亩，以艺蔬菜，旁临大塘，以资灌溉，规模弘敞，甚盛举也。

于世鸠邑之穷民无告者，咸居其中。守令岁各捐谷以为食，令复捐金以给费，寒则暖以绵，疾则调以医，没则葬以棺，虑其勿给也。则取工费羡资二百金，生息以裕其用，恐其难久也。则合卷田拨地三百七十九亩以永其利，事竣令以图来告，余顾而乐之曰，今而后舞邑穷民之无告者可以遂生矣。而因叹舞邑富民之好义，如郡乘所云折，洵不虚也。

夫天地之大德曰生元首四德以统天，宇宙之大无非生气所流通，是以至治之世大化，翔洽民气和乐，生意宣畅跻春台而游化宇，行见大有屡书修徵叠见舞之穷民各得其所，舞之富民亦食尚义之福是足以慰。圣天子宵旰之动而亦不负余爱阳群黎之意也，岂不盛哉，爰为文以志诸石令缪姓名集江南泰州进士例得备书。《舞阳县志·卷十·艺文志》，清·乾隆 10 年（1745）刻本，46.

谚语

鱼生火，肉生痰，青菜豆腐保平安。

冬吃萝卜夏吃姜，不找医生开药方。《舞阳县志》，河南省舞阳县志编纂委员会编，中州古籍出版社，1993 年 12 月，422.

第三节 临颍县

生活彦语

要想身体好，吃不过饱。

一顿吃伤，十顿喝汤。

饭后百步走，能活九十九；晚上减三口，能活九十九。

宁吃仙桃一口，不吃烂杏一筐。

桃养人杏伤人，李梅树下抬死人。

莫饮过量之酒，莫贪意外之材；酒多伤人，色多伤身。

冬吃萝卜夏吃姜，免得医生开药方。

若要身体壮，饭菜嚼成浆。

要想健，天天练。

不气不愁，活到白头。《临颍县志》，临颍县志编纂委员会编，李留根主编，中州古籍出版社，1996年10月，694.

第十一章　三门峡市

第一节　灵宝县

仙人石

前人

坐对南山景物妍，遥看举目翠峰巅。旁岩白石如人立，疑是当年采药仙。《灵宝县志·卷九下·艺文下》，民国·孙椿荣修，张象明等纂，民国二十四年（1935）重修铅印本，628-629.

伊尹母化为空桑

吕氏春秋曰：有莘氏女子采桑，得婴儿桑中，其母居伊水。故命之曰：伊尹。伊尹母化为空桑。《灵宝县志·卷十·古迹》，民国·孙椿荣修，张象明等纂，民国二十四年（1935）重修铅印本，729.

重修大留村火神庙记

邑人　许诗

灵宝南山，自商洛嵩卢奔下，按水经门水烛水皆出其麓，合流厥山，为宏农涧，北入太河。说文释山尽曰：厥郭璞书谓地气界水，则止厥山，率诸山而来，俨然如王公大人，长途驻驿憩息，危坐涧谷，峰峦皆揖拱环卫。然地之灵秀，固有不容赞者，山半有地衍如掌。

邑人据其胜，北面为庙，以地居离位，离为少女，乃严饰女像，以事火星环庙十余邑，北而虞芮，南而卢洛，西而湖华，东而崤陕。凡肿疼疮疡，皆往祷之，易疢为安，化凶为福，如响如答。盖地气既钟其灵，人心又萃其神。是以灵贶所及，无问远迩。或疑国家祀有常典，火星为七政之一，陪祀昊天。若非民庶可替，夫礼以义，起帝炎帝而神祝融。虽天子之祭而燷祭亦不废，于亿兆掌六祈以同鬼神。虽太祝之职而荣祭亦得及于党正，况医家谓，诸肿疮疡皆属心火，祷疡于火，亦鬼神情状，感通自然。不然，高皇帝文皇帝皆常严正祀典火星之庙，勒建两京，得通上下，岂无谓欤。

余乡厥山火星之礼，登诸三王，为不谬，质诸二圣为不背，又何疑乎？庙自正德间，栋宇欹侧，丹青剥落，冈壮神居厥山里。

王宗道等乃募取材灰，闳旧制，于嘉靖六年（1527）丁亥正月十一日始事，于十七年十一月十一日落成…………《灵宝县志·附卷前下·赋记》，民国·孙椿荣修，张象明等纂，民国二十四年（1935）重修铅印本，953-955.

虢州卧疾喜刘判官相过水亭

前人

卧疾尝晏起，朝来头未梳。见君胜服药，清活病能除。低柳共系马，小池堪钓鱼。观棋不觉暝，月出水亭初。《灵宝县志·卷之八·艺文下诗》，清·周涂，方胙勋主修，清光绪二年（1876）刻本，6.

卜祝治失明

同治十一年五月，又有羊角风，自西南起到州口镇北。有居人吴姓某遇之，昏晕仆地，移时始醒，双目失明。邻村有卜者，习祝咒之术，试之，越日愈。《灵宝县志·卷之八·禨祥》，清·周涂，方胙勋主修，清光绪二年（1876）刻本，60.

第二节 陕　县

宁元善《农医寓意》附弁言

予农家子，读书而外，惟躬耕自给；又壮年以后，涉猎岐黄术，乡人兼以医目之，二者盖小事耳。虽然事有大小，理无大小，鸢飞鱼跃，触处皆是，意之所会，何在不可，以寄托也。前八月下旬，予在张茅李姻处，与王生君养夜谈碰及平生所私，寓意者如后之一二，以供一笑。而王生嗜学，面嘱成稿，越数日又书促之，遂率而笔之以呈生。意生学于梁巍卿王，逊卿二君者久，而二君实仁斋先生高足弟子，源渊有自持衡必允，庶几其有以贶我矣。光绪十二年（1886）十月朔日自序。

农家深犁壅土上粪，皆所以固根本使之，有力培养之义也。至于芸苗去草，期于无害扩充克治之义也。芸苗一事，天德王道，俱在以己心论之。众草净尽，然后吾苗得以生植长养，犹去私以存理也，于德也。以苗心体之，一时未芸，则苗一时有害。一处未芸，则苗一处有害。荷锄而前难缓须臾，犹除暴安良，恻然于东征西怨，南征北怨之象也，王道也。

去草易，去莠难，草之害苗，不过一锄之力耳；莠之乱苗，犹伪君子也。柳批诛舞文之吏曰：贼吏犯法，法在文吏，乱法法亡，意亦如此。

世医谓补药为王道，克药为霸道，非也。当补而补，当克而克，皆王道也，正也。不以正则不徒克者为霸，即补者亦计其功，谋利之私矣。故尝与友人论治术，曰：无心为利，则汤武之征伐，亦为王；有意近名，则学尧舜之揖让亦为霸。

医为仁术。若畏首畏尾，不敢下手，则人死于病矣。然或轻意尝试，误投药剂，则又死于医矣。此可以知胆大心小之说。

昔人谓用药如用兵，盖言慎也。然值仁义之师如时雨，故用药必顺。而后一往无前节制之，师如高山，故用药以律而后万全无害，二者宜兼得之。

司马君实云，士君子在世，不为良相必为良医者之事，调理阴阳，审其人之虚实寒热，而顺治之，使生道畅遂元气充足而已。推此以治天下相业也。观此则禹稷皋夔，以至周召望散，尤为生民以来之良医。

俗云：年年防旱，夜夜防贼。防贼则勤守，视严扃闭而已；防旱则易，田畴务耕、稼预积储，如古人余一余三是也。推而言之，未雨而绸缪，未渴绠汲，未病而节饮食，戒嗜欲，未伤而审居处，严动履皆为防患之事。至于欲未萌而养其善心，培其正气，天下国家未乱未危而制治，保邦乃防之大者也。

有老农曰：庄稼只怕护根草，此言极有理。当初芸者，以为细小而忽之，至于盛大遂为苗害，正如杨涟疏中，所谓乱臣贼子，皆起于一念之肆，而其祸遂至于滔天。易曰：履霜坚冰，至君子杜渐防微，良有以也。

阳生阴成，相须而不可相无。夏日阳在外，故晒麦。地不掩犁沟，欲阳之人也。秋耕不晒，阳气在内，恐其出也。然非得雨水则种子不出，所谓独阳不生也。春夏秋雨潦连，阴不得阳气则苗禾不长，且或杀伤，所谓独阴不成也。推之人物，男女雌雄牝牡，莫不如是，此道之显然者，凡民由之而不知耳。

农家顺天时，因地利辨物宜尽人事，无时无处而可以不留意者也。观豳风七月之诗可见。《本草》云：茯苓能通心火下交于肾，远志能引肾水上交于心。吾每遇上火下寒症用此二味，在心为不克之克，在肾为不补之补，殆取坎离既济之义乎。

医者，治人以培养正气为本。正气足则病不生。即偶有病而治之易，为力如独参汤之类，未病之先已愈，之后皆宜用之。正犹二程所谓，致知在敬养，知莫善于寡欲者，盖涵养本源之道也。

亥子之分，今日气将尽，明日气将来，气虚年老人当此，或咳嗽，或急促，烦躁不能寐。《本草》云：干姜能续将绝之气，故吾治此等病恒用之，盖取终万物始万物之义也。然则冬春之交，贞元会合之时，至诚无息因然矣。若天下国家处治乱，盛衰存亡兴废之际，非大有为者其能保乎。

统体各具一本，万殊之说，请即以一段田、一粒粟、一株树明之，十亩方田，发育禾苗，满目青翠，一抹无际，统体也；分视撮土，生长一苗，为花为实，自成一物，各具也。颗粒入地能生能发，一本也。及其成苗，或岔数茎结实为穗，则自一穗之中已有千万粒不等，此一本，散为万殊也。由穗而归茎，由茎而归根，要皆原于此颗粒，此万殊归于一本也。田间一树，根柢盘固，四周地底一本也。及出而为干，又分数大枝，数大枝又分数十小枝，各枝又分数千百叶，结数百千万子，此一本散为万殊也。由子叶而归于小枝，又归于大枝，又归于干，归于根柢，要皆此根柢所为，此万殊归于一本也。

农家之利求于天，取于地，出于一己为其所当为得之，不得则听之而已，无一切机械变诈，亏人害物之私，故为本业，亦为正业。

五谷所以养人，求饱求好虽不节，犹为人用。甚则狗彘食人食，虽不检犹有用，至于僮仆之弃粟豆，妇女之抛米面，童幼之沦熟食于粪土泥沙中，以有用而置诸无用，乃暴殄天物之甚者，以理言之，必遭饥馑之祸而弃于天矣。

是非易辨，似是之非难辨。如脉条云，肾脉沉兮须有孕，无孕还须败血成，有孕宜补，败血宜克，二者局于一脉，误用克补则杀人矣。代脉停止而至数有，定结脉亦停止而至数无，定二者至数不审，误以郁结者为断绝，则亦担搁人命矣。医家此类甚多，论学论治论人尤不少，姑举此以为例。

农家辨种，最宜断绝罂粟，贪婪之子以为可得倍利。不知害人之物贮储于家，男女少年或以小忿而食之，立刻毒毙。一朝之失，百倍难偿。又况疾病小效，取用甚便，日渐月染，烟瘾遂成，耗财废事，促命辱身，败家绝嗣，恒由此矣。太公曰：利天下者，久必享其福，害天下者，久必受其祸，思量及此，可为寒心。

后稷降种，非能作为，是物以子民也。盖水土既平，草木俱生，圣人就中辨其色，尝其味，知其为养人之物，特地收贮，普示于民，使之树□生生不已耳。圣人先天下而开其物，此其一端。

天下万世之大，医有三而岐黄不与焉。天地以二气五行医，春夏长养以为补，秋冬肃杀以为克是也。帝王以政事，医教养以为补，刑罚以为克是也。圣贤以道德医，孔子教人为仁而抑其过，引其不及；孟子为人揭出性善而攻其邪，心充其善端是也。然则世之医者，不得此意，不知此理，岂良医乎？

风寒暑湿，一切外感之疾，恒由内伤。盖木朽则虫育，物腐则蛊生，人少则禽兽繁，气衰则邪渗入，自然之理也。故扶养正气，为医家之要着。

方今村社，最耗财者，莫如淫祀。至于演戏，尤为伤风败俗。所以然者，人才饱暖，便思行乐，但正教不明，无饮蜡吹豳之美意以导之耳。礼庶人祭本社土谷之神，吾乡立有社仓，则宜祭仓神，意欲如古人祈报故事。于二月出仓，十月还仓，时设立土谷神位，配以仓神，金鼓旗旄，以为迎送之仪，灌献拜跪以行降参之礼。事讫，则饮福食惠，讲习乡约，又本乡约遗意，作为曲歌，使之咏歌舞蹈，以宣畅其性情。血气之郁滞则释躁平矜，众心鼓舞，欣然敦本业而归善道矣。此亦未始非乡间一乐事也。

古人论疾，不患四肢之伤，而患心腑之痛。论学亦然，所谓因心术而事，为岐因事，为而人品岐也。论治亦然，所谓正心以正朝廷，正朝廷以正百官，正百官以正万民也。

农人饱为忘饥，则不敢一日不勤俭；王者安不忘危，则不敢一日不惕，厉皆持盈保泰之意。昔人有诗云：锄禾日当午，汗滴禾下土。谁知盘中餐，粒粒皆辛苦。周公曰：先知稼穑之艰难，乃逸。唐太宗教高宗曰：汝知稼穑之艰难，则常有斯饭矣。皆深于体悉者。

不知药性而妄用之，负斯药矣；知药性而不知病者所宜，负斯人矣。朱子谓尽人物之性，必知之，明而处之，当此其一端也。《学记》曰，进而不顾其安，使人不由其诚，教人不尽其材，亦是此理。

昔人谓性未善，米其为米者，禾之本性也。其为灰包为眯，眯为硬秕等类则异，气坏之非其性也。人性本善，其不善者，亦气禀之拘，物欲之蔽，习俗之染，有以坏之耳，岂本然哉。

药性谓大黄、黄连皆大寒，主泻肺脾之火。然一则走而不守，如专征之将，逢寇则除，一遇不留阴中之阳也；一则守而不走，如守城之臣，效死勿去，万变不移阴中之阴也。含混用之，不当其才，即不能尽其性矣，此类甚多，可以隅反。

公田在上，而民曰雨我；农人在下，而君曰食我。馌南亩尝旨否民事也，而田畯至喜于貉，载绩为酒民事也，而献豣（古代指三岁的猪；亦泛指大猪、大兽。）祝寿，为公子裘裳，想见三代以上，君民一体之意，与同优荣之气象。

人身一气充周是为统体，至于内五脏六腑，外达五官百骸乃各具也。无一息之停止流行也，无一毫之遗漏对待也。此只就气言之，论理亦然，医者见到此地，可与言学矣。

农家耕耘收藏，截然分为四大节对待也。耕而后耘，耘后收，收而后藏，流行也。又农家一岁勤劳不遑安息，亦为统体之说，就中分为中大节，又从四大节中分为无数事件，是又各具之说也。触类而思，不一而足，姑举现在言之耳。

俗云：九月雷声发，二九一百八，此理非农家。所知盖雷为阳之精，二月出地，八月入地，乃常理也。九月有雷是阳气不入乾，燥无雨，宜有百八十日之数。医者之病，大概有八，一曰谋利，二曰沽名，三曰市恩，四曰轻试，五曰将就，六曰苟且，七曰刚愎任性，八曰乘戾伤物。此八病者能自医，然后尽其心，尽其道，尽其才，以与人而已，不与焉，其庶几乎。

礼运以人情为田，言心地也。心地宜安定纯净，礼者敬而已矣。遵规矩守法度，内肃外庄，培养本原如耕者之柔和土膏剪除草莽，使地有方也。故曰，修礼以耕，有心术而后有事为义者宜也。大而纲常，小而日用，随时随处，尽其当然如种者，辨地之高下燥湿，审土壤之黄白赤黑，以种所当种也。故曰，陈义以种事为之，中理欲分途是公私邪正，是非善恶所由判也，必也。精以察之，知所以扩充，天理克治，人欲如褥者之留苗去草，使无荒芜也。故曰：讲学以褥此，犹一理也。自一至万莫不如是，然后会万理为一则聚之说也。仁则无私欲，而纯乎天理宗统之，地如百谷成熟，尽数而收之吾家也。故曰：存仁以聚，至于和养性情，消融渣滓，则在咏歌舞蹈中从容得之，如田夫朝饔夕飧餍饫乎？此而含哺鼓腹以游嬉也，故曰播乐以安。

俗云：麦收当年雨，盖秋雨多则麦根深入，得地力愈厚，来春发生自然茂盛，犹士人学养兼到，则应事接物自有识，量财力。所谓息深者，达叠积厚者，流光也。四时循环无端，冬虽一岁之终，收闭有力，即来春之本，农家耕耘收藏，即一岁言之，其实藏又耕之，本也。故诗曰：亟其乘屋，其始播百谷，阴阳寒暑，昼夜皆如此。

人之气息分阴阳，即分盛衰。一日之内，子时一阳生，有向上之义；午时一阴生，有向下之义。人生于寅，此时三才始全。医家诊脉就此时按大衍之数，每部分浮中沉，各取五十动，以决症候，不惟盛衰，可卜亦死生寿夭之所由定也。人身一小天地，非知道者，孰能知之。

害苗之虫有四，螟食心，螣食叶，蟊食根，贼食节。食根最重心，次之节，又次之叶，则末矣。譬之人之动作，食叶者，事不差而处置者，差也；食节者，事体之差也；食心者，意念之差也；食根者，心地之差也。

前各具统体之说，在农事中，只消套杨龟山言性一句以了之。曰：天下无地外之苗，而地无不在。《陕县志·卷十三·实业》，民国·欧阳珍修，韩嘉会等纂，民国二十五年（1936）铅印本，393-397.

普济院

魏野

河上似江边，寺临河掩关。百年人自老，一阁意常闲。野阔连天碧，苔多遍地斑。数声离岸橹，几点到洲船。寒食花藏县，重阳菊满湾。悬崖分鸟道，隔水似尘寰。雨急和僧语，云高共鹤攀。磬声喧水槛，帆影落波澜。雁去归汾曲，槎来犯斗间。冷斋如有暇，到此屡开颜。《陕县志·卷二十三·诗徵》，民国·欧阳珍修，韩嘉会等纂，民国二十五年（1936）铅印本，915.

对菊思客

吴师澄

酒熟花开客到迟，当花对酒我吟诗。千回百转难成句，入耳时闻车马驰。《陕县志·卷二十三·诗徵》，民国·欧阳珍修，韩嘉会等纂，民国二十五年（1936）铅印本，935.

咏菊

兀友桂

花草百般笑我顽，逢人不惯作奴颜。一生知己惟陶令，隐逸名传宇宙间。《陕县志·卷二十三·诗徵》，民国·欧阳珍修，韩嘉会等纂，民国二十五年（1936）铅印

本，935.

黄帝见广成子

庚信

治身紫府，问政青邱。龙湖鼎没，丹灶珠流。兴云即雨，落木先秋。至道须极，长生可求。《陕州直隶州志·卷之十三·艺文赋诗》，清·赵希曾主修，清光绪十七至十八年（1891—1892）刻本，9.

过老子庙

仙居怀圣德，灵庙肃神心。草合人迹断，尘浓鸟迹深。流沙丹灶没，关路紫烟沉。独伤千载后，空余松柏林。《陕州直隶州志·卷之十三·艺文赋诗》，清·赵希曾主修，清光绪十七至十八年（1891—1892）刻本，10.

鼎原

李白

黄帝铸鼎荆山涯，不炼黄金炼丹砂。骑龙飞去太清家，云愁海思令人嗟。宫中彩女颜如花，飘然挥手凌紫霞。乘风总总登鸾车，登鸾车，侍轩辕，遨游青天中，其乐不可言。《陕州直隶州志·卷之十三·艺文赋诗》，清·赵希曾主修，清光绪十七至十八年（1891—1892）刻本，15.

鼎原

段豸

铸鼎原头起晚风，昔人曾此泣遗弓。小臣亦抱终天恨，万古轩辕我孝宗。《陕州直隶州志·卷之十三·艺文赋诗》，清·赵希曾主修，清光绪十七至十八年（1891—1892）刻本，15.

鼎原

徐凝

黄帝旌旗云不回，空遗片石碧崔巍。有时风卷鼎湖水，散作晴天雨点来。《陕州直隶州志·卷之十三·艺文赋诗》，清·赵希曾主修，清光绪十七至十八年（1891—1892）刻本，15.

鼎湖歌

黄帝铸鼎荆山麓，六丁运斤鬼夜哭。山魈水魅入炉锤，雕刻万形镇百族。餐霞炼石不纪年，一掬丹砂飞紫烟。紫烟上青天六宫，飒飒吹鹅管百姓。扰扰攀龙髯此时，帝方驾云軿……《陕州直隶州志·卷之十三·艺文诗》，清·赵希曾主修，清光绪十七至十八年（1891—1892）刻本，57.

伊尹

吕氏春秋曰，有莘氏女子采桑，得婴儿桑中，其母居伊水，故命之曰伊尹。《陕州直隶州志·卷之十五·纪遗纪异》，清·赵希曾主修，清光绪十七至十八年（1891—1892）刻本，31.

第三节　渑池县

家产灵芝

道光中，洪阳刘岱云家，产芝一本。《渑池县志·卷之十九·祥异》，民国·陆绍治主修，英华石印馆，民国十七年（1928）石印本，5.

楼产石芝

咸丰中，石泉村席春碑楼中，产石芝一本。《渑池县志·卷之十九·祥异》民国·陆绍治主修，英华石印馆，民国十七年（1928）石印本，5.

禁私贩鸦片

嘉庆十八年（1813）七月，禁私贩鸦片烟，及官民服者罪。《渑池县志·卷二十·大事记》，民国·陆绍治主修，英华石印馆，民国十七年（1928）石印本，8.

嘉庆十八年（1813）七月，政府令禁：私贩鸦片烟及官民服者治罪。《渑池县志》，渑池县志编纂委员会，汉语大辞典出版社，1991年5月，11.

刘岱云传

刘季平

先生字澍普，号岩溪，别号重极子，平十一世祖也。始祖光祚，明刑曹郎；太高祖骁以明经，辟内阁中书，累世者儒相望。先生幼即思光前业，不以世俗闻达，婴心塾师教以举业，辄不应。曰：儒者，自有名教，顾屑屑为此耶。新安县郭渔村为忘年交，以女妻之，彼此过访，动数十日不绝，由此益加淬励非甚要。足不出门，积三十年，经史百家，靡不澈究底蕴。前人佚讹异同，多为补订辨明之。为文深奥，郁浓古茂，坚卓垒垒然追汉唐而上，族人贫无养及不能读者，辄鬻田贷偿之。平昔处家，严肃闺门，内雅不闻声，有道气所蕴，人无知者。所著有《铅笔刀录》四十卷，《摘要》八卷，《衡言》二卷，《文范》一卷，《诗则述要》二卷，《兰堂诗草》二卷，《年号类编补》一卷，《古哲贯集》二卷，《四诊书要》二卷，《文集》二卷，《集古七律百首》待梓。《渑池县志·卷之十一·艺文志》，民国·陆绍治主修，英华石印馆，民国十七年（1928）石印本，8-9.

黄芩的心为啥是黑的（传说）

姚光

很早很早以前，渑池县北韶山上长着很多很多的黄芩和人参，黄芩和人参同住在深山相依相靠，是一对很好的朋友。据说，那时候黄芩的心不是黑的，而是和外皮一样黄澄澄的颜色。

韶山方圆的穷人们，整天上山打柴卖柴，肚子饿了就随便在山上找点野菜，挖点能吃的东西充饥，日子一长，人们知道了人参能滋补身体，能治病。此后，谁要有了病，便到韶山上挖点人参一吃就好啦。所以，这一带的穷人们再也不受病的苦头了。谁知道这事情被当地的一家大员外知道了，他便带领了狗腿子霸占了山头，出了告示，不准人们上山打柴，也不许人们上山挖人参。他命令狗腿子每天在山上为他挖人参，想发大财，直弄得人参"家破人亡"，再也无法容身了。

一天夜里，人参哭着对黄芩说："朋友呀朋友，我可是要搬家了，我要再不走，那些狠心的人就要把我弄得断子绝孙了。"

黄芩听说老朋友要搬家，心里很难受，便问道："你往哪里去呢？"

"我要到关外去了，你不要对任何人讲就是了。"

黄芩对天发誓说："人参大哥，你只管放心吧！我要是走漏了你的消息，叫我黑心烂肝。"

第二天，员外和狗腿子们再也找不到人参了，一些不识货的家伙逮住黄芩大挖起来，这一下黄芩受不了啦，它忙喊道："我不是人参，是黄芩呀！"

"那人参去哪儿啦，你说出来，我们就不挖你。"黄芩一五一十把人参搬家的事都说了出来。

人参搬家到关外的消息，一传十，十传百，一股风传开啦，一下传到关外。就在这个时候，对朋友不忠诚的黄芩的心，一下就变成黑的了。《渑池县志》，渑池县志编纂委员会，汉语大辞典出版社，1991年5月，500-501.

第四节　卢氏县

创建卢医庙戏楼记

莫士帅

尝阅毛子戏说而知戏非古也，祀神而用戏尤非古也。然而《周礼》大傩之制，元衣朱裳执戈扬盾以索室驱疫。县儒谓其近于戏，则是在古为傩者。在今为戏，世俗祀神咸用矣，而余谓用之。卢医神庙为尤宜，何也？卢医以岐黄之术逐瘟灭疠，俾世免疢疴而登寿域者，已非一日。起虢太子之死我卢，更为显应，流传既久，至今常验。故建庙禋祀以来，里人往往献戏，则是戏也。既有以达其敬神明之忱，而或神威之所至，假此优孟衣冠拔沉捐滞，如方向氏所掌，以和四时之气，以驱百疫之灾而使民无夭札。物无庇疠，是即囊匣中之三斗火一壶水也，岂徒区区娱神云尔哉。且戏楼之建同蛇议之有年而艰于倡始之无人。今周蔡而二君肩任其事，凡鸠工庀材，靡不殚心而同志亦各捐赀共勷盛世，是以不越月而告竣焉。想诸君或亦有见于是而为此甚盛之举，余又何必过执毛子之说谓戏为非古而不可祀神也。《卢氏县志·卷十四·艺文》，清·光绪十八年（1892）刊本，799.

第五节　阌乡县

黄帝铸鼎原碑铭并序

（唐）王颜

惟天为大，惟地尧则之；惟道为大，惟黄帝得之。《南华经》曰：道神鬼神，帝生天生地，黄帝守一，气衍三坟，以治人之性命乃铸鼎，兹原鼎成，上升得神，帝之道原有为谷之变，铭纪铸鼎之神。铭曰：道能神帝，帝在于人。大哉，上古轩辕，为君化人，以道铸鼎，自神汉武秦皇仙冀徒勒去道日远，失德及仁恭，惟我唐玄德为临，方始昌运，皇天所亲，唐兴兹原名常鼎新。《阌乡县志·卷十二·艺文志碑铭》，清·梁溥主修，清乾隆十二年（1747）刻本，1.

黄帝铸鼎原碑铭（并序）

惟天为大，惟地尧则之；惟道为大，惟黄帝得之。《南华经》曰：道神鬼神，帝生天生地，黄帝守一，气衍三坟，以治人之性命遹铸鼎，兹原鼎成，上升得神，帝之道原有为谷之变，铭纪铸鼎之神，铭曰：道能神帝，帝在于人。大哉，上古轩辕，为君化人，以道铸鼎，自神汉武秦皇仙冀徒勒去道日远，失德及仁恭，惟我唐玄德为临，方始昌运，皇天所亲，唐与（正文是"与"字颇分明，而碑阴释为"兴"字，恐有误）兹原名常鼎新。

铭并序一百三十七字。虔州刺史泰原王颜撰。华放刺史兼御史中丞陈郡袁滋籀书。唐贞元十七年（801）岁次辛□正月九日癸卯书。

此碑在城南十里铸鼎原，黄帝庙内，庙无住持，无人保管，经风雨剥食残缺不完，颇难辨认，上年欲移洛阳，今在达紫营。

又按：碑阴载王颜进表，谓得玉石佩于原上，深地四尺，为皇帝上升时小臣遗坠物，则怪异而不足信，今不录。《新修阌乡县志·卷十九·艺文志金石》，民国·韩嘉会等纂修，民国二十一年（1932）铅印本，730-731.

新修养济院记

刘思怒

邑旧有养济院，而故址无存，盖颓废之日久矣。光绪辛卯（1891）秋，余始捧檄权邑事，即议修建，顾公私赤立，费无从出。越明年春三月，输赋于同库，讫尚有羡余百三十余金。余曰：此太仓余粒，留以惠吾民者也，其修养济院为宜。于是益以邑中捐款及赎镪都二百八十金有奇，遂于城南隅，相度官地，鸠工庀材諏吉兴作。经始于六月初旬，阅三月而工竣。为大门一年，正屋五楹，垣墙四周，实用银二百零六金有奇，尚存银七十余金。余将以为修理街道，疏浚沟渠之用，牵连并及示，不以前项钱没官也。吾因之有感矣，人之欲善，谁不如我，使是羡余百三十余金者，岁岁而累之，其沾溉吾民，不更溥乎。抑闻之，愚民可与乐成，难与图始，今余既倡捐于前，而邑士庶乐输于后，曾不数月成。兹钜观是始事之难，余既与邑士庶共图之矣。至有基勿坏，乐观厥成，是在继长增高以为久远计耳。或筹经费以作岁修，或捐地亩以为永业，安知阌邑之大不有人焉。出而善持其后耶，余日望之矣。院成书此以志岁月，凡监工衔名及捐资姓氏。例书碑阴，俾不者有所观感焉。《新修阌乡县志·卷二十·文徵》，民国·韩嘉会等纂修，民国二十一年（1932）铅印本，821-822.

重修铸鼎原黄帝庙奎星楼记

孙叔谦

阌乡城东南十里，岗峦起伏，孤峰独秀，士人呼为黄帝陵，盖铸鼎原故址也。古史谓黄帝铸鼎于荆山之下，即为其地。相传汉唐尝立庙于兹，今谨存王颜所为碑铭，又石庙一间。明万历中，县令黄力始为庙三楹，以祀黄帝，又于庙后起奎星楼相对，而以其旁为僧舍数间。天启三年（1623），庙毁于火。崇祯初，李服义重修之，明末冠至，又毁焉。国朝康熙中，耿君文蔚复建庙。乾隆丙寅，梁君溥从邑人请，重构奎楼高六七丈。咸同之际，庙因兵燹被焚，僧舍亦无存。

余以己丑秋来莅，是邑时方议修河堤，相度地势，暇日偕邑人循视至此。曰：此县城来脉也，胡倾圮若斯。邑人因历述庙楼兴废，以为地据巽方，实为一邑文明所关。今斯邑科名不振已四十余年，或以此故。余乃亟思所以培植之，与绅士筹资重修庙宇，并立僧舍六间，旧建奎星楼亦皆丹垩一新。功甫竣，而余调任武陟。又三年，甲午科刘生必勃举于乡，于是邑人士欣喜相告，以谓风气之转移，科名且自此益盛也。书来索余为文，记其事。

余谓形法家言是乌，可尽信哉。刘生之获举果因修楼而后验乎。夫因其废而复修之者，地之有司之事也。为其事而务求其名，施之于正且不可。况于为学，吾愿邑之父老，教子弟以修身立行植其基，讲学为文，穷其理。黄帝曰：日中必费言，功效之自至也。诸生慎勿泥风水之说，以扰其精进之功，是则余之所厚望也。夫有志之士，其以余言为信否耶。时光绪二十一年五月。《新修阌乡县志·卷二十·文徵》，民国·韩嘉会等纂修，民国二十一年（1932）铅印本，827-828.

药王神祠记

（清）国朝张士运邑人

药王神祠，在西峪山下，地号乱石滩，庙仅三楹，却砑左右危石，磅礴松桧皆蓊蔚异常，木残碑载。重修之年在明初。曾有晋中一人患奇症，势不复生，祷之神忽现，缟衣士持药饵如粟米，投之立起。叩姓氏自称孙道人，久居阌之乱石滩，约以逾岁清明相访，届期载金帛遍访道人不得恝，庙下见一神像熟识其为缟衣士也。顾题额孙真人祠，因大悟感泣新其祠纪，石以去至隆万中颇增庙基本，迄天启纪元。

余方垂髫每于清明时，远迩祝神士女塞四路者数日。明经张元凤、张元鲲，诸生张起蛟、张泰运，首事拓大祠宇几六十间楼阁，崔嵬壮鹿足冠一邑，至今一方有疾辄祷药，药之辄效。云考真人者孙思邈名为唐开元进士，学达岐黄之术，封药王，其侣韦公名慈藏盖药圣也。相偕而针龙疗虎驯之，如蜿蜒玉兔关中耀州，龙穴南山为洞长数十里，河水横亘洞中异物群伏，人多不能穷其际。余家西峪为终南一孤山，峙灵秀神固择其地而楼歘。不然何山色崚嶒映带，神祠楼台，耸翠碧灿，诸峰尝于风晨雨夕籁传龙吟虎啸，谓非寿世之灵区，吾阌之胜概乎，请志之，书慎厥崇祀其亦千秋之徽典哉。《阌乡县志·卷九·艺文志》，清·梁溥主修，清乾隆十二年（1747）刻本，49.

唐轩辕黄帝铸鼎碑铭

在阌乡县，贞元十一年（795），虢州刺史王颜撰，华州刺史袁兹书。

碑高七尺二寸五分，广三尺九寸，十三行，行二十二字，篆书。其阴分三列，上列释文，二十一行，行十二字；中列表二十行，行二十一字；下列官名十五行，行九字，皆正书篆文，不录碑阴。释文云：惟天为大，惟帝尧则之；惟道为大，惟黄帝得之。《南华经》曰：道神鬼神帝，生天生地。黄帝守一气，衍三坟，以治人之性命，遁铸鼎兹原。鼎成上升。得神帝之道，原有为谷之变，铭记铸鼎之神。铭曰道（阙）神帝，帝在于人。大哉上古，轩辕为君。化人以道，铸鼎自神，汉武秦皇，仙冀徒勤。去道日远，失德及仁。恭惟我唐，（庙讳）元德为邻。方始昌运，皇天所亲，唐与兹原，名常鼎新。

铭并序一百三十七字，虢州刺史太原王颜撰，华州刺史兼御史中丞陈郡袁兹书，唐贞元十（阙）岁次辛（阙二字）月（阙二）朔（阙）日建（上一列）进（阙三）表，臣颜言国家虔奉道源天下久安□，化伏见能事，必举善迹，必旌臣所部湖城县界有，铸鼎原是轩辕黄帝，鼎成上仙之所（阙□）详史册县……《陕州直隶州志·卷之十四·金石志》，清·赵希曾主修，清光绪十七至十八年（1891—1892）刻本，74.

妖狐避孝子

明，薛章，字上达，正贡生，早丧父。及母没，哀毁逾礼，庐于墓侧，负土成邱，植树百株，其枯者复荣，玄鸟夜鸣，白兔驯绕。弘治十二年（1499），有司以状闻，未及施行会礼部，火灾奏疏俱毁，而章疏独存，因异其事，遂旌表焉。泾野吕楠吊其墓，以诗哭之，曰：孝子黄泉下，高明日月悬。访君逢二月，别我尤千年。庐墓能训兔，为官未买田。踌躇思往训，松下独潸然。又，章以明经入都至燕邸，有一女被妖狐缠扰，久不愈。狐一日忽语女曰：我明日不来。女问其故。狐曰：有阌邑薛孝子至此，吾当避之。狐去，女告之父，父候至晚，章果至。其父语以故，且求救，章辞。父固请章用朱书"薛章到此，百无禁忌"，狐果远遁，而女疾遂大愈。事见惊奇传祀乡贤。《新修阌乡县志·卷十六·人物孝义》，民国·韩嘉会等纂修，民国二十一年（1932）铅印本，501.

病不用罂粟

师尚慎，字礼斋，留果村人，少贫力农，入庠，后在潼关大留屯教授。多年每夜担粪，晚致充裕。年八十八，耿直不阿，疾时有劝以吸罂粟者，辄怒斥之。华阴王逊曰：今时论吸罂粟不吸罂粟，是一大界限。道光间禁律犯者，即加极刑。延至于今四五十年，无贵贱贫富，男女见不为怪，世风至此，曷悼胜欤其败废。至于人鬼不象皆自不怪，始尚慎以八十八龄老翁疾时，怒斥劝者，纵使医药无济，以不吸罂粟而死，羸于吸罂粟而生者多矣。《新修阌乡县志·卷十六·人物质行》，民国·韩嘉会等纂修，民国二十一年（1932）铅印本，524.

黄帝见广成子

庾信

问政青邱龙湖鼎，没丹灶珠流兴云。即雨落木先秋至，道须极长生可求。《新修阌乡县志·卷二十·诗徽》，民国·韩嘉会等纂修，民国二十一年（1932）铅印本，855.

鼎原

李白

黄帝铸鼎荆山涯，不炼黄金炼丹砂。骑龙飞去太清家，云愁海思令人嗟。宫中彩女颜如花，飘然挥手凌紫霞。乘风纵体登鸾车，登鸾车侍轩辕，遨游青天中，其乐不可言。《新修阌乡县志·卷二十·诗徽》，民国·韩嘉会等纂修，民国二十一年（1932）铅印本，856.

黄帝旌旗去不回，空遗片石碧崔巍。有时风卷鼎湖水，散作晴天雨点来。《新修阌乡县志·卷二十·诗徽》，民国·韩嘉会等纂修，民国二十一年（1932）铅印本，866.

刘咸

湖城之南一舍许，野色微茫霭烟树。中有数亩之平原，传是轩辕铸鼎处。轩辕去世几千年，尚留圣迹人间传。至今原头一片地，紫芝瑶草独鲜鲜。昔闻黄帝初铸鼎，采铜曾上荆山顶。荆山之神各效灵，涌出铜来总金铤。一朝陶铸功既成，天遣灵物来相迎。后宫彩女多得道，几人能解随之升。可怜小臣身无力，拔尽龙髯攀莫及。殷勤抱得乌号弓，空向湖城仰天泣。我来吊古披榛荆，按图考迹重临登。垂衣之制见今日，相像临风思不胜。《新修阌乡县志·卷二十·诗徽》，民国·韩嘉会等纂修，民国二十一年（1932）铅印本，870.

姚黄［《阌乡县志·卷之十二·艺文志诗》，清·汪鼎臣纂修，清光绪二十年（1894）刻本，37，作"姚寅"］

龙骑天外神仙去，弓抱人间嵩岫深。闻有丹炉遗石上，烟霞封锁不堪寻。《新修阌乡县志·卷二十·诗徽》，民国·韩嘉会等纂修，民国二十一年（1932）铅印本，874.

吴晛

铸鼎调元合上玄，轩皇龙德本先天。不知古史言多寓，却令秦王误学仙。《新修阌乡县志·卷二十·诗徽》，民国·韩嘉会等纂修，民国二十一年（1932）铅印本，878.

崔与

古宫寂寞掩枯槐，罨画山川半绿苔。人自登仙龙已去，野花无数鸟飞来。《阌乡县志·卷之十二·艺文志诗》，清·汪鼎臣纂修，清光绪二十年（1894）刻本，29.

叚豸

铸鼎原头起晚风，昔人曾此泣遗弓。小臣亦抱终天恨，万古轩辕我孝宗。《阌乡县志·卷之十二·艺文志诗》，清·汪鼎臣纂修，清光绪二十年（1894）刻本，37.

铸鼎原

张汉

不许扳髯直上仙，衣冠遗葬世空传。采金人去闲风雨，铸鼎原荒老岁年。鸟祇夜号弓学月，龙随云化冶沉烟。青阳主祀吾宗远，弓冶寻思太古前。《新修阌乡县志·卷二十·诗徽》，民国·韩嘉会等纂修，民国二十一年（1932）铅印本，879.

过铸鼎原

刘沧

黄帝修真万国朝，鼎成龙驾上丹霄。天风乍起河声远，海雾渐深龙节遥。仙界日长青鸟渡，御衣香散紫霞飘。唯留古迹寒原在，碧水苍苍空寂寥。《阌乡县志·卷之十二·艺文志诗》，清·汪鼎臣纂修，清光绪二十年（1894）刻本，32.

上阳宫望幸

刘长卿

玉辇西巡久未还，春光犹入上阳间。万木长承新雨露，千门空对旧河山。深花寂寂宫门闭，细草青青御路闲。独见彩云飞不尽，只应来去候龙颜。《阌乡县志·卷之十二·艺文志诗》，清·汪鼎臣纂修，清光绪二十年（1894）刻本，32.

轩辕台

陈子昂

北登阌邱望，求古轩辕台。应龙已不见，牧马空黄埃。尚想广成子，遗迹白云隈。《新修阌乡县志·卷二十·诗徽》，民国·韩嘉会等纂修，民国二十一年（1932）铅印本，856.

鼎原怀古

邢云路

黄帝骑龙飞上天，臣民思治泣湖边。秦皇汉武千年后，不学垂衣只学仙。《新修阌乡县志·卷二十·诗徽》，民国·韩嘉会等纂修，民国二十一年（1932）铅印本，868.

霍鹏

轩皇铸鼎在荆山，仙驾飘飘竟不还。弓抱鸟号怜易堕，骑随龙节邈难攀。瑞云疑见黄河上，神草应生碧嶂间。为问丹方无处觅，年年湖水自潺湲。《新修阌乡县志·卷二十·诗徽》，民国·韩嘉会等纂修，民国二十一年（1932）铅印本，876.

鼎湖二首 ［《阌乡县志·卷之十二·艺文志诗》，清·汪鼎臣纂修，清光绪二十年（1894）刻本，37，作"鼎湖原二首"，下有作者"王士祯"］

轩辕铸鼎古荆山，弓堕龙髯不可攀。多事桥陵一杯土，伴他鸿冢在人间。《新修阌乡县志·卷二十·诗徽》，民国·韩嘉会等纂修，民国二十一年（1932）铅印本，876.

素女为师态万方，如闻天老教轩皇。马肝已讳文成死，又见神君祀柏梁。《新修阌乡县志·卷二十·诗徽》，民国·韩嘉会等纂修，民国二十一年（1932）铅印本，876.

游炼真宫

张肇基

曲磴攀萝上，晴霞拂画栏。神芝生瓦角，仙犬吠云端。石气侵衣湿，钟声落涧寒。道人有幽致，留客饭琅玕。《新修阌乡县志·卷二十·诗徽》，民国·韩嘉会等纂修，民国二十一年（1932）铅印本，878.

秋日游鼎原映奎楼

左守忠

路转崎岖景便幽，高风不断石林秋。照人霜叶红于染，拂袖岚光翠欲流。几过野桥横绝涧，遥从古刹觅高楼。鼎原直与天相连，奎壁辉煌贯斗牛。《新修阌乡县志·卷二十·诗徽》，民国·韩嘉会等纂修，民国二十一年（1932）铅印本，878.

轩鼎烟霞

不信骑龙去，高原有帝陵。首山当面出，湖水望澄。官纪随时易，云光自昔凝。攀萝来绝顶，瞻拜意何胜。《阌乡县志·卷之十二·艺文志诗》，清·汪鼎臣纂修，清光绪二十年（1894）刻本，52.

刘光

只是垂衣配帝天，不因铸鼎便升仙。世人错认骑龙语，翘首红云几岁年。《阌乡县志·卷之十二·艺文志诗》，清·汪鼎臣纂修，清光绪二十年（1894）刻本，55.

仙诗五首

元和十二年，虢州湖城天仙乡吴清妻杨监真，因病不食，静坐入定，四月十五日夜忽不见，十七日县令自焚香祝请，四更从牛屋上□目乘鹤，到华山仙方台见尊师，念夫在请归，□□冠鹤送来，得受仙诗五首：

其一

道启真心觉渐清，天教绝粒应精诚。云外仙歌笙管合，花间风弦步虚声（一作：天教绝粒应精诚，首启真心觉渐清）。

其二

君隐处当一星，莲花山头饭。黄精仙人掌上经（首名缺，第二名缺一字，第三句缺二字。）

其三

飞鸟莫到人莫攀，一隐十年不下山。袖中短书谁为远，华山道士买药还。

其四

□□焚香坐醮坛，庭尤露湿渐更阑。净水仙童调玉液，春□□客化金丹。

其五

□念精思引彩霞，焚香虚室讨烟花。道合云霄游紫府，湛然真境瑞皇家。《阌乡县志·卷之十二·纪事拾遗》，清·梁溥主修，清乾隆十二年（1747）刻本，6-7.

第十二章　南阳市

第一节　南　阳

张仲景先生祠墓记

桑芸参伯

粤稽金匮玉函之书，莫不称仲景先生。先生为涅阳人，灵帝时举孝廉，为长沙太守，后以医名世。有知其概者，至询先生宅里丘墓，鲜克详焉。前此纪载者，略其良二千石而以方技列之。后之学者，虽珍其编以起沉疴，遵其术以擅专门而无操琴而见闻□之貌，讲易而宿王弼之冢者，又何怪沧田陆谷堙古迹于蔡云莽砾也？然今之追慕古人，与古人膭灵今人恒相求，而间一相值，俱有机缘分际焉。如曹江之祠，因中郎而益彰，蜀梵之刹逢潞公而始大，虽一时风流稚尚而与洞庭传书，汾阴出鼎，何以异也。

涅阳者隶宛，故先生为南阳人，郡东高阜处，父老久传为先生墓与故宅。洪武初有指挥郭云仆齐碑，墓遂没于耕牧。越二百六十余载，为崇祯戊辰初夏，有兰阳冯应鳌者，为诸生时，感寒疾几殆恍惚有神人黄衣金冠，以手抚其体百节通活。问抚者为谁，神曰：我汉长沙太守南阳张仲景也。千古奇事。我有千古憾事，盖为我释之？南阳城东三里许有祠，祠后七十步有墓，岁久平芜，今将凿井其上，封之惟于□□□□愈非梦也，丸丹也。

是秋日应鳌千里走南阳，访先生祠墓不可得。怅惘间，谒三皇庙，□□□医，内有衣冠须眉与病中所见脂合者，吮尘□□□宇，乃仲景像也。因步庙后求先生墓，为祝县丞蔬圃矣。具道此种有古贤墓，丞怪之，病述病中奇梦，丞益怪之。应鳌纪石庙中而去。后数年，兵寇交订，鳌不复来园。园丁掘井圃中，丈余得石碣题曰：汉长沙太守医圣张仲景墓。是郭弁虽仆而犹仅存者此也，□一有石洞，幽窈闻风雷震撼声，惧而封之。癸酉，南阳诸生应省试与应鳌遇言之甚悉。又数年，癸巳应鳌谒选得昆阳司训，昆阳亦隶宛入郡，过先生墓，墓虽封尚未能式廓兆域，以酬夙志。

呜呼，先生拯冯广闻于危病之际，而不能接祝丞之惑，显风雷于石穴之中而不能止畚锸之，鳌皆有机缘分际焉。井不凿则碣不出，碣不出，则人信广文祠中之石不如信园丁。隧道之碑，独数百年晦厄于郭指挥，而忽一旦感梦于冯广文。象法住世亦有纪年，龙沙显迹亦关运气，所称千古憾事亦千古奇事，洵不诬也。宛府墓张尹，三异闻其事，二奇之，以长沙棠憩孔迩又木□□源仕于宛，为弟子□墓修祠职也。捐资斜义建祠三楹于墓后，门庑垣□悉备，与城西诸葛庐相望，遂为宛中千古佳话，则冯广文其介绍而张府丞其后起子云哉。当汉桓灵时，北寺擅权，西园鬻爵，有志者筑坏而遁扫轨，而楼感惴惴，俊厨后及之祸。先生小试长沙退而著书以垂后世，盖嘉惠斯民未见诸□行者，寓于消渗迕和，为万世苏疲癃而跻仁寿，岂非有所托以成名，而道固进于方技之外哉？当时华佗服其论而王粲逊其哲，固非建安诸才子可颉颃也。

先生处不可为之际，以治世子谱寓于医理，张丞值大有为之时，法寿世之心，用之于直隶千古知己又不止，区区世系之同，祠宇之筑也。祠称张君请记于□，此笔以纪颠末时余□藩宛汝云。《南阳县志·卷六·艺文志下》，清·张光祖纂修，清康熙三十二年（1693）刻本，6-9.

募建张医圣祠序

张三异，郡倅涅阳人

纵观庙貌有壬有林，设郊坛以崇祀帝王圣贤礼也。降而曲学巫医，同你颉颃焉。称王你圣立庙，世祝者□也。人抱形质贯精神，见生而不见其生，见死而不见其不死，是故日月书交能以寒暑杀人，贫富贵贱能以喜怒杀人。至仁揽阴阳之辔，调四气之和，□□人扎物无疵厉此上古岐黄鬼区所谓，医于不生不死者也。后世见生死而一些兴，一些兴而愈乱，太乙雷之炮炙，秦越人之操针治其死者也。长桑君饮上池，仓公配火剂治其生者也。泊三代秦汉各家指不胜屈伏，而篇帙浩繁，授受秘隐以奇方为鬼物，以用药如用兵，医学不明生死之大惑也。

东汉鼎兴张公玑崛起申宛出守，星河淡然，黄绶雅志青囊探赜索隐，发古人之未发，传后世以难传，注炎农本经，纂伤寒论证。先圣后圣若合符节虽世不乏同出之辈，擅一代绝技若神针能易人肠胃，奇矣。非中虑也，元宴能辨深甲乙奥矣，泻造化也，罗浮肘后有方好神仙导引之术，元化龙宫得济有青蛇自额之诞，是故自赭鞭草木以来称王者二而圣，则不甘概许何也。医王以功砭石酒醪能割制人，能生活人，然功必自己出，功多□法，恒不传，医圣以道理脉方书能开发人，能普渡人。功不必自己出，功大而世无不济，故医之有张公仲景，关邪存正承前启后，犹桥之孟轲也，称之曰圣，殆非□也。

某生也晚性耽故□□按甘伯宗名医图已识，南阳有仲景奈龙蛇□运，城郭沧桑铜驼荆棘。顺治乙未莅郡事公，余与同寅王亦安策焉。东行冯吊关门蒿莱齐颓有山刹归，然□横碣仆进野叟而问之曰，历代名医像也，像后各□提及，拜礼至张公不觉瞿然警诧曰，是非伯宗图所绘之医圣者乎。故肰而来即野叟，且神其说曰越□武即张公墓道三十年前。今叶博士冯某疾且□□圣，活人且云祠后七十七步有冢，埋没已久上凿穿井踵访拜奠立碑而去，去后果有穿井者得石碣，实墓也，下如有风雷声。且步数悉如博士言于。嗟人之能生人者，恒穷于己之生，公之能生人者犹济于己之不生，则非特通生死之穷而直通于不生不死之穷，圣耶否耶。

奈何祠驳落而祀湮废也，某不孺□署力绵，纵捐俸以集同志诹谷鸠工为数椽裸将之地徐理其夜台永志不朽，或亦报功之典所克□平夫。黄鹤以侑酒觞青鸳以供梵呗喜施者，尚非□冈斩岂于医圣而惜之特引其端。《南阳县志·卷六·艺文志下》，清·张光祖纂修，清康熙三十二年（1693）刻本，9-11.

汉长沙太守张仲景灵应碑记

冯应鳌□□教论

戊辰菊月鳌之来兹土也，果得先生之庙，观先生之□若先生之墓，则千岁之余陵谷沧桑鞠为园蔬矣。问其地主则为祝姓，以贡士为县丞者，鳌欲求尺寸地偿其值而闲之不封不树，止存其迹，祝怒而叱曰：子□且狂何妄诞，乃尔以数百里外之人，言数百年前志事欲以无稽之言，坏人四十亩园圃，世有买绫绵而剪之其中之尺寸者乎？欲买则全买之，不肰知之。果真即指其地掘之，果有踪迹愿捐其地，如无踪迹子当有以自处。鳌笑而应之曰：鬼神之事，若有若无□笃之言，如幻如梦旁观之人，将信将疑，且某之至此封古人之冢乎，抑发古人之冢乎。掘之若无鳌诚妄且诞矣，掘之若有愈不忍也。知其意至坚畏其言之厉，不得已乃立卷石纪其事而去，去后一二年间□□，恶其不便而碎其石者所仅存者，步数耳。

又一年间，果穿井于今墓之西数步内，井方成而旋毁，且压没井者于其下，掘之终日而出，其人犹无恙也。发井于今墓所穿之丈余，得石碣，果先生墓也，下有石洞幽深不测，如闻风吼且数步悉与鳌言不□惧而封之，一时传为异事。始信鳌言之非妄且诞也。虽知鬼神之德之盛诚之不可掩也。迨癸西场屋宁□宛南人士，往往为鳌言，鳌即欲复来谒先生之庙，□先生之墓建祠广地耳志。但惧人微力绵且妄异萍拾青紫或得如其志以上报先生。及癸未丙戌□额再加点终不能列名正榜，益自愧不能如其志□上报先生也。且流氛土寇途路梗塞如是者。

又数年，戊子鳌以克明经，癸巳筮训昆阳人，昆阳今在草莽中不可居。鳌私自度日叶为宛南属邑且兵焚后田多为石，而易求庶墓田，可图如吾志以上报先生耶。已而至叶即求谒先生之庙，庙貌未烬，观先生之像，肖像惟存及拜先生之墓，墓虽巃然而全，但□为洳流浸渍畦田偏处也。鳌叹曰，有微者如是况□之无考者乎，求其故碑而石已泐，碣已断倾没于□垣，荆榛中矣。鳌叹曰：二三十年如是况千百万世年间之土，人及住持已若隔世事，而不能言其概矣。鳌叹曰：观而加是况所闻所传者乎，问其地而祝而已，而杨已三易其主矣。鳌叹曰：地无常主果如是，子□谋补前石而断驳缺略，极不可考，辛年又祧子□秋者，昔卓锡此地尝集碎碑而录之，迄今犹能腑笥臧也。

后又匠王姓者掘地耳得其断石，与僧言相待噎，亦奇矣。乃求宛广文董拜恳之杨，杨亦许近墓地及神道若干，既而以暂主业未果。未几而归之，原业包矣。包孝廉，公既乃弟侄茂才，咸有捐地之志，会叹阳郡月张公金坛亦安，王公俱以名进士佐是郡相继莅郡，事政暇来游于此，张公感其事且伤。鳌志之难成慨为募疏请之上台，谋之同寅倡诸州邑长各轮金钱若干，助工役若干，乃表先生之墓，□先生之祠于墓后，包孝廉公既乃弟侄捐其地，南阳卫守司王公豁其租永为先生祠墓地，整饬夜台归，□□两庑俱备正殿三楹，乃作重门冠以高亭，救之□之百堵皆典经之营不日而成，墓北神道树置□珉，募号爱载厥志维永鳌亦以甘金襄厥功因□□，藩修庙之碑阴题曰：汉长沙太守医圣张仲景祠。志旁曰，先生讳机，举孝廉，南阳人，以碑在庙前庙后旧祠且明祠墓之相连也，并求先生当年手著活人等书藏之庙中，以活天下万世之人，庶几先生之志可行，先生之精神浩然流行于天地间，鳌亦可借手以报先生之万一。

云抑又近闻东门乡耆陈诚曰，传闻今新祠后高阜处即先生故宅，迄今仍以张名巷，巷道之西，旧有土人世祝先生所。今仍有石额其门曰张真人祠，其中之神则为张仙或流传之久而误之耶。抑明医中如抱朴子亦有仙翁之称，而孙思邈华元化诸人又有真人之号或真人与仙乃至人之通称乎，汉阳公初有二仙祠之议或亦有见于斯而然，与时二是一总未可知，俟稽古君子或搜遗书而考或进父老而问药先生之故宅，又从此闻矣。因稍前石而附记之，其前石不增损一言者存旧也。并□碣藏于其下者，志实也，更为附石并藏者虑远也，兼使儿辈各执微劳于片石者不世，世子孙无忘兹土且以永报也，昔顺治十有三载，□□之桂月也，状自丙甲上□之，戊辰草木盖已二十易矣，应鳌薰沐□□再□。《南阳县志·卷六·艺文志下》，清·张光祖纂修，清康熙三十二年（1693）刻本，12-15.

汉长沙太守张玑墓碣

年阙

黄叔林《中州金石考》云：在县治东仲景墓前，明宋祝姓，穿井墓侧得石碣。冯应龙张仲景灵应碑后记曰：戊辰菊月鳌之来□土也。采得先生之庙，观先生之像，若先生之墓则千岁之余陵谷，沧桑鞠为园蔬矣。间其地主则为祝姓，以贡士为县丞，奇鳌□□尺寸之尝其值而闲之，不封不树，止存其迹。祝怒而叱曰，子稚且狂，何妄乃尔，以数百里外之人，言数百年前之事，歆以无稽之言，坏人四十里园圃□□□□，□□□□之尺寸者乎。欲买则全买之，然知之□□□指其鳌□之，果有踪迹，愿捐其□，如无踪迹，□□以自处，鳌笑而应之，曰鬼神之事，若有若无，危笃之言如幻如梦，旁观将信将疑，且某之至此封古人之冢乎，抑发古人之冢乎，掘之若无鳌诚□且诞矣。掘之若有，愈不忍也，知其意之坚，要其言之事，不得已乃立卷石，纪其事而去。去后一二年间，闻有恶其不便而碎其石者，所仅存者步数耳。又一二年间，果穿井于今墓之西数步内，井方成而旋毁，且压没井者，于其下掘之丈余，得石碣，果先生墓也，下若石洞幽深不测，如闻风吼，且步数悉与鳌言不爽，□□封之，一时传为异事。始信鳌言之，非妄且诞也，□□□□□□□□，诚之不可掩也，迨癸□□□□□□□□人士往往为鳌言，鳌即□得□□□□□□□□□□□□□□□□□但惧人，□□□□□□□□□□□□□□□□，以上报先生及癸未□□□□，□□□□□□□□□□正榜，益自愧，不能如其□，以上报先生□□□□□□□□□□□□□□□□，□□诚昆阳□□□□□□□□□□□度日，□□□□□□□□□□□□□□，□□可图如吾意，以上报先生□□□，药自来，谒先生之庙，庙观未尽观先生之像，有像垂存及拜先生之□□□□□□□□□，□□□□□□□□□，□□□□□□□□□，□□隐曰，有徵言如是，况□□无考者乎，不其□□□石已□□□断倾，没于□□□□□□，鳌叹曰：二三十年，如是况千百万世乎，问之士□及住持，已若隔世事，而不能言其慨矣。鳌叹曰：观面如是况，所闻所传闻者乎，问其地而祝而已而杨已三易其主矣。鳌叹曰：地无常主，果如是乎，即谋补，前石而断驳阙略，几无可考，幸有□子□□者，昔卓锡此地，尝集碎碑而录之，迄今犹能腹简藏也，仿有匠夫王姓者，掘地而得其断石，□□□□□一二矣。□□宛广交重拜恳之杨，杨亦许近墓比及神道若干，既而以暂主业未岁，未几而归之，原业包矣，包孝廉公，暨乃弟侄，茂才咸有捐地之意，会汉阳□□□公全坛亭安，王公俱以名进士，佐是郡相，□□□事政暇来游于此，张公感其事，且伤鳌志之难，成与为募，疏请之上台谋之，同寅倡诸□邑长，各输金钱若干，助工役若干，乃表先生之墓，专先生之祠于墓后，包孝廉公暨乃弟侄捐其地，南阳卫守司工，公□其租，永为先生祀墓地，□□夜台□□□□□□□□□□□，三□乃作重门，冠以高亭救之筑之，百堵皆兴，经之营之，不日而成墓碑，神道树之，贞珉募疏爰载厥志，维永鳌亦以廿金襄厥，功因借唐藩修庙之碑阴题曰：汉长沙太守医圣张仲景祠。

墓志旁曰：先生讳玑，举孝廉，南阳人。以碑在庙前，庙即旧祠，且明祠，墓之相连也。并求先生当年手著活人等书藏之庙中，以活天下万世之人，庶几先生之志，可行先生之精神，浩然流行于天地间，鳌亦可惜乎。以报先生之万一。

云抑又近闻，东门乡耆陈诚曰，传闻今新祠后，高阜处即先生故宅，迄今仍以张名巷，巷道之西，旧有土人世祝先生所。今仍有石额其门，曰张真人祠，其中之神则为张仙，或流传之久而误之耶，抑名医中如抱朴子，亦有仙翁之□□，□□□□□□□□□，又有真人之号，或真人与□□至人之□□□□，阳公初有二仙祠之议，或亦有见于□□，然真是二是一，总未可知矣。稽石君子或搜遗书而考，或进□老而问要先生之故宅，又从此阅矣，因补前石而附记之，其前石不增损一，言者存旧也，并断碣藏于下者，志实也，更为附石并藏者，虑远也，兼使儿辈各执微劳于片石者，示世世子孙无忘兹土，且以永报□。时顺治十有三载，丙早之桂月也，然自丙□□□之戊辰，草木□已三三易矣。按此记则碣佚已久，附此俟，考事详陵墓。《南阳县志·

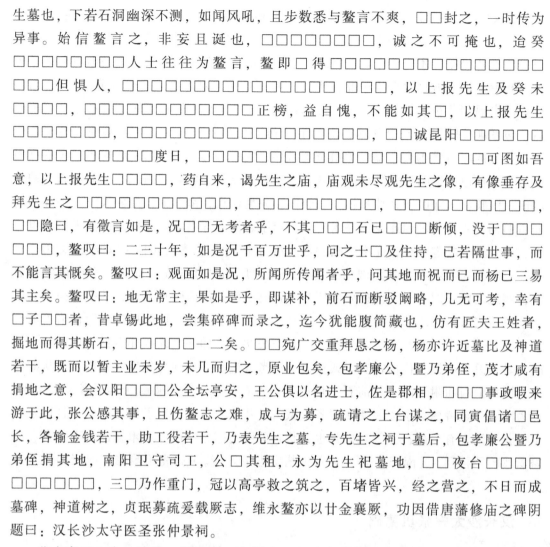

卷十·艺文志》，清·潘守廉修，张嘉谋纂，清光绪三十年（1904）刊本，960-964.

张仲景先生祠墓记

（参伯）桑芸（榆次人）

粤稽金匮玉函之书，莫不称仲景先生，先生为涅阳人，灵帝时举孝廉，为长沙太守，后以医名世。世人有知其概者，至询先生宅里丘墓，鲜克详焉。前此纪载者，略其良二千石而以方技列之，又何怪沧田陆谷堙古迹于荟云莽砾也？然今之追慕古人，与古人庸灵今人恒相求，而间一相值，俱有机缘分际焉。涅阳昔隶宛，故先生为南阳人，郡东高阜处，父老相传为先生墓与故宅在焉。洪武初，有指挥郭云仆其碑，墓遂没。越二百六十余年，为崇祯戊辰，有兰阳诸生冯应鳌者，感寒疾几殆，恍惚有神人，黄衣金冠，以手抚其体，百节通活。问抚者为谁，神曰："我汉长沙太守南阳张仲景也。我有千古憾事，盖为我释之？南阳城东四里许有祠，祠后七十七步有墓，岁久平芜，今将凿井其上，封之惟子。"忽不见。病良愈，非梦也。

是秋九月，应鳌千里走南阳，访先生祠墓不可得。怅惘间谒三皇庙，旁列古名医，内有衣冠须眉与病中所见吻合者，吹尘索壁间字，果仲景像也。因步庙后求先生墓，为祝县丞蔬圃矣。具道此中有古贤墓，丞怪之，并述病中奇异，丞益怪之。应鳌纪石庙中而去。后数年，兵寇交讧，鳌不复来。园丁掘井圃中，丈余得石碣，题曰汉长沙太守医圣张仲景墓。碣下有石洞，幽窈闻风雷震撼声，惧而封之。癸酉，南阳诸生应省试与应鳌遇言之甚悉。又数年，癸巳应鳌谒选得昆阳司训。昆阳亦隶宛入郡，过先生墓，虽封尚未能式廓兆域，以酬夙志。

呜呼，井不凿则碣不出，碣不出则人信广文祠中之石不如信园丁。隧道之碑，独数百年晦厄于郭指挥，而忽一旦感著于冯广文。象法住世亦有纪年，龙沙显迹亦关运会，所称千古憾事，洵不诬也。宛府丞张君三异，闻其事，以本支渊源仕于宛，为地主表墓修祠职也。捐资纠义建祠三楹于墓后，门庑垣阶悉备，与城西诸葛庐相望，遂为宛中吊古佳话。则冯广文其介绍，而张府丞其后起哉。当汉桓灵时，北寺擅权，西园鬻爵，有志者咸惴惴，俊厨顾后及之祸。

先生小试长沙，退而著书，以垂后世。盖嘉惠斯民，未见诸施行者。寓于消渗迟和，为万世苏疲癃而跻仁寿，岂非有所托以成名，而道固进于方技之外哉？当时华佗服其论，而王粲逊其哲，固非建安诸才子可颉颃也。先生处不可为之际，以治世之谱寓之于医理，张丞值大有为之时，法寿世之心，用之于治理，千古知己又不止，区区世系之同，祠宇之筑也。祠成，张君问记于此，笔以纪颠末时余分藩宛汝云。《南阳府志·卷之六·艺文志上》，清·孔传金纂修，清嘉庆十二年（1807）刻本，59-61.

募建张医圣祠序

（同知）张三异（汉阳人）

纵观庙貌有壬有林，以崇祀帝王圣贤礼也。降而曲学巫医，立庙，世祝者何也，人抱形质贯精神，见生而不见其生，见死而不见其不死。是故日月昼夜能以寒暑杀人，贫富贵贱能以喜怒杀人。至仁者揽阴阳之辔，调四气之和，民无夭礼，物无疵厉，此上古岐黄鬼区所谓，医于不生不死者也。后世见生死而医学兴，医学兴而生死愈乱。太乙雷之炮炙，秦越人之操针治其死者也。长桑君饮上池，仓公配火剂治其生者也。泊三代秦汉名家指不胜屈，然而篇帙浩繁，授受秘隐以奇方为鬼物，以用药如用兵，医学不明生死之大惑也。

东汉张公玑屈起申宛出守，星沙淡然，黄绶雅志青囊探赜索隐，发古人之未发，传后世以难传，注炎农本经，纂伤寒论证。先圣后圣若合符节虽世不乏绝技若神针能易人肠胃，奇矣，非中庸也。元晏能辨深甲乙奥矣，泻造化也。罗浮肘后有方好神仙导引之术，元化龙宫得济有青蛇白额之诞，是故自赭鞭草木以来称王者二而圣，则不可概许何也。医王以功砭石酒醴能割制人，能生活人，然功必自己出，功多而法，恒不传。医圣以道理脉方书能开发人，能普渡人，功不必自己出，功大而世无不济。故医之有张公仲景，关邪存正承前启后，犹儒之有孟轲也。称之曰圣，殆非诬也。某生也晚尝按甘伯宗名医图已识，南阳有仲景。

顺治乙未莅郡事公，余与同寅王亦安策焉。东行冯吊关门蒿莱齐颓有山刹峛然，碑横碣仆进野叟而问之曰，历代名医像也，像后各载题记。拜礼至张公不觉瞿然警诧曰，是非伯宗图所谓之医圣者乎。野叟神其说曰越数武即张公墓道三十年前，今叶博士冯某疾且革梦圣，活人且云祠后七十七步有冢，埋没已久上凿穿井踵访拜奠立碑而去，去后果有穿井者，得石碣，实先生墓也。下如有风雷声，步数悉如博士言于。嗟人之能生人者，恒穷于己之生。公之能生人者犹济于己之不生，则非特通生死之穷而直通于不生不死之穷，圣耶否耶，奈何祠驳落而祀湮废也。某不揣水署力绵，拟捐俸以集同志诹谷鸠工为数椽裸将之地徐理其夜台永志不朽，或亦报功之典所克，当特引其端。《南阳府志·卷之六·艺文志上》，清·孔传金纂修，清嘉庆十二年（1807）刻本，61-63.

育婴堂碑记

朱璘

昔皋陶颂舜好生之德，洽于民心。孟夫子谓，文王发政施仁必先鳏寡孤独。诚以生生之道甚广而凡，待我以生者当无不欲遂其生矣。汉章帝元和三年（86），特诏天下婴儿无亲属及有子不能养者，廪给之此育婴所由始。其良法美意亘千载而常存又好生中之第一义也。我朝定鼎以来，百度维贞而矜恤遗孤，首加沛泽东西朔南声教四讫。咸能仰承德意民不夭扎用登仁寿，惟南阳郡城向惟流氛屠戮之惨，仅于荆榛中嘘噢残黎，迄今士知稽古民适聚庐车牛服贾间出阛阓。乃育婴一事，尚未举行殊非所以广好生之德也。

余守兹郡检视从前废黜，次第整饬始得建育婴堂于郡，治之左复捐俸若干金付托典铺，按月取息，以备催乳。然收育遗弃婴孩必先计其乳哺之人，彼此皆安乃可经久贫家数口相依为命，若使只身受雇，拘于官所则在家在外，势难兼顾，恐无有趋赴者。今立条例募一良善耆民住堂登薄，先访有乳妇人愿为乳哺者，俟得一婴，即令抱交，其家每月给银三钱，满一岁即可。喂养每月给米一斗，以资饭食，有愿领为子孙者，量出养钱收贮育婴堂公用。若转卖为他人奴婢，按律治其略卖之罪，至四岁无人愿领许乳母当官批，照准为伊家儿女，以酬乳哺之劳。并委经照两官轮年管理造册，交替永为定规易曰天地之大德曰生书曰若保赤子斯举业上副。

圣朝累叶之涵仁，下续孩提一线之微命良法美意，庶几不至废弛焉矣。爰勒片石以志权舆后之君子触类引申，轸鳏寡抚茕独，本不忍人之心，扩不忍人之政，其利济宁有量哉。《南阳府志·卷之六·艺文志上》，清·孔传金纂修，清嘉庆十二年（1807）刻本，83-85.

涧水服云母

邓郁之，字元亮，新野人，汉太傅，禹之后，隐居不仕。西游太华，遇老人授以金丹火符之术，遂辟谷南岳紫盖峰，日就涧水服云母末少许。一日魏夫人降于室，教以飞升，届期白鹤来迎，遂跨鹤上，升时梁武帝天监十四年十二月三十日也。《南阳府志·卷之五·人物志中》，清·孔传金纂修，清嘉庆十二年（1807）刻本，72.

吊医圣张仲景先生

前人

长沙贤太守，金匮易乌纱。橘圃存棠荫，蒲鞭寄杏花。济民仁政合，寿世德功嘉。回首烧丹处，犹余落照霞。《南阳府志·卷之六·艺文志上》，清·孔传金纂修，清嘉庆十二年（1807）刻本，103.

游杏花山

（明）王象天

谁把山公巧样妆，春花春日绣春裳。红光近映层峦翠，秀色遥喷十里香。不向柳梅争市井，羞同桃李焕门墙。芳菲疑是杏坛素，岂待丝纶制绵章。《南阳府志·卷之六·艺文志中》，清·孔传金纂修，清嘉庆十二年（1807）刻本，38.

桃花洞

（明大学士）李贤（邓州人）

我访桃花洞，桃花犹未开。古柏虬龙舞，悬泉风雨筛。春风吹不断，好鸟忽飞来。焚香对仙侣，愧尔出尘埃。《南阳府志·卷之六·艺文志中》，清·孔传金纂修，清嘉庆十二年（1807）刻本，74.

令叶县时事兼问菊潭遗迹

（户部员外郎前本县知县）高以永（嘉兴人）

自到南阳三户城，故乡云树重含情。离鸿偏向愁边落，□草多从梦里生。数世瞻依凫鸟近，一官眠坐菊潭清。天涯相见殊难得，红叶岗头几望兄。《南阳府志·卷之六·艺文志下》，清·孔传金纂修，清嘉庆十二年（1807）刻本，57.

第二节　方城县

炼真宫重修药王祠记

冯肇易（淇园居士）

州隍东北隅，有炼真宫，不知创自何时。每闻父老相传河上公，曾炼丹于此，其丹炉烬，至今有存。云又谓，汉湖阳公主修真地，而勾漏令葛仙亦讬踪焉。其羽流藏修之，陾欤明初有张三丰者，号邋遢张，留三年，人莫知其寝处。一日题诗壁上而去。成祖靖难后，凡□□□□□□□□□□□□□□□曰，臣方城炼真宫道士也。言讫不见，遂敕下赠宫名曰：仙灵丽殿，阙为之一新，光耀中天，非复人间恒境。

以后又有指甲道人梁者。梁姓高福，名凤颊龙髭，指甲盘掌，因以为号，雅好黄老，精长生术。游秦。秦王重之，推奏世宗黄帝，征至语道德素问，大悦，封为一品真人。询其幽栖处，则以是宫对。遂发帑金，恢扩其域北，玉皇阁前二濡殿东，梓潼祠寿亭侯殿西，韦孙神应王祠巍焕殿。□又皇时更丽，已无何而寝，没于癸巳之泾霖，黄冠星散，殿宇凋落，而韦孙神应王祠更为颓坏。有义匠齐邦信与余弟肇图谋于余曰，玉皇阁功钜力薄难就，徐俟来者，若王祠可勉强新之也，君其图之余，遂请于古唐尹王公，令邦信董其事，遍募达人君子，有不给者，余襄其成焉。

于是，重建王祠而辉煌之。扁曰，□世圣真而寿亭祠像亦装饰一新，凡此皆邦信之□□□，□□□□□□□□□□□丙申之十月越三载，□□□□□□□记之。因术其事，并宫之，梗概勒之，贞珉以示后云。《裕州志·卷之六·艺文志》，清·董学礼原本，宋名立增修，清康熙五十五年（1716）修，清乾隆五年（1740）补刊本，472-475；《裕州志·卷之六·艺文志》，清·董学礼纂修，清乾隆五年（1740）刻本，47-48.

黄石仙踪

董学礼（州守）

缥缈山头访葛仙，高梧修竹几经年。灰余劫火留丹井，松起寒涛撼碧天。步斗坛空驯鹤舞，朝真人去跃鳞旋。万寻苍壁曾题字，谁到崆峒识偓佺。《裕州志·卷之六·诗集志》，清·董学礼原本，宋名立增修，清康熙五十五年（1716）修，清乾隆五年（1740）补刊本，562.

祥异

春秋水旱，螽螟石陨，鸿巢必书，非徒纪灾，凡以示儆也。而后世喜祯祥而恶灾异何欤，不知甘露醴泉，徒足以长侈心而怠政治，和气致祥，乖气致异，感召所必然也。夫虎尽渡河，蝗不入境，非长民者，省愆修德之所致乎。然则祯祥疾疢也。疾疢之不如药石，亦守土者鉴□求莫之明鉴也，是为志。《裕州志·卷之一·地理祥异》，清·董学礼原本，宋名立增修，清康熙五十五年（1716）修，清乾隆五年（1740）补刊本，83-84.

第三节　内乡县

秩祀

圣人本神医出治，质幽而无疑，故国之大事其一在祀，今州县古诸侯国也。诸侯祭境内山川社稷者备物告虔，谓祈时和年丰百谷顺成，民不夭扎物无疵厉也。是在主凶者凝思达气感召于冥漠以交乎神明，若徒视为奉行故事则谬矣。刘康公因敬在养神，夫神所凭依将在德矣。可弗敬与至，王者厉祭之举，其德意忧，渥是善推文王泽及枯骨之仁者，故并以漏泽园附焉。《内乡县志·卷之二·建置志》，清·宝鼎望纂修，清康熙五十一年（1712）刻本，14.

菊潭沿革

大业初，仍置淅阳郡，复改中乡为内乡，立淅阳治于此……淅州改郦为菊潭（故城在今内乡县菊潭保）……六年仍省顺阳入冠军，而菊潭为朱杰所屠，遂废菊潭。武德八年（625），废淅川仍入内乡，并废默水入焉，亦废郦州，仍为新城，并省冠军入焉。贞观元年（627），分天下为十道，诸县俱废，邓州南阳郡统于山南东道。玄宗开元二十四年（736），分新城三千户，复置菊潭县。肃宗天宝元年（742），仍改新城为临淄……汉改临淄为临濑，周以邓州武胜军，并领诸县，如故周省菊潭并省新复默水，俱分入内乡、临濑二县。《内乡县志·卷之一·舆地志》，清·宝鼎望纂修，清康熙五十一年（1712）刻本，5.

菊潭

菊潭，一名菊水，在县西北五十里。《水经注》云，菊水出西北石涧山芳菊豁，亦言出析谷，盖豁涧之异名也。源旁悉出菊草，潭涧滋液极成甘美。云此谷之水土，飡挹长年，司空王畅，太尉袁隗，太傅胡广，并汲饮此水，以自绥养。菊水东南流入于湍。

《一统志》云，菊潭在内乡县西北，源出析谷东石涧山，或云出石马峰，其水重于诸水，傍生甘菊，水极甘馨，有数十家惟饮此水，至百岁之上。其菊茎短、花大，其味甘美，异于它菊，人多收其种传于四方。杜天俊为建上、中、下三洞于上，又建七高祠、李孟祠。《内乡县志·卷之一·舆地志》，清·宝鼎望纂修，清康熙五十一年（1712）刻本，22.

李蓘（菊潭）诗

我来寻圣地，不见一黄花。试问潭边姓，谁为寿者家。凉风吹白石，东雨湿青沙。幸遂闲居愿，行歌老水涯。《内乡县志·卷之一·舆地志》，清·宝鼎望纂修，清康熙五十一年（1712）刻本，22.

李荫（菊潭）诗

偶来当暇日，况复近重阳。潭水含秋色，山风进晚凉。人疑供奉醉，花是邓州黄。十斛如堪致，真知却老方。《内乡县志·卷之一·舆地志》，清·宝鼎望纂修，清康熙五十一年（1712）刻本，22.

许平（菊潭）诗

山下空潭足白云，岚光水色共氤氲。长途客意探幽至，远寺钟声隔垄闻。岩有劈颜标胜迹，苔封断碣阅遗文。落英秋后还堪掇，漫尔临流一醉醺。《内乡县志·卷之一·舆地志》，清·宝鼎望纂修，清康熙五十一年（1712）刻本，22.

许宸过菊潭追忆旧游诗

十年扶服返，曾此一经过。胜地怀词赋，闲心忆钓蓑。垣颓智井满，树老鸟巢多。回首杰英处，荒烟索绿萝。《内乡县志·卷之一·舆地志》，清·宝鼎望纂修，清康熙五十一年（1712）刻本，9.

胡德化（菊潭）诗

狂来飞步陟山阿，逸兴临秋更若何。水冷云寒黄菊少，峰连石断绿苔多。薜萝有意荣游履，鸟雀无情伴啸歌。那得餐英尝对酒，醉中一任舞傞傞。《内乡县志·卷之一·舆地志》，清·宝鼎望纂修，清康熙五十一年（1712）刻本，9.

杜士俊（菊潭）诗

细雨消残暑，新凉减病颜。长携一尊酒，看遍数重山。秋色村村淡，诗情日日闲。餐英聊自适，岂是厌人间。《内乡县志·卷之一·舆地志》，清·宝鼎望纂修，清康熙五十一年（1712）刻本，9.

菊潭秋月

许宸诗

秋深万菊傍溪垂，甘谷名从抱朴知。霭霭云封三寿洞，媚媚月照七高祠。为延山色筑墙短，欲听钟声策马迟。纵酒量无休成底事，谁能至此不情移。《内乡县志·卷之一·舆地志》，清·宝鼎望纂修，清康熙五十一年（1712）刻本，23.

感旧

翰林供奉 李白 陇西成纪人

（六朝）昔在南阳城，惟食独山蕨。忆与崔宗之，白水弄素月。时过菊潭上，纵酒无休歇。泛此黄金花，颓然清歌发。一朝摧玉树，生死殊飘忽。留我孔子琴，琴有人已殁。谁传广陵散，但哭邙山骨。泉户何时明，长扃狐兔窟。《内乡县志·卷之九·艺文志上》，清·宝鼎望纂修，清康熙五十一年（1712）刻本，4.

菊潭

太师温国公谥文正 司马光 夏县人

（宋）琐琐南阳菊，秋潭岁自开。孤根拥红叶，落蕊媚苍苔。正以参苓药，因之植紫台。愿兼金掌露，同入柏梁材。《内乡县志·卷之九·艺文志上》，清·宝鼎望纂修，清康熙五十一年（1712）刻本，7；《内乡县志·卷之九·艺文》，清·宝鼎望纂修，清康熙三十二年（1693）刊本，623.

寻菊潭主人不遇

荆州从事孟浩然

行至菊花潭，村西日已斜。主人登高去，鸡犬空在家。《内乡县志·卷之九·艺文》，清·宝鼎望纂修，清康熙三十二年（1693）刊本，616.

同友游菊潭旋过七峪药师寺分得柳字

李蓘（1531—1609，是明朝嘉靖年间进士、内乡籍人，明代后期著名的南阳诗人。）

（明）春风几日来，东郊半花柳。我欲访名山，因之弄杯酒。菊潭菊未花，余香尚堪嗅。古有澹荡人，高风更存否。灵岩礼药师，哀壑挟兰友。青松抚而高，白云坐来厚。村翁馈我餐，欢言酌大斗。至乐在乡间，陶陶足白首。《内乡县志·卷之九·艺文》，清·宝鼎望纂修，清康熙三十二年（1693）刊本，644.

（明）春风几日来，东郊半花柳。我欲访名山，因之弄杯酒。菊潭菊未花，余香尚堪嗅。古有澹荡人，高风更存否。灵岩礼药师，哀壑挟兰友。青松抚而高，白云坐来厚。村翁馈我餐，欢言酌大斗。至乐在乡间，陶陶足白首。归来卧松窗，喧寂复何有。《内乡县志·卷之九·艺文志上》，清·宝鼎望纂修，清康熙五十一年（1712）刻本，17.

菊潭

李蓘

（明）井菊之下潭水青，上有菊花无数生。谷中人家饮此水，能令上寿皆百龄。汉家宰相亦不俗，月致洛阳三十斛。遗迹芜没无处寻，夜雨春风长荆谷。

其二

（明）浩荡李青莲，清狂孟襄阳。当时各至菊潭上，风流对酒倾壶觞。山树槭槭山菊老，谷中人寿今多少。高贤已去碧山空，千载流光一归鸟。《内乡县志·卷之九·艺文上》，清·宝鼎望纂修，清康熙三十二年（1693）刊本，645-647.

秋日风底寺

太医院使阎藻

（明）僻性爱烟萝，禅林更一过。虚堂秋色满，净院雨花多。斋客联僧话，钟声□为歌。陶然欲结社，尘事几蹉跎。《内乡县志·卷之九·艺文上》，清·宝鼎望纂修，清康熙三十二年（1693）刊本，664.

七峪药师寺

（明）远来恣游乐，疲马击柴扉。雨霁云根出，山寒石发稀。老僧留客住，小鸟傍人飞。危坐悬崖上，相看到夕晖。《内乡县志·卷之九·艺文上》，清·宝鼎望纂修，清康熙三十二年（1693）刊本，664.

秋夜宿菊潭寄怀

宝鼎望

（清）片月悬高岫，寒光处处明。心同潭水静，菊妒夜霜清。兴寄樽前酒，怀深世外情。酬恩犹未展，郁郁愧平生。《内乡县志·卷之九·艺文上》，清·宝鼎望纂修，清康熙三十二年（1693）刊本，675.

奉陪高念祖先生访菊潭

本县儒学训导　刘圻　新蔡人

（清）击马千岩里，清泠泛远香。嘉宾传供奉，雅咏忆襄阳。涧水探幽径，寻花拂晓霜。山灵如不靳，一掬待余尝。《内乡县志·卷之九·艺文志上》，清·宝鼎望纂修，清康熙五十一年（1712）刻本，33.

菊潭记

李袭

菊潭，自古称胜地。余为邑人，屡得游瞩其间，每思为一记事，而因循未举也。今年秋与胡君宗贤竖小，碣于金木寺，再历菊潭。宗贤以为言，会杜生士俊，具片石傍悬志诸石，曰菊潭。在今县北五十里，有山自西北来，逶迤渐昂起，曰丹泉山。有水曰长城水，亦潋潋。北来走山下，山之崖壁嵯岩可二十丈，水涓滴流崖下，下见小坎如盆盎许，清冽水映者，遒菊潭也，盛弘之。

《荆州记》及《抱朴子》皆云：南阳郦县山中有甘谷，水谷左右生甘菊堕水中，世久水味变，居民饮水咸寿，考高者百四五十岁，下者八九十岁。而《后汉书》注，王畅袁隗为南阳令，郦县月输菊水三十斛，胡广久患风羸，休沐南归饮此而愈。自后，诸书无不祖袭其说，而好古擅词之士，率以不抵其地为恨。今观潭水止若盆盎势，固不足以给谷中人家，而山岰潭侧绝无，有菊乌睹，所谓花堕水中，水味变，能寿人者耶。今制内乡岁贡菊例，取他山野菊，小朵卑枝者充之，而竟不求之潭上。则本草称，菊潭甘菊可入药者，可尽信耶。刘蒙菊谱，谓菊有邓州黄、邓州白悉曰菊潭；而欧阳修，亦谓菊潭之菊花小而香，则入药。宜岂宋尚有之。今顾绝耶。无亦录纸上陈说，而实未究其然否也。夫古书之难信也，久矣。贪泉之伤，廉温汤之，蠲病玉井泉之，除沉疴，帝台浆之，愈心疾推类求之，更仆靡尽，曾何必一征验而奚疑于兹潭与菊哉。

内乡之人生其地，而稔于传闻，未闻上世斯谷之多寿也。而独《抱朴子》《荆州记》载之耶，古今时势固不相及，而一何河汉也。志称潭水出石涧，山者岂即兹丹泉山，而古今异名也耶。丹泉山麓有小泉，相传，阴翳时，若见赤光鸡子大者，因以名泉，因以名山，遂称地曰丹水里，而又非尧克三苗于丹水者也。彼丹水在今淅川县西，源出商县竹山东流而下者也。内乡淅川原一县，旧丹水菊潭两县遗址，今皆莫辨，而俗传丹水里几与彼丹水相混，故为少辨之也。金水寺本名冷水，杜生间白，于官更名金水云。《内乡县志·卷之九·艺文志下》，清·宝鼎望纂修，清康熙五十一年（1712）刻本，20-21.

道家老子

道家祖述老子，老子之书言修身治国之道，辞深而旨远，未易测识，后世并称黄老。夫黄帝之道，固未可轻訾也。及观佛氏书，则又汪洋浩瀚，其语明心见并殆，儒之引而不发者，吐露尽矣。且□论其精者，即其徒草衣木食，严栖涧饮，超世绝俗游方之外。其视功名富贵，不啻鸱鸢腐鼠耳，世之溺于势利，膏肓声色痼疾者，正可借以碱砭矫正。世士大夫多信之，其中必有过人者……《内乡县志·卷之五·风俗》，清·宝鼎望纂修，清康熙三十二年（1693）刊本，528.

第四节　唐河县

葛洪山铭

金司徒易州人　张通古

峻哉！华阳恒岳。左巅拱卫，王室盘镇。并燕易溽远界，滱水近漩。三台横翠，四峰插天。修涯蔽景，凤崿昂丽。衡岷逊险，华岱齐肩。黄帝问道，丹成稚川。天阳许碏，攸集群仙。白鹿偃卧，黄雀翩跹。宝经妙蕴，抱一真诠。似玉在璞，如珠返渊。炼气合道，解脱轻蝉。遐思幽侣，羡斯异焉。敢铭数语，勒诸巍然。《续唐县志略·艺文志》，清·王恪纂修，清雍正十二年（1734）刻本，55.

葛山指掌图记

邑人　陈效元

事邑清虚，乃北岳之左臂，以峰名者有四，曰紫云，曰白云，曰碧云，曰天柱；以岩名者有三，曰玉仙，曰滴玉，曰柏嵓；以台名者有三，曰凤凰，曰天风，曰冷空；以洞名者有九，曰偃月，曰丹灶，曰三清，曰桃花，曰朝阳，曰重门，曰莲花（在九峻山），曰三仙，曰盘古（在分水山）；以峪名者有四，曰桃花，曰后齐，曰老姑，曰檀峪；以园名者有二，曰桃园，曰苹果；以寨名者有三，曰凤凰，曰饮凤，曰饮虎；以湖名者有二，曰北龙门，曰西龙门；以谷名才有二，曰前暖门，曰后暖门；以□名者有二，曰歪头，曰舍身。兹山广袤三百余里，其支联岳麓，统于清虚者，乌得尽遗之，或可以俾阅者，一目击然如在指掌间矣。《续唐县志略·艺文志》，清·王恪纂修，清雍正十二年（1734）刻本，55-56.

葛山便览

葛山挺秀者有三峰，东曰紫云峰，时有紫气覆其上，绝顶有碧霞宫，层崖古树，旁有鲍仙姑曝艾石，平如磨盘，在翠盖岭之右。中曰白云峰，真诰呼为层城者也，顶有北岳庙，中岩鸟道曲通小洞，葛仙翁炼丹于内，丹灶犹存，八卦纹痕显然毕露。右曰碧云峰，重巘有偃月洞，偃月子升仙处，洞口古柏倒翻，攀之可入，乃天生阶梯，洞内石壁结花为云龙之状；中巅有老君殿门，旁有蹲虎石，下至九天台，有玉皇殿，右转有耕云坞，真养静之所也。

凤凰台巨石形如凤冠，又名香炉峰，正当藏经阁，即古之渊静观，东西二台，宛然似凤两翼，上界三峰，即凤之三尾也。侧有上清洞，即上清虚宫，有葛仙翁浴丹泉、洗心井在焉。凤凰台之右翼，曰冷空台碑，与天风台同时书镌，西往观淳寨饮虎池，去径谓常有虎饮于池也。台侧有仙奕石，又名烂柯石，昔曾见三仙着棋于此，凤凰台之左翼，曰天风台。

元皇庆元年（1312），大长春宫讲经，师王道亨书镌台曲绕，东有桃花洞，入可三丈，台拖北乃上顶之南天门，从下十八盘至快活三，少息杖履，入天阁门。又登上十八盘，约六里许，方极紫云峰巅，此进香神路也。从神路址转北面西翠崖，曰玉仙岩。奉葛仙翁、鲍仙姑、黄野人玉石像，面目俱带生气。金大定辛卯岁癸巳月，工人吴恭琢北行数武乃凤凰池也。水味甘洌，降白云峰之，次巅蜿蜒三里许，有磨云洞，洞旁古木斜出，如蛟螭欲履洞者，必踏木背以手挽柯，始入此，天造杠梁也。洞深广约室三楹，石上尽生云霞之状，偃月子尝捣药于此，与仙人许碏相往来谈道，故称偃月洞，由天风台而东盘曲数转，恰对下清虚宫西岩，有洞，曰桃花，纵横约丈八，唐天阳真人遍种桃树，故名。

自凤凰台扶杖下四里至仙坑石，世传仙人尝眠其上，又有巨石当路，上镌仙开于字，从仙关石上东岭盘道千余步，曰下清虚，祠葛仙，庵内有半壁□□道人打坐数年而化，循壁而下，不里许到地藏庵。《续唐县志略·艺文志》，清·王恪纂修，清雍正十二年（1734）刻本，56-57.

葛山路程

按括地志云，北岳别名有五，一曰华阳台，即葛山也。高二千六百丈，辽寿昌间洞虚陈真人建修庵观百余所。历元明来尚有七十二庵观之说。又弘治碑记名，安全山仙源录名尋耳。谷自南而游者，出唐县城北行十里登城子岭，十里登记马家佐岭，上漫石道十里至唐梅店五里，过唐河渡上仙姑洞，三里登显圣岭，即洞虚真人神化处。十里至土洞循溪东转十五里至张合庄，达瀑水汪苹果园。北到山神庙，又到地藏庵，又到下清虚宫，约七里许，循西崖上至仙关石。

邑令孙希夔书字由苹果园上西□□□北下过曹溪，上北坡过仙人坟，金敕建洞虚真人尸解墓，二里到仙关石，由瀑水汪近海棠坡，登东岗入滴玉岩，俗名滴水堂。逐涧曲折到上滴水达下滴水，又过苹果园到仙关石，仙关乃登记山之咽喉也。非杖不能升陟，五里到凤凰台，谒葛仙阁，由阁前北阜东折过三官庙，有浴丹泉，泉左三清洞，即上清虚宫也。宫左有凤凰池，又左玉仙岩，南向天风台，上广育宫北入南天门，从登云路入下十八盘，行者缘木梯萝三里到欢喜台，至此舒足为喜也，登记上十八盘鸟道，纡回三里极顶，俯视云山万重，气候攸判矣，东祷碧霞宫，西祷黑帝宫，祈求皆验，西岩上九天台、玉皇殿、老君宫，楼阁矗空，拾级累百，西至冷空台，人立啸石，真神仙窟宅也。南路自城至苹果园，其七十里；西路自大茂山（即太乙宫，俗名西顶），岳岭口，由军城白花里至苹果园，亦七十里；东路自完县由嚓口至苹果园，亦七十里。《续唐县志略·艺文志》，清·王恪纂修，清雍正十二年（1734）刻本，58-59.

第五节　新野县

未见有记载。

第六节　邓　州

医圣张仲景

（清）戴上遴

长沙贤太守，金匮易乌沙。橘圃存棠阴，蒲鞭寄杏花。济民仁政合，寿世德功嘉。回首烧丹处，犹余落照霞。《邓州市志》，邓州市地方志编纂委员会编，王复战主编，中州古籍出版社，1996年9月，802.

豉母冢

邓州外城东南方韩家营菜园里，有座长圆形孤冢，名叫"豉母冢"。相传南宋初年，金兵攻占邓州，伐木掩井，烧杀抢劫，老百姓吃尽苦头，恨透了金兵。这时，南宋抗金英雄岳飞遣岳家军前来收复邓州，但当时邓州瘟疫流行，岳家军多染瘟疫，一时不能出战。

一天，有个白发苍苍的老婆婆手提木桶，来到兵营，将桶里熬成的豆豉汤盛给患病士兵喝。老婆婆说："老妇是祖传名医的女儿，平日靠卖豆豉为生，今见众将士瘟疫在身，用淡豆豉和甘草熬成此汤，献给你们。"将士们喝了老婆婆的豆豉汤，果然病情大减。不久，恢复了健康。他们很感激这位老婆婆，称她为豆豉婆婆，病愈后的岳家军将士，在邓州百姓的支援下，英勇杀敌，一举收复了邓州，并把金兵撵到黄河以北。

当他们回师江南路过邓州时，又想起了这位豆豉婆婆，可是老婆婆已去世了，将士们无不悲痛，他们特到"豆豉婆婆"坟前致哀，捧土添坟，一时聚为高冢，后人把豆豉婆婆的墓冢叫做"豉母冢"。《邓州市志》，邓州市地方志编纂委员会编，王复战主编，中州古籍出版社，1996年9月，586-587.

卫生保健

饭后百步走，能活九十九。

愁一愁，白了头；笑一笑，十年少。

早睡早起，病不惹你。

剃头洗脚，强似吃药。

病来如山倒，病去如抽丝。《邓州市志》，邓州市地方志编纂委员会编，王复战主编，中州古籍出版社，1996年9月，579.

翁先（儿）看病——隔脉（歇后语）

注：翁先（儿），旧戏丑角、中医大夫。封建社会为妇女看病多是挂线诊脉。一次给一女的诊脉，人家捉弄中医大夫，将线纫上针插在床帮上，他未发觉，故叫"隔脉"。《邓州市志》，邓州市地方志编纂委员会编，王复战主编，中州古籍出版社，1996年9月，579.

周湛古方刻石立通衢

周湛（990—1060），字文渊，邓州穰县（今邓州市）人。北宋真宗天禧二年（1018），举进士甲科，为开州（今四川开县）推官。后改任秘书省著作佐郎，通判戎州（今四川宜宾一带）。当地民俗不知医，用祈禳神灵求助巫婆神汉以驱鬼治病，多延误而死。湛察知后用古方刻石立在通衢，教化百姓，并严禁巫婆神汉行骗，自此当地人有病始知用医药。

周湛调任尚书都管员外郎，知虔州（今江西赣县），提点广南东路刑狱。到任后，察知江湖人拐骗贫家子女卖给岭南人家作奴婢。即着衙吏调查搜捕，并布告受害者自报，共得男女2 600人，皆发给费用，令还其家。周湛继调任京西路时，邓州每年劳民数十万人，灌溉州县职田，农民却不得其利，民怨不绝，湛当即予以明令禁止。任盐铁判官时，发觉三司账籍浩繁，胥吏从中舞弊。湛立即审查核实，简化账籍，统一记账法。周湛任江南西路转运使时，州县簿领案牍杂乱无序，且多丢失，百姓讼诉无所凭证，长期纠缠不决。湛于仁宗庆历，皇祐年间（1049—1053）创立管理档案的"千字架阁法"，并奏请朝廷将该法诏令诸路施行。又以籍役不均，百姓巧方避匿，将"诡名挟田"之类归纳为十二事布告于众，并许民众自报，共查出隐瞒者30万户。

周湛为户部判官又任夔州路（川东及鄂西地，今奉节县治）转运使。当时云安（今四川云阳县）连年收民盐课税并输交薪茅，民间不堪其负。湛察知后免除盐课税，省输送薪茅，为百姓所称颂。后周湛判盐铁勾院，以太常少卿值昭文馆，为江淮制置转运使。临行辞朝，仁宗面谕道："不要向京师交纳货赂。"湛对道："决不敢以行贿拉拢为进身之阶。"到任后，湛抓住关键上奏利害，前后达数千事。长江流经舒州（今安徽潜山县），多风沙，湛组织民工 30 万人，凿河 10 里，以避风沙之害，使人民安居无虞。

周湛调任度支副使，旧制惯例，发运司保任军将到三司，不需考核均可升迁，湛一改旧制，经一一核查，无能者 35 人全数免迁。后拜右谏议大夫，出使契丹，辞不行，改知襄州（今湖北襄阳县）。襄人多构竹为屋，岁久侵占官道，屋檐相近，多次火灾为害。湛到任后亲身度量侵占官道远近，近者悉令拆迁，以免火灾为害。一豪门不服，嗾使提点刑狱李穆上奏朝廷，诬说湛破坏民宅，调湛知相州（今安阳县），仁宗嘉祐五年（1060），郁愤而死。《邓州市志》，邓州市地方志编纂委员会编，王复战主编，中州古籍出版社，1996 年 9 月，717.

第十三章 商 丘

第一节 商丘县

商丘地名考

关于商丘的起源有三种说法：一曰阏伯台，又名火神台、火星台。这个"台"就是商丘。相传，唐尧封帝喾高辛氏之子阏伯于商丘，为火正，祀商星，阏伯死后葬于今城西南 3 公里处，墓大如丘，故称商丘。二曰商丘是商族部落的发祥地。商部落先在山东境内，商的始祖启治水有功，从此兴旺发达，自启到相土有三代，活动中心迁徙五次，后迁到商丘。那时候商族人民为避水患，住在土丘之上，于是产生了"商丘"这个地名。三曰商代人把五方分为东、西、南、北、商，商即中的意思。当时科学不发达，一切凭直观，天圆地方我在中央。"商丘，中丘是也"。我住的丘便是商丘、中丘。古无（文字）记载，今无定论，仍三说并存。《商丘县志》，商丘县志编纂委员会编，生活·读书·新知三联书店，1991 年 3 月，67.

卫生谚语

不干不净，吃了生病。

寒从脚起，病从口入。

吃饭先喝汤，胃肠不受伤。

饭后百步走，活到九十九。

害眼洗洗脚，顶吃一剂药。

祸打口里生，病从口里入。

常讲卫生，百病不生。

机器不擦要生锈，人不卫生要短寿。

洗头洗脚，强似吃药。

不吸烟，不喝酒，疾病见了绕道走。

饭前洗净手，饭后漱漱口，不活一百一，也活九十九。

常洗衣常洗澡，常晒被褥疾病少。

有病早治，无病早防。

小病不治成大病，大病不治要人命。

吃药不忌口，枉费大夫手。

常吃葱蒜姜，不劳医生开药方。

身不怕动，脑不怕用。

渴不急饮，饥不急食。

早吃好，午吃饱，晚吃少。

要活九十九，忌烟少喝酒。

要活九十九，整天乐悠悠。

每天吃上三个枣，一辈子不显老。

火越烧越旺，人越练越壮。

越闲越懒，越懒越馋；不懒不馋，益寿延年。《商丘县志》，商丘县志编纂委员会编，生活·读书·新知三联书店，1991 年 3 月，431-432.

重修帝喾祠碑

帝喾祀在帝喾陵前，原祠前立碑甚多，年湮代远，祠碑均遭破坏。现存有明嘉靖四十一年（1562），重修帝喾祠碑，碑文篆字，沿边图案清晰，碑文为进士王儒所撰，郡人杨承休书。《商丘县志》，商丘县志编纂委员会编，生活·读书·新知三联书店，1991 年 3 月，450.

真宗伊尹庙碑赞（有序）

始就于桀，以劝人臣之谊；后归于汤，以济天下之难。咸有一德敷佑万方，大节昭明嗣王服。其训余庆不坠，令子承其家。旧礼攸存，明祀新享。朕因驻跸，永用怀贤。聊复刻铭，庶几旌善。赞曰：成汤之仁，溥率来宾。阿衡之忠，天辅成功。民难既平，嘉谟实真。王室不衰，大训可知。频繁之祭，传于永世。金石之刻，表于褒德。《商丘县志·卷之十二·艺文志王言》，民国·刘德昌纂修，民国二十一年（1932）石印本，2.

阏伯祠记略

侯有造

睢阳古宋地，本帝喾高辛氏子阏伯所居之商邱。邱距城三里许，高八十尺，周二百步。丘之精气上应列星，世称阏伯台，即是邱也。郡乃辰宿之分，伯迁此，主其祀，此帝王世纪，春秋杜预之论也。陶唐氏以为火正，曰伯者，所以有功。而食其墟商邱祠宇，在照碧堂之西，此晁补之手笔也。伯火官，掌祭火星，行火政，后世以为火祖相土契之。曾孙代伯宋其后也，此事物纪原胡宿之策也。爰三纪所载与预宿诸儒之论。

考之，帝喾都于亳，陵庙咸在近郊，距是邦余一舍，世号高辛，里历亘古而不易，夫伯固帝之子黄帝五世孙，圣裔也。唐尧亦帝之子以火德王而主辰祀，乃圣德也。圣德圣裔血，食一方固无疑矣。后之作者，不失商邱扁祀之旧举是祀者，稽乎。此制遵乎。此典庶几可也。祀废，壬辰之变其所存者，惟邱耳。后人不稽所以然之，故遂建王母祠于其上。逮至元大德间，相国史公开府子棣知此郡。今翰林侍读学士李铨为府倅，前太子谕德赵惟新判归德，语翰林国史院编修官江汉高邮，慕官刘滋，内翰李暐伤流浴之谬举，亟命令以阏祠易之。凡数十年，张终辍前论。后又历年三十余载，江西行省参知政事王公仁亦尝语郡之右。族以伯祠兴复为托，未有以应之者。

建康财赋提举范君庭壁闻公之论，奋然力为，建祠三楹于是邱绝顶，徒王母祠于邱麓。不烦有司劳民力，凡栋桷榱题之用工匠，百色之需像设如制，器皿咸新，凡用宝钞三百锭有奇，皆庭壁已赀。《商丘县志·卷之十四·艺文志杂著》，民国·刘德昌纂修，民国二十一年（1932）石印本，16.

重建伊尹殿记略

侯有造

谷熟之南旧县，即古亳。故墟图志散亡，无从考证，亦不知何代而建。两城之间，有冢亩余三十之广，世为伊尹冢，前建祠，祠后设其像，即古巡检李士良率乡耆卞温辈创建。归德府岁时遣官致祭，亦尝奉诏非常祀也。《商丘县志·卷之十四·艺文志杂著》，民国·刘德昌纂修，民国二十一年（1932）石印本，16.

伊尹墓祠记

张元忠

谷熟，昔为名镇，乃三亳故墟之一。外记所载：伊尹殁，帝沃丁以礼致葬于亳，即其地也。世传伊尹墓在焉。其墓周围广数十亩，岌若重冈，虽经河患，陵谷变迁，未尝湮没。况金元县治之碑，其迹不泯。表其南门曰：瞻圣门。盖以其墓奠于南故也。先以县事并入睢阳，惟兹地，以巡检领之。适开封李士良是职镇任，是士警捕有方，而人民无忧，常以举废兴坠为务，初境内有宁得乡，帝喾氏之陵庙在焉。土俗因以地名目其乡曰：高辛。乡士良以为上古帝王之名，以为乡邑之号，良所未宜移文，有司复为宁得乡。又以伊墓在兹，不为庙貌何以瞻仰。于是首捐己俸，采访永备仓使赵义，里人卞温鸠工聚财，构祠于墓地所，考循礼制，敬设圣仪，俾四方之人有所钦崇，此吾侪勇于为义者也。夫圣德圣谟，载诸经传，炳若星日，与天地相终始，岂一拳石之可述也。虽然三代以降数千载之下，不有是举，曷以知圣人之享血食于无穷也。诚可嘉尚，于是手记。《商丘县志·卷之十四·艺文志杂著》，民国·刘德昌纂修，民国二十一年（1932）石印本，16-17.

阏伯台下作

陈维崧

轻飚净纤埃，绿芜没芒屦。渐渐泉眼决，交交雄媒乳。我行出郭游，散屧惬所遇。遥心会鸣禽，霁目契芳树。迤衍历陂陀，陉岘莽回互。峻层观层阜，人云阏伯墓。缨峦荡游氛，带壑歆宿雾。嗟此高辛裔，明禋启麻祀。奈何与实沉，同气相抵梧。悯此田中萁，哀哉一尺布。太息不能言，藤花落如雨。《商丘县志·卷之十八·艺文志古体诗》，民国·刘德昌纂修，民国二十一年（1932）石印本，30.

高辛墓

田兰芳

一峰突岩峣，云是高辛墓地。古柏郁秃枝，飞鸟不敢度。巍巍悚圣子，百灵为呵护。如何殿宇荒，樵牧踏成路。当时已无名，谁复念其父。树头惜啼鸟，冢中隥毚兔。性癖酒量复酸，明禋徒文具。史巫宁纷纭，长官曾弗顾。解鞍憩逆旅，野老为余诉。斯人纵冥顽，不畏遭神怒。忆余傍陇陌，咫尺亦却步。岂惮礼拜劳，苦迫咎景暮。勿更责弗虔，物役乖情愫。回首三叹息，无忠难成恕。《商丘县志·卷之十八·艺文志古体诗》，民国·刘德昌纂修，民国二十一年（1932）石印本，31.

阏伯台

李嵩

莽莽孤城外，天市郁此台。炎辉犹照耀，帝子已蒿莱。鸟雀春呼乱，牛羊夕下来。凄凉残碣在，读罢一兴衰。《商丘县志·卷之十九·艺文志近体诗》，民国·刘德昌纂修，民国二十一年（1932）石印本，8-9.

刘德昌

崇台凌百尺，禋祀历千秋。帝子炎辉远，高辛世泽忧。丰碑云际立，遥郭望中收。旧是龙兴地，坤灵钟此丘。《商丘县志·卷之十九·艺文志近体诗》，民国·刘德昌纂修，民国二十一年（1932）石印本，19.

伊尹祠

范崇儒

谷熟逢南陌，阿衡祠已荒。行藏三聘重，苹藻万年香。月挂苍苍树，诗题短短墙。躬耕人去远，莎草映阶长。《商丘县志·卷之十九·艺文志近体诗》，民国·刘德昌纂修，民国二十一年（1932）石印本，9.

秋日登记阏伯台

侯恪

阏伯台高远瞰城，霞天万树倚孤清。我来正值鸿初到，风至不堪叶乍横。菀苑烟深村巷寂，武陵花尽野溪晴。登临剩有筇枝健，五岳何须愧向平。《商丘县志·卷之十九·艺文志近体诗》，民国·刘德昌纂修，民国二十一年（1932）石印本，9-10.

九日重登阏伯台

侯恪

喜无风雨到重阳，别恨秋残不尽觞。昔岁故人多落魄，一时征雁各分行。高台日暮园林碧，野圃霜寒送菊香。最是茱萸看不得，支离未许病相妨。《商丘县志·卷之十九·艺文志近体诗》，民国·刘德昌纂修，民国二十一年（1932）石印本，10.

九日登阏伯台

侯方岳

黄花开处九秋归，故里萧条旧事非。那更山风吹落帽，好将樽酒送斜辉。天边老树连云断，眼底流霞逐雁飞。醉去登高重回首，荒城返照下渔矶。《商丘县志·卷之十九·艺文志近体诗》，民国·刘德昌纂修，民国二十一年（1932）石印本，13-14.

八日登阏伯台

叶增高

一天晴色暖人日，趁伴争驱阏伯台。柳外香浮分短袖，村边帘漾卖新醋。雪融马渡溪桥软，风静幢迎佛号回。极目郊原怀古意，儿童笑指幸山隈。《商丘县志·卷之十九·艺文志近体诗》，民国·刘德昌纂修，民国二十一年（1932）石印本，20.

第二节　永城县

五老诗

邑令　钟鸣阶

其一　孙豹

白发亦可怜，黄金亦可捐。岂无松菊好，长啸复悠然。停骖访孙子，思邀凤世贤。倚树东皋望，黄云蔽野田。载酒临风醉，微醒聊一眠。世态多零落，我翁独翩翩。优游商山老，何处访名仙。孙豹。《永城县志·卷之三十六·词章诗》，清·岳廷楷纂修，清光绪二十七至二十九年（1901—1903）刻本，5.

其二　黄卷

九皋闲野鹤，千里纵新驹。玉麈恣高论，金兰契大儒。花间听燕语，春到倩人扶。疑义时同晰，浮觞任独呼。枕边留蝶梦，圯上受阴符。为取清风远，苍然写画图。《永城县志·卷之三十六·词章诗》，清·岳廷楷纂修，清光绪二十七至二十九年（1901—1903）刻本，6.

其三　张治邦

华发忽抽簪，青毡一抚琴。摊书常废食，排律自关心。出郭溪流静，诛茅草药深。香醪堪娱老，同社喜相寻。《永城县志·卷之三十六·词章诗》，清·岳廷楷纂修，清光绪二十七至二十九年（1901—1903）刻本，6.

其四　高寀

一倅羞随世，上门肯曳裾。池连吴地水，架富邺侯书。乐事开香社，生涯结老渔。独醒人不厌，往往欲逃虚。《永城县志·卷之三十六·词章诗》，清·岳廷楷纂修，清光绪二十七至二十九年（1901—1903）刻本，6.

其五　李长知

出城瞻紫气，仙李独蟠根。高卧游蓬岛，忘机老羡门。诗篇恣逸兴，樽两乐丘园。何处寻幽赏，徘徊寄石村。《永城县志·卷之三十六·词章诗》，清·岳廷楷纂修，清光绪二十七至二十九年（1901—1903）刻本，6.

梦道治哑

邑西北凡家集，有文昌阁，被黄水冲颓，帝像露处凋敝不堪。一日，暑雨骤至。村中有哑童子以卖角黍为业，过而心怜之，以苇席蔽帝身。夜梦一道者，以针探其喉。及晨，遂能言，乃重新其阁。李巡按为记其異。吕氏《怀清堂杂记》。《永城县志·卷之三十八·杂记》，清·岳廷楷纂修，清光绪二十七至二十九年（1901—1903）刻本，3.

茶草

梁宋之间，每至初春，挑野菜食之。根及苗香脆而微苦，名苣菜。初不能解其字，余诧以为美而仆，人言江南遍地有之，但不食耳，即所云苦菜也。按月令四月苦菜秀，今人多为审其的为何物。考《神农本草》，一名茶草，一名游冬凌、冬不死。诗云：谁谓茶苦又茎茶。如饴尔雅苦菜是也。俗作鹅见菜，又名野苦卖。又颜氏家训引《易通卦验元图》云：苦菜生于寒秋，经冬历春乃成。一名游冬菜，似苦苣，而细断之有白汁，花白似菊，然则宋梁所食者，即茶也。土人呼为苣，苣想以其形似苦苣，字从苣无疑。汪介人《中州杂俎》。《永城县志·卷之三十八·杂记》，清·岳廷楷纂修，清光绪二十七至二十九年（1901—1903）刻本，4.

永城枣干

永城枣干，亦名贡干，一名枣脯，一名白枣。县志均未载其始末。造法：以平刀刮其皮，以圆刀刳其核，晒七八日，贮之器中，名曰晒干可羹食；又用炭火支炕烘三昼夜，名曰干。生食为佳。明宏治宣德时，张皇后携至宫中，遂以入贡。每岁按集派充正贡六百觔（同"斤"），随贡一千斤，每斤折钱四五百不等，户民苦之。咸同间，皖匪斫伐枣树殆尽，抚臣张奏请优免奉，旨致祭天坛必须之贡，未允。吕氏《怀清堂杂记》。《永城县志·卷之三十八·杂记》，清·岳廷楷纂修，清光绪二十七至二十九年（1901—1903）刻本，4.

第三节　虞城县

广济堂记

王士俊（总督）

雍正十二年（1734），知虞城县事张令于县治西关，得旧宅一区，榜曰：广济堂。屋二十四楹，其值一百二十两。召邑人之鳏寡孤独一百五人，以居而授之常饩。捐金则署归德府事，开封郡丞金山四十一两，前归德太守马骙云二十两，令一百两。丞簿司铎以下各有差荐，绅之在籍者则候选员外郎江天增一百两，候选主事杜增二十两，九江太守蔡学灏子理经八十两，余各有差。又士商众庶并力一心，至有妇人之贤若刘门孙氏者，亦百金焉。通计心一千六十两五钱。捐谷则绅士许寅以下，各有差；凡二百十九石一斗，捐地则中丞许公尊甫士正一百亩，棠科耿公子兴宗六十亩，余各有差；凡一百六十亩，醵金所入，则屋之直取之，其赢余复置地四百一亩，庄舍五十六间。于是居有所食，有给衣、有资病，死亡有恤恤，令乃以状白予。

予于是叹令之贤，庶几知民休戚，而虞邑之渐仁摩义，于郅隆之世者，足以见乡邻风俗之美，为大河之冠，何其盛哉。且夫虞自有夏肇封，历世千百，其邑旨一矣。禹贡导荷泽，被评为孟诸，孟诸尔雅十薮之一。又其地故梁孝王，国史称梁居天下膏腴地，厥土物饶二矣。班氏地理志称，宋民厚重多君子。而王仲敷又言：元勋隽老，五世其昌。则王文忠赵康靖诸乡先生之遗泽其风自上乎，是其俗之茂也三矣。若百里之宰，县大夫之政，吾得二人焉。唐李锡宋章炳文也。锡有若井之情名三柳之遗爱，而炳文表彰曩迹，知无不为前事之师，厥治孔良四矣。邑古也，地饶也，俗茂而治良也。其间益抚柔，此民饮食而教诲之，使丁壮缘南亩而鳏寡孤独，穷困之人，亦永有赖焉。以告于吏之长，吏之长以告于天子而无失乎。

圣人仁育万物之心，斯则吏治民生之大者。远者，其必由此也。夫是役也。令贤能子其民。宜书诸典郡者贰邑者，实左右令亦宜书，荐绅先生以倡其县之人，县之人同德比义，前规而随焉。又将大书特书，不一书而已也。遂书之石。张令名无鉴，上虞人丞夏崇谦，新建人簿吴廷清，钱塘人尉秦□梓，宛平人同捐姓氏并勒石阴。其无遗一人，以劝善焉。《虞城县志·卷之八·艺文志》，清·李淇修，席庆云纂，清光绪二十一年（1895）刊本影印，830-832.

医祖华公庙碑记

沈俨（□城人　知县）

公姓华氏，讳佗，字元化，三国时人。史称其晓养性之术，年百岁而有壮容，时皆以为仙，精于医。人或疾结于内，公为䐸腹洗肠，除去疾秽，既而疑合，一月皆平复，盖神技也。广陵吴普从之学，语普以导引事，曰：人体劳动则谷气得消，血脉流通，病不能生，譬犹户枢终不朽也。公技也，近于道矣。然公本士人，耻以医见，又高蹈不仕，沛相陈珪举孝廉，太尉黄琬辟，皆不就。曹操延治头风立愈，旋辞归。操累书召之，又敕郡县发遣，卒不至，操怒杀之。临死出书一卷，与狱吏曰：此可以活人。吏不敢受，其术遂失传。

惜哉！盖操负枭雄之才，意在篡汉。公之初救操也，尚在其罪恶未播之时。及久与操处，其种种不轨之谋，业已败露，公必有大不堪与心者，故托故而还数起，不返卒以见杀。呜乎！当是时，操方欲罗致天下豪杰，以共成大业。海内英俊之徒，皆竟为之用，其心实多忌刻，故孔北海祢正平辈，俱以计致之死。公之不能逃于难也，又何足怪？要其心怀，痛愤不为当恶，孤洁之性自堪，千古后世论公者，仅以方技目之，是岂足以尽公也哉。

公谯人也，谯即今亳州，远近多公庙，虞迩于亳祠者不一。而西关庙则顺治十五年（1658），邑金宪杨公春育所建。今乾隆三年（1738）杨公从孙念祖，率庙旁居民重为修葺落成。余适寓虞，念祖请余文，以勒石。余因考公生平而志之如此。旧志曰：医祖华佗庙，佗公名也。立之祠，书名非义也。余故改为医祖华公庙云。《虞城县志·卷之八·艺文志》，清·李淇修，席庆云纂，清光绪二十一年（1895）刊本影印，838-841.

伊尹庙碑赞

宋真宗

始就于聚，以劝人臣之谊；后归于汤，以济天下之难。成有一德，敷佑万方。大节昭明，嗣王服其训。余庆不坠，令子承其家。旧礼攸存，明祀新享。朕因驻跸，永用怀贤。聊复刻铭，庶几旌善。赞曰：成汤之仁，溥率来宾。阿衡之告，天辅成功。民难既平，嘉谟实真。王室不衰，大训可知。苹繁之祭，传于永世。金石之刻，表于褒德。

注：宋真宗即宋朝皇帝赵恒。《虞城县志·卷之八·艺文志》，清·李淇修，席庆云纂，清光绪二十一年（1895）刊本影印，859-860.

杜康秫酒

杜康即少康，生于丙寅，姒姓，夏代第六位帝王，青壮年时代住虞国。后与大臣靡合兵攻灭寒浞，恢复夏朝。

当夏代传到禹的孙子太康时，因太康淫放失国，夏人立其弟仲康为帝。仲康卒，立其子后相为帝。当时掌管矢射的大臣后羿，欺后相懦弱，篡夺夏政，后相逃出国都。后羿篡政后，用奸臣寒浞为相。不久寒浞杀羿，并霸占其妻室，生浇和稽。后来，寒浞派浇攻灭夏家同姓部落斟灌、斟寻二氏，并将依附于二氏的后相杀害。当时，后相之妻后缗正在怀孕，从墙洞爬出，逃归娘家有仍氏（今山东省济宁一带），生子少康。

少康长大后，当了有仍氏的牧正。此事被寒浞之子浇得知后，急派大臣椒去追杀。少康于乙酉年（时年 20 岁）逃奔有虞（今虞城），隐姓埋名，后在虞国当了管膳食的小官——庖正。

杜康在当庖正期间，恪尽职守，善于创造，先是发明了生产、生活急需的簸箕、扫帚等，继而经过反复试验，终于发明了秫酒（秫，即黏高粱）。这些发明，对虞国农副业的发展起了推动作用，（特别是他的酿酒技术，在民间广为流传，历代沿用不衰，后人称他为酿酒鼻祖。）虞国国君虞思看杜康是夏家后代，又精明能干，便把两个女儿嫁给了他。让他们安居在虞国东南部的纶城，并划给他们方圆 10 里的土地和 500 民众以供其使用。

杜康在虞国居住 20 年，前期主要是管理膳食，并帮助虞思治理国家；后期则把主要精力用于反寒复国的事业上。他广布恩德，安抚民众，联络力量，运筹帷幄，派臣女艾刺探过浇的虚实，派儿子后杼诱惑戈稽。在充分做好准备的基础上与夏朝遗臣靡合兵，一举把过浇灭掉。又派儿子后杼攻杀了戈稽，遂恢复了中断 40 年的夏朝统治，而于乙巳年（时年 40 岁）被迎立为帝，在位 21 年，于丙寅年卒（享年 60 岁）。史称"少康中兴"。《虞城县志·卷之八·艺文志》，清·李淇修，席庆云纂，清光绪二十一年（1895）刊本影印，861-862.

伊尹柏林的传说

位于本县魏堌堆村后面的伊尹林，有 183 棵古罗汉柏，枝粗叶茂，遮天蔽日，千姿百态，蔚为壮观。然而奇怪的是这片古柏，横不成行，竖不成列，一时很难数清，多少年来，给人们留下了这样一段有趣的传说。

隋末时期，程咬金和魏征、秦琼、徐茂公在瓦岗寨聚义，同结金兰。魏征年长为大，秦琼次之，徐茂公是老三，程咬金年龄最小排行第四。后来李世民做了唐朝的皇帝，魏征为第一任宰相，程咬金被封为大将。兄弟之中虽说有的留在京城辅佐朝廷，有的率领兵马镇守边关，但还是经常书来信往，情谊不亚于结盟之初。魏征去世后，恰巧埋在伊尹（商汤宰相）墓东边，两个宰相的坟墓一般大小，不易分辨。一天晚上，程咬金带兵东征路过此处，见亡兄坟丘不由涕泪滂沱，悲恸不已。当即传令军士为魏征封坟设祭。片刻功夫，坟墓封得又高又大。程咬金一看墓冢周围光秃秃的十分凄凉，忙又吩咐军士赶栽罗汉柏。当时，由于程咬金只顾伤心痛哭，忘记指挥，加上天黑夜冷，军士疲惫不堪，所以不管三七二十一，各栽各的，栽好完事。事后才发现所栽柏树行不行、距不距，纵横交错，杂乱无章，很难数清。"魏堌堆的柏树——数不清"。竟成了后人常常挂在嘴边的一句歇后语。

当夜，树栽好后，因军情紧急，程咬金便带领人马匆匆拔寨起营。可这位粗心的大将军，万万没料到竟错把伊尹墓当成了魏征墓，而那座真正的魏征墓，却在该墓东200米处，长满蓬蒿，无人过问。《虞城县志》，虞城县志编委会编，生活·读书·新知三联书店，1991年7月，539.

老王送灯台

传说清朝的雍正皇帝腿上长一大疮，久卧龙床，百医不愈。愁得他吃不下饭，睡不着觉，眼看龙体一天天消瘦。正在这时，忽听说西天活佛那里有灵丹妙药，可治好他的疮，就决定差人以送袈裟为名前去求药。

去西天路途遥远，翻山涉水，千难万险，差谁去好呢？雍正帝一时拿不定主意，素与许士天不睦的朝廷近臣老王，趁机向雍正密奏道："送袈裟这重任，叫家居虞城县的许士天去最合适。"当时，许士天正在翰林院做编修，皇帝就差他前去。

许士天奉命沿着唐僧西天取经的路线，一路上，晓行夜宿，饥餐渴饮，逢河渡水，遇岭翻山。一直走了一十二年，受尽人间苦难，终于到了西天。他在一座古刹中拜见了活佛，双手将袈裟披在活佛身上道："小臣奉大清皇帝钦旨，特向活佛献袈裟一件，望笑纳是幸！"活佛莞尔一笑，把头点了点。不料，就在活佛点头时，他腿上竟出现一个马蜂窝，幸亏许士天眼明手快，随即从旁边抓把红土给他敷上。据说，就在这时，雍正皇帝哎哟一声跌下龙床，腿上的大疮从此痊愈了。

许士天回朝那天，活佛赐给他两把红土，又嘱咐他转告皇上派人再送一个灯台来。雍正皇帝为庆贺许士天顺利还朝，亲设御宴为他接风洗尘，加封吏都天官之职。并当下批准许士天的提议，让奸诈诡谲的老王到西天送灯台。谁知老王心地不诚，经不起磨难和折腾，不久就死在半路喂了狼。从此"老王送灯台——一去不回来"，便成为一句歇后语在虞城民间传开了。《虞城县志》，虞城县志编委会编，生活·读书·新知三联书店，1991年7月，542-543.

第四节 夏邑县

重修阴阳医学记

郑相

稽古夏邑志，阴阳医学在县治西南，国朝洪武十七年（1384）开设。盖我太祖高皇帝敬天恤民，诏天下赤县建学，学设训术训科各一人，以司之医学。又设惠民药局以隶之，欲天下氓萌顺时知节，和中调气，咸跻仁寿之域。恩至渥也，此所以天下有司仰体，至意建学如制无敢或坠焉尔矣。但夏邑滨于黄河，圮于西水，阴阳医学与惠民药局，遂因以湮废焉。今遗址在城西门内，成化年归德王淳授医学训术，因舍其址后弟孙王节久假不归。夏邑民金鸿辈讼白乃复，于乎私不胜公民难侵，官理固然也。

予嘉靖甲辰夏六月，黜尹兹土入邑而观制焉。凡公所，或风雨摧垣，或鞠为草莽，不特一阴阳医学为然也。噫，敝也久矣，一旦欲起而新之，秋毫皆民财民力也。劳民殚财而图新厥邑，予不忍为也。虽然六事尹职也，任六事而不能一振其颓而坐视其敝，以肉食于兹于国家设官分职，为民之意不有辜乎。坐罢鳏旷而不为之，所予又不敢也。心甚忧之，乃朝夕图惟，洗心莅政，仰天于神，俯察于人，以观厥情之向背。逾时未几，凡有处民靡不翕然从之，曰我父母公心也。起废举敝公事也，我安可违也。予曰：可矣，乃访诸属官以董其事，时阴阳训术班恩告老于家，乃荐候医学训科崔凤，凡经营布置悉委掌之，而一木一财一力，听民自输自便，不以经手。且分属以耆老，阴阳医生各有司存，是故委任，责成处置，得宜而公所，日以就绪，而民咸欢庆焉。

越明年夏，训科崔凤曰：我父母理兹邑，首学校，次养济院，次坛遗，次城隍，次桥梁而收以县治，于尊贤养老祀神治民备矣。而阴阳医学独忍其缺乎？予曰：噫，兹制也。百余年旷典也，顾今木石之类，安所出乎。训科曰，公治饬矣，司帑饶矣，小木尚有储矣，所费者夫力之劳耳。予曰，俞仍旧址，则与县治不亲顾，安所得址乎？训科曰，县东虚社学址亦已久矣。今学其址而以社学移之阴阳医学旧地，且便童业，亦民之同情也，无乃不可乎？予曰允若。兹乃相地度居为医学三楹，在县旁之东，有厨房有楼门，有扁。阴阳学三楹，在医学之东，有楼门，有扁。是孟秋月望乃落成，请予记予追叙如左，以告后之莅兹土者。时葺而饬之，俾毋大坏，以致后之忧，今犹今之忧昔也。遂为记。《夏邑县志·卷之八·艺文志》，明·郑相纂修，宁波天一阁藏嘉靖间刻本1963年影印本，60-63.

第五节　民权县

国子监太学生相宇申公墓表

山西补用经历己酉科拔贡如弟楚莱峰拜撰

（清）相宇仁兄，精眼科，与余订交三十余年，出入相友，缓急相顾，事事相依，心心相印。今兄已游道山，令喆嗣缵武服，既阕将树石于墓而问序于余。余谨据实以志。

公申姓，讳景普，相宇其字也。幼而聪敏，性至孝笃友。于弱冠娶张孺人，甫七日，乔太夫人卒。公兄弟四人，公居长，妹一认源太公，深有鉴于前子，后母之未易处也。矢志弗继室以家政付公夫妇，公夫妇上事太公，下抚妹弟。太公性耿介，尚勤俭，公以甘皆进，辄饬责，且责且食。公窃窃喜曰：受责吾所愿也。公无子，视无形，听无声，急弟子以为己子，即缵武终身不贼。小星每与余谈此事，嘻嘻怡然自得，公真能养志矣。

太公晚岁，每秋后恒患痢症，月余不止。公日夜扶持，不少离，犹子职之常也。乏弟寿臣同应试归郡，公已列前茅。适寿臣受喉症，甚危急，须臾不肯离，友人劝公入场复试。公曰：昔韩文公有云，吾不以升斗之粟，舍汝而去也。吾岂以一衿舍弟去哉。寿臣病愈，兄弟双双归来。曰：较博一衿强万万矣。后寿臣与余同入邑庠，公竟以太学生应乡试者再，科举既废。

公专习眼科，博极群书，得心应手。门前求医者络绎不绝。公终日诊视无倦色，示方饵不取资、不受谢，良医之名噪于大河南北。余以目疾得交于公，盖在清光绪念年间也。公中年后誉望日隆，迨民国成立，趋重方自治，公任本县区长、局长数十年。民国六载，功令清理官，误以睢北滩地揽入官产，出示标卖，群情惶恐，岌岌不可终日。公结绅耆联盟约呼龠，奔走先后六七年，始得改租为粮国分各得其分。大河南北绅民醵金勒石称颂功德。商之公者至、再至、三极至，反目终不允。公不慕虚名，务求实践者有如是。

年逾古稀，犹能缮书蝇头端楷。张孺人先公十一年卒，公即修木主二，自书自题，嘱子孙曰：非敢为异也。聊以示后世，知吾纳粟租，尚能任斯役耳，年八十有六卒。卒前一岁，敖游汴垣，与余叙契阔者再把酒临风。从容而言曰：吾特来与吾弟相别尔。余应曰：何出此戏言？初不知其为实言也，遂相视而笑。卒后九日，以诗示梦于刘金选庄农人也，口述曰：春眠谁觉晓，处处火鸡鸟。夜来枪音声，人死知多少。偶来天台下，高枕书卷眠。无用看历日，知终庚辰年。日高依山尽，河深入海流。寿长终殓墓，道远不知头。细玩三诗词旨，一伤世乱也，二示知终也，三与道为一也。

张子西铭云："存吾顺事，殁吾宁也。公真其人欤？"德配张孺人，勤俭孝慈，从容无疾而逝。逝之前日，将身后事宜一一安置，而家人莫之知，亦能了生死者也。

公生于咸丰五年（1855）九月二十九日卯时，卒于民国二十九年（1940）正月十日酉时。张孺人生于咸丰三年（1853）十二月十八日子时，卒于民国十七年（1928）十月十六日戌时，合葬于村西南祖茔。旧纤孙六，长恩仁，河南省自治训练所毕业，南京中央政府党务训练团毕业，本县第四区区长，阌乡、商水二县收发主任。次恩情，县师范毕业。三恩全，四恩聪，县自治训练班毕业，少亡。五恩选，南京中央政府政治训练部政治训练班毕业，暂编陆军第一军第十八师第十六师政治训练处少校组长。六恩禄，信阳高级师范毕业，豫南民报社编辑，南京中央政府军事委员会第三厅少校秘书，暂编陆军第一军军部少校秘书。曾孙七，长德成，本县第一小学肄业。道成、连成、虎成、玉成、孝成、县成，幼读曾县女三一门蔚起泃，可谓积德获福者欤。若公夫妇之体魄，虽降知气在上永，永无极，自无烦，余之赘言缵武勒石以志矣。（住二区申集寨，即今河南省商丘市民权县程庄镇申集村）《民权县志·卷十二·金石》，民国·康成修，阎召棠纂，民国三十三年（1944）铅印本，31-33.

清庠生兼大国手刘公雅范先生德颂碑

附贡生候选训导解道中撰

（清）刘公讳允典，雅范其字也。其先世为考城望族，后遭河水之变，徙居葵丘，遂家焉。公性谦谨，幼笃于学，早岁人泮，宫其居家也，以孝友闻。邻里称贷，慨然无吝色。或有睚眦之怨，则漠然而已。尤殚心于经史之学，时于诸生画，则谈之娓娓，务使心得，是以被甄陶者，皆有资深之处。

岁癸酉，公以宗经领乡荐，然时命不由，艰于一遇，遂罢举子业，工黄岐之术。而眼科内经尤精，求诊视者虽风雨寒暑皆弗计焉，甚至车马盈门，常以徒步而往。噫，公之济世若此，宜公之螽斯衍庆而子孙绳绳也。后公卒之德犹啧啧，人口称颂不置，公之德惠及人者可谓深且远矣。

时有王君长合黄君士杰于公为执友，因踵邻友之谊，欣然为诸君倡求，请于余，嘱余作文以纪之。余自惭谫陋，固不足以尽公之德，又辞不获已，姑略述其梗概，以志不朽云尔。《民权县志·卷十二·金石》，民国·康成修，阎召棠纂，民国三十三年（1944）铅印本，50.

刘公勤贵墓碑碑阴记

编纂主任阎召棠撰

（民国）刘公勤贵，字锡爵，民权县第三区郭庄寨东南三里许仲楼村人，世有积德。父金铎，字振武，懿行详志有子三人，公其季也。天资英明，学问精粹，拙于趋时，隐居奉亲。幼年失怙，事母竭力，备格敬养。母病，祷于天，祈增寿八年。适如所祷，其至诚感天如此而感神一节详于皂。王经序乃公所笃信，虔诵而刻板印送终身也。且事长谨慎，终身友爱如一日，待下慈严，子侄辈非禀咨弗敢习息。

性喜静无故未尝外游，所处尽属义士，以友辅，以文会友，惟喜读医书，业精岐黄。彻纪察理，调运和化，奥妙通神，冠绝一世，因将治验捷效方法集著《喉科》一书。发前之名医所未发，堪作后世之指南，惜遭时乱遂被贼焚，灰烬之余万不存一。时亲友戴其德额其门者三：医林拔萃，妙手回春，功同良相。公岁近七旬康健而如壮年，咸谓孝德所感，亦仁术寿世之微也。尤恐子孙黑顽不明天经地义之重味，累世积德之传，放荡悖戾致玷家声，并将故地十亩作春秋祭田。后世有议当卖者，同族逐出，不准氏刘，因刻碑以训后人。

元配王孺人元公第四女，继配张孺人曹县六韬公第四女。子四人女口人，次子杰继志述事于医道已升堂入室，起死回生，药到病除，将来于医术臻绝顶无俟。著为其次子，口口甫冠学识精纯，即命习医，人手绝异寻常，后望何极意此，皆公之孝行盛德积为余庆也。余与公系世谊，知之最悉，遂略述其事，以志不忘云。《民权县志·卷十二·金石》，民国·康成修，阎召棠纂，民国三十三年（1944）铅印本，24.

第六节　宁陵县

天赐仙药

（汉）夏侯䜣，字长况，母疾屡经危困，䜣衣不释带者二年。母怜其辛苦，令出便寝息，䜣方假寐，忽梦其父，语之曰：汝母疾沉痼，非凡药可愈，天帝矜汝至孝，赐以仙药，在居屋后桑枝上。䜣忽惊起，如所言得药进之，母病顿瘥。永乐御制有曰：母有疾而致其忧，孝子之心也。至于感格神明赐以药物，而母病得愈者，由其一念之至诚焉。夏侯䜣母之寝疾也，濒于危殆者数矣，䜣侍汤药，未尝辄离左右，至于二年之久，衣不解带，盖其忧之深也。其母见其辛苦，谕使出便寝息，非其情之可矜与。既而梦父语，以赐药之，故其事甚异，夫药非从桑出也。父不易格也，神明假之以相告也。此䜣之精诚，潜孚梦寐，所以得其药与母服之。卒使累岁痼疾，一旦遂愈，是岂偶然哉。呜呼！若䜣之孝感信，非他人之可及也。《宁陵县志·卷之九·人物名贤》，清·萧济南纂修，清宣统三年（1911）刻本，2-3.

明成祖御制夏侯孝子诗二首

慈母频年病在床，奄奄气息带危亡。子以犹惧常忘寝，侍疾勤拳在母旁。《宁陵县志·卷之十一·艺文志诗》，清·萧济南纂修，清宣统三年（1911）刻本，1.

孝以诚恳达幽冥，梦父殷勤慰至情。妙药赐来天有意，遂令母病抵康宁。《宁陵县志·卷之十一·艺文志诗》，清·萧济南纂修，清宣统三年（1911）刻本，1.

题眄怡斋三首

（宋）程迥（沙随先生）

其一

乞得胶胶扰扰身，霜筠露菊便相亲，劝君莫厌羹藜藿，违已由来更病人。《宁陵县志·卷之十一·艺文志诗》，清·萧济南纂修，清宣统三年（1911）刻本，1.

其二

六月松风万籁寒，笙竽频对枕屏间。夜深梦绕匡庐阜，瀑布溅珠过药栏。《宁陵县志·卷之十一·艺文志诗》，清·萧济南纂修，清宣统三年（1911）刻本，2.

其三

葵花已过菊花开，万里西风拂面来。问字今朝几人至，细看履齿破苍苔。《宁陵县志·卷之十一·艺文志诗》，清·萧济南纂修，清宣统三年（1911）刻本，2.

宋沙随程先生祠记

车玺（提学佥事）

洪惟太宗文皇帝，尊崇孔子之道，以化天下。命儒臣纂修经书，而凡先贤之羽翼，斯道者必采录而欲其见诸行事。所以百余年来，内而畿甸远而荒，徼忠邪之异，其涂华夏之严，其限纳斯民，于无党无偏，不识不知也。呜乎盛哉！

宋儒程序先生，讳迥，字可久，本宁陵沙随人，靖康中徒绍兴之余姚。先生之学，得伊洛之正传，登记龙兴进士第，历官泰兴，德兴进贤，终于上饶令，所至惠治教行，著有《古易考》《易传外编》《春秋传例目》《论语传》《孟子章句》诸书。其学其政，粹然一出于正者也。伏睹颁降，经书内引用其说实多，先生有功于吾道大矣。

乃洪治癸丑之冬，归德知州周诰考绩上京，今吏部尚书庐氏耿公，谓诰曰：沙随程序先生，宁陵人，当祠于邑，以示风励。诰曰：唯旋反建，白巡抚，河南都察院，右副都御史徐公，巡按河南监察御史余公。金曰：当为兴举，以正祀典，乃檄诰泊，宁陵知县全鉴。盖正堂三楹，抱厦三间，门楼三间，东西厢房六间，周缭甓垣，中设木主，令春秋丁祭，后如式奉祀，祠成以玺，滥竽学政，当纪其事。玺曰，先生宋南渡之际，而仕于乾道。淳熙之间，先生之道，在当时非不明也。但未之有能行者尔，而或权倖，阻抑正丑混淆，误和玩兵绩用弗著此，南宋偏安吴越，而正气卒未之伸。况先生淹调县邑，倍有郁怀可惜哉。

虽然先生之道，虽未大行于当时，而在今日观之行矣。明矣，遗邱故址，往行潜德，遭际诸公表彰之，发挥之，使后人知其名，诵其诗，读其书，而后优游，涵咏于其地尔，多士其自省，曰：吾之基于学者正乎。否乎？他日发于政者果正乎。否乎？

一或未至，汗颜热中，将无愧于先生乎。是则先生之道，大施诸世，而宁陵诸子，乃其亲炙者也。可不勉诸，是为之记。《宁陵县志·卷之十一·艺文志记》，清·萧济南纂修，清宣统三年（1911）刻本，32-33.

第七节　柘城县

杨太和先生赞

孙睿（邑人）

学者修身，贵在实践。行不顾言，儒门所贱。系惟先生，表里无间。早师岐黄，晚涉慧苑。订交朱阳，终焉一变。志道精思，老而靡倦。德成行修，盎背晬面。金锡之质，圭璧之选。有斐君子，千载如见。（路纶采访）。《柘城县志·卷八·艺文志赞》，清·李藩纂修，清光绪二十二年（1896）刻本，75.

求己说

窦容邃（邑人）

己之形浑乎天地之气，己性备乎天地之理，性具于形而形载天性。故曰：有物必有，则这物，则帮不关别人事。试看耳目口鼻四肢百骸，那一件是己可少的。那一件在己不有个恰好的道理。己能形其形，而不累于形，性其性而不失乎性。是天地以理气之全而赋之己者己，即以形性之备而还之天地矣。不然，犹是形而乖，所以形犹是性而贼其所以性。举天地之气而溷浊之，举天地之性而污蔑之，辱己实甚焉。

思己为天地间不可少之己，则当尽天地间，所以为己之道，思己为万物皆备之己，则当尽万物皆备，于己之理。物有未格，己为之穷其源，知有未致，己为之阐其奥。意有未诚，己为之审其几而致其决，心有未修己为之。察其偏而检其存，推之家国天下，莫非己为之齐，己为之治，己为之平，全体大用，甚事不由己做，求己要哉。求之之道，先于伦理，上致其敦笃，再于境遇，中慎其取舍，终于性天，会其本原而己之能事毕矣。

何谓于伦理，上致其敦笃，己之所日相接者，不过君臣父子，夫妇长幼。朋友之伦，己之所宜，尽乎伦者，不过有亲有义，有别有序有信之理。随所在而精察，曲体之俾，一门之内，慈孝无著，堂阶之间，仁敬聿昭，居室无愆，于唱随同，气各致矣。友恭丽泽，滋益心相，感而诚相，应要其理，皆从自己，体贴出来，始觉敦厚而笃实。否则，色取行违，反之于己毫无干涉，如是大本，既亏何论细行。故求己者，当先伦理上求之也。

何谓于境遇，中慎取舍，己之所处，大约贫贱之时居多，而富贵则偶一遇焉。求己者，宁填沟壑而不悔，勿贪荣利以致辱，非谓荣利中无圣贤，沟壑中尽豪杰也。盖极言舍生取义，杀身求仁之为重耳，若贫若贱，不过疏水已耳。何有于嘉肴旨酒温饱已耳；何有于锦衣绣裳，瓮牖绳枢已耳；何有于大厦华屋左图右史已耳；何有于金玉珠宝之玩，静验己心，坦然光明而洞达也。显证己身，桌然康强而安舒也，独寐不愧己之衾，独行为愧己之影，生不愧己之生，死不愧之死，转视偶邀幸进纵欲败度者，相去贤不肖何如也。

故求己者，更须于境遇中慎其取舍，庶免歧路之悲，与何谓于性天，内会其本源，求己之学，以复性为宗，求己之功，以达天为极，所谓性者，非他仁义礼智是也。仁义礼智根于心，而发为恻隐羞恶辞让是非之端。由是端而察识之，扩充之，必使仁至于育万物，义至于正万民，礼至于秩万叙，智至于别万事，然后为能复其性，性既复则于穆，流行之原，默存于静，存动察之际，而无一毫形迹之可言矣。以考行谊至端也，以课德业至纯也，以印往圣无差谬也，以俟来哲无歧二也。以对天地质鬼神无间于上下，可通于幽冥也。中庸论尽性之能必极其效于参天地，非以求己之功至哉。彼不知有己而他求者妄焉。而己诞焉而已，究之他求者，无所获而徒失诸，己不亦深可悯乎。吾愿有己者，猛省自思一一反己而求之，庶几无负天地之气，而己之形全不亏天地之理，而己之性尽犹患与天地不相似也，必不然矣（余天孚采访团）。《柘城县志·卷八·艺文志说》，清·李藩纂修，清光绪二十二年（1896）刻本，87.

割肉啖亲议

陈英略（邑人）

忆昔鄂人昌黎论割肉，一曰不义，二曰忍，是昔贤阐理之微恐失，为孝之本世莫辨。余亦恣辞和唱，深为冤恸，夫人子之孝，止一心而已，其尽不类常常变为之也。夫割肉其变也，其割者，非不知遗体不可伤也。圣贤以守身为大也，寸肉根心，操刀者凶事也。当亲命在旦夕，哀天也无应，哀人也无能已苦矣。深心积虑，不得已非割无以尽诚，非尽诚无以动天，非动天无以济危。即曾子处此，不能全躯矣。否则，亲抱恸而毙，虽一发一肤还之，亲能无遗恨乎。割耶，尝闻虞舜赴汤蹈火，曰大孝。邑考醢肉曰至孝矧割肉，未必身亡绝嗣乎。且孔孟不没一善，仲叔围以文，称不忍，縠觫为足，王皆以一善而引于无不善化，不善而入于善也。若不原其不得已，一腔苦衷混于不义，与忍之说，在割者以诚意格天，心已无恨，何思及忍与不义也。若思之是二念也，非惟不以诚意待亲，且借口汉时某某曰不义。唐宪宗时，某某曰：忍全体以待亲，必量之。况生死之数天实为之，奈之何哉。子心一委，天性悉泯，谁复知一线爱敬之义哉。凡事亲有一诚爱之苦心，不必刻求矣。鼓动人心有节取之法，善于化俗矣。若不遵孔孟之法，执鄂人昌黎之论，能无冤恸乎？余原其不得已之诚，虽不能闻天庭，悬金匾，车兮马兮笙兮鼓兮。俾人心勃勃有生气，将俚言张于庭共议之（采朽闷遗书增）。《柘城县志·卷八·艺文志议》，清·李藩纂修，清光绪二十二年（1896）刻本，91.

第十四章　信阳市

第一节　信　阳

采药天石畈

（明）王星壁 州人诸生

仙石绕灵药，独往薄言采。清晨荷锄去，杳然入苍霭。境绝异凡区，地回逼真宰。神芝动黄芽，尘骨蜕如改。虚无翔顺风，渐与自然会。资生讵外益，葆中非他待。生即憾有涯，理或超无外。《重印信阳州志·卷之十二·艺文志五言古诗》，清·张铖纂修，万侯等编辑，民国十四年（1925）铅印本影印，495.

舍身投潭愈父病

（清）苏允字，卫北村苏家楼人，事母极孝。光绪二十三年（1897），父病剧，或谓子舍身天目山白龙潭可愈。允安信之，该山险恶，由山巅投下，全身无恙，父病亦寻愈。《重修信阳县志·卷二十六·人物志二之一·德行一孝友》，民国·陈善同等纂，民国二十五年（1936）铅印本影印，1144.

割肝愈母留鸡毛

许大伦，绰号大忙人，以其终岁勤动除夕犹工作，故以为名。住谭家河，性至孝，家贫新老，日采樵，夜织履，贩菽米以养亲，愧乏鸡豚之奉，暇则捕鱼虾，以代之而已，则背亲啖糠秕。光绪初年，母病剧，百方调治无效。大伦午夜焚香告天，愿以身代。无效情急，乃效古人割肝医亲，于无人时以利刃洞胸，割肝一叶，晕绝于地。弟大度归见之，急扒鸡皮贴洞口，以布束之。煎姜汤徐徐灌之，移时复苏，嘱其弟烹肝进母。母病寻已，逾十余日，伤痕亦愈，惟鸡皮原有鸡毛永远弗脱。是殆孝能格天，割肝未至殒命，伤痕鸡毛长存，永表孝思不匮云。《重修信阳县志·卷二十六·人物志二之一·德行一孝友》，民国·陈善同等纂，民国二十五年（1936）铅印本影印，1144-1145.

约订药肆济病

李秀章，字禧庵，南乡磨盘寨人。嘉道间移居城内，平生仗义疏财，拯饥溺如不及……每岁与药肆约订药单三百张，以给疾疡之无力偿药资者……《重修信阳县志·卷二十六·人物志二之一·德行二善良》，民国·陈善同等纂，民国二十五年（1936）铅印本影印，1159.

对菊

张灼

园内葵初谢，篱边菊已英。黄花犹旧蕊，白发更新紫。曾负林话题约，终朝松柏盟。公余来对酒，应见古人情。《重修信阳县志·卷三十·艺文志·文徵外篇二》，民国·陈善同等纂，民国二十五年（1936）铅印本，10.

第二节　固始县

杨汝楫建阴阳学记

阴阳学自顺治丙戌，前令马木臣创建，后倾圮不可问。余下车来慨然于中者，久至癸酉春始，克捐薄俸，仍建学于县治大门之东。募民庀工，不逾月告竣。虽或曰：天官时日不若人事，何取乎？阴阳而为此迂远不切之举耶。吾尝考之定之。方中之诗曰：揆之以日，作于楚室。又曰：景山与京降观于桑。盖占天卜时，望云察气，虽先王不弃，而今之阴阳讵云于斯道。有窥第朝于斯夕，于斯就其术而叠叠不倦，为吾稽犹豫祛灾眚。仰遵天道，俯修人事，而尤虞悔吝悉，于是乎泯焉。安在斯学之为足，关于县治哉。督斯役者，训术李占春也。例得书于后。《重修固始县志·卷十一·衙署》，清·谢聘纂修，清乾隆五十一年（1786）刻本，3-4.

仙技

令张梯曰：周礼以六艺教民，王者以宏才取士，抱一善精寸长者，咸得录焉。圣人搜群技以同天下也。国朝僧道阴医有学，亦所不废。苟以君子之道行之，庆而名题尚亦有利矣。《（顺治）固始县志·卷之九·仙技》书目文献出版社，1992年11月影印本，164.

苏耽种橘凿井

（汉）苏耽，桂阳人，种橘凿井。告母：后二年州大疫，食橘叶，饮井当自愈。

鹤数十降门，遂仙去。果疫，母疗以生，后化鹤止郡城楼。以瓜攫板云：城廓是人民，非三百甲子一来归，我是苏仙，弹我何为。出《列仙传》。臣按：固始有苏仙市，石里名无传。盖仙多隐其名字，藏其时代，恨山不深，林不密，恐闲名落人耳中也。州志作苏子，训考汉书方技传，本苏子训传，误作苏字。汝南志据之，亦误。因偏考仙传，惟淮南王八仙有苏飞，桂阳有苏耽，或荐寓于斯乎，姑录以俟考证。《固始县志·卷九·仙技》，明·张梯纂修，宁波天一阁藏明嘉靖二十一年（1542）刻本影印，6.

（汉）苏耽，桂阳人，种橘凿井。告母，后二年州大疫，食橘叶，当自愈。鹤数十降门，遂仙去。未几果疫，母如法疗之，得无恙。耽后化鹤止郡城楼，以瓜攫板云：城廓是人民，非三百甲子一来归，我是苏仙，弹我何为。出《列仙传》。按：耽郴州人，仙迹于披甚著，固始有苏仙市，石里名与霍之九公湾接壤，淮南王及八公丹灶遗迹于此欤。郭公夏五存疑可也。《固始县志·卷之十·异流志仙技》，清·杨汝楫纂修，清康熙三十二年（1693）刻本，2.

自残救父

（明）朱璧，性至孝。父尝寝疾，医药不瘳，璧用小刀刺左肋下，肝突出剀之，家人大惊，以针纫其刺处。不自知，若有神助之者。因密煮和粥以进食之，寻瘥，未几疾复作。璧乃以绵绕其左手小指浇油燃之，默祷于天，愿自受楚毒，冀父复生，到第二节油尽火灭。父随愈。《固始县志·卷之七·人物志孝友》，清·杨汝楫纂修，清康熙三十二年（1693）刻本，9.

吴真人修道

（唐）吴真人，县南上天山延真观，有石洞真人于此修道。一日题颂云：慕道修真性自然，存心运气养丹田。心澄碧净明如月，走出轮回入洞天。而已不见。《固始县志·卷之十·异流志仙技》，清·杨汝楫纂修，清康熙三十二年（1693）刻本，3.

重修阴阳学碑记

杨汝楫撰

先王建国，子民大纲细目兼举不遗，故自庠序学校而外，下及僧道医与阴阳，历代往往不废。京师首善地设官，建署规模甚伟，凡以云重也。外暨州县，亦择精其术者领其事，而进退往来，各有专地。盖以居处定标准，立而观瞻，尊则范围严固之。僧与道与医，其所居不乏已，而独阴阳学自顺治丙戌，前令马木臣创建，后倾圮不可问。呜呼，曾日月之，几何而颓驰，若此哉。

余下车来慨然于中者，久而因念最大者，黄宫鞠为茂草沟洫失其故道，惧无以振文教，而俾民有所利顿也。七载中拮据经营，辉宫墙而筑堤闸。庶几哉，大纲举而余可次第及矣。癸酉春，余捐薄俸，仍建阴阳学于县治大门之东，募民庀工，不逾月告竣。虽栋宇榱桷未必焕然，壮一时之观，然数十年罢敝之区，我父老子弟，一旦踊跃而复，邑中不复之制则知补废兴残之。犹可为而攻斯术者，正不得自越于标准范围之外，荒其业而堕其职也矣。或曰：天官时日不若人事，何取乎，阴阳而为此迂远不切之举耶。虽然吾尝考古而得之矣。定之方中之诗曰：揆之以日，作于楚室。又曰：景山与京降观于桑。

盖占天卜时，望云察气，虽先生不弃，而今之阴阳讵云于斯道，有窥第朝于斯夕。于斯就其术而叠叠不倦，为吾民稽犹豫祛灾眚，仰遵天道，俯修人事，而尤虞悔吝悉，于是乎泯焉。安在斯学之为足，关于县治哉。督斯役者，训术李占春也。其同业而助工者，例得书于后。《固始县志·卷之十二·艺文志上》，清·杨汝楫纂修，清康熙三十二年（1693）刻本，86.

杨汝楫建阴阳学记

阴阳学自顺治丙戌，前令马木臣创建，后倾圮不可问。余下车来慨然于中者，久至癸酉春始，克捐薄俸，仍建学于县治大门之东。募民庀工，不逾月告竣。虽或曰：天官时日不若人事，何取乎。阴阳而为此迂远不切之举耶。吾尝考之定之。方中之诗曰：揆之以日，作于楚室。又曰：景山与京降观于桑。盖占天卜时，望云察气，虽先王不弃，而今之阴阳讵云于斯道，有窥第朝于斯夕。于斯就其术而叠叠不倦，为吾稽犹豫祛灾眚，仰遵天道，俯修人事，而尤虞悔吝悉，于是乎泯焉。安在斯学之为足，关于县治哉。督斯役者，训术李占春也，例得书于后。《重修固始县志·卷十一·衙署》，清·谢聘纂修，清乾隆五十一年（1786）刻本，3-4.

紫芝

一官清澹任长年，芝草丛生得地偏。墓侧旧闻旌孝德，花封今喜表忠贤。朱茎斜倚珊瑚润，宝叶高擎玛瑙园。祯瑞尼知昭异绩，糜崖有石许重镌。（判官邑人易纬）。《固始县志·卷之十·艺文志诗》，明·张梯纂修，宁波天一阁藏明嘉靖二十一年（1542）刻本影印，11.

紫芝歌

人生称男子，忠孝难兼得。薛侯制行不可当，为子为臣两超绝。自从承命宰固陵，孜孜日夜惟忠勤。勤农兴学敦教养，士风日盛无游民。川有桥梁城有廓，更鼓分明人击柝。祈晴祷雨信有神，禾黍年年满村落。政成俗美刑已清，寸心耿耿犹靡盈。皇天厌雨人不识，地产灵芝昭其名。灵芝产地在何处，薛侯圃中当行路。朱柯一色炫晴光，瑷英异样凝朝露。天生瑞物不可欺，风闻四迁人皆知。陈诗献颂走文士，枉驾接迹来上司。况乃更多好事者，盛德不肯为君舍。作亭勒石纪芳馨，千载令人好称诧。君不见薛侯昔日，庐墓侧晨昏痛哭。肝肠裂天既降甘，露地亦产此物有。司章奏达□九重，旌书特出明光宫。煌煌圣纸揭华扁，彰彰大义倾英雄。即今作邑才三载，芝草复生观如海。兆君职位要且专，兆君福禄寿而岂。我逢盛事欢欲倒，长歌一曲为君扫。愿言指日遂高迁，赫奕功名永相保。（萧用平）。《固始县志·卷之十·艺文志诗》，明·张梯纂修，宁波天一阁藏明嘉靖二十一年（1542）刻本影印，14-15.

第三节 罗山县

题鹊山

曾巩（南丰人集贤校理）

一峰孤耸势崔巍，秀色拖兰入酒杯。灵药已从清露得，平湖长泛宿云回。翰林明月舟中过，司马虚亭竹外开。我亦退公思蜡屐，会看归路送人来。《罗山县志·卷之八·艺文志诗》，清·葛荃纂修，据清乾隆十一年（1746）刻版重修，清末刻本，73.

并头红菊

江苏 葛驭（肇武）

西流大火酿繁华，垂落英英景物赊。三径秋光围绛雪，重阳两气点丹砂。映篱双影迷残照，泛酒同心照晚霞。充得候粮休乞食，从今处士欲餐花。《罗山县志·卷之八·艺文志诗》，清·葛荃纂修，据清乾隆十一年（1746）刻版重修，清末刻本，102.

三穗白菊

前人

秋冷西郊菊盖肥，雨丝风影共依依。光连洛下吟诗社，色映江州送酒衣。荒径忽惊珠树细，虎溪错认顶花微。满头欲插休辞却，好助吴霜点鬓稀。《罗山县志·卷之八·艺文志诗》，清·葛荃纂修，据清乾隆十一年（1746）刻版重修，清末刻本，102.

第四节 光山县

僰公丹洞

（宋）丁士杰

僰僰先生此学仙，飞腾一去千余年。欲穷胜境访仙迹，但遗丹井清冷泉。苍山□

崖枕淮流，悬岩古洞埋云烟。神仙茫茫不可诘，往事独见居人传。羽衣接迹千载后，结庵构宇当岩前。岩前称药草自异，青松翠柏高参天。自惭泊泊走声利，登临此地空留连。（按此诗旧志为元邑人龚友福作，今考僕公山石刻尚存，后书云元符改元丁士杰题，据此改正）《光山县志约稿·卷四·艺文志》，民国·晏兆平编辑，民国二十五年（1936）铅印本影印，560.

僕山行

（明）彭宾

僕公山高临淮曲，长流浩浩环山麓。淮水不深山不高，一望荒林草生屋。使君莅邑逾五年，牧民省赋官不迁。疮痍岂居淮北后，征求欲列淮南前。我来停车询父老，少时犹见田禾好。遥指僕山山下田，山泉灌溉秋收早。莋苺烟烟二十年，石田山瘠多青草。嗟我此山洞口闲，孤负淮南第一山。相传昔年有仙迹，僕公养道居其间。坐中有客同携手，几回扶筇前进酒。酒阑策马意飞扬，落拓浮名竟何有。即今处士百无尤，趺坐只为空山留。空山有洞天不豁，咄嗟一去将安求。为问兵戎何时休，南人北人官渡稠。从此荒原亦加税，何如种瓜东陵侯。《光山县志约稿·卷四·艺文志》，民国·晏兆平编辑，民国二十五年（1936）铅印本影印，561.

僕公丹洞

（明）蔡斌

浮弋临淮镇，透迤万壑宗。玉涵苍薛合，丹鼎紫泥封。息坏饶眠狨，祠潭隐蛰龙。藤萝仙洞阒，谁与探幽踪。《光山县志约稿·卷四·艺文志》，民国·晏兆平编辑，民国二十五年（1936）铅印本影印，571.

浮光山

（明）赵南星

风声传老树，山色拥孤亭。一点汴南翠，千年淮上青。药流丹洞古，龙蛰石湫灵。独坐凭虚阁，看云绕作屏。《光山县志约稿·卷四·艺文志》，民国·晏兆平编辑，民国二十五年（1936）铅印本影印，572.

登浮光山

（宋）佚名

呼舟入境陟崔嵬，今日登临慰昔怀。览胜凌虚缘绝磴，凭高素句付磨崖。松声夜落千年洞，山势晴连万里淮。仙迹空遗丹井在，宦废行叹老筋骸。《光山县志约稿·卷四·艺文志》，民国·晏兆平编辑，民国二十五年（1936）铅印本影印，577.

僕公洞

（宋）柳伯达

昔日何人古弋山，波光岚翠照淮湾。佩兰者隐今何在，炼石仙翁去不还。绿水渡头空自急，白云岭上至今闲。高峰张令祠边望，古井荒城半草间。《光山县志约稿·卷四·艺文志》，民国·晏兆平编辑，民国二十五年（1936）铅印本影印，577.

僕公丹洞

（明）耿定向

相传旧是煮丹泉，遗问山中知几年。薜合石砰无客到，云封岩畔有龙眠。夜深寒浸松梢月，昼静虚含洞里天。花□有时勤露祷，解令甘雨遍桑田。《光山县志约稿·卷四·艺文志》，民国·晏兆平编辑，民国二十五年（1936）铅印本影印，579.

登僕山

（明）邵光阴

渐入层峦势欲浮，振衣霄汉揖同游。云藏古洞花间出，风引飞泉树杪流。千嶂翠微摇落日，万家禾黍动清秋。渡头雨后苍葭湿，满袖烟岚晚未收。《光山县志约稿·卷四·艺文志》，民国·晏兆平编辑，民国二十五年（1936）铅印本影印，579.

登僕公山

（明）毛匡国

西来爽气淡秋山，树底飞云手可攀。绿野放开田二顷，黄芽新盖屋三间。苍虬古洞时疑雨，驯鹿幽岩欲闭关。莫道武陵难间信，几家烟树隔前湾。《光山县志约稿·卷四·艺文志》，民国·晏兆平编辑，民国二十五年（1936）铅印本影印，579-580.

僕公洞秋日游

（明）周怡

洞口白云日日封，白云飞去晓山空。山空云白时相望，鹤影仙综不可逢。翠黛高悬浮雾色，灵湫静滴响秋见。寻常浪说留丹灶，几度徘徊忆僕公。《光山县志约稿·卷四·艺文志》，民国·晏兆平编辑，民国二十五年（1936）铅印本影印，580.

甲申夏杪目汝南旋重登僕公山怀高淳吕左江

（清）袁州銮

名山不在高，我今见僕公。苍翠摇碧落，突兀矗云空。放目杳无际，关绘莫能穷。秀占东南美，雄推第一峰。俯瞰长淮源，指点吴楚通。断碣卧苔藓，古洞深溟洁。六月不知署，四时花放红。何年僕真人，烧药在此中。丹成白日去，千古留芳踪。羽流依斯地，暮鼓与晨钟。胜增传以人，兹言岂无从。念予莅弦邑，民事日劳衷。驱车□经此，低徊仰仙风。曩岁曾登眺，携手偕吕翁。坐对尘虑忘，谈辨共称雄。此日又重来，不复故人同。聚散成今昔，徒思水乳融。瞻言绝顶上，山色赏葱葱。《光山县志约稿·卷四·艺文志》，民国·晏兆平编辑，民国二十五年（1936）铅印本影印，552.

仙居葛洪丹室

钱时雍

稚川慕霞举，求为名漏令。探秘抉元严，冥□历幽回。谁传乐安山，芳杏值满径。禄萝暗秋阴，丹葩蔼春靓。石洞何窅然，百云锁清□。吾闻摄生人，凝神葆真性。适已情自超，济物理岂兑。眷彼芸生系，惜兹桐子命。神丹倘可求，□□蹑云磴。《光山县志约稿·卷四·艺文志》，民国·晏兆平编辑，民国二十五年（1936）铅印本影印，556.

道人延年之术

自省事以来，闻世所谓道人有延年之术，如赵抱一、徐登、张无梦辈，皆近百岁，然竟死与常人无异。及来黄州间，闻浮光有朱元经尤异。公卿尊师之甚众，然卒亦病死，时中风搐搦，但实能黄白有余药，药金皆入官，不知世果无异人也。抑有人而不见，此等辈非耶。不知古所记异人虚实，乃与此等不大相，过而好事者，缘饰之耶（东坡杂记）。《光山县志约稿·卷四·艺文志杂记》，民国·晏兆平编辑，民国二十五年（1936）铅印本影印，658.

祠堂产紫芝

二十八年，河池水溢尺余，白鸟产于蔡家莹，紫芝百本产于祠堂。《光山县志约稿·卷四·艺文志杂记》，民国·晏兆平编辑，民国二十五年（1936）铅印本影印，661.

祷石愈病

（乾隆）四十八年（1783），县南唐戴冲老虎山，洞中有怪石，俨似人形。近村偶有病者，祷之而愈，遂神之，风闻远近，竟趋朝谒赛祷喧闹。知县杨殿梓闻之，出谕禁阻，遣工杂毁其石，既不灵，民亦无病。《光山县志约稿·卷四·艺文志杂记》，民国·晏兆平编辑，民国二十五年（1936）铅印本影印，664.

光山方技传

自范蔚立方术传，录及王乔、费长房、蓟子训、左慈诸人，到晋书艺术传，并载佛图澄僧涉鸠摩罗会昙霍诸史，因之而丹灶、符录之术，摩腾无生之说，遂与风角、星占、方脉诸家并传。

古者一技之微，虽畸于一偏，不能无蔽然苟造乎其极，亦有以通神明而参造化，不得以其锁屑迂诞，非君子之大道而弃之也。神仙恍惚瞿昙荒幻，虽其形迹奇异，事近于怪，要亦其一技之精，未可尽疑其诡托，难可根源而谓实无其事，无其人矣。旧志无方技传，而外纪有仙释七人，内若明廖，逢节何思俱由。科第入仕途，著宦业既有人物正传，虽晚溺禅宗讵宜以方外释子目之，其他所纪亦多讹略。

考邑境，往往有抱朴遗迹，又有张果老山。晋书言葛洪兼综医术，汝宁府志谓僬僬先生，以药丸与投宿者。东波集中有浮光道人朱元经，亦何异华佗、孙思邈之流也。兹参稽群籍颇增旧志，纪附诸释子，按史例统为方技传云。《光山县志·卷三十一·方技》，清·杨殿梓纂修，清乾隆五十一年（1786）刻本，13.

抱朴子种杏处

蔡毅中寄项彦父，笺云：结庐浮弋山旁，日坐抱朴子种杏处，峰峦奇峭，松桧昼瞑猿，猿啸与寒泉响答耳，自改易心神飞扬。倦则掩关，药物蔬粥自爱，颇得戏幻造物之趣，视畏途风雨万态，孰得孰失哉（读书乐趣）。《光山县志约稿·卷四·艺文志杂记》，民国·晏兆平编辑，民国二十五年（1936）铅印本影印，661.

与冉永光先生书

胡煦

六经为圣人传道之书，而周易则圣道之大本所系，不识从前，但以为卜筮之书。何也？执卜筮一见以解周易为当也，否耶？夫洛书与河图，孔子谓为易之具，而先儒以为作范之。具先天四图，既则图书，而先儒无一相通之语。河图既为先天，而先儒硬欲拆而为卦易，冒天下之道。而太元洞极潜虚洪范，竟似易外，别有一道，元亨利贞。

本乾之四德，而先儒说作两件，且硬欲说成人事，用九用六本皆言理。而先儒以为说占，大明首出二节，本言乾德。而先儒以为圣人周易之卦，悉属先天，而先儒俱执为有形有体之物。孔子象词来往内外，字面本皆说图，本是一个道理。而先儒释为数种，坤之卦词，文言中得主连读。而先儒以后得为句，主利为句，周公爻词，悉本文王之卦。而先儒皆另为一说，不顾卦德，如此之类，自始至终，悉成讹误。总由以韦编三绝之书，直欲为朝，树暮阴之计耳。

某于壬辰甲午乙未丁酉七经圣人深奥道妙，知煦不徒执儒者之说，而兢兢奉经文以为之主也。是以屡蒙俞旨，且有苦心读书之目。煦于周易四十余年，成书三千余页，名曰函书，约字一百八九十万，第以力微不能刊刻，今约首之五十卷为三卷，以概括大意刻成，当另期请教。《光山县志·卷之二十二·艺文志书》，清·杨殿梓纂修，清乾隆五十一年（1786）刻本，6.

与张仪封论易书

胡煦

易道之晦也，皆制艺取功名之念误之。不守一家言，则以为背注而无由获隽，故易传而外，不肯开拓一步。虽有真易至论，合乎四圣之心，悉在所屏是易之晦也。学易者晦之也。程子曰：某于易只解得七分。朱子晚年亦自悔本义之作，何尝谓有此义传，而他书可尽废乎。今试略而论之，易中最有关系无若往来二字。此二字不明，则爻中初字之义，必不得其解。初字不得其解，则内外上下不得其解，内外上下不得其解，则卦中之象辞爻辞无一字能得其解者矣。何也？周易围拢得来只是浑沦，一个太极其三百八十四爻，则文王六十四卦，而周公拆之者也。其文王之六十四卦，则伏羲之大圆图，而文王拆之者也。其伏羲大圆图，则先天八卦图，三加而成之者也。其先天八卦图，则伏羲拟议于图书，则而画之者也。河图者，卦画未成，是太极之所寓，而先天之呈露者也。以三百八十四爻回视河图，终若绝不相类。然系传有云：易有太极是生两仪，两仪生四象，四象生八卦，八卦定吉凶。则固融会四圣之易，而上通于未有卦书之前，下通于既有卦爻以后，一以贯之，而莫之有违焉者矣。

今试以周公之三百八十四卦爻攒拢而会聚之，自初至上连为一处，知未有外于六十四卦者也。故其拟爻而为之辞，亦必推本于各卦之性情而出。若使可以离卦而为之说，则初九之三十二爻止一，潜龙可以尽之，而屯需畜复之初，奚为而异其象也。夫周公拟爻而推卦之从也。子故曰：周公之爻，即文王之卦，而拆之者也。今试以文王之六十四卦，攒拢而会聚之，其初向内，以观其来，其未向外，以观其往，知未有外于伏羲大圆图者也。故其拟卦之辞，亦必推本于内外往来，上下始终，以为之据。如所谓大明终始得朋丧朋甲，庚先后皆其义也。若使文王可心自为周易，而不必推准于先天诸图，则伏羲之易，久为文王之所弃，而先天诸图，当不至今日而久废矣。因文王之卦，孔子之象，莫不本之，以论往来内外上下始终。予故曰：文王之卦，即伏羲之大圆图而拆之者也。今试以伏羲大圆图，揭去外之三画，止存内之三画，又将内之三画，一加再加，各各拆之，观其所虚之中而知太极寓焉矣。观其初加之东阳西阴，而知两仪寓焉矣。观其再加之南阳北阴，而知四象存焉矣。又加而至于三爻，而合以观其一阳二阳三阳，一阴二阴三阴相连之妙，则阴阳互根，初未微盛。上下内外，凡周易卦辞象辞爻辞，所有之妙无义而不具于其中。予故曰：大圆图即先天八卦，三加而成之者也。

又试以先天八卦而比量于河图，知未有天地以前，其浑合之机，难可名状，则合生成而浑为一处，使人知生之之理，虽其朕兆未形而成之之理已即此在矣。伏羲深知其妙，因奇怪偶浑合回旋交互之机，与五十居中之旨，而定为太极。又因奇偶之异画阴阳而定为两仪，又因上下左右已具四达之理，而定为四象。又因五十居中，四方止得八数，而定为八卦。又观盛阴阳之极，于外者，而定天地之位，又观微阴微阳之生于中者，而定根阴根阳之理，率皆本奇偶联贯处熟玩而得之。故河图有连法，无拆法也。先儒不知河图原是浑沦之物，因将有伏羲观象画成之卦，比合其数，强以拆之。夫河图而亦既拆矣。不且为后天乎。若是，则洛之为后天者，亦侭可以不必出矣。姑无论图之初，出于河也。其时必未有卦象，乃顾以则图所画之卦，附于其数而配之，则伏羲先天八卦，竟可以不必立图矣。是先天八卦之妙，反缘此一拆而俱晦矣。何怪乎后人之解，先天者少也。是皆未知伏羲八卦，即是河图，而先天之妙，悉在其中故也。

何谓先天，其在于人，即未发之中是也。夫人当寂，然不动之时，固未发时也。既云未发，其与喜怒哀乐究何所有，设于未发时，强以拆之。曰：何者为喜，何者为怒，知必不能。夫未发之中不可拆，而独以先天之河图为可拆，犹得为知先天者乎？既未知河图即为太极，原属先天，本是无偏无倚，流行而不息的物事，则伏羲先天八卦安得不执为对待不移，而并没其圆通之妙也。因不知先天八卦自具圆转流通之妙，则文王拆之而作易，周公拆之而作爻，其中之圆转流通。如往来内外上下终始之说，抹索不着的那得不执为卦变卦综，纷纷其说耶。

夫学者之注易也。欲其适足以发明易卦易爻之理耳，即令人人皆知此卦之变、此卦之综，从某卦来矣。而究于本卦无所发挥，若是则即并卦变卦综而去之，而周易之理未尝不自在也。自来注易者皆以五行纳甲及火珠林之说，咸以其近于术也。而略之顾，又以周易为止是占卜之书，皆非知周易者也。易之广大如天地，然其中精粗美恶何所不有。岂以其为精也美也而存之？精也？恶也？而胥去之。且如见豕负涂载鬼一车，跛眇臀趾诸象，圣人之不择，言固如是乎？不知周易之理，精而求之。则穷理尽性，知命达天，出乎其中，浅而求之，则妇夫居室吉凶趋避之理，亦出其中，初不得谓此精而彼恶也。即如纳甲之说，亦是圣人知周易之不可易学故，即日月交光之旨，以发明阴阳进退之象。此非精以审之，以观其所生之位，所居之方，而得其进退，盈亏始终微盛之妙，岂易得其旨也。

天地阴阳往复，最灵最妙，无过于此，后世之术家用之而有验，则遂流而为术耳，五行之说，其初出于易之四象，其中灵妙，实难尽述。又如火珠林所立世爻八纯之卦，定于宗庙，必不可变。其后则以卦气自下而升，至五则转为归游，此皆易卦以下为初未为上之旨，皆本于天地自然之气，化而伏羲大圆图所寓之妙。旨予会河图及先天八卦相通之旨，又观易象往来上下内外终始之妙。而作为循环，太极图既与河图先天八卦未有殊旨，而又下通于各卦各爻，以达于生卦生爻之故。盖知圆转不息，绝无停机。一部周易，其中卦爻，莫不如是。所以说周易是个活的，至其卦象岁令月窟天根，皆此一图之妙所该括者也。又玩先天之妙，更立缝卦皆先天八卦中流行不息之义也。又作为四通之十六阳卦，所以发明交字生字之义，使人不迷于内外之说。而又以考一爻之旁通，有见有伏，有动有变，达于四卦，均无异旨，亦莫非流行不息之理也。圣人之道，尽在易象春秋，易象其大本也。所寓者天人合一之机，春秋其大用也。所寓者天人感格之理，不知易象，则学圣者无本领，不知春秋，则学圣者无作用，然则易学之晦明，岂浅鲜事哉。

煦之愚鲁，亦已甚矣。第以学易四十年，似亦微有所窥。故敢僭为之注，即其所释。亦皆考证于四圣之经，即经以解经，断为敢执传而弃经也。即如先迷后得主，本为一句考之，象辞先迷失道后顺得常，是以得主为常道也。圣人惧人不知得常，即为得主，故于文言。又曰：后得主而有常，是以得主，即为得常，则得主二字相连也。明甚，乃顾曰：主利为句，是徒在占卜上着眼，不惟小视圣人之经是明，与圣人之经文悖矣。又如坎之六四樽酒簋贰用缶，本为三句，乃顾曰：樽酒簋句，贰用缶，因引周礼，以为二字之证。然而孔子小象固曰：樽酒簋贰刚柔际也。如使樽酒簋可自为句，岂有截下句一个贰字，连上句之三字，遂硬成一句，圣人之经有如是之文法乎？又如大明终始节，本言乾之亨，由于元首出庶物，节言乾之利贞，由于元顾独摘此两节，以为指圣人，圣人之言如是之杂乱乎？又如坤卦积善之家节，尽言顺也，顺本坤德，故于坤卦言之，顾以为慎字之误，予皆就而正之。而断不敢有违于四圣之旨，至后讹误甚多，不能悉录，皆详辨于各卦各爻之下，亦欲使天地间尚存真易云耳。至以予为不合传义，为背时宜。予固非藉以为名也。若其博采先儒之书，不徒以为一家之说所浸没，当必有以谅予之苦衷矣。

此外，有缝卦之说，详见天根图，有八字之说，详见乾卦初。九爻下，周易之中最有关系之十二卦，乾坤泰否坎离复姤损益夬剥，其所注释皆与他经迥别。《光山县志·卷之二十二·艺文志书》，清·杨殿梓纂修，清乾隆五十一年（1786）刻本，6-13.

第五节　息　县

医论

论曰：《周礼》疾医掌万民之疾病，以五味、五谷、五药养其病，以五气、五声、五色眡其生死。然则医虽小道乎？而人之躯命系焉！故良医之功真与良相等。昔秦越人之诊人疾病也，隔垣能洞瞩五脏癥结，厉针砥石无不应手效者。今之医能之乎？毋亦药性则君臣佐使之必辨，疾势则寒热虚实之能审。苟不至以人命为尝试焉。足矣！若夫忠信不立而方术乖舛，斯直医之贼也，汤散之投甚于鸩毒矣，尚安望其生人乎哉。愿业斯者慎之也。《息县志·卷之六·选举志医学》，清·蒋彪纂修，清康熙三十二年（1693）刻本，8.

医纪

（清）按：息傍淮滨，虽无大山川而水清流长，山小石秀，古贤士大夫常往返其间。若苏东坡、范仲淹皆有过息诗，是已若客于息而遂家于息，则求其称贤者，竟寥寥不可多得。方技之流事涉荒诞，似乎不宜载，然而考新息遗事若高获费长房之为人抑又奇矣。至于医，术必求如古之和缓、华佗等固不得而断能以十全其六七，不致为客，是即大有造于息者某人，虽获系客籍，亦正不忍其没其功业。邱墓碑记以下以次附录斯编告终矣。外纪总按。《息县志·卷之八·外纪下医术》，清·刘光辉纂修，清嘉庆四年（1799）刻本，5.

濮山登眺

何朝宗（邑人）

寻幽远上翠微间，径转层岩次第攀。白石嶙嶙岚气静，苍松历历洞门间。晓云随意频开合，野鹤忘机任去还。蹑尽碧空一俯眺，缘淮如带抱青山。《息县志·卷之八·艺文志诗》，清·蒋彪纂修，清康熙三十二年（1693）刻本，7.

秋日游濮公洞

洞口白云日日封，白云飞去晓山空。山空云白时相望，鹤影仙踪不可逢。翠黛高悬浮雾色，灵湫滴沥响秋风。寻常浪说留丹灶，几度徘徊忆濮公。《息县志·卷之八·艺文志诗》，清·蒋彪纂修，清康熙三十二年（1693）刻本，7.

濮山丹洞

元，龚友福（光山人）

濮公曾此学神仙，飞腾一去千余年。搜穷胜景访仙迹，但遗丹井清冷泉。苍山翠崒枕淮水，县岩古洞埋云烟。神仙茫茫不可诘，往事独见居人传。羽衣振迹千载后，结庵构宇当檐前。岩间种药草自异，青松翠柏高参天。自惭汩汩走声利，登临此地空留连。《息县志·卷之七·艺文志诗》，清·刘光辉纂修，清嘉庆四年（1799）刻本，34.

次日在居士思杏丹仙迹

昔时仙去已难攀，无复青鸾往更还。丹灶久湮浑寂寞，石泉犹在自潺潺。霜天猿叫洞门静，芳草鹿眠春昼闲。一隔红尘千里远，谁知海上有三山。《息县志·卷之七·艺文志诗》，清·刘光辉纂修，清嘉庆四年（1799）刻本，36.

濮山行

濮公山上云如树，濮公山下树如烟。烟树苍茫难可测，能留此地即神仙。淮水远从桐柏出，此山独能与周旋。沿水招舟陟山麓，登之将以访真诠。丹灶隐深泉冷冷，孤鹤山洞摩空天。山人示余一片石，云霞气㑊岩壑全。持石放身岩壑里，俨如濮公坐其间。眼之所见耳所闻，一而十百万亿千。争觅玄关说绛关，静中谁是真休歇。三虫砺齿凿神明，颠毛扁然日夜白。君不见：报国三朝立古□，□□五夜生明月。《息县志·卷之十·艺文志诗》，清·邵光胤纂修，清顺治十五年（1658）刻本，50-51.

摘菊限韵

米玉堂

秋色清如许，应怜陶令家。闲情同吏隐，无意问春花。远岫收余翠，平林散暮霞。高怀何所系，是处足生涯。《息县志·卷之十·艺文志诗》，清·邵光胤纂修，清顺治十五年（1658）刻本，55.

又 邵光胤

重阳今又过，秋老梦还家。日课供诗卷，西成获菊花。悠然在朝市，澹处即烟霞。频摘佐山茗，香光正未涯。《息县志·卷之十·艺文志诗》，清·邵光胤纂修，清顺治十五年（1658）刻本，55.

又 耿山客

官闲无废圃，士老岂能家。借地生甘菊，频年放好花。霜怜他木叶，赆共小山霞。不入凉人眼，秋光竟有涯。《息县志·卷之十·艺文志诗》，清·邵光胤纂修，清顺治十五年（1658）刻本，55.

又 汪舫

孤剑试一往，秋英静与家。寒盈时近鹤，露胜更宜花。独对篱边色，因分砚腹霞。呼童湔茗碗，共醉小云涯。《息县志·卷之十·艺文志诗》，清·邵光胤纂修，清顺治十五年（1658）刻本，55.

又 刘愨（罗山人）

客思逢秋健，登高一望家。酡颜看碧落，霜鬓點黄花。寒雁衔孤月，村烟洗暮霞。更阑流放薄，诗梦远天涯。《息县志·卷之十·艺文志诗》，清·邵光胤纂修，清顺治十五年（1658）刻本，56.

再登濮山步邵蓼三韵

孙遂（故城人）

登临不见古光浮，乘兴重来续旧游。漫说濮仙依洞住，却看淮水绕山流。孤舟荡漾因风远，碧树参差随意秋。未涉云端眼已阔，吴云楚岫霭时收。《息县志·卷之十·艺文志诗》，清·邵光胤纂修，清顺治十五年（1658）刻本，56.

又

万事悠悠势共浮，天留静地任人游。千年楚塞青常在，一点淮滨翠欲流。古迹遗踪何处觅，峭崖虫蒙几经秋。我来复向山灵间，蔓草荒烟望裹收。《息县志·卷之十·艺文志诗》，清·邵光胤纂修，清顺治十五年（1658）刻本，56.

再登濮山仍用前韵

邵光胤（富阳人）

丹壑晴光昼日浮，再逢地主挈尊游。楚山互落峰疑坠，淮浦争趋岸欲流。千里无家惟有梦，一身孤客又经秋。同来意兴咸奔悦，简点烟峦入袖收。《息县志·卷之十·艺文志诗》，清·邵光胤纂修，清顺治十五年（1658）刻本，56-57.

又

地势南来忽者浮，山情每喜达人游。平林倚壑云同宿，远水邀山影共流。泉自石分悬作响，风因叶瘦染成秋。烟霞满目无拘管，付与奚囊自在收。《息县志·卷之十·艺文志诗》，清·邵光胤纂修，清顺治十五年（1658）刻本，57.

又 翟琰

城南光气几时浮，大雅遗踪此胜游。飞翠湿衣留客醉，石泉题瀑到淮流。云生幽径千峰夕，雨过平朴万壑秋。登眺苍茫无限意，满前空秀一尊收。《息县志·卷之十·艺文志诗》，清·邵光胤纂修，清顺治十五年（1658）刻本，57.

又 洪声（金乡人）

层峦不共古今浮，常得诗人寄兴游。楚岫云飞千翠送，淮滨风静一清流。林藏雨色初迎狭，赝带霜声忽送秋。遥望乡关同见月，潇疏砧韵客中收。《息县志·卷之十·艺文志诗》，清·邵光胤纂修，清顺治十五年（1658）刻本，57.

又 黄锡珍

远岫迎人天际浮，得从高屐共登游。仙成洞古花空落，石老云生烟欲流。日落郊原千树紫，风吹禾黍满城秋。空林啼鸟依人宿，邻我忘机语未收。《息县志·卷之十·艺文志诗》，清·邵光胤纂修，清顺治十五年（1658）刻本，57.

又 范景淹（邑人）

谁道深情任世浮，同来登眺访仙游。远峰送碧摇空翠，近浦传声带旧流。云护洞寒常拥树，鸟知山静自鸣秋。相将日暮重留恋，好把风光仔细收。《息县志·卷之十·艺文志诗》，清·邵光胤纂修，清顺治十五年（1658）刻本，57-58.

又 郑鼎鳞（邑人）

府视晴岚势欲浮，杖藜晓带翠光游。鸟声傍树闲能聚，云影依峦静不流。石解疏泉或怒嫩，林犹挂叶似争秋。空明满目原无尽，一任奚囊取次收。《息县志·卷之十·艺文志诗》，清·邵光胤纂修，清顺治十五年（1658）刻本，58.

又 郑授铖（邑人）

苍茫野色望中浮，登眺疑同岘首游。漫踏烟光□古径，似来雨气送飞流。山知人至如添色，树耐风寒未忍秋。谢展不嫌归去晚，晴岚空翠满囊收。《息县志·卷之十·艺文志诗》，清·邵光胤纂修，清顺治十五年（1658）刻本，58.

濮山偶成

孙遂

久说濮山胜，于今始见山。洞幽荒藓合，日暮北风寒。《息县志·卷之十·艺文志诗》，清·邵光胤纂修，清顺治十五年（1658）刻本，58-59.

又

曲径通云际，遥瞻色正苍。濮公仙去后，何处觅浮兴。《息县志·卷之十·艺文志诗》，清·邵光胤纂修，清顺治十五年（1658）刻本，59.

又 孙遂

登楼时眺望，此日历嶙峋。劳吏缘何事，山灵恐苂人。《息县志·卷之十·艺文志诗》，清·邵光胤纂修，清顺治十五年（1658）刻本，59.

又

登峰呼吸近，远眺水云苍。丹灶留遗迹，斗间夜有光。《息县志·卷之十·艺文志诗》，清·邵光胤纂修，清顺治十五年（1658）刻本，60.

仙洞灵湫

夏赉

洞里仙人去不回，只留胜迹在岩隈。石池一勺龙眠水，能致九天风雨来。《息县志·卷之十·艺文志诗》，清·邵光胤纂修，清顺治十五年（1658）刻本，62.

又 张辉（光州人）

从来浪说仙，仙人谁得见。洞口有泉来，桃花流片片。《息县志·卷之十·艺文志诗》，清·邵光胤纂修，清顺治十五年（1658）刻本，62.

又 夏赉

相传旧是煮丹泉，遗向山中知几年。藓合石研无客到，云封岩畔有龙眠。夜深寒浸松梢月，昼静虚涵洞里天。花县有时勤露珠，解令甘雨遍桑田。《息县志·卷之十·艺文志诗》，清·邵光胤纂修，清顺治十五年（1658）刻本，63.

邵光胤

洞中丹灶久微茫，共说仙家日月长。茅屋数椽松竹冷，苍虬百尺水云香。岩前花影摇清昼，树裹泉声挂夕阳。鹿径荒烟人迹少，何须方外觅玄霜。《息县志·卷之十·艺文志诗》，清·邵光胤纂修，清顺治十五年（1658）刻本，72.

世有龙湫处，何尝尽属仙。云飞岩下石，雨酒洞中天。一勺成千古，五言集百篇。甘霖如有志，借此济舟川。《息县志·卷之十·艺文志诗》，清·邵光胤纂修，清顺治十五年（1658）刻本，76.

神医栗尚

栗尚，字登岸，生于清朝年间，息邑旧族。家素贫，年幼多疾，病胀不起。夜梦神人携肚子一筐，要为栗尚剖腹换肚。刀下惊觉，疾遂愈。于是专心学医，十年精通，凡治病如见肺肝。光州知州蜡赠以匾曰：功高国相。栗尚子栗同橘、栗世铭，俱肆祖业，精通医术。栗家三世行医，广为称良。《息县志》，息县志编纂委员会编，河南人民出版社，1989 年 11 月，457．

费长房投杖化龙

费长房，汝南人。他常于楼上观看市上有一卖药老翁，悬挂药葫，市罢跳入葫中隐蔽起来，感到非常奇怪。于是他前去拜访老翁，询部人何可入小小药壶内？因集市人多，不便回答，让费明天再来。第二天费长房如约去见老翁，老翁与费同入壶中，观罢即出。后随老翁入深山，置费于群虎之中，费不畏惧。又让费独卧一空室，头上以朽绳悬吊一大块石头，并有众多毒蛇来咬朽绳，绳断石落，但费没移动。随后老翁又让费食粪，其粪臭不可闻，并有毒虫乱爬，费见而生呕，未食。老翁说："见你以前表现，完全可以得道成仙，只恨你未敢食这臭粪，所以不能成仙，真是可惜呀！"于是送给费一根竹杖和一道符语，骑竹杖可任游天下，以符语可主宰地上鬼神。费长房辞别老翁，骑杖须臾到家。人们见到费回来，非常奇怪。费只觉经过仅天余时间，而实际他已死亡十余年。费便将竹杖投到葛坡之中，随即变成一条活龙。此传说原载入息县旧志书，其事虽属虚构，但比喻人欲成材，得经过艰苦努力，要持之以恒，不能半途而废。《息县志》，息县志编纂委员会编，河南人民出版社，1989 年 11 月，457．

濮山道人

濮山道人，又名濮朴先生，不知是哪里人。据传濮朴先生幼入道门，精通医术，善炼丹丸良药，普济疾苦。青年时代道深医成，周游全国各地，未选中落脚之处。当他顺淮游至息县，猛见一座孤山突起，清澈的淮河水把山影倒映在水中，郁郁葱葱，美不胜收。于是他急令停船靠岸，直入山中。只见苍松翠柏，庙宇亭台，并有苏东坡亲笔题书"东南第一峰"。登山俯视淮水犹如玉带，波光粼粼，缓缓东流；远眺淮河北岸，一座庄严古香城池，街道纵横交错，青瓦小楼，鳞次栉比。见此情景，顿觉心胸开阔，耳目一新。"天下美景多所见，唯有此地最适宜。"从此，濮朴先生就留住在山上，任练道术，研炼丹丸，普济息民疾苦。数年后，乘云飞去，不知所终。但道人炼丹的山洞，流泉潺湲，香雾缭绕。后人为纪念他，遂将浮弋山改名为濮公山，练丹洞改名仙人洞。《息县志》，息县志编纂委员会编，河南人民出版社，1989 年 11 月，457-458．

第十五章　周口市

第一节　扶沟县

龙泉观访许炼师不遇

杜潜（邑人）

策杖携书特访君，空谐人静犬当门。烧丹炉内灰犹暖，洗药池中水尚浑。无数乌鸦盘树杪，几枝碧笋进篱根。不知何处寻灵草，独立无言对夕曛。《扶沟县志·卷之十四·艺文志题咏》，清·熊灿纂修，清光绪十九年（1893）刻本，20.

民间传说（对联）

明朝时，扶沟县出了一个尚书，名叫刘自强。知识渊博，平时喜与文人学士交往，一起作诗联对。一次，刘尚书在家中养病，一位主考官前来探病，尚书陪他游览扶沟。主考官以扶沟城内钟鼓楼上的钟鼓为题出了一个上联："钟鼓古钟陈皮术通"。请刘尚书对出下联。当时，刘尚书反复思索而不能确对。当夜不能入睡，猛然想起陆桥文人平安水，连夜坐轿去拜访他。平安水看见刘尚书家人挑的灯笼，豁然想出了下联："灯笼龙灯白芷防风"。《扶沟县志》，河南省扶沟县志编纂委员会编，河南人民出版社，1986，12，618.

健康谚语

有病乱求医，没病不上当。

久病成良医。

男怕穿靴（脚肿），女怕戴帽（头肿）。

笑一笑，十年少；愁一愁，白了头。

心广体胖。

饭后百步走，能活九十九。

祸从口出，病从口入。

冬吃萝卜夏吃姜，强似医生开药方。《扶沟县志》，河南省扶沟县志编纂委员会编，河南人民出版社，1986，12，615.

第二节　西华县

灰麦疗疾

上城乡（附村五），村内西南隅有高底寨一所，名务官台。顺治志称，在县西南九十里，前代税务官所居厅也。台上有庙，大雨后往往冲现灰麦籽粒，似系古代仓库旧址。时有趋台掘灰麦，以疗疾者。中有古墓一座，昔曾塌陷，墓道无人敢入。《西华县续志·卷二·疆域志区乡》，民国·潘龙光等修，张嘉谋等撰，民国二十七年（1938）铅印本，113.

惠政

栗毓美，字含辉，号箕山，又号朴园，山西浑州人，嘉庆六年（1801）辛酉拔贡，以知县分发河南。八年七月，代理西华知县，甫抵任，早秋登场，已以六分收禀报。既而严霜早殒乔麦，谷豆被评为捐，又以赈济展缓钱粮，请大吏以前报，中稔不允。毓美曰：吾身为民收捏灾与匿灾俱不忍为。诣府力陈被灾及闾阎困苦情形，始得上请。毓美查灾分别远近，散谷施粥无虚日；民有饥困弃婴儿者，设堂收养；遇异乡贫民，为资送回籍；复捐廉为，倡劝富民捐输助振；又以环境皆灾，米价腾涌，详请开仓，出借平粜，不俟批复，即开仓振放，上官怒其专辄，僚友皆惧。毓美曰：某一日在官，不忍坐视民困。即以此罢斥何感，振贫不辍。绅民闻知愿代赔补，后据实上陈，上官廉其情，事随解。

次年甲戌春大疫，宿隍庙为民祈禳。民畏传染，见病危，辄委于路，为剀切示禁，并制药饵饬，官医按户调治，全活无算。洎去任，士民数千人赴府恳留，格于例及行攀辕卧辙，且感且泣，累升光州知州，汝宁府知府，淮南粮储，开归陈许道，迁湖北按察使，河南布政使。道光十五年（1835）乙未，擢任东河总督，创用砖坝，数年省官银百三十余万，河患谧平。二十年（1840）庚子，卒于位，赐谥恭勤。光绪十三年（1887），河决郑州，泛入西华境，益而不害，邑人思毓美治河功，为建栗大王庙，以资祈祷，本先正事略，暨采访稿。《西华县续志·卷四·职官志宦绩》，民国·潘龙光等修，张嘉谋等撰，民国二十七年（1938）铅印本，256-257.

药余跋

余生宛丘，习太皞图则不省其奇，表衿闻止。修学于丰城徐匡岳老师，亦不省其奇。乃师事溦川随铭翁友苦县崔饥仲史严君，窃向幕其学。然已白发乱出，犹裹龙头，老讲走寒石先生，寒石家淡，约学博奥，居丧有礼，乡党称孝，示余所著《药余》。余伏枕读之，神为肃病为霍，再四读之，泫然涕也。悲从前岁月流浪，理道无闻忽焉，已四十有五。假不假我，数年宁不负此良友。乃妄加评语，如猜谜，如发覆，自分卑暗，岂敢测吾友深微，惟吾友终教之。不然杂撰不急，非君子所贵，影逐无益，失志士所图，羲书如此千古，汝何以一朝也。天启四年（1624）细暑既望，冷川渔父友弟洪清书题后。《西华县续志·卷十三·文徵外篇》，民国·潘龙光等修，张嘉谋等撰，民国二十七年（1938）铅印本，799.

刘拱辰《洪范九畴考略》序

洪范九畴，自汉以来，孔氏安国及刘氏向歆父子、班固，皆以为本于洛书。魏关子明，宋邵康节诸儒因之。至蔡氏元定承朱子遗意，著《洪范皇极内篇》，以发明阴阳之理，奇偶之数。而其说益定，然后世之争相辩论者，不无互相抵牾，读者疑焉。予宰箕城，一载未周，痛遭先君大故。邑人士咸相吊唁，情词真挚，至而哭泣者几千人。盖亲予如骨肉矣。既又以予交代羁留，不能即日奔丧，呈请主讲衍畴书院，固辞不获。遂于壬子之春，择日开馆。予维箕台，相传为箕子衍畴旧地，登洪范之堂，领诸生瞻拜神主，不禁景仰时切。因即宋儒陆子九渊之讲，洪范于荆门者，录示诸生，并属其传示。乡之庶民俾知吉凶休咎，随感立应，务各遵道遵路，会极归极，因而受福，藉以补在任时政所未逮，而诸生领受之。余讲贯服习，复以衍畴之义，相质且求证，诸家推阐之说。予暗昧寡陋，毫无知识，曷足窥古，圣人深文奥义。惟汉儒、宋儒以迄元明，诸前哲其持论互异，有未经御纂所收入者，窃有以考其略焉，因备述之，其卷首冠以河图，俱遵御纂，不敢稍有增益也。

夫形而下者谓之道，形而上者谓之器。道寓于器，泥于器以求道。则室而鲜通而道晦，器根于道，本以道以验器，则研之无穷而道明。洛书器也，洪范道也。器即数也，道即理也，数不足以尽理，理未始不可以该数也。一而二赤二而一也，两而化亦一而神也。以尽万物之变，以观万物之通斯已而已矣。必区区于章句，争相聚讼，谓洪范本于洛书，而何以神禹未明其说。箕子未原其始，孔子之系易亦未释其词，且载九履一，左三右七，二四为肩，六八为足，核与九畴之数。虽符而五行、五事八政、皇极八德，稽疑庶徵福极。多牵合附会，而未尽合。谓之洪范非出于洛书，则自古制度多以九数而畴，亦列九适于洛书之奇偶相合。何也？易有云：何出图洛出书。圣人则之，伏羲本河图而画八卦，固已而洛书更于何徵，其则效乎。且自秦火灰炉、古籍多不可考，安知伏羲之所诵，不少有参差，古壁之所藏有溏漫乎，诸家所见，各有不同，不必尽求其合。

盖以道之大，源出于天无穷尽、无方体，未易形容其妙也。是在通天人之学者，心领神会，穷神达化，默有以参。其治法心法之旨，经究其造化，气数天理，人事之微，因其器以求其道，本其道以审其器，不泥乎。数以求理，亦不执乎？理以弃数，触类旁通，与道大适，斯谓得之耳。录既毕，并弁数语于简端。《西华县续志·卷十三·文徵外篇》，民国·潘龙光等修，张嘉谋等撰，民国二十七年（1938）铅印本，807-809.

县立救济院整顿办法大纲

一、救济院乃教养无力自救之老幼、残废、贫民机关。为完成教养任务，应特别注重教育及生产事业，并应遵照部颁各地方救济院规则规定办理。

二、拨归救济院产业基金，应切实整顿，增裕收，其向无基金或基金过少者，应由县政府设法筹拨或增拨。

三、救济院经费，大部分应作为生产事业之用，至于院务经费应力图紧缩。

四、救济院成立以后，应将原有官立慈善机关之房产地经营费，统划归该院范围以内，以一事权。

五、救济院教育事业之目的，在增进贫民之常识，俾成良善公民；对于幼年贫民尤应注重体力之锻炼及人格之修养；关于生产技能，应使贫民就其所长，择一练习纯熟，俾离院后能确实自立。

六、救济院之内部，应加以分工。组织俾面为一种健全之共同生活之团体，如烹饪、缝纫、洗涤、洒扫等事，均分配贫民自作。

七、救济院生产事业之设备，应就财力所及，力求完善，并应注意地方所产原料，加以制造，在创办时期，可注意手工业。

八、救济院之生产物品，除供院内自用者外，应规定价值出售。以及售价之纯益部分十分之五分给生产之贫民，或为之储蓄，以备将来出院后谋生之用。

九、救济院经费充裕者，应划出一部，设贷款，所办理贷借事宜，以调剂贫民之金融。

十、救济院贫民，如具有相当能力者，可按其所长设法介绍工作，俾使自谋生活。

十一、救济院应注意卫生之设备，以保持贫民之健康。

十二、救济院为使院务发达及改进，得按左列之标准组织救济院董事会：

（一）每月收在三百元以上者。

（二）收容贫民在二百人以上者。

（三）已遵章分设各所者。

十三、董事会以董事七人至九人组织之，其组织章程由县政府拟呈民政厅核定施行。

十四、董事会除县政府主管科长及公安局长，或警佐及救济院院长为当然董事外，由县政府就负有声望、公正廉明之绅士选聘之。

十五、董事会董事为无给职，但开会时所需杂费，得由救济院经费项下开支。

十六、董事会得开常会及临时会。

十七、董事会应接受县长之指挥、监督其于院务的提案建议，不得以私意干涉。

十八、救济院长由董事会选举，加倍人数并由县政府择任之。

十九、救济院长应于董事会开会时，报告工作成绩、收支状况。

二十、救济院凡应组织董事会，其院长副各职，应择委其他现职人员兼任，不另支薪。如确实无适当人员，必须委任专任者，亦应减支薪水，并应将各所主任及其他职员，酌予裁减，合并办理，俾节财力，以便充裕事业费。

此外，私人创办慈善团体，如罗山教谕、邑举人朱俊卿创设之同善局，施药舍棺，惜字纸印善书定有详细条规。印。《西华县续志·卷十四·掌故》，民国·潘龙光等修，张嘉谋等撰，民国二十七年（1938）铅印本，879-882.

第三节　太康县

八卦坛赋

邵宾

惟庖牺之御，宇实立极而继天，得太极含三之本，居混元不二之笁。抉天根月窟之奥，探四象二仪之源，兆文明于太始，启道统于莫先。宅中于宛邱之上，用垒土为画卦之坛。原夫黄芽，欲发苍精，无象捆捆缊缊。未兆何声，臭之可想，问洪纤而未得。自弃胚浑，考上下以都忘孰分天坏及去。大朴将散，三光欲萌，清浊自兹而判昏明。由是以生，然后品汇，混成用作有形之始。淳和外朗将舒至道之精。天下爱道，地且劝灵。因感河图之献瑞爱，画八卦以成。能惟乾为天为父兮纯阳，三连惟坤为地为母兮纯阴。六断一索，得天男兮惟震。仰孟三索，得男兮惟民覆怨。离以中女而中虚，坎以中男而中满。兑则少女而上缺巽，则长女而下断。两大既立，六子斯缵；至颐至幽，若正若散。范围天地而不过，总括万物而无算。异同任朱陆之争，象象待姬周之。篡纤纬假之，以眩俗十赞之，而难缓洄。千古斯文之祖，万世周道之坦。迄今雅属寂漠之荒，台溯古实为神圣之琳馆。乃其轩临碧水，檐受薰风，面迎灵池，径荫古松，高不逾丈，广可十弓。不假彩绘之饰，无劳雕镂之工。景神区分勘匹，迈众壑兮特立。何采之敢来，惟文士之宜。入页祖述而未逮，庶望古而遥集尼父之弦歌。逊古紫阳之鹿洞，莫及洵弗让于苑之阆而圃之。玄又奚羡于岛之三而洲之。十乎歌曰：元元鼻祖尤难侜，画卦遗台今尚留。地枕龟池临蔡水，基连菁苑压陈州。非文非字浑无朕，合含象含爻方待搜。周情孔思收莫尽，先天谁不仰前犹。《太康县志·卷六·艺文志下》，民国·杜鸿宾纂修，民国二十二年（1933）铅印本，7.

揲蓍台赋

车文

稽包羲之圣德兮，偶天地以为参。乃幽赞于神明兮，泉如醴而露甘。爰生神物之异兮，丛盈百而盖簪。禀五行以为象兮，妙太乙而独涵。备阴阳之万变兮，具开物之指南。龟在下而不去兮，云在上而相鲞。尔乃缅然以深思，效法以绍天龟用五以稽疑。蓍用二以钧元，仰天若而面稽，乃筑坛而布莚。登降坛只法象森然，察阴阳于俯仰，观造化于方圆。

尔乃本中宫而定数，析阴阳以为两得。人道于挂一象，三才而不爽；寒暑往来，四策气朔，盈虚于指掌，穷天地之终始，尽元会来往。化而裁之，以参天而两地；变而通之，乃蓍神而卦智。或成天圆之象于三三，或蓍地方之形于二二，或两二而一三，其得河图东方之位乎？其阳之糯乎？或两三而一二，其得可图两方之次乎？其阳之贰乎？谁谓阴阳之道远，而谁谓幽隐之不可以窥之，既极数而通变。乃变动而不居，于是乎？参伍错综率是法，以为倚引触类，感象妙而宏起。

窥月窟于乾一之变兮，终于夬而壮趾；见天源于坤两元之化兮，成于剥而艮止。观一卦之变兮，六十四而可，纪统观全易之化兮，四千九而未，已通德类情兮，法天地；以为数彰往察来兮，开群物而成；务人谋鬼兮，合贵贱；而通故潜天潜地，偕古今以披雾。不占险以济恶兮，道中正而可慕。必洁静以精微兮，惟寡过以为度小人，悖凶兮徊规矩而改错。君子修吉兮，来吾道乎？先路乱。曰：乌虖坛兮，万象含兮，卿云□兮，乐湛湛兮。谓坛盖高包天地兮？谓坛盖大藏山渊兮，日月于斯而出入群瞻仰兮，风霆于斯而周旋。惊鼓汤兮，万古斯坛亦孔固兮，天地鬼神呵永护兮，土石垒垒瞻宝璐兮，怀古君子应神溯兮。《太康县志·卷六·艺文志下》，民国·杜鸿宾纂修，民国二十二年（1933）铅印本，7-8.

疾病方言

不当得哩——含义就是患轻微的病——规范词即感冒。

风化了——含义就是受风着了凉——规范词即有病了。

干哕——含义就是胃里难受要呕吐又吐不出——规范词即呕吐。

生痧子——含义就是患了头痛恶心病——规范词即感冒一类病。

冒肚——含义就是拉稀屎——规范词即拉肚子。

发疟子——规范词即疟疾。

羊羔疯——含义就是阵发性的神经失常病——规范词即癫痫病。

气鼓——含义就是腹肿——规范词即肝腹水。

掉跌肚——含义就是大肠头露出肛门外——规范词即脱肛。

生疾患儿——含义就是小孩有了疾病。

白不老儿——规范词即小疖疮。

丢后症儿——含义就是病后遗留下的症状——规范词即后遗症。

痨病——含义就是咳嗽出气不均——规范词即肺病或气管炎。

疯子——含义就是乱跑乱说或哭或笑——规范词即神经病。

号脉——含义就是中医诊脉，一种诊病法——规范词即诊脉。

过镜子——规范词即透视。

开方——含义就是医生诊处的药方——规范词即处方。

开刀——规范词即动手术。《太康县志》，太康县志编纂委员会，范文敏、朱晓辉、许书同总纂，中州古籍出版社，1991 年 8 月，582.

人体动作方言

叶老头子——规范词即额。

眉务头儿——规范词即额。

脸骨拽儿——含义就是眼下鼻两边部位——规范词即颧骨。

下马骨子——含义就是脸的最下部——规范词即下巴颏。

老母勺——含义就是指头的后部位——规范词即后脑勺。

将马头子——含义就是两肩——规范词即肩膀。

膈老肢子——规范词即腋窝。

屁股垂子——规范词即臀部。

胳老瓣儿——规范词即膝盖。

眼泡子——规范词即眼皮。

下地——含义就是指下田干农活去——规范词即下田干活。

邪扎——含义就是受惊或受冻颤抖表现——规范词即打寒战。

斜嗐——含义就是大声喊叫——规范词即吆喝。

仰卖叉——含义就是面朝上跌倒。

骨堆下——规范词即蹲下。

骨堆着——规范词即蹲着。

挺下了——含义就是指在床上睡下了——规范词即躺下。

栽嘴儿——含义就是困倦瞌睡的表现——规范词即瞌睡了。

发呓怔——含义就是睡中哭笑或说话——规范词即说梦话、呓语。

砍空气——含义就是几人在一起说些天南地北的话——规范词即谈天、聊天。

摔骨碌子——含义就是摔倒或小孩抱着摔跤——规范词即跌倒、摔跤。

卷人——含义就是用低级话骂人——规范词即骂人。

巷架儿——规范词即对骂。

呓怔脸——含义就是带着睡意没精神的表现——规范词即睡容未消。

到门上——含义就是村里的街道上都称为门上——规范词即去大门外。

解解手——含义就是儿指大小便——规范词即解溲。《太康县志》，太康县志编纂委员会，范文敏、朱晓辉、许书同总纂，中州古籍出版社，1991年8月，583-584.

生活谚语

男怕穿靴（脚肿），女怕戴帽（头肿）。

笑一笑，十年少；愁一愁，白了头。

饭后百步走，能活九十九。

冬吃萝卜夏吃姜，强似医生开药方。

五（月）马，六（月）羊，七月里狗肉不能尝。《太康县志》，太康县志编纂委员会，范文敏、朱晓辉、许书同总纂，中州古籍出版社，1991年8月，599.

第四节　鹿邑县

奇法治病

许志，人物间述琐屑，以累传体汰之，然可留资谈助者有二事焉。

崔源之王……

胡先甲，精于医，能视人肝鬲。尝曰：人藏各有真形，形小变则病，大变则死。以形归神，母滑而魂而死者，生病者愈矣。亳州高子义之子，生三岁矣。冬月惊痫将死，诸医皆束手无策。先甲视之，见房中炉火甚炽，重廉垂护，立命令灭火、卷廉，眠其儿于雪中，刻烛一寸为限。届时抱儿起而病顿已。人间问其故，先甲曰：我视其色赤火旺而水伏也，不克不生，我以克之者生之而已。赵村刘子允病，始六日不语，气奄奄垂绝。先甲令壮者，嘘其口，而自以左手大指按其胸腹，咯咯有声，一日而能言，三日而能起，七日霍然奇效。类如此。《鹿邑县志·卷十六·杂记》，清·于沧澜，马家彦修，清光绪二十二年（1896）刻本，11.

吕士𫖂重修养济院记

古之为政者，以养民为先。自孝友睦姻，以至任恤之义。无不相生相养者，其在王制。则鳏寡孤独，瘖聋蹙跛者，皆有常饩，此后世养济院之所为设也。豫州居天下之中，其民务本力农，卓鲁之遗风，犹有存者，而鹿邑界居亳宋之间，地多汙下。

岁乙丑，余奉命令知县事，待罪于兹，凡九年矣。尝捐俸修常平仓，以贮输谷，备荒岁。乃求所谓养济院者，在城东仅存废址，而穷民鲜安宅，因鸠工庀材于农隙，兴作越时乃成，不狭不隘如旧制而止。因拜手而志之曰：嗟乎，百里之任，古天子以一邑生灵寄之有司者也。农于我乎，观士于我乎，教工商于我乎，惠通矜鳏寡孤独之穷，而无告者哉。今有富人爱其子者，择使而为之，传则必为之调其饮食，节其玩好而时其劳佚。然后可告无罪，若其出入焉，不问起居焉。不省四时之颠仆而号咷焉。亦不知则此使将何以复，其主人与县令天子之使也。百姓，天子之子也。孤老幼弱、疲癃残疾，又其子之孤蘖而颠连无告者也。孟子谓：王者，废政施仁。必先施之有以也。夫今从未能如赤子之丰其饮食，给其玩好而快焉。无不足于其心，亦何至坐视其号咷而莫之省尤也。

今年天子仁圣，赐民田租于秦晋转徙之民，敕所在官史招集而还其乡里。盖古者任恤之义如此，而况吾邑之民乎？况吾民之鳏寡孤独而无告者乎？为臣子者，宜如何勤职以称上意旨也。按旧志，鹿邑孤贫六人，岁有常饩，而院年久荒废，似为阙典。近者秦晋河洛皆旱，且蝗，鹿虽稍熟，然有备斯无患，用是修葺常常平。次及兹院，而志其大略，以告后之官兹土者，因时修举其永存，勿替焉。《鹿邑县志·卷三·杂记陵置志》，清·于沧澜，马家彦修，清光绪二十二年（1896）刻本，19.

第五节　淮阳县

芝生四十九茎

（宋）开宝七年（974），芝生一体，四十九茎。宋史。《淮阳县志·卷八·杂志灾异》，民国·甄纪印纂修，民国二十三年（1934）刻本，28.

芝生苏湖亭畔

（清）雍正九年（1731）二月芝生，是月芝生苏湖亭畔，一茎高六寸，一茎高四寸许，云头金边色微紫。《淮阳县志·卷八·杂志灾异》，民国·甄纪印纂修，民国二十三年（1934）刻本，34.

妇翁之术（暖外肾法）

（宋）刘几，字伯寿，洛阳人，自言唐文静之后，登进士第，后换武官，数守边号知兵，且善养生术。年七十余，精神不衰，体干轻健，无日不剧饮，每一饮辄嗽口，谓由此可以无齿疾。尝与太史张文潜饮，后数年，几至陈又与文潜遇，而几病矣，寻卒。其婿陈令者，佳士也，颇知妇翁之术，惟暖外肾而已。其法以两手掬而暖之，默坐调息至千息，两肾融液如泥沦入腰间，此术至妙。几有弟忱，所言亦如此。《淮阳县志·卷六·人物流寓》，民国·甄纪印纂修，民国二十三年（1934）刻本，96.

服制命丸得道

宛邱先生，史佚其名，居宛邱，故号宛邱先生。服制命丸得道，至殷汤之末已千余岁。以其方传弟子姜若春服之，亦三百岁，视如婴儿，彭祖师之。《淮阳县志·卷八·杂志方外》，民国·甄纪印纂修，民国二十三年（1934）刻本，40.

素书——养性长生之术

女几者，陈市沽酒妇也。作酒尝美，仙人过其家饮酒，即以《素书》五卷质酒钱，几开之乃养性长生之术也。几私写其要诀，依而修之，三年颜色更少，如二十许。人居数岁，质酒仙人来，谓之曰：盗道无师，有翅不飞。女几随仙人去，居山历年，人常见之。其后不知所适，所居即女儿山也。《淮阳县志·卷八·杂志方外》，民国·甄纪印纂修，民国二十三年（1934）刻本，40.

九转还丹

刘道合，一名爱道，宛邱人，幼志隐逸，隋末从孟诜传道，后入霍山。避雨岩下，见神人曰：今丑类害民，子好道志节不屈，可制群魔。吾以符契授子，令吞之，自是道法神验。常隐嵩山。唐高祖闻其名，令于隐所，置太乙观以居之。召入宫中深尊礼焉。及将封泰山属，久雨，帝令道合于仪鸾殿，作止雨之术，俄而霁朗。帝大悦，又令道合九转还丹，丹成而进之，咸亨中卒。及帝营奉天宫，迁道合之殡室，弟子开棺改葬其尸，惟有空皮，而背上开拆有似蝉蜕，尽失其齿骨，众谓尸解。高宗闻之悦曰：刘师为我合丹，自服仙去，其所进者，亦无疑矣。《淮阳县志·卷八·杂志方外》，民国·甄纪印纂修，民国二十三年（1934）刻本，40.

五行与养生

李昊，不知何所人。年九十，尝至陈善篆符有鬼神者，得其符鬼或去。陈述古官舍多鬼，殆不复安居，昊居其西堂，鬼即止。苏辙问其故，昊曰：述古多欲故为鬼所侮，吾断欲久矣。故鬼不敢见，非有他也。又问其所以养生者，昊曰：人禀五行与天地，均五行之运于天地无穷，而人寿不过百者，人自害之耳。人惟物我之情，不忘于心，我与物为，二则其所受五行之气，判然与五行之大分不通。因其所受之厚薄，各尽其所有而止，或寿或夭无足怪也。今诚忘物，我之异使此身与天地相通，如五行之气中外流注不竭，人安有不长生哉。眉山苏辙记。《淮阳县志·卷八·杂志志余》，民国·甄纪印纂修，民国二十三年（1934）刻本，43-44.

子和医狐

张子和，见铁釜下有一泡，凿破之，出红虫疾走如飞，其喙甚硬，盖金铁亦生虫也（草木子）。子和在陈负医名，有老狐变人形不诊脉。和曰：此兽脉也。狐跪告，曰：我狐精也。因病来就君医耳。投剂辄愈，狐酬以金帛，曰：此盗得之物，不受。狐自称无报，告以陈将陷，宜迁江西以避之，和如其言，得免于难（《儒门事亲》）。《淮阳县志·卷八·杂志志余》，民国·甄纪印纂修，民国二十三年（1934）刻本，46.

鼠疫记

前人

鼠疫之名创自外洋，曰百斯，笃最传染外人，防甚力。疫何以曰鼠？谓此疫有虫隐于鼠，以鼠传鼠，因鼠传人，故曰鼠疫。鼠何以曰疫？谓患此者，心热吐血，流传阁里，若时疫然，故曰疫。

宣统二年（1910）二月，间人本无恙，忽有鼠疫之说，起于奉天之外人。言地方有鼠疫，自愿为中国代防，防费自中国赔偿。此言一倡，奉天大吏不敢，非具白政府，政府亦不敢。非即具奏以闻。于是通谕各省设法防疫，沿江沿路，大小城区举设防疫所。县令有因禀报，无疫即予撤任者。凡属防疫委员，得优薪并事后给异常保举，于是捏报疫情各色百出，巡警局出价收买，鼠子人家捕鼠等于捕蝗，鼠亦莫安其穴焉。其尤甚者，火车站设防疫兵，见下火车者面微黄，指曰有疫；或气喘亦曰有疫，遂拘入医院，并同行无病色者亦拘之，强服以药，不应或有死者，即焚之。亦有行路遇防疫兵，即指为有疫拘走者，有指富户之门曰有疫，即令全家迁出，衣物房产悉焚之。边至数十家者，市埠商人不敢午睡居人，闭门不敢出。国家报销防疫费累千百万，直为百姓贾害而已。若问疫何在，无论受访人不知，即防疫之人亦不知，即下防疫令之人亦不知也。

是年冬月间，瘟疫流行，实间有之，然不惟不若是之。通国通城，即其症迥与所谓鼠疫者殊，何中国人之误会，如此抑畏外国人之势力然耶。呜呼！国帑竭矣。民命伤矣。目击焉有感于心，因急为之办，以告后之误传鼠疫者。《淮阳县志·淮阳文徵·散文》，民国·甄纪印纂修，民国二十三年（1934）刻本，40.

画卦台赋

（清）雷方晓

式望平芜，白云迷漫。下上天光，澄涵霄汉。水荇参差，沙禽缭乱。孔圣弦歌之乡，苏子读书之畔。宛邱左右，婆娑之市已虚，白龟池边，龙马之图可按。发精蕴于清宁，抉幽微于爻象。大启千圣之传，肇开十翼之赞。巍然而高峙者，不既岿岿城关也哉。

昔者伏羲氏之王天下也。定鼎中州冠三皇，而首出作都陈国。肇五帝以开先，膺玉衡在玑璇。俯察地，仰观天，神通河洛，德配坤乾。图苞攸出，仪象斯传，一六二七，数联奇偶，生成围径，位列方园。摅大衍之数，五十有五类，万物之情，万有二千。吉凶悔吝生乎动，阴阳老少用其先。鬼神之情状毕见，造化之精蕴尽宣。尔乃天地定山泽，通交水火薄雷风。摩荡乎东西南北，涫列乎春夏秋冬。三百六旬因此而衍，六十四卦因之而重。连山首乎艮象，归藏卷乎坤宫。文王囚羑里而系辞，尼父绝韦编而开宗。孰不洞鸿濛之府，而自参阖辟之躬。

若夫玄疑，于僭虚陷，于空沙随，传占验之法麻衣，摅正心之踪尧夫。观乎运，会考亭，衍夫启蒙。自一画而生，有贞有悔，兼三才而两，无始无终。此千古文字，之所以肇而万世，卜筮之所由崇也，吁嗟乎。鸟啼幽径，花落荒原。春风靡曼，夜月黄昏。游人俯平台而舒啸，过客拜古冢以招魂。痛微言之，既渺怅异，说之方喧。参玄机于离坎，审蓍度于乾坤。会天元之一指，信吾道之独尊。于时风来，西浦月印。东门见城烟之缥缈，耻水波之潺湲。飘飘乎凌，虚御空恍。画前之有易适，适然登高作赋，忽悟后而忘言。《淮阳县志·淮阳文徵·韵文》，民国·甄纪印纂修，民国二十三年（1934）刻本，50.

蓍草赋

钱廷文

太昊伏羲氏陵，蓍草周阿而生。圣之神之域，灵物斯荣。乃为赋曰：夫何兹草之灵异兮，粉丛生乎？古域及商飚之，率厉分华猗，猗其发色竦。八尺之修茎兮，著圆神之灵异兮，将择地而敷荣兮，依昔之埏侧等。少室之奇产兮，绝蓬蒿与荆棘。彼留夷及揭车兮，固枝叶之峻茂。骚客纫以为佩兮，暨芳泽而杂糅。虽蕺气之穹隆兮，非筮人之所臭。揲斯草以决疑兮，譬县钟之待叩。待倚伏之未然兮，每无求而不授微。以通于神明兮，显以播于宇宙。虽蓍短而龟长兮，终筮先而卜后。陋猪肩与牛髆兮，信蓍耆而龟旧。或受业于郭公兮，出九卷于青囊。擅英名于八区兮，嗤汉室之京房。或端蓍于成都兮，析利害于毫芒。得百钱而闭肆兮，授老子以徜徉。咸有藉于名蓍兮，视百茎如琳琅。伊兹物之足珍兮，共芝菌而为祥。亦盛时之嘉瑞祥兮，永怀之而不忘。聊濡毫以成赋兮，寄遥思于羲皇。《淮阳县志·淮阳文徵·韵文》，民国·甄纪印纂修，民国二十三年（1934）刻本，51.

春日怀淮阳六绝

其一

西城门外古濠清，太昊祠前春草生。早晚粗酬身计了，长为闲客此间行。

其二

灵能禅刹古丛林，永日惟闻钟梵音。阅世兴亡千室佛，百年风雨古墙金（注：灵通院石晋末所创，有千佛殿，壁绘用金）。

其三

最爱南城汲井园，春来蔬甲不胜繁。人家断处无鸡犬，迟日东风似古源。

其四

黄巢寨南琵琶沟，古原芳草静春流。大舨舸筏何处客，樯竿西北是神州。

其五

莽莽郊原带古邱，渐渐陇麦散羊牛。杏花杨柳春浓处，一片青帘慰客愁。

其六

城中万枝木芍药，姚黄一尊得春多。日日踏春浑坐此，人间无醉奈渠何。《淮阳县志·淮阳文徵·内集诗》，民国·甄纪印纂修，民国二十三年（1934）刻本，3.

秬移宛邱牡丹植畦窦斋前作绝句示秬秸和

千里相逢如故人，故栽庭下要相亲。明年一笑东风里，山杏红桃不当春。《淮阳县志·淮阳文徵·内集诗》，民国·甄纪印纂修，民国二十三年（1934）刻本，3.

白龟灵池

学正　杨廷宾

天将嘉瑞协庖羲，凿得灵池贮白龟。几朵闲云笼曲岸，一泓寒玉漾清漪。时游莲畔形偏古，晚曝沙头色更奇。今日不知仍在否，鸣蛙落月草离离。《淮阳县志·淮阳文徵·外集诗》，民国·甄纪印纂修，民国二十三年（1934）刻本，8.

白龟灵池

寒碧平开土一泓，庖羲从此注精英。天生神物呈嘉瑞，地泄元机兆圣明。剖破阴阳从背见，肇来奇偶自爻生。谁知有象含无象，止水无波分外清。《淮阳县志·淮阳文徵·内集诗》，民国·甄纪印纂修，民国二十三年（1934）刻本，4.

白龟灵池

草满池塘漾碧流，曾闻灵物此中浮。静含素甲符祯瑞，光灿元文表卦畴。蛙吹空闻喧薄暮，鸥群任尔散清秋。一时阐透阴阳秘，千古令人咏未休。《淮阳县志·淮阳文徵·外集诗》，民国·甄纪印纂修，民国二十三年（1934）刻本，12.

揲蓍台

参事　王概

高台突兀接荒城，风雨年年蓍草生。凤尾飘萧云飞泾，龙头夭矫露华清。重瞳比日升双阙，一本何时满百茎。安得神龟当守护，灵根直拟献承明。《淮阳县志·淮阳文徵·外集诗》，民国·甄纪印纂修，民国二十三年（1934）刻本，11.

卦台秋月

龙驭已随仙化去，高台如峙对崇城。影县冰魄三秋冷，光浸瑶池一片清。画里妙涵天地秘，爻前先见古今情。独怜未得传心印，消息盈虚昧此生。《淮阳县志·淮阳文徵·内集诗》，民国·甄纪印纂修，民国二十三年（1934）刻本，4.

画卦台

造化精微只此间，阴阳消长有循环。抉开秘奥传三圣，画破鸿濛第一关。未注乾坤兼艮震，不言水火与风山。斯台妙义留今古，道仰羲皇孰可攀。《淮阳县志·淮阳文徵·外集诗》，民国·甄纪印纂修，民国二十三年（1934）刻本，19-20.

初冬登画卦台

传是庖羲画卦台，小亭残碣宛城隈。荒原弥望连衰草，野水依痕漾碧苔。岂□岂容词客吊，孤陵时遣使臣来。后天文字堪充栋，象数元通未易才。《淮阳县志·淮阳文徵·外集诗》，民国·甄纪印纂修，民国二十三年（1934）刻本，20-21.

太昊遗墟

春暮春风吹野裳，相随白日到羲皇。坐当真境忘身病，语对同心觉味长。太始楼开千里目，升平人醉百年觞。徘徊不尽闲寻意，古柏笼烟晚色苍。《淮阳县志·淮阳文徵·内集诗》，民国·甄纪印纂修，民国二十三年（1934）刻本，5.

九日雨中赴友人茱萸会

雨近重阳得句难，强将诗意续雕鞍。参军落帽秋风急，彭泽开樽雾气寒。圃遍黄花皆润色，客来青笠好加餐。今朝不让龙山会，莫负茱萸细细看。《淮阳县志·淮阳文徵·内集诗》，民国·甄纪印纂修，民国二十三年（1934）刻本，11.

卦坛歌

开天一画文明透，万古鸿濛成白昼。宛邱城北蔡水南，坛庙巍然切云拘。虬龙曲屈松柏新，风云缭绕烟霞旧。纷总离陆接西陵。神物芊芊蓍草秀。歌台树色带斜阳，圣人不死惟羲皇。《淮阳县志·淮阳文徵·内集诗》，民国·甄纪印纂修，民国二十三年（1934）刻本，11.

秋日病目遣怀

余素无目疾，尝月下读细书，故劳瞻竭视，颇不自爱。道光丁亥游宛西，偶染时疫，及旋里疾未愈，而目已病，家人仓皇，为庸医所误，遂至失明，今且年余矣。尽药无应，真奇灾也。适埴素途，不复知笔墨为何。事越明年，秋忽有所感，遂成七律有九首，未敢言诗，聊以自遣，识者谅之。时重阳之后三日也。

其一

扫地焚香念夙因，秋声扰扰剧伤神。西河有恨空搔首，南海无情莫济人。半生功名知自误，一生慷慨向谁陈。登山欲向青天说，底事偏殃左素臣。

其二

天意遥遥讵敢期，问诸人事更堪疑。吴门南望精神竭，蜀道西驰车马疲。患生肘后防难豫，病到眼前治已迟。仓皇四出寻和缓，不见先生尚可为。

其三

四十七年未觉慵，九千里路冀登峰。心灯夜炳光何壮，意蕊晨飞兴正浓。忠孝热怀常炽火，经书疑障待鸣钟。奈何图史皆当面，如隔云山几万里。

其四

河阳归我便蹉跎，为助诗书百事磨。万里驰驱心太远，三春桂玉恨偏多。身难自保复谁愿，舌即犹存奈若何。卧尽牛衣今更厄，尚搜旧箧觅仙佗。《淮阳县志·淮阳文徵·内集诗》，民国·甄纪印纂修，民国二十三年（1934）刻本，24-25.

病中有感

廪贡　魏鼎

我辰安在叹非虚，卧病茅庐当隐居。敢说潜龙终不出，默观世变笑三闾。《淮阳县志·淮阳文徵·内集诗》，民国·甄纪印纂修，民国二十三年（1934）刻本，30.

画卦台记

上古事多荒远，无可考信。故书自唐虞史始，黄帝诚慎之也。如世纪所载，循蜚疏仡之。君为皇、为羲、为炎、为娲，靡不神奇。灵圣尚论者，以或然或不然置之。而陈之人所为尊，且信者，与太昊伏羲氏。独千百世不衰，仰其遗容，传其古迹，若可咫尺遇之。

盖都邑于斯陵墓，于斯其陵前之白龟池，池上之画卦台，彰彰在人耳目。非如记载流传而无据也。然而，后之君子疑之。或曰：陵墓非古也。棺椁制自黄帝，去太昊氏远，甚无棺椁，即无陵。或曰：都于陈，而葬于山阳，非一地，与此所传物异。或曰：龟书出洛，疑非蔡水，蔡之侧安得有龟池。或曰：八卦本于河图，今舍图取书。而曰：得龟因以书卦，事尤不类。余窃以为，不然。

夫古者文字未立，故事不尽传，独所画卦象首列天地间，长为群经之冠。后世之文，若经史子集踵事滋烦，谁不范围于一画六书之内。而为枝叶之有，本川渎之有源，其可疑焉。否耶？谓画卦非羲皇不可，谓羲皇非都陈不可，即谓陈非画卦之地不可。陈之人因其地而坛之，因其坛而台之，无一非可考，可信者也。且天下之人有不信，夫易之为经者乎？易传有之，古之葬者，不封不树，是棺椁未兴，未尝无葬。且圣人作易，幽赞生蓍。今蓍生羲陵，千祀不绝，是神灵所栖，为不诬也。至其推论，画卦之始，更详且备。如所云观鸟兽之文者，岂真有点画可求，如后世所传图像哉。犹之听鸟鸣而知律，睹木落而知舟。常人视之为旋毛，为枯甲；圣人视之为图书，为卦象，所自出也。陈之人，尊且信之，奉为万世，文字祖固，宗经重道者所必取已。

闲尝考之他籍，如《一统志》，则称为揲蓍坛；如路史注，则称为八卦坛；前代名贤，若李邕、若张齐贤皆有碑记之。惜乎其不传。而坛之有台孤立水滨，兴废不一。其可得而知者，一修于正统州守张志道主之，再修于嘉靖州守唐方及李应霈主之，再修于万历州守洪爇及许汝升主之。今且废为榛莽，唯八角一亭尚在。今因而增筑建为三堂，缭以周垣，以附于诸君子之后。俾陈之人得永慰其尊且信之心，而以告天下之人。尊之信之者，皆当无异乎陈之人也。《淮阳县志·淮阳文徵·外集》，民国·甄纪印纂修，民国二十三年（1934）刻本，23－24．

广济堂碑记

河东总督王士俊

陈州古宛邱地，帝舜之后封国也。昔者帝舜佐尧史称鳏寡振荒，凡鳏寡荒札之名始见于此，前未有也，故日月光华，至舜而无一夫失所者矣。岂忍令其所封之国，有鳏寡而不之悯，有荒札而不之救乎。我皇上如天好生贤于尧舜，一民饥曰我饥之，一民寒曰我寒之。此唐虞不赏而劝不怒，而治之心法也。

雍正癸丑冬，余督率河东两疆，力行足民之政，其大者在垦田，而无告穷民衰备，残废不能受田者，各设广济院，以补养济院之所不逮。至甲寅春夏之交，渐次就理。而陈州牧乃以广济堂，本年五月竣工。告噫其殆勤于民事者欤。今夫陈州之去省会也，凡三百余里，实为全豫之阃域，而土衍地沃，万宝滋吐，颖汝交流，舟车冲会，民之资其生而乐其业者，固熙熙穰穰。然岂无饥，乌啼夜寒鸟号冬以错出其间者，不悉为之谋。甚非所以，敬承圣天子湛恩汪□衣之食之，至意也。况余近以改升郡治，请现俟部檄，岂非建置一新，吏治民风蒸蒸日上之会哉，乃今观牧所部署，颇具条理，屋以间计，凡三十围外，折内银一百一十六两。预其中者，日给米一升，钱四文，不能炊者，以力代之。予置若都养焉，费从何出。则许空庄常稔田三十三亩七分七厘，价银一百六十五两，筑屋买田之费，又何从出。则得绅士捐者八十四人，业嵯捐者一人，质库捐者二十六人，共银四百三十一两，有奇捐地基者，监生一人一分五厘，又守土之司，自捐养廉者，州牧四十两，州判官二十两，吏目十二两。凡所捐入于广济院，有赢则仍以资穷黎垦田及疗病院所需焉。其广济院不足，则再为筹划，经久之策焉。兹则草创之初，为彼此通融者如此。

盖实贫民之庆，亦由俗多好义，所以事之成者，速而功之，被者广矣。呜呼，雅之诗：哿以富人哀此茕，独匪羡富人也叹……《淮阳县志·淮阳文徵·外集》，民国·

甄纪印纂修，民国二十三年（1934）刻本，30.

画治癫病

（南北朝）袁蒨，陈人，师于陆，蒨画人面如真。宋鄱阳王妃刘与王伉俪甚笃，王为齐明帝所诛，妃追伤过切，成癫病。医不能疗，蒨乃画王形像，并图王生平所罢姬。其照镜状如偶寝，密令娼你示妃，妃见乃唾之。因骂曰：斫老奴晚，于是悲情顿歇，病亦瘥。子质亦善画，笔势劲健，继父之美。《淮阳县志·卷之十三·人物上方技》，民国·严绪钧纂修，民国五年（1916）刻本，1.

第六节　沈丘县

广惠堂碑记

河东总督王士俊（黔南人）

古人一夫为获，引为己耻。凡以斯民为天子之民，受之于天，我即为天子牧养。此民即民之父母，必视民之饥若己饥，视民之寒若己寒。一有呼号望救者，介乎其侧，若己身之负痛，必去其苦而后即安，斯无愧焉。我皇上仁覆天下，泽被万类，海隅苍生，已莫不熙熙皞皞鼓歌太平，而犹念疲癃残疾鳏寡孤独之辈，或有向隅者，特于京师创立普济堂，令有司广为牧养，俾勿失所。皇上如天之仁，诚不忍若辈独遗覆载之外也。直省州县，向有养济院，牧令拘于成例自定额而外即漠然，不相关切。

余自庶常出守许昌，调任祥符，首先建堂牧养，茕独此以匆匆代去，未竟厥绪。壬子奉命总治河东，因令两省，州县皆仿京师普济堂之制，建立堂院，收养疲癃残疾鳏寡孤独无告之民。而育婴堂一事，亦连类并举。一是两省士民，以及闺阁妇女，闻风慕义，捐粟捐金及膏腴地土，云集响应，勇跃恐后，堂不一制，亦不一名，而沈丘县则以广惠名焉。堂凡二十有六间，周围甃以砖墙，大门之前，另力栅门一座，榜曰：广惠堂。雇工一人，尚司堂中启闭并代为疾病者，料理汤药炊爨，凡男妇每名日给米一升，月给钱百文，冬夏以时给予衣服、被席，堂中药饵及棺木咸备。

呜乎！沈丘之无告穷民庶几，其无失所已乎。经始于甲寅之六月，落成于九月，凡为费四百缗有奇。共计前后官绅商民妇女捐银七百四十余两，捐谷二百石，捐地及价买地，共六百一十九亩有零。除建堂置地用过银两，尚余三百金，付当商生息，以不堂民赡养之费，庶几永久者。

考沈丘古为沈子国文王，第十一子聃季受封于此。自设郡县以来，改置不一。至前明弘治十七年（1504），始创陈颖项边隅之地。以成邑，编户十三里，仅弹丸耳，非称殷富肥美之土俗也。今邑中士民及巾国女流，一闻建堂之举，即争割腴产，捐金捐粟，通计其值，不下二千余金，仰何盛也。岂沈丘今日士民之心，有异于昔日之心乎。盖秉彝好德之良，人人有之，特上之无以倡之耳。明乎此而凡为有司者，亦可知所从事矣。是役也，首先倡捐，经理其事者，署沈丘知县诸齐贤，直隶庐龙，籍浙江余姚人，董其役者，典史何大义，顺天大兴人例德备书。凡乐输银谷，捐买地亩，数目俱附载碑阴如左，堂成诸令来请记书此，异之俾勒诸石后之。官斯土者，尚其留意于斯乎。时在雍正十三年（1735）岁次乙卯四月之下瀚。除官捐外，绅衿士商捐银，姓名附列于后……《沈丘县志·卷之十二·艺文志》，清·何源洙、冯澎撰修，清乾隆十一年（1746）刻本，257-259.

刘雪水传

刘公，字石渠，号雪水，退老林下，又别其字，曰：柳浪七里人家，为光泽公，祖向，长子幼聪敏。遇书辄一览数行，下甫为文，出语惊人。尝有尧舜之世不无巢，由文武之，朝亦有夷齐句，众咸异之，以为非常人。年十八补博士弟子员，至二十，丁未随父之任福建光泽案牍。练达光人，苦逆蕃商放债，利剥削不支，璐即佐父设计封仓储粟，逆商不能取，光民赖之，遇异人，问以终身事。异人曰：此子孤特贵，自不须言，他日当为王侯座上贵客，天子门下闲人。再叩止曰：好好好。人皆不能解。迨后，光泽公因性刚正，明照逆蕃，耿有阴谋忤其旨，俾不得以水口成城，计塞兵败，遂坐以过山。夫价未曾核减，嘱上下左右，官刻于搜劾，罗织之，诬以亏空，家产尽赔，流离艰窘，百苦备尝。是以清白进士，视同墨吏，璐衔恨之，父冤不能白者几四十年，终日号泣，设馆奋发。日除教授生徒举子业外，锐意广博，凡易学、象数、术艺之书，无不穷其精妙。然璐惟善藏有大志，时人亦莫之奇。

至康熙壬午，璐年五十九岁，由岁贡登贤书拔魁，抵京会试未售，因考中书，留都。会圣祖仁皇帝，圣体违和，病不能起，投药罔效，举朝尤郁。有刑部大司寇励讳廷仪者，荐其学术，蒙召引见，璐以躔病之学进称旨，圣体获安。设宴御乾清门，升璐筵于御座前，帝谕诸王大臣，曰：朕病痊愈，璐之力也。此诚实老人家，朕考其学术醇正，识力过人，尔等可师事之。诸王大臣晋贺，奏请愿各减级加璐，璐以年老辞，不受。诸王大臣皆以高人先生称之，由是声闻海内，举一时四方之贤人，君子莫不以未获亲炙为憾，则其隆崇可知矣。璐复谦退恂，谨陪侍中庭，奏对之余，泣白父冤蒙，温旨慰之，先赐金数千金，复其旧产，修其庐舍。

至庚子岁，复召进京，裁定六壬书，书成寻遇宗宪皇帝即位，邀覃恩，还其父祖向光泽县官，晋赠文林郎，前冤尽白，仍赐予中书诰封，面赐锦缎，衣袭官诰，金千两，准以归里焚黄墓，告是其一身清洁，而父亦得为完人。易曰：斡虫非璐之谓，与且以一介书生，往来朝宁，进退自如。天子呼为老人，王侯称为师傅，仍不动心。于人悦之，富贵优游于王公之上，笑傲于林泉之下，不远不近，其高踪遐。踯虽不得与巢由夷齐辈，埒观而以之矫厉逐逐，又何以或少也哉。异人之言，亶其然乎。若夫吐纳，推测神仙之说，与或以捐金，千金修文庙，戟门重其施。或以抚侄析产，兄弟高其义，施粥舍药，助人婚葬，大其仁。然此亦止可与近世之术数，乡杰较而实不足以为璐称。盖璐固博学鸿儒，慕孝子进退合宜，一代高尚人也。求其庶几其惟，督抚田以望隆朝野，品题表其庐。似近得之，故因传录焉。

璐享年八十五岁。戊申三月，以疾寿终于家。乾隆十年（1745），岁次乙丑春月，德州世弟庐见，曾顿首拜撰。《沈丘县志·卷之十二·艺文志乡贤列传》，清·何源洙、冯澎撰修，清乾隆十一年（1746）刻本，260-263.

生活谚语

饭后百步走，能活九十九。

晚上减三口，活到九十九。

宁吃鲜桃一口，不吃烂果一筐。

冬吃萝卜夏吃姜，免得医生开处方。

过了九月九，大夫干拍手；萝卜当饭吃，疾病哪还有。《沈丘县志》，沈丘县志编纂委员会编，河南人民出版社，1987年7月，619.

第十六章　驻马店

第一节　西平县

于庆堂暨配赵夫人墓志铭

韩运章（字子步，泌阳举人）

公讳嘉善，字庆堂，河南西平县人，世居县西大于楼（今河南省驻马店市西平县）。其先有号少川者，以医学知名于世，自是衣钵相传，累世不替，故西平谈医学者推于氏焉。

公生有异禀，以童年失怙，不克卒所学。稍长，思所以，自树立，乃发先人，故箧出所藏书，简练以为揣摩，殚精竭虑十有余年，久乃渐有所得。于是少川公以来传授之心法，公乃独窥其奥矣。然公非徒以医显也，居恒刚方，自矢不苟，阿时好遇事不平则义愤形于词色，慷慨直陈，必尽其意乃止。虽亲故不稍贷以故人有过失辄相戒，不敢使公知，而乡邻睚眦之忿，里巷雀鼠之争，亦往往得一言而解。其诚信之孚于人者，概可见矣。既而迫于公议，出膺乡董。

时值前清之季，立宪之诏，未颁专制之威，犹在纲密牛毛摇手触禁。惟公不以祸福动，不以威武屈。凡可为地方兴利除害者，必向官府力争甚且至再至三务得请乃止，虽以此开罪当道在所不顾而当道谅公之诚。亦往往曲从其请，于是一人不避逆耳之嫌，地方隐受无形之赐侠义之风远近宗之。嗟呼！晚近以来，人心大坏，权利所在，攘臂相争，至利害不甚切已则望望然去之矣。如公之急公好义有几人哉？

公晚年术愈进，遇奇难症无不应手奏效，求之者常踵于门，公应之无倦色，然精力亦消耗矣。以故甫逾耳顺之年遽赴修文之召，享年不永，论者惜之。

德配赵夫人同邑登科公之女幼娴闺训，工女红，于归后，克勤克俭，恪执妇道。时公母牛太夫人患瘫症，辗转床褥，经年不愈。夫人亲侍汤药，尽夜弗离，孝妇之称内外无间。未几，太夫人逝世，是时两弟均未成年，诸姑尚在待字婚嫁之事几于无岁无之。夫人以公迫于公务，不忍复以家事相烦，于是家庭应办事宜无不悉心筹画，相机因应。故公得以专心应世而不致有内顾之忧者，皆夫人内助之力也。夫人素信佛法，茹素诵经终身不倦，生平自奉甚俭，至于周贫恤急则皇皇常如不及虽至推食解衣毫无吝色，任恤之风盖与公有同符焉。

公生于前清道光二十二年（1842），卒于宣统元年（1909），年享寿六十有七。夫人生于道光二十四年（1844），卒于民国十五年（1926），享寿八十有三。子二，长殿卿，字赞臣，以后兄鹏飞公；次兰台，字少堂，亦以医学知名，能世其家，曾权陕西商南县篆务，勤政爱民，有循史冈孙四人长耀洲中学毕业，曾充陕军第二师副官。次灼洲荣洲振洲肄业中校。

丙寅秋，少堂将奉夫人之丧与公合葬于西平原籍之云庄寨南阡，谋所以铭其墓者因嘱运章为之词，运章忝属莩葭不敢以不文辞，谨次公及夫人行谊如右并为之铭曰："于氏之医肇自少川维公继之，克广其浼以此绍先以此启后，泽可及人。德惟由旧畴作公助聿赖妇贤，门庭整洁，内外肃然。云庄之南松楸郁郁，令德徽音永垂异祀。"《西平县志附编·卷之三·文徵外籍文》，民国·陈铭鉴纂，李毓藻修，民国二十三年（1934）刻本影印本，1262–1266.

第二节　上蔡县

蓍草园题碑

灵帝熹平四年（175），东汉文学家、书法家蔡邕为上蔡伏羲庙、蓍草园题碑文：蓍台伏羲。《上蔡县志》，上蔡县地方史志编纂委员会编，生活·读书·新知三联书店出版，1995年6月，12.

说卦传

昔者圣人之作易也，幽赞于神明而生蓍，参天两地而倚数，观变于阴阳而立卦，发挥于刚柔而生爻，和顺于道德而理于义，穷理尽性以至于命。《上蔡县志·卷之十三·艺文志》，清·杨廷望纂修，清康熙二十九年（1690）刊本影印，1152.

登蓍台

明·王概

高台突兀接荒城，风雨年年蓍草生。凤尾飘萧云气湿，龙头夭矫露华清。重瞳此日升双阙，一本何时满百茎。安得神龟常守护，灵根直拟献承明。《上蔡县志·卷之十三·艺文志》，清·杨廷望纂修，清康熙二十九年（1690）刊本影印，1203.

游白云洞

明·王概

仙人飞去不曾还，洞口浮云尽日关。石室有苔尘榻令，丹房无火药炉闲。鸟啼落照霞光里，鹤唳东风树影间。好术几多人愿学，只应无路可跻攀。《上蔡县志·卷之十三·艺文志》，清·杨廷望纂修，清康熙二十九年（1690）刊本影印，1203.

友人约游八卦台寻白龟蓍草

曹风

□海遗民留别岛，黄气黑飓欻然扫。寻常仿佛至先天，咫尺羹墙依太皞。稔知一画破鸿濛，万古长开瞽莫聋。最喜登台陈八卦，天中圣迹在天中。偶迁畸人著奇抱，约予同过洪河道。直指瑶光访白龟，瞠视青云觅蓍草。猥云龟坼是灵师，蓍实服之亦先知。能令蠹螯不敢近，虎狼远窜谁昌披。子谓稽疑不始此，益从德兮损从否。莫将曲利宽小人，祗许平慢成君子。乃知卜筮自有真，藏往知来悉在人。不然朽骨焉能簪，不然枯草焉能神。君不见：屈子心烦詹尹避，晒姬□吉原非利。是以君平说孝慈，季主由来顺仁义。至□感召本无心，前无古兮后无今。且会羲皇台上意，□间蓍龟足下寻。《上蔡县志·卷之十三·艺文志》，清·杨廷望纂修，清康熙二十九年（1690）刊本影印，1213-1214.

伏羲画卦台

曹文淡

早知一画划天开，何幸登临八卦台。蓍草百茎诚诞也，羲皇亲觐亦奇哉。《上蔡县志·卷之十三·艺文志》，清·杨廷望纂修，清康熙二十九年（1690）刊本影印，1215.

伏羲画卦台

清·冀景隽

羲皇画卦处，万古白龟浔。地气分嵩少，台形奠汝阴。春寒蓍草浅，日暮野云深。惆怅荒原下，长怀寄短岭。《上蔡县志》，上蔡县地方史志编纂委员会编，生活·读书·新知三联书店出版，1995年6月，777.

晚登白龟庙

邱士昂

野庙寻幽径，千峰锁夕阳。问人东道远，拾草百茎长。龟看云常覆，祠环柏自苍。到来频吊古，风物正凄凉。《上蔡县志·卷之十三·艺文志》，清·杨廷望纂修，清康熙二十九年（1690）刊本影印，1220.

重修伏羲庙碑

杨廷望

蔡治之东，旧有蓍台庙，相传为太昊伏羲氏□□之所也。庙何昉乎，唐虞三代之，旧自汉唐迄今累朝敕建而修之者乎。地广二十五顷，世隶诸庙，史用修祀事也。盖以太昊都是陈州，蔡与陈邻壤也。蔡出白龟，地生蓍草，伏羲氏作取而筮之，以画八卦之变，故名曰：蓍台。史迁所谓百茎丛生，上有青云覆之，下有灵龟守焉者，非此地也。耶夫，天生神物，圣人则之。于以钩深索隐，定天下之吉凶，成天下之亹亹。苟无蓍则无易，无易则天道弗显，于上人事弗明，于下两仪变化之理终，古或几于息，惟伏羲之德如是。至今蓍存而台存，神龟之灵用以显白于世。噫嘻，其产灵故其地重，其地重故其庙，亦与俱永也。

故事守此土者，遇春秋二仲之次戊亲往祭其庙廷，重于丙寅。仲春值祀庙时，道出城东寓目四顾，见蜿蜒扶舆，磅礴郁积迢迢。自嵩少而来，北枕汴京，艮岳耸其后，南望光罗商固。诸峰隐隐在指掌间，西则嵯岈诸山列为屏障，东则洪蔡两河合淮汝诸水，汇为巨浸，古所称上应天市一垣者，故其产灵，其地重欤。父老迎而入将，斋宿而拜，登其堂讶焉。瞻其产更骇焉，非复向所云。草衣卉服，筮蓍画卦之伏羲氏也。俨然螺髻褐祖园顶方袍之释迦氏矣。余亟诘之曰：斯何地也，而有伎佛也。父老告余曰：明季乱后有僧寓此，因以佛易帝像，所谓帝像者，在寺旁小庙耳。余因进诸父老而晓之，曰：甚哉，世人之惑溺于佛，而不识此圣帝之所由也。此伏羲氏者，乃开天之祖，立人之宗，其庙固。历代帝王鼎建，以奉神灵者也。左右之地，又历代帝王锡之庙中，以供祭祀者也。其地二十五顷，瞻护蓍台，明初命礼臣，再为经理之四止尚载。明杨埙碑中，亦惟是此地之钟灵萃秀，以崇礼神圣而慎重将之佛何舆之有，乃舍神圣之尊，而辄易佛氏之像，崇信其法，以求所为福田利益。举国不知其非学士，莫指其失，余窃□其传笑四方为惑甚矣。于是诸父老茫然，丧其所怀，来失厥所，以进□然并称曰：允哉，所论此鄙人所未知也。百姓虽愚，闻此敢复迷乎。

爰命亟迁其像，于远方之僧舍，恭迓太昊伏羲氏之像而中处焉。先以茺苅除其不祥，旋以丹艧饰其不潆，乃从兴拜祝，燎瘗于其下而告成礼焉。因访其蓍台巍然，临于蔡沟之北，先天卦台在其左，后天卦台在其右。丛生其间而英英表异者，蓍也。俯瞻蔡河洋洋而东注者，元龟之所效灵而显异者也。呜呼，以若此神灵之地而令彼佛者，实福处此。日渐月染，恬不为怪，余之撤其像迁其居，尊圣帝之遗以礼之。其亦庶乎，其可也。余又念憑佛像虽除而庙貌勿新，非所以示尊崇，垂永久也。睹兹败宇颓垣栋，欲折而仅支，榱将崩而莫续，苟不为重建而鼎新之。呜呼，可遂请于郡伯何公并汝属州县诸公，共勤厥事。中建正殿五楹，前后配殿，左右两庑门，构二层并建三皇阁，经营凡五载，乃告成功。今年秋祀，再谒入其中，第见金碧辉映，俨然如在，壮丽崇宏，森然灿列，恍若有神，呵护之者夫而后其不虚，辟邪崇正之一念也。

夫遂勒之，责珉并书诸同志之台讳于碑阴，而为之铭曰：惟帝太昊，屯蒙肇开。画卦于蔡，建都于陈。蓍草挺异，白龟兆灵。惟兹土壤，乃洁斯馨。惟兹庙貌，再□□□。攸除攸去，美奂美轮。于昭万禩，祀事孔明。《上蔡县志·卷之十三·艺文志》，清·杨廷望纂修，清康熙二十九年（1690）刊本影印，1315-1321.

蓍台碑记

阎典邦

上蔡县东三十里，一台屹然，临于蔡沟，曰：蓍台。蓍草生焉，盖伏羲氏画卦地也。其西北有庙，以祀伏羲，历代设祭田二十顷。明末荒芜不治，故台与庙亦就圮倾。今既修复之，招徕垦辟，且为之言，曰：伏羲画八卦，开万世文字，祖文王周孔，共发明之，定阴阳辨言，四合天地，通鬼神。故曰：□赞于神明而生蓍，无蓍则无易，易不可见，而乾坤或几乎息矣。伏羲之德如是则台也，庙也。当与河图洛书并垂永久矣，守斯土者敢不保之，勿替哉。《上蔡县志·卷之十三·艺文志》，清·杨廷望纂修，清康熙二十九年（1690）刊本影印，1396.

蓍草台记

明·杨埙

上蔡，古建侯之国也。由东门不二里，有水一脉，萦纡委折，东流三十里，注于洪河。旧有元龟，素甲缟身，浮游其中，故曰：蔡沟。适沟强半有台，窿然临于沟北，台之四周方广余二十顷，蓍草丛生。其间首若龙，矫尾若凤，翔盈于台畔，伏羲氏作取而筮之，以画八卦之变，故名曰：蓍台。又于其西北为八卦台，后人建白龟庙于台上，以祀元龟之神。其创始岁月慢不可考，意者，唐虞三代之旧与不然。自伏羲以来，上下数千年间，樵丁牧竖，日操斧刃，以相从，蓍与庙湮没久矣。孰知禁御而修葺之邪。

洪武初，朝廷稽古，右文崇尚易道，爰命礼部，遣官经理之。以故地二十五顷，瞻护蓍台，禁民不得耕牧，东抵青龙沟，去台九百武（疑为"步"）；南抵朱雀坑，去台二百武（疑为"步"）；西抵朱马河，是为白虎沟，视南加三之二有奇，北至玄武坑，倍南之数，而杀其四□五，四周限以沟塍，设守台户赵伯成丁住儿，彭□辛相继领其事，迄今逾百年。岁久弊滋，守台者和后继之人与近台之家，□禁为好和日侵月剥，盗□（三行六十字不清，难辨），亲诣台下葺而新之。正其四疆而治□□夺者，于是堂与庙穹然居中。尊严整饬，而前后左右或起或伏，恍若有神呵护之者，役成命令埙为文以识岁月，窃惟太暤，伏羲氏观龙马之图，始画八卦，宣泄元秘，幽赞神明。故灵蓍繁殖，见于故都之近地，其探赜索隐，钩深致远，定天下之吉凶，成天下之亹亹者，莫大乎。

是故台存则著存，而易道之用，神龟之灵，因以显白于世后之人，因著以求易，因易以求圣人之道，则于神道，其殆庶几，岂特无大过而已哉。然则，台与庙关乎侯留意于是，可谓知所先务，后之为守。若令者尚嗣而葺之，毋替侯之，用心也哉。《上蔡县志·卷之十三·艺文志》，清·杨廷望纂修，清康熙二十九年（1690）刊本影印，1397-1400.

人体用语

光葫芦头——即光头。

妈——即乳房，奶水。

颠老盖子——即额头。

脸骨拽——即颧骨。

呼歇门子——即小孩的脑门。

胳肕肢子——即胳肢窝。

头巴子——即后脑勺。

牙化子——即牙龈。

捌老盖子——即膝盖。《上蔡县志》，上蔡县地方史志编纂委员会编，生活·读书·新知三联书店出版，1995年6月，647.

动作行为用语

仰白脚——即面朝上躺着。

仰白叉——即滑倒在地，四肢分开面朝上躺着。

骨堆——即蹲着。

栽嘴儿——即打瞌睡。

理料——即修理、整理。

拾道——即修理、整理、拾掇。

噶意——即①害怕；②对不卫生的现象或某种事物感到不舒服。

紧（地点）——即迷信说法。指某个地方经常闹鬼而令人紧张害怕。

冒肚——即腹泻。

冻着来——即感冒。

干哕——即想呕吐吐不出来。

呼歇——即发喘。

擀汤——即擀面条。

喝稀饭——即吃早饭。

喝汤——即吃晚饭。《上蔡县志》，上蔡县地方史志编纂委员会编，生活·读书·新知三联书店出版，1995年6月，650-651.

第三节 平舆县

佛教与腊八粥

佛教崇奉佛祖释迦牟尼，根据经典为佛经，教徒分为出家僧尼和在家男女居士。教徒平素修身养性，吃斋戒酒，不杀生灵，博爱普修。佛教主要节日是佛诞节和成道节。成道节这一天，教徒用米或果物煮粥供佛，称"腊八粥"。本县居民也吃"腊八粥"。《平舆县志》，平舆县史志编纂委员会编，中州古籍出版社，1995 年 11 月，105.

健康谚语

稀饭多喝，胜似吃药。

大蒜是个宝，常吃身体好。

冬吃萝卜夏吃姜，不劳医生开药方。

吃馍喝凉水，瘦得像小鬼。

宁吃鲜桃一口，不吃烂桃一筐。

八成饱健身，十成饱伤身。

要活九十九，每餐留一口。

若要身体壮，饭菜嚼成浆。

运动运动，疾病难碰。

跑跑跳跳身体好，不走不动疾病找。

捂捂盖盖脸发黄，冻冻晒晒身体强。

心宽体健，不去药店。

树大招风，气大遭凶。

睡前洗洗脚，胜似吃补药。《平舆县志》，平舆县史志编纂委员会编，中州古籍出版社，1995 年 11 月，530.

第四节 正阳县

新建药师殿白衣阁

钟声宏（明邑举人）

吾师之教，原为知见大事而出者也。乃复有种种福田、种种祈应者，云何？经不云，三界惟心，万法惟识乎。于心内有大地山河，于大地有招提兰若，于创招提兰若人，得祈应福田，如向随声，皆知见内事也。讵有二乎哉。真阳自正德中建邑以来，初无甲榜。戊午之岁，挺生我仰蒿先生，禅律精严，终身不二，其举于乡也。以戊子，而余亦踵其后尘，则贤书于戊午，夫予两人之举于乡也。略同，而其专心于佛道，亦略同，拼就此心，誓为佛子，即不纡朱曳紫，亦甘之矣。

我姑丈，汤氏名三聘者，夙于般若，有大因缘，少年节侠，遍交当世之豪杰，迨四十尚无嗣息也。一日有僧云，诵白衣经，则举子，遂持白衣经若干藏，而鸠众庀材，建魏阁，于玉皇庙之菜圃，普陀瑞像，金彩焕然。后又有僧云，持念药师琉璃光如来者，求长寿，得长寿；求男女，得男女。复民宏愿，建药师大殿一座，供琉璃光其中。自建阁及殿成，曲指计十霜，而我姑丈，一举淑女，二举跨灶，慎南之人，津津乎心入于般若矣。

阁三楹，高三丈，建于万历甲寅之春，成于乙卯之秋。殿亦三楹，横三丈，深视其横，成于癸亥之春。阁旁有两僚，僚皆高耸深遂，殿前转而西向有门，门有阿塾堂宇。如之居士颜其上曰：法云庵，与夫香积之厨，经行之处，挂搭之所，常住之蓄，无不悉备。愿即成，乃立石以纪之，是佛事也。出于十万檀越十之五，出于汤者亦十之五，但其数目，汇集星霜，不易其志，亦可谓于彼岸有分者矣。呜乎，昔日菜圃，今朝福地，天龙拥护，禅诵无疆。古人云，因敬生悟，因信生悟，后之观此碑者，其亦所敬乎哉，知所信乎哉。《重修正阳县志·卷六·艺文集文》，民国·魏松声等纂，民国二十五年（1936）铅印本，687.

异闻扁鹊墓 （旧志补遗）

县东北四十里有古墓，土人呼为扁鹊墓。《史记·扁鹊列传》：秦越人所适之国不一，未尝至汝南也。墓四有桥为扁鹊桥，康熙中大雨陷焉，露石椁巉巉然，椁旁有立石二，又一石横于颠，疑即古丰碑也，水实其中，病者饮之立愈。遂相传扁鹊为神医，其水可疗病，远近多操盘缶而来汲者。《重修正阳县志·卷末·杂缀》，民国·魏松声等纂，民国二十五年（1936）铅印本，917.

胡恭安先生传

陈铭阁 （陆军中将守护）

胡恭安先生，原名献琛，字子淮，清优增生。少以能文称，岁壬辰以郡试第一人。著学籍，后游学罗汝，暨大梁各书院。于古圣贤之经传子史，穷涉奥赜，穿贯渊渟，卓然欲自表见，归而授徒自给。凡十余稔，淬砺后学，多所成就。民国纪元，先生被选为县参事、曾参事，（铭阁）时为县议会议员。昕夕相聚论事，筹谋擘画，除污节垢，邑人贤之。暇且摩矿学术，濡立德而敦道义，益以识先生之襟抱，及其性情，而深景仰焉。

丁巳，先生南游。（铭阁）适长浙军炮二营，聘以书记官员职，戎务攸赖，相得益欢，嗣入道德学社，获聆师尊性道之训，慨然曰：至圣没而微言绝。大道乖舛，异说交竞，纪纲颓废，求能康济时艰，继圣承道，协万邦而进大同者，其在斯乎，其在斯乎，居尝以此相勖。（铭阁）得以忝列师门，略识性命之正，先生之力为多。甲子归，丙寅任河南第五混成旅军医长，己巳庚午间，两膺县志编纂，时豫局糜沸，闾里为墟。先生于奔走离乱间，锐意宣扬道德，劝人觉世，数年如一日。邑人多感而人道者，庚午冬卒，年六十有三。

先生清介谦睦，为善乐道，为学在扶植理道，缘经术为义法，宗于以自淑淑世，自入学社，拳拳服膺，惟孳孳以广大师道为务，艰苦卓绝，老而勿衰。尤精岐黄，患者无贫贱，皆施治馈药，全活极众。掌教时，与诸生言论，必教以持躬履则，济人利物之大端，谆勤恳至，去而人爱思之。所著书有《大学解》《论语节解》及医书各若干卷。辛未秋，其喆嗣明来书，请为先生立传。余以先生足述，而亦以志吾悲也，故谨书之。《重修正阳县志·卷七·艺文志》，民国·魏松声等纂，民国二十五年（1936）

铅印本，817.

胡恭安先生行传

国会议员尧初陈全三（原名景南）

胡公，恭安，原名献琛，字子淮，名国昌，范庄店人，清优增生……冀以补救世道人心，挽回劫运，曾手著《论语节解》《大学解》及医书多种，与邑中道友涂文钦君互相观摩，老而弥笃……《重修正阳县志·卷七·艺文志》，民国·魏松声等纂，民国二十五年（1936）铅印本，817-818.

谚语

不干不净，吃了得病。

饭后百步走，活到九十九。

萝卜上了街，药铺不必开。

单方治大病。

伤筋动骨一百天。《正阳县志》，正阳县地方志编纂委员会编，方志出版社，1996年12月，549.

第五节　确山县

普济堂述

周之瑚

雍正十三年（1735），确邑令葛讳世英者，奉饬体我世宗宪皇帝好生之德，捐俸建普济堂于城东街，收养无贫民。而邑中绅商士庶之有力者，亦体葛之意持涓埃，以仰答皇上，各踊跃输资，得数百金。葛藉是益拓堂基广构舍宇十有八间，糜金一百七十三两有奇。其支给贫民衣服口粮，暨一切器用者约三十余金，又籴谷数十石，为堂中不时之需，而捐费尚余百金焉。工竣，葛令属输资诸公，而告之曰：事匪创始无与观成，谋弗用长无与善后，今堂成。额曰：普济脱也。济于暂而弗克，济于久济于寡，而弗克，济于众若普济何顷者。

堂初建，入于此室处者，已不下数十，指踵而进之匪数可量矣。计一岁中，盐米薪水、衣服、医药之费不预浚其源，则其流必竭，不先培其本，则其生必穷。吾与诸公约为浚源培本之计，不竭其流，不穷其生，诸公其有意乎？金喻其旨，又共捐地四十亩，令亦拨官地三顷三十一亩零，每年取收地租，又取建堂余费授商店岁息什一，俱以瞻给堂中。于岁底则造册申报，云余来任确去建堂时，甫数十载，息金可三百，堂之中衣丰食足，忘其贫苦。偶冒寒暑之灾无虞，药饵之费。邑宰惟岁纳堂内地亩，秋税于散给衣粮之时，亲旨查核，以杜冒滥焉耳。余谨述以载于编，用告后之莅兹土者。《确山县志·卷二十三·方徵中》，民国·张缙璜纂修，民国二十年（1931）铅印本，16.

第六节　泌阳县

重修泌邑普济堂碑记

昔孟子论王政，谓文王发政施仁，必先鳏寡孤独。诚此四者，皆天下之穷民而无告者也。故周礼以保息养万民意美法良，足以垂规于千古。我厚爱重熙累治，加惠空黎，膏泽叠沛，孤贫花布口粮，动帑支销，著在令甲。各大吏仰承德意，时加整饬。凡州县中俱设有普济堂，养分济院，以收养无告之民，恩至渥也。

泌为宛东僻邑，旧有养济院仅存遗址。雍正年间，前令仁和，顾公奉制军黔南王公橄创建普济堂一所，于西关外择地三亩，筑房屋二十八间。周以垣墉基局宏厂等拨官地，并劝绅民捐置地共七顷七亩零，每岁得稞若干，以为经费。额收贫民三十八名，按月散给口粮，岁终造册报销，寒则暖以棉衣，病则调以医药，死者葬以棺木。嗣是历任相沿，守而勿失。乾隆年间，陆续增收十名。

至嘉庆年间，前令能檩杨公，复捐俸生息，增收二十名。道光乙酉，余莅任，后亦捐俸生息，增收十二名，现在堂内共收养贫民八十名。皆有经理章程，尚称完善。惟房屋盖建将百年，虽时加补葺，而日久不无颓败。

今年春大方伯武林陆公莅豫，下车之初，即以此为先务，谆札饬办。余因逐加履勘，设法一律修理，鸠工庀材，资其旧而新。是图并于堂内空旷之地，添建新屋七间。其养济院旧址，距普济堂仅数步。与民居犬牙交错，犹遗破屋五间，内栖额设贫民七名，亦为重修。另筑缭墙一道，植立木坊标名门外。辄吉于四月兴工，越六月而藏事工料之费，皆余捐俸，以给，规模具备，焕然一新。若夫境内人烟辐辏，旧设义地坟冢垒垒，先是闻东关有售产者，余拣其高旷之处，置买一区，约地六亩余。竖立碑界，以为义冢。由是无告之民，生养分死葬皆有所资，庶可免于饥寒之困，沟壑之填矣。

抑余闻之古人为政，一夫不获，时予之辜。程子曰：一命之士苟存，心利物于人，必有所济。余添任父母斯民之责，不能尽四境之内，附循而噢咻之使。悉登春台蹄寿域，心滋愧矣。但承乏以来，连岁丰稔，比户恬舒，熙熙攘攘，咸乐其乐，而利其利。尚不至有嗟星留而叹，仳离者愧恶之余，犹深感欣幸。兹为是举上以体圣朝，累弃之深仁中，以副方伯通饬之雅意，以慰穷民之无告示规制于有成后之君子。哀此炎茕独，兴废举坠，引而伸之，触类而长之本，不忍人之心，扩不忍人之，政惠我泌民有加无已，则尤余之所厚望也。夫事竣爱，志颠末以勒贞珉。《泌阳县志·卷之十一·艺文志记》，清·倪明进修，栗郖纂，清道光四年（1824）刊本影印，769-771.

（明）续杞菊赋

焦希程

东坡先生尝疑天随子杞菊赋，有枝叶老硬，气味苦涩，犹食不已之言。以为士虽穷，约至于饥，饥嚼啮草木，则过矣。及守胶西斋厨，索然求杞菊而食之。然后谓天随之言为可信也。作后赋以嘲，夫以饥饿之士，饵草木之英无足怪者，东坡且将疑之。又待自食而后信焉。而况仕为侯守者，何以示信于未尝饥饿之人哉？予生三十三年矣，无以自树，树杞菊而甘之悲，古人之志有以相感也。作续杞菊赋，以自广云，盘山主人无资身之策，而苦于枯肠之相索也。

于是隙有地辅篱有日精，偕寒互缘，雨沐烟横，春苗夏菜，秋实冬根，肆甘苦之有时而用，舍之存乎。人爱觚玉而咀，子昂之篇，烹金而食，何□之钱，曾二物之几何，殆乐之而忘吾年也。客过而怪之曰：噫嘻，吾子之事于斯也。将无循陆，生之往撤而驰苏子之故伤邪。盖吾闻之鸟同翼者而共飞，兽同足者而俱行，故无病而呻吟者，赝无怨而呼号者狂，昔天随途穷而顾颔，坡公落魄以彷徨斯时也。匪草木之是茹，则糗糒分。谁将今子生世德之家，当有道之国，父兄饱而以蓄畲餍尔。以钓弋乃不养尺肤于云上之需，而徒率空肠于朵颐之侧。是虽脱齐人餍足之羞，宁不几陈子小廉之惑耶。盘山主人笑而语之曰：客知贫贱之安，而不知富贵之择也。知口实之求，而不知观颐之则也。且天之生斯人也，必有养也。为之子使之养乎父也，为之弟使之养乎兄也。是故先生申孝弟之义而导之，以肉帛之供，岂独厉彼壮夫哉。将以正人道之经也。

今予无克家之智，而冒儒者之名，曾旨甘之弗，具而顾以寄食乎。父兄虽父兄，仁予而不责之，养予乃居然，而糜粱肉以苟安，亦独何如乎。为情况耽，乐杜思元之路，而无欲订败度之盟，是故谓茶之甘砺庸情也。蠋味之厚防多盈也，每食不饱贮圣径也。无然歆羡观厥成也，贲于邱园与时行也。矧兹杞菊中和所萃，足以延吾之生也。是岂徒附前人，以效蟹之陋而仇口腹，以或羞之承哉。客悟而退予亦就督，乃摘二蔬于盘餐，而记斯文于屋壁。《泌阳县志·卷之十一·艺文志记》，清·倪明进修，栗郓纂，清道光四年（1824）刊本影印，791-794.

身体俗语

颎水——口水。

肩摩头儿——肩膀。

脊梁——脊背。

胳老瓣儿——膝盖。

股堆——蹲。

侧棱膀儿——侧卧。

佯性——注意力不集中。

抬杠——争论。

眵麻糊——眼屎。

耳刺——耳屎。

耳性——记性。

脖二梗——脖颈。

吃妈儿——吃奶。

胳老肢——腋窝。

仰白脚儿——仰卧。

栽嘴儿——打瞌睡。

癔怔——发呆。《泌阳县志》，泌阳县地方志编纂委员会编，中州古籍出版社，1984年10月，678.

疾病俗语

不得劲——①患病；②不舒服。

干哕——想呕吐。

打皮寒——害疟疾。

种花儿——①种牛痘；②种花草。

冻着了——感冒。

哕——呕吐。

羊羔儿疯——癫痫病。

号脉——中医切脉。《泌阳县志》，泌阳县地方志编纂委员会编，中州古籍出版社，1984年10月，679.

采药赈饥

大胡山客人，乾隆五十一年（1786），泌阳邑大饥。转沟壑者枕籍，望邑东大胡山，忽寓一南客，自言采买药物。桔梗、柴胡诸草药，一夫所运，予制钱百文，于是负担相属日数百人，予价咸足，人亦不详，其何以不匮也。所售药委诸山侧，若邱阜，然赖以全活者数千百人，两月后秋禾稍登记，其人去，不复至，药弃不取，咸以为仙灵化形，借此以救饥困云。《泌阳县志·卷之八·人物仙释》，清·倪明进纂修，清道光八年（1828）刻本，22-23.

道扮医哑

仙人吕洞宾，明万历戊午年间，以道扮医哑人能言。邑侯周公感而建阁于泌水之阳，是为吕祖阁，每岁四月十四日，四方商贾竞集香火物特盛。《泌阳县志·卷之八·人物仙释》，清·倪明进纂修，清道光八年（1828）刻本，22.

第三部分

习俗健康

第一章 郑州市

第一节 郑 州

走百病

元宵作灯架，放烟花，通昼夜，谓之上元佳节。翌日相率出游，谓之走百病。《郑州志·卷之五·礼乐志》，清·张钺修，清乾隆十三年（1748）刻本，31.

戴皂角芽

四月一日，戴皂角芽，俗传免□□。《郑州志·卷五·礼乐志》，清·张钺修，清乾隆十三年（1748）刻本，32.

悬艾虎　取蟾酥

五月五日馈角黍，门悬艾虎、系彩丝于臂，缀节取蟾酥以疗病，饮□□□□□。《郑州志·卷五·礼乐志》，清·张钺修，清乾隆十三年（1748）刻本，32.

曝衣

六月六日晒书曝衣。《郑州志·卷五·礼乐志》，清·张钺修，清乾隆十三年（1748）刻本，32.

裴昌宫庙会

三月二十日，裴昌宫庙会。古传：裴昌佐黄帝采药，术同岐伯，善治疮癞。汉武帝左腿有疮疾，梦裴昌给药数粒，吞之而愈，诏天下立庙祀之。后人病疮，祝寿之辄应，俗转呼为皮疡公，又呼为圪塔爷。庙会之日，善男信女，崇拜焚香，络绎不绝。有为父母者，有为子女者，有为亲友者，语曰：医能通神，信然。《郑县志·卷之六·风俗志》，民国·周秉彝等修，刘瑞璘等纂，民国二十年（1931）刻本，6.

医家以香囊、雄黄酒送人

五月五日，端午，为天中节。人家包黍枣为粽，束以五色彩丝，或蒲艾通草雕刻天师驭虎像于盘中。围以五色蒲叶剪皮金为吾虫之像，铺陈其上。葵榴艾叶攒簇华丽，互相馈送。僧道以经筒轮子、辟瘟灵符分送阀阅，医家亦以香囊、雄黄酒送于常所往来之家。《郑县志·卷之六·风俗志》，民国·周秉彝等修，刘瑞璘等纂，民国二十年（1931）刻本，7.

贴虎蝎之像

五月五日，买葵榴蒲艾植之堂中，标以五色花纸，贴天师或虎蝎之像。或朱书"五月五日天中节，赤口白舌尽消灭"之名，揭之楣间。或采百草以配药品，觅虾蟆以取蟾酥，书"仪方"二字，倒贴于楹，以避蛇虺。《郑县志·卷之六·风俗志》，民国·周秉彝等修，刘瑞璘等纂，民国二十年（1931）刻本，7-8.

避疟丹

立秋之日，男女咸戴楸叶，以应时序。或以石楠红叶剪刻花瓣，簪插鬓角，或以秋炎吞赤小豆七粒，俗名避疟丹。《郑县志·卷之六·风俗志》，民国·周秉彝等修，刘瑞璘等纂，民国二十年（1931）刻本，8.

走月亮

八月十五日，谓之中秋节。民间以瓜果月饼相馈，远行路者必归家，取团圆之义。是夕，人家有赏月之宴，对酒欢呼，竟宵不寐。乘风走月，谓之摸秋，又谓之走月亮。管城纪俗诗一绝云：乘风走月话摸秋，姊妹花丛约伴游。鸟鹊桥边行去也，不愁无路会牵牛。《郑县志·卷之六·风俗志》，民国·周秉彝等修，刘瑞璘等纂，民国二十年（1931）刻本，11.

立冬扫疥

立冬日，本以各色香草及菊花、金银花煎汤沐浴，谓之扫疥。《郑县志·卷之六·风俗志》，民国·周秉彝等修，刘瑞璘等纂，民国二十年（1931）刻本，12.

冬至水饺

冬至日，谓之亚岁，各官民间交相庆贺。一如元旦，郑俗最盛，故有肥冬瘦年之说。作水饺，以祀先祖，妇女献鞋袜于其尊长，亦言人履长之义也。《郑县志·卷之六·风俗志》，民国·周秉彝等修，刘瑞璘等纂，民国二十年（1931）刻本，12.

第二节　巩　县

敲梁除蝎

二月二，龙抬头，敲梁除蝎。《巩县志·卷之六·风俗志》，清·李述武纂修，清乾隆五十四年（1789）刻本，55.

书符禁蝎

谷雨节，书符禁蝎。《巩县志·卷之六·风俗志》，清·李述武纂修，清乾隆五十四年（1789）刻本，55.

庐医社祭

四月初八，为庐医社，士民争为祭享，病者尤先，守土官诣祠告虔，为民求福。《巩县志·卷之六·风俗志》，清·李述武纂修，清乾隆五十四年（1789）刻本，56.

女巫

女巫之价值，稍有识者，俱能揭其底蕴，无待缀述。第近日巫风特盛，联翩接，项背相望，甚至一村而有数人。颛蒙无识者，误信其堪疗疾疴，朝夕祈祷，巫者辄敢大张声威，假神灵以敛金钱。而病入膏肓，不可救药矣。《巩县志·卷七·民政志风俗》，民国·刘莲青，张仲友撰修，民国二十六年（1937）刻本，5.

第三节　荥阳县

炙豆压毒虫

二月朔日为中和节，姻亲互饷细面，曰龙须面，初二日取豆火炙之，以压毒虫，是日谓之龙抬头，女多归宁。《荥阳县志·卷之二·地理》，（清）李煦撰，清·乾隆十二年（1747）本，19.

悬天师像避瘟疫

五月初五日，天中节，各贴灵符于堂，悬天师像于庭，以避瘟疫。门插艾虎，酒泛菖蒲，角黍相遗，儿童系五色缕于手足。《荥阳县志·卷之二·地理》，清·李煦撰，清·乾隆十二年（1747）本，19.

炙小麦去热湿免目疾

六月初六日，曰天贶节，□□□□□，火炙小麦微黄色，投百沸汤中，入以糖食之，云去热湿，免目疾。午时晒衣物至老儒破书，贫妇敝缊，反复承日光不已。初伏日，忌饮凉浆□大小麦豌豆，煮食之，云免伤暑。《荥阳县志·卷之二·地理》，清·李煦撰，清·乾隆十二年（1747）本，20.

饮菊酒

九月九日，张筵于聚远亭、元武台，士庶欢歌酬饮菊酒，簇簇可喜也。《荥阳县志·卷之二·地理》，清·李煦撰，清·乾隆十二年（1747）本，20.

采药备药

农历五月初五，人们习惯门上插艾枝，佩戴香囊，吃江米粽子、油炸糖糕。近河居民还要将粽子投入河中，意在喂鱼，不使伤害屈原遗体。在这一天日出前要郊野采集远志、车前子、艾、猫儿眼等清热解毒的中草药，备作解暑去毒之用。小孩子穿绘有蝎子、蜈蚣、青蛙、长蛇的黄色衣服，脖颈与手腕、脚腕拴五色线，意可避免毒虫叮咬。《荥阳市志》，程远荃、花金委主编，荥阳市志总编辑室编，新华出版社，1996年12月，867.

冬至吃饺防冻

冬至是廿四节之一，俗称"交九"。时令进入严冬，家家户户习惯吃饺子，说是不会冻坏耳朵。《荥阳市志》，程远荃、花金委主编，荥阳市志总编辑室编，新华出版社，1996年12月，867.

念符驱灾（治婴儿夜哭）

旧时，民间初生婴儿夜晚啼哭不止，家人常用朱砂在黄纸上写符，贴于路口道旁，传说过路人念过几遍，婴儿自然痊愈。符曰："天皇皇，地皇皇。我家有个夜哭郎，行路君子念三遍，一觉睡到大天光。"《荥阳市志》，程远荃、花金委主编，荥阳市志总编辑室编，新华出版社，1996年12月，867.

烧香敬神

建国前，荥阳县农民普遍信奉道教或佛教，烧香敬神比较普遍，认为"万物有灵""万物有神"，多神论充斥头脑。这是历代封建统治者利用神权统治的结果。通都大邑有堂皇的大寺庙，即使偏僻山村也要集资盖个土地庙，俗说"山有山神"，平地有土地神，河里有大王爷，到处有神，自然到处有庙，如火神庙（敬火帝真君）、龙王庙（敬四海龙王）、关帝庙（敬关羽）、卢医庙（敬扁鹊，敬十大名医）、土地庙（敬韩愈）、城隍庙（敬城隍）、孙爷庙（敬孙悟空）、玉仙庙（敬玉仙圣母）、祖始庙（敬祖始爷）。在家中挂像、贴牌位、敬奉"关圣帝君""增福财神""火帝真君""太上老君""镇宅钟馗"，牛棚内敬"马王爷"，厨房内敬"灶君"，医生敬"药王"，木匠敬鲁班等。每月初一、十五、或节日都要烧香跪拜，祈求消灾降福，保佑全家平安。《荥阳市志》，程远荃、花金委主编，荥阳市志总编辑室编，新华出版社，1996年12月，868.

第四节　登封县

端阳节

端阳悬艾虎，饮雄黄菖蒲酒，以彩线系小儿手足，食角黍，采百草合药。《登封县志·卷九·风土记》，清·陆继萼撰，清·乾隆五十二年（1787）本，6.

插艾避五毒

农历五月初五，是端阳节，也称端午节。相传楚大夫屈原怀忠遭谗流放三湘，忧国忧民，于端阳日自投汨罗江而死。后人于此日，凭吊忠魂，民间有喝雄黄酒，置香囊，小孩手脚脖带五色线，门上插艾，以避五毒（蝎子、蜈蚣、蛐蜒、长虫、蛤蟆）之风。《登封县志》，登封县地方志编纂委员会编，郭明志主编，河南人民出版社，1990年8月，759.

妇女缠足

妇女缠足，由来已久。在封建社会里，女孩年长到五六岁时，其母就强行用布条把双足缠裹。迫使四个小指卷曲足下，形成又尖又小的脚，美其名曰"一寸金莲"。如果脚大，便难择配佳婿，因而女子缠足之风甚盛。

民国初年提倡放足。到民国二十六年（1937），登封成立放足委员会。放足委员赵保贞等在县城和其他集镇动员放足。抗日战争开始，各级政府大力号召宣传妇女放足，读书识字，走出闺门参与政治、劳动生产，所有妇女才从这一陋习中解放出来。《登封县志》，登封县地方志编纂委员会编，郭明志主编，河南人民出版社，1990年8月，760.

求神拜药

过去，在迷信思想、科学不发达、人民生活贫困、医疗药物的紧缺情况下，为解除自身疾病痛苦，人们便祈祷于木偶神像，求其保佑，赐给良药，烧香许愿。《登封县志》，登封县地方志编纂委员会编，郭明志主编，河南人民出版社，1990 年 8 月，761.

迷信巫婆、神汉

一些巫婆、神汉弄神装鬼，说能除邪避凶，愚弄群众，骗取金钱和物资。《登封县志》，登封县地方志编纂委员会编，郭明志主编，河南人民出版社，1990 年 8 月，761.

第五节　密　县

立春啖生菜咬春

正月，元旦，祀诸神及先祖，尊卑依次相拜，乃出贺节；立春，家是啖生菜，谓之咬春；七日，祀火神；元宵祀神及先祖，张灯放花炮。《密县志·卷十一·风土志节序》，清·谢增，景纶撰，清嘉庆二十二年（1817）本，1.

正月十六出游散百病

十六日，男女出游，消散百病。《密县志·卷十一·风土志节序》，清·谢增，景纶撰，清嘉庆二十二年（1817）本，1.

元月十六日男妇辍工，燕乐嬉游，消散百病。《密县志·卷六·风土》，民国·汪忠纂，民国十三年（1924）本，1.

避五瘟神　炒豆避蝎毒

二月二日以柴灰围屋，避五瘟神，炒豆避蝎毒。《密县志·卷六·风土》，民国·汪忠纂，民国十三年（1924）本，1.

寒食拜先茔

二月三日，祀文昌，寒食，拜先茔，封土祭奠。《密县志·卷十一·风土志节序》，清·谢增，景纶撰，清嘉庆二十二年（1817）本，1.

谷雨画符禁蝎

清明，插柳枝祀牛王；谷雨，画符禁蝎。

端阳荐角粽蒲酒；二十八日祀城隍，士庶醵钱演戏。《密县志·卷十一·风土志节序》，清·谢增，景纶撰，清嘉庆二十二年（1817）本，1.

六月六奉广生

六月六日，妇女结社具扇，奉广生祠。

中元拜奠于祖墓。

中秋荐月饼。《密县志·卷十一·风土志节序》，清·谢增，景纶撰，清嘉庆二十二年（1817）本，1.

重阳荐花糕

重阳荐花糕，登高。

十月朔，祀土地，拜奠于祖墓，焚冥衣。

长至拜贺同元旦，腊八日作主□粥，二十三日祀灶，用糖；除夕贴桃符，守岁。《密县志·卷十一·风土志节序》，清·谢增，景纶撰，清嘉庆二十二年（1817）本，1.

第六节　新郑县

上元走百病　夜过桥度厄

上元设灯火、花炮、秋千、萧鼓、灯谜、诗聊之类，男女盛饰，昼则登山，走百病，夜过桥度厄，谓免腰疾。过诸名刹，游人肩摩毂击，又有祷七姐者，七姐紫姑也，俗谓簸箕神。《新郑县志·卷四·风土志风俗》，清·黄本诚撰，清乾隆四十一年（1776）本，5.

食黍面避毒虫

二月二日，打箕敲梁印灰埋谷，谓虫不食。士庶多以黍面为糕，香油煎食，亦曰避毒虫。是日也，谓之龙抬头，女多归宁。《新郑县志·卷四·风土志风俗》，清·黄本诚撰，清乾隆四十一年（1776）本，5.

天中节啖角黍　饮砂黄菖蒲酒　采百草制药品

五月五日，天中节，插门以艾，啖角黍，饮砂黄菖蒲酒，儿童系五色缕于手足。或采百草制药品，迎女缀节，各相馈遗。《新郑县志·卷四·风土志风俗》，清·黄本诚撰，清乾隆四十一年（1776）本，5.

炙小麦　百沸汤　去热湿　免目疾

六月六日，曰天贶节，各于日未出时，火炙小麦微黄色，投百沸汤中，入以糖食之，云去热湿，免目疾。午时晒衣物至老儒破书，贫妇敝缊，反复承日光不已。《新郑县志·卷四·风土志风俗》，清·黄本诚撰，清乾隆四十一年（1776）本，5.

选胜登高　饮酒赏菊

九月九日，选胜登高，饮酒赏菊。《新郑县志·卷四·风土志风俗》，清·黄本诚撰，清乾隆四十一年（1776）本，5.

卧嚏—病兆

正月元旦，夜半各起，栉沐盥漱，陈牲醴，焚寓钱，祝天地，祭影堂，换桃符，张门神守户，曰：炭将军，逐疫也；衣地以芝麻秸，祛邪也。放驱魔炮天井中，横木压以石，名压千金。子弟称觞娴友，投笺互拜，三日内米面不得生□，必豫其熟，客来咄嗟立办。卧而嚏则急起，卧嚏者，病兆也。卧而言语亦不应，户外呼者，鬼也。凤兴啖黍糕，曰年年糕，啖马齿菜，借齿音为时新年好时来也。亦名嚼鬼筋，有祈目明者，自旦至晦，竖长杆，杆头荫以松柏枝，夜灯之，谓之天灯。《新郑县志·卷四·风土志风俗》，清·黄本诚纂修，清乾隆四十一年（1776）刻本，4.

第七节　中牟县

过天桥　走百病

（正月）十五日元宵佳节，俗名小年，长彩灯，竞杂技，放花炮，以为乐。城内以四达巷口架木为桥，纵游三日，名曰过天桥，走百病。《中牟县志·卷三·人事》，（民国）萧德馨撰，民国二十五年（1936）本，14.

第二章 开封市

第一节 祥符县

炭将军逐疫，芝麻秸祛邪

元旦履端之辰也，夜半各起栉沐盥漱，陈牲醴，焚寓钱，祝天地，祭影堂，换桃符，张门神守户，曰：炭将军，逐疫也；衣地芝麻秸，祛邪也。《祥符县志·卷五·地理志风俗》，清·沈传义纂修，清光绪二十四年（1898）刻本，12.

悬匏于户福来灾

元旦……焚辟秽，丹放驱魔。炮刻木为匙，悬匏于户福来灾祛矣。是日也，士庶冠服修洁姻友，则投刺互拜，曰拜年。《祥符县志·卷五·地理志风俗》，清·沈传义纂修，清光绪二十四年（1898）刻本，12.

卧嚏者—病兆

三日，米面不得生饮，必预储其熟，客来咄诺，无仓猝尤，至泛泛者，亦只留名贴焉。五鼓时不卧而嚏，嚏则急起，卧嚏者，病兆也；不卧而语言亦不应户外呼，曰呼者鬼也；夙兴啖黍糕，曰年年糕；啖马齿菜，借齿音，为时新年，好时来也；用新箸啖驴肉，名曰嚼鬼。《祥符县志·卷五·地理志风俗》，清·沈传义纂修，清光绪二十四年（1898）刻本，12.

燃天灯祈目明

有祈目明者，自旦至晦竖和竿，竿头荫以松柏枝，夜燃之，谓之天灯。家家设几围箔荫以松竹，虔奉真宰神牌，谓之天地棚，既月乃撤。至于膜拜游戏如相国寺、龙亭、城隍庙及名刹，肩相摩踵相践矣。又有祷七姐者，不知七姐何神也。《祥符县志·卷五·地理志风俗》，清·沈传义纂修，清光绪二十四年（1898）刻本，12.

渡桥免腰疾

上元，汴梁灯之盛也。宋太祖诏曰：朝廷无事，年谷屡登上元，可增十七十八两日。于是十四日曰试灯，十五日曰正灯，十六七日曰续灯。凡士女宵而行必渡桥，谓免腰疾。《祥符县志·卷五·地理志风俗》，清·沈传义纂修，清光绪二十四年（1898）刻本，13.

豆生芽火炙以禳虫毒

二月朔日为中和节，姻亲互饷细面，谓之龙须面。取豆生芽者，火炙之，以禳虫毒，有神曰，勾龙春社祀之。《祥符县志·卷五·地理志风俗》，清·沈传义纂修，清光绪二十四年（1898）刻本，13.

炙麦面投沸汤免目疾

六月六日曰天贶节，各于日未出时，火炙小麦面微黄色，投百沸汤中，入以糖食之，云去热湿，免目疾。午时晒衣物，下至老儒破书，贫妇敝缊，反覆承日光不已。《祥符县志·卷五·地理志风俗》，清·沈传义纂修，清光绪二十四年（1898）刻本，14.

麦合菜豆煮食免暑伤

初伏日曰忌饮凉浆。杵大小麦千余，合菜豆煮食之云免暑伤，亦有馈遗戚友者。《祥符县志·卷五·地理志风俗》，清·沈传义纂修，清光绪二十四年（1898）刻本，14.

幼女啖灶糖唇必黑

祀灶，二十四云各家灶神将朝天去，白人间一岁事，故于二十三日先祀之。祭品必列糖数饼，以黏神口，使勿言，又煮豆锉草置于灶旁，以秣灶君马。祭余，糖果禁幼女不得啖，曰啖灶余则食肥，时唇之四际必黑。《祥符县志·卷五·地理志风俗》，清·沈传义纂修，清光绪二十四年（1898）刻本，16-17.

第二节　通许县

符水禁咒

创建于东汉时，张陵言以符水禁咒治病。陵死，子孙世传其法术，颇受人崇信。至奉为天师，为中国人唯一自创之宗教。相传，清末本县庙中住持道士仍多奉之。民国以来渐归消灭矣。《通许县新志·卷之十一·风土志宗教》，民国·张士杰修，侯士禾纂，民国二十三年（1934）铅印本，368.

（戒）烟

烟，如海洛因、红白丸、鸦片等害人之深，尽人皆知。若染成嗜好，多不由己，因之倾家夭折者，不可胜数。若不设法断绝，则国亡种灭，皆基于此。各处极应组织戒烟会（如新豫镇及历庄等处已收成效，县城已设戒烟委员会，先由城关开始戒断，不渐行推及四乡）。凡染此类嗜好者，皆宜加入此会设法断绝，不宁惟是，即对于吾人有损无益之纸烟、水烟、旱烟亦宜随之断去。《通许县新志·卷之十一·风土志风俗》，民国·张士杰修，侯士禾纂，民国二十三年（1934）铅印本，384.

（限）酒

酒，孟子云：禹恶旨酒。盖以酒之害难不如烟之显著，染此嗜好者，大都耗材误事，因病伤生。宜另加戒绝，勿使沾染，至少以勿饮过量为度。《通许县新志·卷之十一·风土志风俗》，民国·张士杰修，侯士禾纂，民国二十三年（1934）铅印本，384.

巫觋、签卜

迷信之事，不一而足，如敬神拜佛可以复福免祸，求签问卜可以趋吉避凶，甚至有病不知延医诊断，服药治疗，反求巫觋，依神调治，实属害人不浅。宜用政治力量，一方向民众宣传破除迷信，一方严行取缔业巫觋、签卜等人，令其改营他业，以免误人而趋实际。《通许县新志·卷之十一·风土志风俗》，民国·张士杰修，侯士禾纂，民国二十三年（1934）铅印本，385.

烘旺火烤霉气

正月十四至十六日为元宵节，俗称"小年下"、灯节。是时，家家户户门上张灯结彩，插柏枝，吃水饺。晚上燃放鞭炮、烟花、放拱灯、送灯盏，儿童挑花灯戏要。另外，还搞一些民间文艺活动，如舞狮子、玩旱船、踩高跷、玩龙灯、荡秋千、放烟花等。夜深观灯毕，一些人在街头路口用"偷"来的柴火烘旺火，称"烤霉气"。《通许县志》，通许县地方志编纂委员会编，岳朝举主编，中州古籍出版社，1995年8月，606.

二月二拍瓦片

俗说"二月二龙抬头"，是日清晨，各家用草木灰在院内和场院的地上撒成粮囤样的圆圈儿，内放五谷，压以方砖，预祝丰年。小孩儿手拿瓦片拍击，数着：乒乒乒瓦儿啦，蝎子出来没爪儿啦。祈求一年中不受虫子毒害。是日吃凉粉，不让做针线活，言怕扎瞎龙眼。《通许县志》，通许县地方志编纂委员会编，岳朝举主编，中州古籍出版社，1995 年 8 月，606.

清明插新柳

三月清明节，门插新柳，妇孺或戴之头上……《通许县旧志·卷之一·舆地志》，清·阮龙光修，邵自祐纂，清乾隆二十五年（1760）修，民国二十三年（1934）重印本，64.

妇女采皂荚

四月朔日本，妇女采皂荚簪带之。《通许县旧志·卷之一·舆地志》，清·阮龙光修，邵自祐纂，清乾隆二十五年（1760）修，民国二十三年重印本，64.

插艾　香草袋祛毒避灾

五月五日为端阳节，悬灵符于堂，插艾于户，食角黍，饮雄黄酒……《通许县旧志·卷之一·舆地志》，清·阮龙光修，邵自祐纂，清乾隆二十五年（1760）修，民国二十三年（1934）重印本，64.

端阳节，家家炸糖糕、菜角，吃粽子，相传是纪念爱国诗人屈原的。同时，家家门上插艾，儿童戴香草袋，以求祛毒避灾。幼儿还要戴上出嫁的姑姑缝做的绣有五毒图样的或书写有免灾避邪文字的黄暖肚。《通许县志》，通许县地方志编纂委员会编，岳朝举主编，中州古籍出版社，1995 年 8 月，607.

炙小麦面投沸汤免目疾

六月六天贶节，炙小麦面微黄，投沸汤中，入以糖去热湿，免目疾，日中晒书晒衣。《通许县旧志·卷之一·舆地志》，清·阮龙光修，邵自祐纂，清乾隆二十五年（1760）修，民国二十三年（1934）重印本，64.

中秋拜月

八月十五为中秋节，以瓜饼相赠遣。是夕，妇女陈瓜果，设香案于闺阁以拜月。《通许县旧志·卷之一·舆地志》，清·阮龙光修，邵自祐纂，清乾隆二十五年（1760）修，民国二十三年（1934）重印本，64.

登高赏菊

九月九日，登高赏菊，饮茱萸酒。《通许县旧志·卷之一·舆地志》，清·阮龙光修，邵自祐纂，清乾隆二十五年（1760）修，民国二十三年（1934）重印本，64.

过生日滚鸡蛋祛病避灾

年满 60 岁的老人，子女及亲属一般要为其"过生日"，以示祝贺，且不得间断。

66 岁之生日，庆贺形式需隆重，出嫁的女儿要送 66 个馒头，且还要割肉、做衣服，以求吉祥。此日，亲友也要携礼致贺，且要参加筵席。

1 至 12 岁的幼儿，在生日那天都要煮鸡蛋，并用鸡蛋在其头上、身上滚动，以求祛病避灾。认干娘的幼儿，要在父母陪同下携礼去干娘家过生日，干娘要给其挂锁，至 12 岁开锁。《通许县志》，通许县地方志编纂委员会编，岳朝举主编，中州古籍出版社，1995 年 8 月，604.

待九天捂鳖虎

添头胎小孩必向亲友送面条（宽为男、窄为女）报喜。小孩的姥姥家在男孩 5 天、女孩 3 天时，带鸡蛋、红糖、童衣、尿布及小红褥子等前往瞧看。途中，不得与外人谈话，径直到产妇房中，用褥子盖在小孩身上，方可言语。谓之"捂鳖虎"，意为祈求小孩免灾成人。女孩 9 天、男孩 12 天时要待客。届时亲朋好友带鸡蛋、红糖、米、面、童衣等前往，并要给小孩"见面钱"，主家要回赠豆子和染红的熟鸡蛋，以示喜庆。《通许县志》，通许县地方志编纂委员会编，岳朝举主编，中州古籍出版社，1995 年 8 月，604.

揭疙痂

幼儿种过牛痘（俗称"栽花"）后，姥姥家、姑家等在麦收前后带上小麦面烙的干饼及缝做的童衣（称盖花衫）去瞧看，此俗称"揭疙痂"。《通许县志》，通许县地方志编纂委员会编，岳朝举主编，中州古籍出版社，1995 年 8 月，604.

麦梢黄去瞧娘

收麦前（亦有在后），出嫁的闺女要带上点心和做的新衣回娘家瞧看父母。逢闰月年份，还要带上用白面做的龙、鱼和与邻居家换的鸡蛋等去瞧看，意在为父母消灾延寿。《通许县志》，通许县地方志编纂委员会编，岳朝举主编，中州古籍出版社，1995 年 8 月，605.

年节禁忌

过年蒸馍、包饺子忌说"冇了"。除夕夜和春节凌晨忌往院里泼脏水。大年初一忌说不吉利的话，忌打碎器皿。正月十六妇女忌做针线活。《通许县志》，通许县地方志编纂委员会编，岳朝举主编，中州古籍出版社，1995 年 8 月，606.

时令禁忌

正月初三走亲戚，只能去刚办过丧事的人家。正月十七忌用剪子，谓是日为老鼠嫁女，怕你咔嚓它一天，它咔嚓你一年。二月二日忌做针线活，称此日为龙抬头，怕扎瞎了龙眼。农历逢7不出门，逢八不回家。逢初一、十五不瞧病人。逢十四和单日子不办婚嫁喜事。《通许县志》，通许县地方志编纂委员会编，岳朝举主编，中州古籍出版社，1995年8月，606.

其他禁忌

为新郎新娘做衣缝被，忌用不"全美"（儿女双全且无一夭折者为全美）的妇女。产妇不满月忌登他人家门，否则便被责为"扑宅神"，须焚香摆供，燃放鞭炮给人家"祭宅神"，忌坐别人家的车、忌用别人家的东西。如非用不可时，要予以少许钱。遇丧事，忌用别人家东西，用时与前者同；三年内不贴对联，若贴，需改用蓝色。旧时，孝子百日不剃头，现已革除。盖房子，四邻的主房，忌西高于东，南高于北；忌窗户高于门；忌椿木当梁；忌下搭椽子在二檩上露头。过生日，忌别人打头。做床忌用楝木。院内忌栽桑树等。《通许县志》，通许县地方志编纂委员会编，岳朝举主编，中州古籍出版社，1995年8月，606.

第三节　尉氏县

过鲫鱼桥，谓之走百疾

十五日上元节元宵，沿衙门前张灯，诸制具备，午夜莹煌，士女游玩。十三四日，谓之试灯，是日，为正灯。十六日，谓之残灯，其日士女遍游于东门外，过石矼，其夜出南门过鲫鱼桥，谓之走百疾。《尉氏县志·卷之一·风土类岁时》，明·汪心纂修，明嘉靖二十七年（1548）刻本，30.

吃煎饼避虫

二月初二日（本地称龙抬头），家家食煎饼，喻蛇、蝎、蜈蚣、壁虎、蟾蜍不近人身。蒸制形象馒头，如搬藏（田鼠）粮袋、鸡、豕等，还在院子里用白灰或草木灰撒粮食囤，喻年丰家富，现仍在农村流行。旧社会届时还粘贴符禁语，长者敲门楣念道："二月二敲门头，打的粮食满囤流。"儿童敲瓦念道："二月二，敲敲瓦，蝎子蚰蜒没有爪。"《尉氏县志》，尉氏县志编委会，黄振海总编，中州古籍出版社，1991年9月，605.

二月初二日，俗名"龙抬头"，谓惊蛰也，各家贴符禁语及摊煎饼食之，以压胜蛇蝎、蚰蜒，不使近人。《尉氏县志·卷之一·风土类岁时》，明·汪心纂修，明嘉靖二十七年（1548）刻本，30.

神祈免疮疥

四月八日，西方祭疫疸，神祈免疮疥。《尉氏县志·卷之一·风土类岁时》，明·汪心纂修，明嘉靖二十七年（1548）刻本，30.

煮茶消百疾

五月初五为端阳节，门楣插艾，食粽子、糖糕、大蒜，饮雄黄酒以消百毒，青少年男女，佩戴五色香布袋，以拒五毒。中午，采百草作药，煮茶消百疾……《尉氏县志》，尉氏县志编委会，黄振海总编，中州古籍出版社，1991年9月，606.

炒麦面治泄泻

六月六日，家家洗濯、器用，并晒衣服、书籍等件。炒麦面食，孩童可治泄泻。家家打水制曲。《九传记》中载，阮咸未能免俗，晒犊鼻，裈事在七夕日与今俗不同也。《尉氏县志·卷之一·风土类岁时》，明·汪心纂修，明嘉靖二十七年（1548）刻本，30.

煮茶以避暑

六月六日为天贶节，俗称陆月陆。此日，曝晒衣服、书卷，以防虫蠹。炒麦子面，拌糖以沸水烫后食，防治腹泻。早晨日出前，将杏、梨、桑、柳的叶子，煮茶以避暑。《尉氏县志》，尉氏县志编委会，黄振海总编，中州古籍出版社，1991年9月，606.

三伏日采黄蒿

三伏日，采黄蒿阴干，以为来年正月元旦煎汤，和蜜汁饮之，之用云辟瘟病。《尉氏县志·卷之一·风土类岁时》，明·汪心纂修，明嘉靖二十七年（1548）刻本，30.

食饺子防冻肿

冬至，俗称混沌，也叫数九。是日，家家食饺子，喻防冻肿肌肉（有不吃饺子冻掉耳朵之说）。《尉氏县志》，尉氏县志编委会，黄振海总编，中州古籍出版社，1991年9月，606.

第四节　考城县

炙石人免生病

时节正月元旦，祀神祀先。卑幼拜贺尊长，自一日至八日，候云物占年谷人畜丰啬。立春迎春观土牛，饮春酒。上元家设灯，前后各三日。十六日早上，女登高阜炙石人，以免生病。《考城县志·卷七·物产志风俗》，民国·张之清修，田春同纂，民国十三年（1924）铅印本影印，467.

灶灰拦门辟灾

二月二日，煎饼僻蝎，灶灰拦门，辟灾三日，士祀昌祀，农祀土谷。清明各家祭墓添土。《考城县志·卷七·物产志风俗》，民国·张之清修，田春同纂，民国十三年（1924）铅印本影印，467.

艾悬门插头辟毒

五月五日，食角黍，饮菖蒲酒，以艾悬门插头，辟毒。《考城县志·卷七·物产志风俗》，民国·张之清修，田春同纂，民国十三年（1924）铅印本影印，467.

祀先供炒面

六月六祀先供炒面；七月十五日，士民祭墓；八月十五日，初昏时家家中庭列瓜果，摆月饼。《考城县志·卷七·物产志风俗》，民国·张之清修，田春同纂，民国十三年（1924）铅印本影印，467.

九月九登高饮酒

九月九日重阳节，士民以糕相赠贻，登高饮酒，商户各敬缸神。十月一日拜墓焚寒衣。十一月长至食水角。十二月八日食粥；二十三日祀灶；除夕放爆竹，名为守岁。自民国肇建，改用阳历，而习俗犹用夏时未变云。《考城县志·卷七·物产志风俗》，民国·张之清修，田春同纂，民国十三年（1924）铅印本影印，467.

第五节　陈留县

十六日走百病

正月元旦祀神飨先，谒庙贺节天井中，横木压以青石，名为压千斤。初三日上冢焚所供牌。疏元夕，张灯。十六日走百病。《陈留县志·卷十一·风俗》，清·武从超纂修，清宣统二年（1910）本，86

第三章　洛阳市

第一节　偃师县

游百病、灸百病

正月十六日，白昼男结伴遍游寺庙、街巷，曰：游百病。女执五色彩线，用艾灸独柏，曰：灸百病……《偃师县志·卷五·风俗志》，据清·汤毓倬修，孙星衍纂，清康熙五十三年（1714）刊本影印，290.

蒲艾插门辟邪

五月五日，端午节，蒲艾插门，小儿系采线，以避邪；饮雄黄酒，以雄黄搽抹小儿鼻、耳，以避虫毒……《偃师县志·卷五·风俗志》，据清·汤毓倬修，孙星衍纂，清康熙五十三年（1714）刊本影印，290.

第二节　孟津县

走百病

上元张灯通衢，设棚祀关帝火神，聚饮三宵，为登禾之兆，妇女出游，名走百病，兼秋千戏。十九日，名填仓，饮面蛇、面蝎，置五谷内，凡床头槽筐各燃灯于上。《孟津县志·卷之四·贡赋》，清·徐元灿、赵擢彤、宋缙等纂修，清康熙四十八年（1709）、嘉庆二十一年（1816）刊本，163.

上元夕通衢张灯，放花炬，男女出观，妇女群游。十六日，逆女吃茶，放灯于河顺流而下，以祈福；男女望原陵观台荤数十座朝汉陵，夜走百病。十九日填仓，凡床囤槽筐各置灯于上。是月也，童子入塾。《孟津县志·卷一·风俗》，清·孟常裕纂修，清康熙四十七年（1708）本，19.

敲屋梁弭蛇蝎

二月儿童剃头敲屋梁，以弭蛇蝎。春分日，酿春酒。三月，童子为纸鸢戏。清明日，男女插柳。《孟津县志·卷之四·贡赋》，清·徐元灿、赵擢彤、宋缙等纂修，清康熙四十八年（1709）、嘉庆二十一年（1816）刊本，163.

葫芦悬屋梁以弭蝎虫

仲春之月二日，引葫芦于室中，悬屋梁以弭蝎虫。《孟津县志·卷之一·风俗》，清·徐元灿、赵擢彤、宋缙等纂修，清康熙四十八年（1709）、嘉庆二十一年（1816）刊本，20.

簪皂芽免灾

四月八日，人簪皂芽，云以免灾。《孟津县志·卷之四·贡赋》，清·徐元灿、赵擢彤、宋缙等纂修，清康熙四十八年（1709）、嘉庆二十一年（1816）刊本，163.

五日插艾于门

五月五日，插艾于门，佩雄黄囊，饮雄黄酒，食角□，女子制艾虎绣符，儿童以五色线系手足，□□□药多以此日。《孟津县志·卷之四·贡赋》，清·徐元灿、赵擢彤、宋缙等纂修，清康熙四十八年（1709）、嘉庆二十一年（1816）刊本，163.

曝服、书防蠹蛀

六月六日，曝服物、书籍等，以防蠹蛀，备水造曲□□祀蝗神，伏日造酱。七月一日，女子渍五谷于盆，至七日芽长盈尺，食之曰巧芽，夕则映月穿针以乞巧。《孟津县志·卷之四·贡赋》，清·徐元灿、赵擢彤、宋缙等纂修，清康熙四十八年（1709）、嘉庆二十一年（1816）刊本，163.

烧互碟塔祛眼疾

八月中秋，置酒相延夜半乃已，儿童烧互碟塔，以祛眼疾。《孟津县志·卷之四·贡赋》，清·徐元灿、赵擢彤、宋缙等纂修，清康熙四十八年（1709）、嘉庆二十一年（1816）刊本，163.

第三节　新安县

雾九晴光人少病殃

八月，谚云一雾九晴光，人少疾病殃。《新安县志·卷六·风土》，民国·邱峨主修，民国三年（1914）石印本，23.

第四节　宜阳县

食灯盏保平安

十五日夜，元宵佳节，俗用米磨粉加豆芽菜煮粥，曰打灯茶，又添豆面作灯盏，蒸熟燃同油烛。二十三日，合家食元宵节所遗米粉豆面，打茶熘灯。儿歌云：正月二十三，打茶熘灯盏，老幼食之保平安。《宜阳县志·卷六·风俗志》，清·谢应起等修，刘占卿等纂，清光绪七年（1881）刊本，448.

糊狼眼嚼蝎子

二月二，打面茶为糊狼眼，食炒豆为嚼蝎子毒。小儿歌云：二月二龙抬头，蝎子狼虫都出游；茶糊眼，豆嚼毒，四季祸患一齐休。《宜阳县志·卷六·风俗志》，清·谢应起等修，刘占卿等纂，清光绪七年（1881）刊本，448.

立春阴暗人不安

立春歌云：立春清明又和暖，农人鼓腹唱尧天。倘若风阴与昏暗，五谷不登人不安。《宜阳县志·卷六·风俗志》，清·谢应起等修，刘占卿等纂，清光绪七年（1881）刊本，452.

元旦东南风主病

元旦谚语云：元旦晴又阴，五谷扎下根。是日，东风水患，西风兵变，南风大旱，北风岁丰，东北风大有，东南风疾病，西南风小旱，西北风五谷成，俱以五更时占验。《宜阳县志·卷六·风俗志》，清·谢应起等修，刘占卿等纂，清光绪七年（1881）刊本，452.

元宵有灯光人畜都安康

元旦宜清明和暖，有风谓不收灯，主旱；有雨雪谓打灯，主粮价昂贵；清明主人平安，各暖六畜无害。谚语云：元宵有灯光，人畜都安康；有风又有雪，人病牛亦折。《宜阳县志·卷六·风俗志》，清·谢应起等修，刘占卿等纂，清光绪七年（1881）刊本，452.

第五节　洛宁县

百子桥

元宵燃灯，十四、十五、十六三夜，或放花爆街衢，或结彩桥，谓之百子桥，妇女行其上，谓宜男。近岁，民力雕劫，民智渐开，风迎神赛会游戏之事，亦渐减少。

元宵燃灯时，预以杂面制灯盏，盏口撮记十二月入笼蒸之，视何月盏灯内有水则雨，无水则否。《洛宁县志·卷二·风俗》，民国·贾毓鹗等修，王凤翔等纂，民国六年（1917）铅印本，218.

食蝎子毒

二月二日，以炒面打茶为糊，狼眼以柿和面蒸，若覆盂形，名曰狼窝，谓覆狼眼。小儿炒豆食之，谓之食蝎子毒。《洛宁县志·卷二·风俗》，民国·贾毓鹗等修，王凤翔等纂，民国六年（1917）铅印本，218.

镇压蝎子节

二月二"龙抬头"，象征冬去春来，天要响雷降雨。农家蒸"布袋"和"麦秸垛"馍，以兆丰年。有舅父健在的孩子多在这天剃头，亦称"剃头节"。有歌谣：二月二，拍瓦碴，蝎子出来没尾巴。故又称"镇压蝎子节"。《洛宁县志》，洛宁县志编纂委员会编，生活·读书·新知三联书店出版，1991年2月，566.

雄黄酒避恶

五月五日，为端阳节，黎明插艾于门，饮雄黄酒，以避恶，制粗籹角黍食之，并馈亲友。小儿女用五色线缕系手足，制彩囊贮香草佩之。《洛宁县志·卷二·风俗》，民国·贾毓鹗等修，王凤翔等纂，民国六年（1917）铅印本，219.

端午割艾采药

五月初五端午节，家家户户吃粽子，爹娘给出嫁的女儿送粽子，大人割艾采药，小孩擦雄黄酒，带香囊，手脖带花绳，意为防病。《洛宁县志》，洛宁县志编纂委员会编，生活·读书·新知三联书店出版，1991年2月，566.

晒物防虫

六月六晒丝绸，一般都在这天晒衣物，预防虫蛀发霉……《洛宁县志》，洛宁县志编纂委员会编，生活·读书·新知三联书店出版，1991年2月，566.

登高健身

九月九重阳节，旧时迷信者登山烧香拜佛，文人骚客登高观景赋诗，不失为一次健身活动，今已淡然。《洛宁县志》，洛宁县志编纂委员会编，生活·读书·新知三联书店出版，1991年2月，566.

第六节　伊阳县

吸毒陋习

清末民初，县内种罂粟者甚多，吸食鸦片的人也日增，男者居多，少数妇女也有吸食成瘾的。社会上有开烟馆为业的，此陋习危害甚重。吸上大烟瘾的骨瘦如柴，四肢无力，卖儿志女，倾家荡产，不顾羞耻。1935年，明令禁止种植罂粟，但仍有烟贩从外地偷运县内，高价售予上瘾的人，赚取高利，为害尤剧。《汝阳县志》，汝阳县地方志编纂委员会编，生活·读书·新知三联出版社，1995年6月，629.

吃炒豆避蝎毒

俗传夏历二月二日是龙抬头日。这一天，家家吃炒豆，多炒玉米、大豆等，俗称"炒蝎子毒"，借喻一年不遭毒虫危害。《汝阳县志》，汝阳县地方志编纂委员会编，生活·读书·新知三联出版社，1995年6月，626.

二月二日，种艺试犁，夜击屋梁，避蛇蝎，春分拌醋酿酒。《汝阳县志·卷之二·风俗》，清·邱天英撰，清康熙二十九年（1690）刻本，103.

吃"狼戴帽"狼不伤人

俗传夏历二月二，也有蒸窝窝头吃的，说是吃"狼戴帽"，意谓蒙住狼眼，使其不能伤人。《汝阳县志》，汝阳县地方志编纂委员会编，生活·读书·新知三联出版社，1995年6月，626.

百草皆药治百病

夏历五月五日为端午节，传说是战国时伟大爱国诗人楚大夫屈原投江殉国日。是日凌晨，人多到野外采拔艾蒿，插到门上。俗传这天日出前百草皆药，可治百病。《汝阳县志》，汝阳县地方志编纂委员会编，生活·读书·新知三联出版社，1995年6月，627.

驱除毒虫日

夏历五月五日，小儿披戴香囊、五色线，成人饮雄黄酒或以雄黄酒滴耳，藉以驱除毒虫。是日，人多吃粽子、鸡蛋、大蒜等，探亲、访友的亦多。《汝阳县志》，汝阳县地方志编纂委员会编，生活·读书·新知三联出版社，1995年6月，627.

七月七净身

夏历七月七日又叫"乞巧节"，旧时俗传是妇女向织女乞巧之日，也是牛郎、织女一年一度相会的日期。亦有妇女到河塘洗发、净身的习惯，可能是表牛郎织女爱好之意。《汝阳县志》，汝阳县地方志编纂委员会编，生活·读书·新知三联出版社，1995年6月，627.

忌讳

因受封建礼教影响，民间忌讳颇多。父母去世，子女在"一七"之内不准到邻家，三年内不贴红对联；妇女分娩一月之内叫"月子婆娘"，不准串门；春节到破五，不准吃泡馍；父兄或叔伯不能到儿媳、弟媳、侄媳住房；打麦时不准女人进场；有舅父的人夏历正月不准剃头；下午、晚上忌瞧看病人；人死在外，尸体不能进家；已婚女儿不能在娘家过年；男女婚姻要合相，属相不合不能结亲等。把理发、吹唢呐、演员视为下九流，亲族人等不屑与之交往。《汝阳县志》，汝阳县地方志编纂委员会编，生活·读书·新知三联出版社，1995年6月，630.

走百病

元宵挂过街灯，演神戏为赛社；十六夜，老幼俱出过桥名走百病。《伊阳县志·卷一·地理风俗》，清·张道超等修，马九功等纂，清道光十八年（1838）刊本，115.

皂角叶插鬓去目疾

四月八日，俗以皂角叶插鬓去目疾。《伊阳县志·卷一·地理风俗》，清·张道超等修，马九功等纂，清道光十八年（1838）刊本，115.

菖蒲雄黄酒驱毒虫瘟疫

端阳馈角黍并扇插带艾叶，泛菖蒲雄黄酒，驱毒虫瘟疫；门插艾旗，妇人戴□虎，小儿系五色线，佩五毒符，是日多合药者。《伊阳县志·卷一·地理风俗》，清·张道超等修，马九功等纂，清道光十八年（1838）刊本，115.

第七节　嵩　县

杂俗

其杂俗，疾病，近城信医，山乡信巫，甘举重利，不蓄余粮，呼卢湎酒。士大夫以为高旷，田舍翁以消闲。其不经者，结认干亲，残毁幼殇，寄亲儿于僧道，弃发妻于穷途。此风俗近虽知戢，尤宜永禁。《嵩县志·卷九·风俗》，清·康基渊纂修，清乾隆三十二年（1767）刊本，250-251.

第四章 平顶山市

第一节 郏 县

过天桥走百病

……于通衢结星桥，高丈余，名为天桥，俱观音像，相率过之，谓之走百病，且祈子焉。靓装弦服，络绎不绝，惟秉礼之家则不出。《郏县志·卷之三·舆地》，清·张熙瑞，茅恒春纂修，清同治四年（1865）刻本，30.

皂角枝去目疾

四月八日，带皂角枝去目疾。《郏县志·卷之三·舆地》，清·张熙瑞，茅恒春纂修，清同治四年（1865）刻本，30.

六月六晒书

六月六日，以胡麻白蜜和麦面为焦饼，献祖考曝衣物于庭或有晒书者。《郏县志·卷之三·舆地风俗》，清·姜篪纂修，清咸丰九年（1859）刻本，27.

第二节 叶 县

雄黄酒避疫驱邪

端午节，即农历五月初五日。叶县民俗，要在这天插艾于门旁；早晨成人饮雄黄酒，小儿以雄黄酒涂抹鼻孔、耳孔和肚脐，以避疫驱邪；制作香布袋用五色线系于小儿手腕和脖项，以避虫蛇伤害。多数家庭吃粽子、油馍、鸡蛋、大蒜等。《叶县志》，叶县地方志编纂委员会编，中州古籍出版社，1995年7月，546.

蚂蚁生日

农历六月六日，传统习惯是这一天人们烙含有芝麻的焦馍吃，慎屑落地不复拾，任蚂蚁猎食，俗说是为蚂蚁过生日。《叶县志》，叶县地方志编纂委员会编，中州古籍出版社，1995 年 7 月，546.

吃扁食御寒

俗称"交九"，是一年中白天最短的一天。这天中午吃扁食（饺子），意在御寒。俗有"冬至不吃扁，冻掉半个脸"之说。《叶县志》，叶县地方志编纂委员会编，中州古籍出版社，1995 年 7 月，546.

身体、疾病俗语

眵麻糊——眼屎。

耳刺——耳屎。

颔水——口水。

额楼盖儿——前额。

不老盖儿——膝盖。

坷廊——胸部。

胳老肢儿——腋下。

食气——积食。

火气——炎症。

发半晌儿——发疟疾。

发老犍、打摆子——发疟疾。

冻着、热风发——感冒。

冒肚——腹泻。

不得劲、不出坦、不美气——不舒服。

干哕——有呕吐感。《叶县志》，叶县地方志编纂委员会编，中州古籍出版社，1995 年 7 月，562-563.

第三节　汝　州

皂角叶插鬓去目疾

四月八日，俗以皂角叶插鬓可去目疾，今已无此。《汝州全志·卷五·风俗四》，清·白明义纂修，清道光二十年（1840）刻本，47.

第五章　安阳市

第一节　安阳县

悬艾避毒

夏，端阳节，啖角黍，饮雄黄酒，悬艾于门以避毒，亲友馈礼。《彰德府志·卷十一·风土》，清·刘谦纂修，清乾隆五年（1740）刻本，4.

散春花　撒春豆

立春先日，郡守率僚属具鼓乐迎土牛于东郊，散春花、撒春豆，名曰迎春，五鼓鞭春。《安阳县志·卷一·地理志》，清·陈锡辂主修，清乾隆三年（1738）刻本，62.

啖角黍　饮雄黄酒

端阳节，啖角黍，饮雄黄酒，悬艾于门以避毒，亲友馈礼。《安阳县志·卷一·地理志》，清·陈锡辂主修，清乾隆三年（1738）刻本，62.

赠菊糕　登高饮酒

重阳节，亲友以菊糕相赠，士人登高饮酒。《安阳县志·卷一·地理志》，清·陈锡辂主修，清乾隆三年（1738）刻本，62.

糖饼祀灶

十二月二十三日以糖饼祀灶。《安阳县志·卷一·地理志》，清·陈锡辂主修，清乾隆三年（1738）刻本，62.

第二节　内黄县

登城走百病

元日祭天地，诸神进椒酒，焚避瘟丹，亲友相拜贺，元宵烘花炮。次一日，走百病，登城。《内黄县志·卷之五·风土志风俗》，清·李涘纂修，清乾隆四年（1739）刻本，2.

第三节　汤阴县

拍瓦子歌

二月二，拍瓦子，

蝎子蛐蜒（蜈蚣）没爪子。

二月二，拍门头，

金子银子往下流。

二月二，拍鸡窝，

俺的小鸡下（音范）蛋多。

二月二，拍大床，

蝎子不蜇俺的娘。《汤阴县志》，汤阴县志编纂委员会编，河南人民出版社，1987年2月，622.

煎黏糕煎死蝎子蛐蜒

俗谓"二月二，龙抬头"。家家户户要吃煎黏糕，意为春天到了，万物复苏。其中，也包括一切害虫，以煎黏糕象征煎死蝎子、蛐蜒等有毒虫类，以保一年不受虫的毒害。《汤阴县志》，汤阴县志编纂委员会编，河南人民出版社，1987年2月，519.

插艾祛毒避疫

俗称"五月端午"，家家门首插艾，炸油条、糖糕、菜角，包江米（糯米）粽子，有钱人家还要饮雄黄酒。相传，此由纪念战国屈原投汨罗江沿袭而来，插艾、喝雄黄酒，含祛毒避疫之意。《汤阴县志》，汤阴县志编纂委员会编，河南人民出版社，1987年2月，519.

安耳朵

冬至是二十四节气之一，从这天起开始数"九"，意即进入最冷天气。有"头九二九伸不哩手，三九四九沿冰走……"的谚语。是日，家家户户都要吃传统饭食饺子，叫做"安耳朵"，意即吃了饺子，耳朵就不会冻坏。《汤阴县志》，汤阴县志编纂委员会编，河南人民出版社，1987年2月，520.

烤百病遛百病

正月十六，是日晨，农民多以柏壳、柏枝或其他柴禾在村头路口烘火囤烤，谓之"烤百病"。城镇居民则携带鞭炮，登城墙游转，谓之"遛百病"。《汤阴县志》，汤阴县志编纂委员会编，河南人民出版社，1987年2月，520.

第四节　滑　县

走百病

旧俗，正月十六日，儿童结队登城，掷放纸炮，妇女亦于是日出游，曰灸百病。今无此举矣。《重修滑县志·卷七·民政风俗》，民国·王蒲园等纂，民国二十一年（1932）铅印本，538.

雄黄菖蒲酒避五毒

岁时记，端午节，菖蒲泛酒，以避瘟气，滑俗饮雄黄菖蒲酒，以避五毒。《重修滑县志·卷七·民政风俗》，民国·王蒲园等纂，民国二十一年（1932）铅印本，539.

第六章　新乡市

第一节　新乡县

艾灸祛疾

上元剪彩为灯，纷披点缀，令成山岳楼阁，人物车马之形，活范土像仙佛狮象，中空吐焰，光彩腾灼。并镕铁汁散点成虹，迸落空际，俗曰打梨花。架木为楬，高放烟火银花散飞，观者如堵。儿童扮演故事，鸣钲叠鼓，士女往来杂还，夜分不散，飞杆舞絙间亦有之。后各一日为灯夕，士女齐赴城外东南隅，以艾灸祛疾。《新乡县志·卷十八·风俗》，民国·赵开元纂修，民国三十年（1941）铅印本，10.

走百病

士女齐赴城外东南隅，以艾灸祛疾，又于旷地叠木为星桥，曰天桥。结草成闤，方十丈许，曲折通径，男女绕行，昼夜不疲，谓之走百病。《新乡县志·卷十八·风俗》，民国·赵开元纂修，民国三十年（1941）铅印本，10.

迎春占疾

岁时正月立春前一日，邑令率属迎春于东郊，士女填间塞巷观之，觇土牛身首以占水火疾疫，觇勾芒神帽鞋，以占寒燠雨晴。次日祀芒鞭牛如仪，以萝卜和面饼食之，名曰：咬春。《新乡县志·卷十八·风俗》，民国·赵开元纂修，民国三十年（1941）铅印本，10.

放河灯招魂

七月七夕，妇女穿七孔针乞巧，士女翘首云汉卜牛女汇合。中元墓祭如清明节，卫河西岸民人初更放河灯，泛棹招魂。《新乡县志·卷十八·风俗》，民国·赵开元纂修，民国三十年（1941）铅印本，10.

病儿送作僧道

小儿患病，有送作僧道者。稍长，若家无次丁，亦可还俗。《新乡县续志·卷二·

风俗》，民国·韩邦孚纂修，民国十二年（1923）刻本，28.

劝戒烟酒

在理不知何教，惟劝戒烟酒。教人为善，禁人为恶，公立善堂，宣讲善书。虽近迷信，未可厚非。《新乡县续志·卷二·风俗》，民国·韩邦孚纂修，民国十二年（1923）刻本，28.

乡崇俭城务风水阴阳

乡间多崇俭朴，城市竞务奢靡而风水阴阳，吉凶巫觋僧道鬼神之说，间有不拘泥者。《新乡县续志·卷二·风俗》，民国·韩邦孚纂修，民国十二年（1923）刻本，28.

吸食鸦片

道咸间，中西互市，鸦片输入，粤东渐遍二十行省。初则富贵之家颇染恶习，同治中叶，内地种多，穷民乞丐皆不免吸食，无资竟至鬻妻子而不悔。宣统初，同英协禁吸者渐稀，乃天祸。民国鸦片初禁，药丸复来，其毒更深且加以各色纸烟，嗜之者多耗财滋甚。吾新染此恶习无处无之，所望贤司牧亟加历禁，不惟挽回利权，亦保国强种之一道也。《新乡县续志·卷二·风俗》，民国·韩邦孚纂修，民国十二年（1923）刻本，28-29.

捣雄黄蒜避五毒

五月端午，亲友以麻糖粽子相馈遗，插艾于门，饮雄黄酒。日初出捣雄黄蒜，云避五毒。《新乡县续志·卷二·风俗》，民国·韩邦孚纂修，民国十二年（1923）刻本，29.

药王会

四月二十八日，北路药王会，柘榴园会。《新乡县志·卷十八·风俗》，民国·赵开元纂修，民国十年（1921）刻本，16.

第二节　辉　县

妇女出游曰走百病

元宵张灯，城内极盛，远近游赏，或更为鳌山烟火等戏。十六日，妇女出游，名曰：走百病。县署有共姜祠，必入而谒神，后因出入不便另建于百泉之上。《辉县志·卷四·地理风俗》，清·周际华纂修，清光绪二十一年（1895）刻本，32.

第三节　汲　县

走百病　灸百病

正月十六日，妇女结队出游，俗谓之走百病。于高阜树木燃艾炷，俗谓之灸百病。《汲县志·卷之六·风土》，清·徐汝瓒纂修，清乾隆二十年（1755）刻本，4.

雄黄涂耳避毒虫

端午节，小儿以雄黄涂耳鼻，取其避毒虫。《汲县志·卷之六·风土》，清·徐汝瓒纂修，清乾隆二十年（1755）刻本，5.

第四节　获嘉县

救恤

乡间之间，平时守望相助，有无相通。若遇婚丧大事，则皆以财务互相资助。至于城市，则除常平各仓，预备凶荒外，平时另有孤贫口粮，使孤独无告者得以稍沾余润。更有平民医院，以备临时疾病之需。至于猝遭水旱，蠲免振济则又系因时制宜，非寻常时时所有也。《获嘉县志·卷九·生活》，民国·邹古愚纂修，民国二十三年（1934）铅印本，16.

登高阜曰走百病

上元前后，可以日皆为灯，夕喧鼓乐于中庭，曰趁鬼。或做纸船以酒醱之投水中，任其漂泊，曰送穷船。此三日内乡城男妇俱登高阜，曰耙冢，又曰走百病。女子已嫁者咸归宁，曰叫闺，女至十八日各还夫家。《获嘉县志·卷九·风俗》，民国·邹古愚纂修，民国二十三年（1934）铅印本，14.

男女结队出游曰走百病

十六日，迎喜神，男女结队出游，曰走百病。搭天桥祀观音，小儿女作秋迁戏，颇有太平景象。《获嘉县志·卷九·礼俗》，民国·邹古愚纂修，民国二十三年（1934）

闻雷取土僻蝎

惊蛰后，闻雷声取土僻蝎，社日新者封墓。《获嘉县志·卷九·风俗》，清·吴乔龄，李栋纂修，清乾隆二十一年（1756）本，14.

同盟山进香无患疡

（上元）十八日同盟山进香祈毕，岁无患疡，是日移此二十后复如之。《获嘉县志·卷九·风俗》，清·吴乔龄，李栋纂修，清乾隆二十一年（1756）本，4-5.

菖蒲泛酒避瘟气

端午节贴天师符，食角黍，饮雄黄酒，涂小儿耳鼻，箸艾虎。以五色线系小儿手足，曰长命缕。《抱朴子》：五月五日作赤灵符。《风土记》：端午进筒粽。《岁时记》：端午菖蒲泛酒，以避瘟气……《获嘉县志·卷九·礼俗》，民国·邹古愚纂修，民国二十三年（1934）铅印本，14.

第五节　原武县

食煎饼熏毒虫

二月二日，食煎饼，熏毒虫。《原武县志·卷二·风俗》，清·吴文炘纂修，清乾隆十二年（1747）刻本，30.

患难相恤

（患难相恤七则）……三曰疾病，小则遣人问之，甚则访医药，贫则助其养疾之费，有力者按古成方制药以广济……《原武县志·卷二·风俗》，清·吴文炘纂修，清乾隆十二年（1747）刻本，33.

第六节　阳武县

食枣巷布袋添力

正月十三炒茶面蒸大馍敬神，蒸枣巷布袋食之添力。《阳武县志·卷三·礼俗志》，民国·窦经魁等修，耿愔等纂，民国二十五年（1936）铅印本影印，341.

择高登免腰疼

正月十五为元宵，自十四至十六，竞张鳌山灯，竖火树庆贺太平。城内各街搭灯棚，悬五彩，挂各样灯笼，供游人玩尝……农家有泡水豆问旱涝者，有烧铁鳌□水判皂前摸五谷问收成者，有揭福碗接困卜福命者，又有抬水罐请七姑娘等戏。十六日士女出游，或沿城或择高处登焉，谓免腰疼，又有以艾灸者，曰灸百病。《阳武县志·卷三·礼俗志》，民国·窦经魁等修，耿愔等纂，民国二十五年（1936）铅印本影印，342.

节日做活生忙病

正月十五为元宵……总之，在节中男女皆不做活，谓做活肯生忙病，忙病忙时生病出。《阳武县志·卷三·礼俗志》，民国·窦经魁等修，耿愔等纂，民国二十五年（1936）铅印本影印，342.

择高而登免腰疼

上元，自十四日至十六日，竞张鳌山，灯竖火树以庆贺太平。十四日曰试灯，十五日曰正灯，十六日月散灯。凡士女出行，必择高而登焉，谓免腰疼，又有以艾灸者，谓曰灸百病。有竖秋迁为戏者。《阳武县志·卷之五·风俗志》，清·谈谞闸纂修，清乾隆十年（1745）刻本，8.

食面托、煎糕避毒虫

二月初二，俗谓是日龙抬头，家家摊面托煎糕，食之为助龙翻身，又谓避毒虫。《阳武县志·卷三·礼俗志》，民国·窦经魁等修，耿愔等纂，民国二十五年（1936）铅印本影印，342.

黍面为糕避毒虫

二月二日，无论士庶，多以黍面为糕，用香油煎而食之，谓曰避毒虫。《阳武县志·卷之五·风俗志》，清·谈谞闸纂修，清乾隆十年（1745）刻本，9.

端阳艾最良

五月五日为端阳节，神前供艾，门上插艾，男女佩艾。台清明插柳故事说者，吊屈原也，堂上县天师判官像，或画虎蝎毒物贴之，日未出采树叶作茶，采百草制药品，或觅虾蟆取蟾酥。日午饮雄黄酒，避五毒。是日，家家食角黍，互相□遣，是日之艾，宜久蓄，以灸最良。《阳武县志·卷三·礼俗志》，民国·窦经魁等修，耿愔等纂，民国二十五年（1936）铅印本影印，343.

采百草制药品

五月五日为天中节，佥买葵榴艾蒲植之堂中，悬贴□□□蝎毒物，或天师之像，或硃书五月五日天中□等语揭之楹户，或采百草制药品，或觅虾蟆腹□酥。其亲戚往来则包黍为粽，束之彩丝，侑以□□食品，互相馈遗。《阳武县志·卷之五·风俗志》，清·谈諟闻纂修，清乾隆十年（1745）刻本，10.

百沸汤入糖免目疾

民国初，六月初六日为天贶节，各于日未出时，火炙小麦面微黄色，投百沸汤中，入以糖食之，云：去热湿，免目疾。午时晒衣物，儒者晒书籍，若初伏日，忌饮凉水，杵大小麦仁煮食之，摊面饦，云：免暑伤。《阳武县志·卷三·礼俗志》，民国·窦经魁等修，耿愔等纂，民国二十五年（1936）铅印本影印，344.

小麦仁煮食免暑伤

六月六日为天贶节，各于日未出时，火炙小麦面微黄色，投百沸汤中，入以糖食之，云：去热湿，免目疾。午时晒衣物，儒者晒书籍，若初伏日，忌饮凉水，杵大小麦仁煮食之，摊面饦，云：免暑伤。《阳武县志·卷之五·风俗志》，清·谈諟闻纂修，清乾隆十年（1745）刻本，10.

二更送病、搂树求长

月晦为除夕，尊长以钱分赐诸卑幼，谓之迓岁，亦曰压岁。家人相与宴饮，谓之守岁。家家大门外横一木，曰防钱外流也。二更时有送病者，持法者，照麦者，又有摸儿及搂树求长诸习。《阳武县志·卷三·礼俗志》，民国·窦经魁等修，耿愔等纂，民国二十五年（1936）铅印本影印，346.

患难相恤

疾病，小则遣人问之，甚则为访医药，贫则助其养疾之费。有力者，按古成方制药以广济施。《阳武县志·卷三·礼俗志》，民国·窦经魁等修，耿愔等纂，民国二十五年（1936）铅印本影印，352.

第七章　焦作市

第一节　修武县

礼孙真人祠

正月元旦……五日祀山，八日鼓乐，旗伞祀火神……上元日祀火神同或至河内疙瘩坡，礼孙真人祠。《修武县志·卷三·舆地志风俗》，清·冯继照纂修，清同治七年（1868）刻本，57.

散百病灸病根

十六日男女出迎喜神，以散百病，灼艾灸病根，拱天桥祀送子观音，小女子作秋迁戏。十九日仿京都燕九祀陆真人陆真山，近屯以羊酒旗鼓礼陆真祠。《修武县志·卷三·舆地志风俗》，清·冯继照纂修，清同治七年（1868）刻本，57.

端午避虫毒

端午插艾，以角黍相馈遗，取菖蒲雄黄涂小儿耳鼻，以避虫毒；系彩线于项及手足，以为压胜。《修武县志·卷三·舆地志风俗》，清·冯继照纂修，清同治七年（1868）刻本，58.

第二节　武陟县

走百病

正月十六日，士女出游，或登城绕行，谓之走百病。《武陟县志·卷十·风俗志》，清·王荣陛，方履篯纂，清道光九年（1829）刊本影印，467.

灸百病

又北顶元帝庙，有古柏三株，竞以艾灸祛病焉，灸百病。《武陟县志·卷十·风俗志》，清·王荣陛，方履篯纂，清道光九年（1829）刊本影印，467.

巫觋

巫觋者，淫盗之媒，小者针灸方药欺人骗钱，大则借香火大会，招引无知男妇麋集寺庙，恒舞酣歌，彻夜不息，如三月二十八东岳庙会，六月六日、十月二十日城隍庙会。奇闻怪象，数见不鲜，风俗之弊于斯为极，所望贤有司历行禁止，一挽淫靡之俗，而纳民于轨物也，则幸甚。《武陟县志·卷五·地理志风俗》，民国·史延寿等纂修，民国二十年（1931）刊本影印，195-196.

吃饺子防冻耳朵

冬至为二十四节气之一，群众谓之"交九"，由此进入严寒阶段。是日，白天最短，以后渐长。民间有吃饺子的习俗，相传冬至吃饺子可防冻耳朵。《武陟县志》，武陟县地方志编纂委员会编，中州古籍出版社，1993年9月，500.

雄黄避五毒

端午节农历五月初五，民间亦叫"端阳节"。这一天，群众大多吃粽子、糖糕、菜角、油条，清早插艾枝于门上。老年人佩戴香囊，少年儿童手脚系五色线和香包，用雄黄酒涂手心、脚心、肚脐、肛门、耳窍等处，传说可以避五毒，防止毛虫侵入人体。《武陟县志》，武陟县地方志编纂委员会编，中州古籍出版社，1993年9月，499.

第八章 濮阳市

第一节 濮 阳

巡野、溜杂病

正月十六黎明，城乡男女老幼大多要出游逛野，一示春节已迅，百业将始，人人取个勤奋事职的吉利；二来将上年所得的各种疾病扔到郊外，寄望一年健康。特别是那些身体欠佳的人，要绕枯井、古庙散步，且将随身之物裹以土、石扔到枯井之中，表示和百病永诀。也有中老年妇女拾些谷茬、豆秸回来，烧锅，或擦拭炊具，说是可以消除五毒，生活美满。《濮阳县志》，濮阳县地方志编纂委员会编，王德英主编，华艺出版社，1989 年 12 月，479.

插艾条驱邪散瘴

农历五月初五称端午节。旧俗，是日，家家吃粽子，且于神位前及门头插艾条，以驱邪散瘴，又于室内洒雄黄酒来除五毒（蛇、蝎、壁虎、蜈蚣、蟾蜍）……插艾条驱鬼邪的传说仍在民间广为流传。《濮阳县志》，濮阳县地方志编纂委员会编，王德英主编，华艺出版社，1989 年 12 月，480.

六月六防虫散邪

宋大中祥符四年（1011），天子下诏，定该日为"天贶节"。

濮阳人多有以下活动：

①曝晒书籍、衣物、器皿，一防虫蛀；二散邪毒。

②新婿向岳父母家送馒头，岳母多回夏衣、纸扇之礼。

③若恰逢家中老人 66 岁。是日，儿女必齐聚，为老人祝寿，女儿、女婿多带来寿衣、寿桃等礼物。《濮阳县志》，濮阳县地方志编纂委员会编，王德英主编，华艺出版社，1989 年 12 月，480.

第二节 范 县

夜走百病

元宵张灯，燃火树箫鼓喧，阗士女嬉游，十六夜走百病，男女杂踏，士大夫家亦然。《范县志·卷一·风俗志》，清·唐晟编修，清光绪三十三年（1907）石印本，康熙十一年（1672）本，24.

折柳插头辟邪

清明具牲酒，拜扫坟墓，折柳插头，以辟邪。公子挟酒野饮踏青，女作秋迁戏。《范县志·卷一·风俗志》，清·唐晟编修，清光绪三十三年（1907）石印本，康熙十一年（1672）本，24.

端午辟邪

五月端午，裹角黍，饮蒲黄酒，簪艾叶，带朱符，挂五毒图以辟邪。《范县志·卷一·风俗志》，清·唐晟编修，清光绪三十三年（1907）石印本，康熙十一年（1672）本，24.

第九章　许昌市

第一节　长葛县

端午洗浴祛百病

农历五月五日，人们吃粽子、糖糕，意为纪念爱国诗人屈原。旧习门上插艾，早上煮大蒜、煮鸡蛋吃，有的饮雄黄酒，以驱邪消毒。妇女小儿佩戴香囊，以避虫邪，有的起五更到河中洗浴，以祛百病。《长葛县志》，长葛县志编纂委员会，郭宪同总纂，生活·读书·新知三联书店出版，1992年1月，600.

吃饺子防冻耳

冬至，二十四节气之一。传统习惯吃饺子，寄以寒冬到来，预防耳冻之意。《长葛县志》，长葛县志编纂委员会，郭宪同总纂，生活·读书·新知三联书店出版，1992年1月，600.

第二节　鄢陵县

灭虫除病

二月二，农历二月初二日，旧时称龙抬头日。这日预示着气温增高，大地复苏，万物萌动，农业生产进入春耕季节。农民在太阳未出来时起床，在院内地面上用草木灰撒作大圈子囤仓图形，中间放置各种粮食，以此象征丰收。长者以棍敲梁，口里唱着："清早起来敲梁头，打的粮食大囤满、小囤流。"儿童拍击瓦片，歌曰"二月二，敲敲瓦，蝎子出来没有爪。"是日，改善生活，一吃煎饼，二吃粮食囤里所埋熟食，以示灭虫除病，五谷丰登，身体健康。今敲梁、击瓦活动消失。《鄢陵县志》，鄢陵县地方志编纂委员会编，南开大学出版社，1989年12月，488.

端午合药治百病

端午节，农历五月初五日，是纪念战国时伟大爱国诗人楚大夫屈原投江殉国的纪念日，也叫端阳节。战国时，鄢境南部属楚，故有此节。这日凌晨，人们多到野外采艾蒿，插在门上。俗传这天日出前采百草以合药治百病，采五种果树叶泡茶喝去火，找取蛤蟆置墨于口中，晒干涂抹蛤蟆墨可治疗肿毒、疮。小儿戴香囊，手足系五色线，饮雄黄酒或滴耳，藉以驱出毒虫，以防瘟疫，人们多吃粽子、糖糕。《鄢陵县志》，鄢陵县地方志编纂委员会编，南开大学出版社，1989 年 12 月，488.

吃焦烙馍不泄肚

六月六，传为农历六月初六日是蚂蚁生日。这日已入伏，吃焦烙馍。传说吃了焦烙馍，夏天人不泄肚。《鄢陵县志》，鄢陵县地方志编纂委员会编，南开大学出版社，1989 年 12 月，488-489.

第三节 襄城县

走百病

元宵十五日夜，结彩张灯，炮竹火树，远近相接，谓之闹元宵。十六日出游，名曰走百病；吃混沌汤，谓之团圆茶；相见为礼，如元旦之仪。是日，母氏迎女归宁。《襄城县志·卷之一·风俗志》，清·汪运正纂修，清乾隆十一年（1746）刊本影印本，93.

端午采百草

端阳，五月五日，谓之天中节，晨起以雄黄置酒中饮之，食角黍，采百草，具五色线于小儿足臂间；门悬艾虎，首插艾叶，皆所以驱疫疠，避毒蚀也。婚姻之家亦有以酒肴馈送者。《襄城县志·卷之一·风俗志》，清·汪运正纂修，清乾隆十一年（1746）刊本影印本，93.

驱疫避毒

五月五日，食角黍，采百草，具五色丝于小儿足臂；门悬艾虎，首插艾叶，皆所以驱疫疠避毒蚀也。《襄城县志·卷之一·风俗志》，清·汪运正纂修，清乾隆十一年（1746）刊本影印本，93-94.

晒衣晒书防虫蚀

六月六日本，晒书曝衣，以防虫蚀。《襄城县志·卷之一·风俗》，清·汪运正纂修，清乾隆十一年（1746）刊本，94.

登高禳灾

重阳，九月九日，谓之下元节，饮菊酒，佩茱萸，登高禳灾。《襄城县志·卷之一·风俗》，清·汪运正纂修，清乾隆十一年（1746）刊本，94.

祭灶扫舍宇

十二月二十三四日，祭灶，设糖饼刍豆，扫舍宇。《襄城县志·卷之一·风俗》，清·汪运正纂修，清乾隆十一年（1746）刊本，94

第十章　漯河市

第一节　舞阳县

二月二吃炒豆

二月二，这天为百虫出动、"龙抬头"的日子。旧俗，早晨家家炒（煮）黄豆吃，俗曰"咱蝎子肚（尾）"。习传："二月二吃炒豆，蝎子蜈蚣全没有。"《舞阳县志》，河南省舞阳县志编纂委员会编，中州古籍出版社，1993 年 12 月，421.

击屋梁避蛇蝎

二月二日，农家试牛种菽，击屋梁避蛇蝎，社日祀先农。《舞阳县志·卷之四·风土风俗》，清·乾隆十年（1745）刻本，4.

谷雨贴符除诸毒

三月三簪荠花，加秋迁，放风鸢。清明日墓祭，插柳于门，或佩带之，携觞踏青，谷雨家贴符除诸毒。《舞阳县志·卷之六·风土志》，清·道光十五年（1835）刻本，2；《舞阳县志·卷之四·风土风俗》，清·乾隆十年（1745）刻本，4.

五月五采百药

五月五日，装纸船，禳瘟悬艾，竖符，饮雄酒，食角黍，衔蟾墨，采百药，追节会宴。《舞阳县志·卷之六·风土志》，清·道光十五年（1835）刻本，2；《舞阳县志·卷之四·风土风俗》，清·乾隆十年（1745）刻本，4.

五月五驱虫

五月五日，称"端阳节"或"端午节"。这天，家家门前插艾枝。早餐吃粽子、鸡蛋、油馍和大蒜。喝雄黄酒，并用雄黄酒抹耳朵，用香料缝制香囊戴在儿童身上，以驱虫、消毒。《舞阳县志》，河南省舞阳县志编纂委员会编，中州古籍出版社，1993 年 12 月，422.

上元走不病

上元，举乡饮理灯市放炮火，家煮米茶祭神，笙歌欢呼彻夜，名曰闹元宵。此日走桥，名曰走不病。《舞阳县志·卷之四·风土风俗》，清·乾隆十年（1745）刻本，4.

疾病不医药

风俗论（邑令张颖）

间尝召父老，问舞风俗，父老咸曰：农好稼穑务本业，有幽之风；士大夫质素盛暑不张盖，城市不乘车马，患难贫乏相助，有邹鲁之风；千金之家，土杯瓦罐虽大，实不过数豆，有曹之风，君子深思，小人俭陋，有魏之风；疾病不医药，好祭祀，用巫史，崇淫祠，尚赛会，有楚之风；寺观遍村野，合邑无祖先祠堂，有释老之风。《舞阳县志·卷之十·风艺文论》，清·乾隆十年（1745）刻本，4.

第十一章　三门峡市

第一节　灵宝县

杂豆粥避疫

十二月初五日，食杂豆粥，避疫。《灵宝县志·卷之三·风俗志》，清·周涂，方胙勋主修，清光绪二年（1876）刻本，2.

第二节　陕　县

熏艾

五月端阳，食角黍，饮雄黄酒，戴榴花，熏艾叶系五丝，亲友交相馈遗，祭瘟神，十三祀关帝。《重修直隶陕州县志·卷四·风俗》，清·龚崧林纂修，清乾隆二十一年（1756）刻本，2.

第三节　渑池县

五月五日避虫豸

五月五日，以艾悬门，吃角黍，饮雄黄酒，涂小儿耳鼻中，以避虫豸。《渑池县志·卷六·民政》，民国·陆绍治主修，英华石印馆，民国十七年（1928）石印本，22.

续命缕

五月五日，用五色线拴小儿脖项、手足脖，曰续命缕，俗谓绑花胳膊。《渑池县志·卷六·民政》，民国·陆绍治主修，英华石印馆，民国十七年（1928）石印本，22.

游百病

重阳（节），庶士携酒登高，曰游百病。《渑池县志·卷六·民政》，民国·陆绍治主修，英华石印馆，民国十七年（1928）石印本，23.

第四节　阌乡县

端阳多合药

端阳日，簪艾饮雄黄酒，佩珠朱砂囊，妇女戴兰虎，小儿系五色丝佩五毒符。是日，多合药者。《阌乡县志·卷二·风俗》，清·梁溥纂修，清乾隆十二年（1747）刻本，18.

第十二章　南阳市

第一节　内乡县

取百草为药

端午饮雄黄、菖蒲酒，食角黍，艾叶悬门，扎锦符，于正午取百草为药。（九月）九日登高，食糕□菊，即塾师亦携弟子从游……腊月二十三日夜祭灶，次日扫屋子。《内乡县志·卷之五·风俗》，清·宝鼎望纂修，清康熙三十二年（1693）刊本，368.

第二节　淅川县

扎根菜

淅川庆祝小孩生辰、结婚、新屋落成等喜庆筵席，一定要用豆芽（一般为绿豆芽），而且要置于首席的下边，谓之"扎根菜"等。《淅川县志》，淅川县地方志编纂委员会，王本庆主编，河南人民出版社，1990年10月，571.

喝酒吃酒糟

黄酒，县境居民多以小米酿酒，饮用时只需臼上酒糟，开水冲后，连水带糟同时喝下。旧时还有客人只喝稀酒不吃酒糟，为不尊敬主人之谓。近年来此俗稍改，不再吃酒糟，而且多为自己饮用，宴请宾客必用白酒。《淅川县志》，淅川县地方志编纂委员会，王本庆主编，河南人民出版社，1990年10月，571.

雄黄酒防毒虫

端午节，淅川以每年农历五月初五为"小端午"，十五日为"大端午"，但以前者为主。节日早晨门口要插艾枝，吃粽子、鸡蛋、蒜瓣，喝雄黄酒（固含砷，近年来禁销）；小孩用雄黄酒涂抹七窍，以防毒虫钻入，颈、腕系五色线，戴"五香袋"

等。《淅川县志》，淅川县地方志编纂委员会，王本庆主编，河南人民出版社，1990年10月，570.

过年不服药，夜晚忌看病人

正月初一不准说"死，病"等不吉利的话；不准吵架，不准往地上泼水，不动针、剪刀；有病不就医，不服药，甚至死了人也不外扬，谎称是初二死的。

早晨不能说梦，俗谓"早上说梦，一天不幸"。

下午，夜晚忌看病人。《淅川县志》，淅川县地方志编纂委员会，王本庆主编，河南人民出版社，1990年10月，577.

忌听夜猫叫，正月忌雷声

忌听夜猫（猫头鹰）叫，认为"夜猫进宅，无事不来"，一定要死人或降大祸。

正月忌雷声，谚云"正月雷，坟成堆"。《淅川县志》，淅川县地方志编纂委员会，王本庆主编，河南人民出版社，1990年10月，577.

老忌七十三、八十四

老人忌七十三岁和八十四岁，因有"七十三、八十四，阎王不叫自己去"之说。以故有些届岁老人及其家属便回避，谎称"七十二岁"或"七十四岁"。《淅川县志》，淅川县地方志编纂委员会，王本庆主编，河南人民出版社，1990年10月，577.

算卦下神

算卦，旧时，境内一些人遇到灾祸、疾病、婚丧、起屋、迁居等，往往求算卦先生掐算，预卜吉凶。

下神，中华人民共和国成立以前，巫婆神汉装神弄鬼，谎称能取"仙水""神丹"治病，骗取财物。《淅川县志》，淅川县地方志编纂委员会，王本庆主编，河南人民出版社，1990年10月，578.

第三节 唐河县

二月二吃蝎爪

农历二月初二日，俗称龙抬头日，中午要吃蝎子爪（即烙薄饼切成面条状），有的吃蝎子肚儿（即炒黄豆芽），象征不受蝎子、蛇等侵害。节日期间，儿童放风筝。

《唐河县志》，唐河县地方志编纂委员会编，中州古籍出版社，1993 年 9 月，642.

葛洪山会

三月二十五日，葛洪山会，城乡士民朝山进香，鼓钟笙管声音载道，相续不绝。《唐县志·卷二·舆地》，清·陈咏纂修，光绪四年（1878）刻本，55.

瘟神庙会

五月初八日，东关瘟神庙会，商贾云集三日乃止。《唐县志·卷二·舆地》，清·陈咏纂修，光绪四年（1878）刻本，55.

五月五驱毒疫

五月五日，各馈角黍香扇戴艾叶，榴花泛菖蒲雄黄酒，以驱毒疫，门置艾旗虎符。《唐县志·卷一·风俗》，清·平鄗鼎纂修，清康熙三十五年（1696）刻本，23.

端阳治病除灾

农历五月初五，俗称五月端午。当日，门首插艾，儿童胸前戴香布袋，手脖、脚脖戴五色线圈。凌晨，用草上的露水洗眼，用河水洗脸、洗澡。早饭吃鸡蛋、粽子、熟蒜瓣、凉粉等，并喝雄黄酒，有的用雄黄抹鼻、耳，以求治病除灾。《唐河县志》，唐河县地方志编纂委员会编，中州古籍出版社，1993 年 9 月，642.

第四节　新野县

雄黄酒驱虫散浊

端阳节，农历五月初五为端阳节，俗称"端五"，原为纪念爱国诗人屈原殉难之日。年久成习，本县习俗是吃粽子、糖糕、鲜桃、煮鸡蛋、熟蒜瓣等。亲邻间还相互馈赠；门庭插艾蒿；儿童佩戴香囊，颈腕系五色线，饮雄黄酒并擦耳鼻，以驱虫，散浊气；民间男女老少多于清晨到河里或坑塘里洗脸凡新嫁姑娘之娘家，在节前要给男方送草帽、雨伞、扇子、凉席等物，称作"送时节"。新中国成立后，仍保留此俗。《新野县志》，新野县史志编纂委员会编纂，中州古籍出版社，1991 年 8 月，576.

敬神

家家户户主要敬天地、家堂、财神、灶君以及土地、观音、菩萨、佛爷、大仙、祖师、娘娘等。行业中，染坊敬葛仙；油坊、铁匠敬老君；糟坊敬酒仙；木匠敬鲁班，意在祈祷保佑平安、招财进宝。每逢过年，烧香叩头。《新野县志》，新野县史志编纂委员会编纂，中州古籍出版社，1991 年 8 月，581.

信鬼

有神汉（马子）、巫婆，装神弄鬼，欺骗钱财。小孩受惊害怕，要"叫魂"，头疼脑热，用筷子"竖柱"，祝愿驱鬼。久旱不雨谓有"旱谷桩"，癫狂之病谓"邪症"等。《新野县志》，新野县史志编纂委员会编纂，中州古籍出版社，1991 年 8 月，581.

第五节　邓　州

跑百病

正月十六日早饭后，男女老幼多跑桥躲灾，称"跑百病"。妇女则多烧香敬神，多数祈求女神"娘娘"保佑子女无病无灾，少数不育妇女则求神送子。《邓州市志》，邓州市地方志编纂委员会编，王复战主编，中州古籍出版社，1996 年 9 月，672-673.

端阳节除灾免疫

端阳节，农历五月初五日，又称"端午节"。清晨，家家户户在门首插蒲艾，吃鸡蛋、粽子、油饼和熟蒜，喝雄黄酒；邻里间相互馈送；儿童佩戴香囊，系五色线，以此除灾免疫。《邓州市志》，邓州市地方志编纂委员会编，王复战主编，中州古籍出版社，1996 年 9 月，673.

妗母接，外婆送，一辈子不害病

妇女生小孩，无论男女，娘家及亲朋挚友，皆送"月礼"（也叫"送米面"）。由于重男轻女的思想影响，生女称"弄瓦之喜"，生男称"弄璋之喜"。一般于生后 12 天待客。礼物多为挂面、鸡蛋、红糖、条饼之类滋补食品。外婆家还要给外孙做小衣服、小被褥等。回礼只回面剂、黄豆（或包谷），取福态、金贵之意。妇女产后一月内不得入他人宅地，叫"坐月子"。孩子足月之日，叫"满月"，满月后被外婆家按去，叫"挪泼儿"。通常为妗母接去，外婆送回。俗说："妗母接，外婆送，一辈子不害病。"《邓州市志》，邓州市地方志编纂委员会编，王复战主编，中州古籍出版社，1996 年 9 月，674.

咬灾

孩子满周岁，做生日，亲朋备礼"纪生日"，外婆礼物仍有衣帽鞋袜等。以后，每逢孩子生日，家里要为其煮鸡蛋、烧项圈馍表示庆贺，长者各咬馍一口，为之"咬灾"。孩子到 12 岁，亲友照例庆贺，称"开锁子"。《邓州市志》，邓州市地方志编纂委员会编，王复战主编，中州古籍出版社，1996 年 9 月，674.

吸毒

吸毒，所吸毒品有鸦片、白面（海洛因）等。吸毒者往往倾家荡产，到处偷窃，危害社会。自鸦片战争到民国年间，官府屡禁不止，尤其在民国时期，官府搞所谓"寓禁于征"，实则鼓励人们广种鸦片，公开或半公开上市销售，危害极大。《邓州市志》，邓州市地方志编纂委员会编，王复战主编，中州古籍出版社，1996 年 9 月，681.

第十三章 商 丘

第一节 商 丘

墙根撒青灰防蛇蝎出洞

围仓节，每年农历二月初二为围仓节。是日，农民从院内到谷场以青灰撒成圆形，中间埋放几粒粮食，叫做"围仓"，借以祈祷丰收。同时，于墙根处撒青灰，防蛇蝎出洞。早晨，家长敲门楣，口念"清早起来敲门头，打的粮食满囤流"。解放后，这些围仓节活动消失，但仍有"二月二吃大馍"的习惯。《商丘县志》，商丘县志编纂委员会编，生活·读书·新知三联书店，1991 年 3 月，486.

吃饺子不冻耳朵

冬至节，元旦前十天是冬至节。相传这天吃饺子不冻耳朵，是古今习俗。《商丘县志》，商丘县志编纂委员会编，生活·读书·新知三联书店，1991 年 3 月，486.

第二节 虞城县

走百病

正月十六日，男子过桥，母家迎女，号曰：走百病。《虞城县志·卷之二·风俗》，清·李淇修，席庆云纂，清光绪二十一年（1895）刊本影印，195.

漏灰围门避毒虫

二月二日，用油煎饼啖之，及漏灰围门，以避毒虫。《虞城县志·卷之二·风俗》，清·李淇修，席庆云纂，清光绪二十一年（1895）刊本影印，195.

谷雨书咒画像除蝎毒

谷雨书咒画像，贴于壁柱，用除蝎毒。《虞城县志·卷之二·风俗》，清·李淇修，席庆云纂，清光绪二十一年（1895）刊本影印，196.

采百草合药

五月五日，阖家插艾，食角黍，饮菖蒲，采百草合药，迎女追节，小儿雄黄抹耳，赤缕系颈系足。《虞城县志·卷之二·风俗》，清·李淇修，席庆云纂，清光绪二十一年（1895）刊本影印，196.

禁忌

禁忌，本县民间禁忌主要为：

产妇（含流产者）未满月不得到别人家中去。孕妇不能送殡。

守丧期间一般不到邻里家串门。

午饭后或夜间，一般不看望病人。

桑木不上房、楝木不做床。（桑与"丧"、楝与"殓"谐音，不吉利。）

房门前方不得正对另一房屋的飞檐（若对着谓之"碰飞"，飞与"非"谐音，不吉利）。

盖房时，偏房不超过正房高度；前房不超过后房高度。

再婚妇女不能给新人套被褥。《虞城县志》，虞城县志编委会编，生活·读书·新知三联书店，1991年7月，508.

人体部位方言

额拉盖：前额；鼻得：一指嗅觉器官，一指鼻涕；耳道：耳朵；脖拉梗：脖子；胳拉肢：胳肢窝；梅梅、密密：乳房；腚：臀部；胳拉拜得：膝盖；手指盖得：手指甲；脊娘骨：脊骨。

好儿：喜期；出门儿：嫁女，亦指外出；先生：医生，亦指教师；殇：指人还没有到成年就死了；板：儿童死亡的泛称，将东西扔掉；不好来、不大得：指生病。《虞城县志》，虞城县志编委会编，生活·读书·新知三联书店，1991年7月，526-527.

放足剪辫

民国十七年（1928），县"放足分处"成立，各区设"放足办事处"，动员妇女放足，并组织剪发队，强制男性剪辫子。《虞城县志》，虞城县志编委会编，生活·读书·新知三联书店，1991年7月，35.

第三节　夏邑县

立春啖萝卜

立春，观土牛竞走马，茹春饼，啖萝卜，曰咬春。《夏邑县志·卷之一·地理志》，明·郑相纂修，宁波天一阁藏嘉靖间刻本，1963 年影印本，7.

采百草

五月五日，食角黍，饮菖蒲酒，采百草，贴门符，插艾……《夏邑县志·卷之一·地理志》，明·郑相纂修，宁波天一阁藏嘉靖间刻本，1963 年影印本，8.

六月六暴衣

六月六日，暴衣储水窨面酱……《夏邑县志·卷之一·地理志》，明·郑相纂修，宁波天一阁藏嘉靖间刻本，1963 年影印本，8.

九月九酿菊酒

九月九日，酿菊酒，制花糕……《夏邑县志·卷之一·地理志》，明·郑相纂修，宁波天一阁藏嘉靖间刻本，1963 年影印本，8.

走百病

正月十六日，男妇俱卜方向出游、过桥，曰走百病。《夏邑县志·卷一·地理志风土》，民国·黎德芬等纂修，民国九年（1920）石印本影印，282.

青灰周宅墙屋避毒虫

二月二日，为迎富日，俗谓之为龙抬头，早起用青灰周宅墙屋围之，以避毒虫。《夏邑县志·卷一·地理志风土》，民国·黎德芬等纂修，民国九年（1920）石印本影印，282.

荠菜放衣内防百虫

上巳节三月三，旧时此日人多嬉于水边，期冀消除不祥。时百花盛开，人们纷纷种瓜种豆，青少年踏青都野，掇采荠菜，放衣内，以防百虫。《夏邑县志》，河南省夏邑县志编纂委员会编纂，河南人民出版社，1989 年 12 月，506.

三月三，为上巳节，祀玄帝，士女佩荠菜花，收置裘内，免蛀。《夏邑县志·卷一·地理志风土》，民国·黎德芬等纂修，民国九年（1920）石印本影印，282.

书贴禁蝎

谷雨，书贴禁蝎。《夏邑县志·卷一·地理志风土》，民国·黎德芬等纂修，民国九年（1920）石印本影印，282.

百沸入糖免目疾

六月六日，暴衣储水窨面酱，日未出炒大麦为面，谓之炒面。投百沸入糖食之，可以消暑免目疾。《夏邑县志·卷一·地理志风土》，民国·黎德芬等纂修，民国九年（1920）石印本影印，283.

下午不探病人

禁忌：年初一，不扫地、不汲水、不借东西、忌毁坏器物。头一个元宵节，新媳妇忌在婆家看灯。产妇不满月，忌进别人家门。探病人，不能在下午。《夏邑县志》，河南省夏邑县志编纂委员会编纂，河南人民出版社，1989年12月，509.

第四节　宁陵县

走百病

上元日，张灯烛，放火花；明日男出游女归，宋曰走百病。《宁陵县志·卷之二·风俗》，清·萧济南纂修，清宣统三年（1911）刻本，14.

青灰绕宅避毒虫

二月二日，以青灰绕布宅舍，云避毒虫，稼果木以为多实。《宁陵县志·卷之二·风俗》，清·萧济南纂修，清宣统三年（1911）刻本，14.

六月六暴百物

六月六暴百物，云虫不蛀。《宁陵县志·卷之二·风俗》，清·萧济南纂修，清宣统三年（1911）刻本，15.

第五节 睢 县

前不栽桑后不栽柳

"前不栽桑，后不栽柳；门前不栽'鬼拍手'"，这是睢县流行的一种"宅忌"民谣，"桑"和"丧"字谐音。因"柳"指父母死后，行孝送殡，多用柳枝作为"哀杖"；"招魂幡"所用之木杆，也必柳木，棺入墓坑后，将幡插于坟前。"鬼拍手"系杨树的俗名，多植于陵园墓地，其叶迎风作响，似人之拍手，相传如栽植在宅院，均主不祥。《睢州志》，马俊勇主编，睢县志编辑委员会编，中州古籍出版社，1989年5月，456.

四十五岁忌

民间流传：包公（拯）奉命往陈州放粮，中途遇盗，乔装王八（江湖中妓女之夫）脱险。其时，包公正值四十五岁，民间认定四十五岁，必属厄运，因而忌言年龄四十五岁，多改称四十四或四十六以避之。《睢州志》，马俊勇主编，睢县志编辑委员会编，中州古籍出版社，1989年5月，456.

七十三、八十四

睢县有老年人"七十三、八十四，阎王不请也自去"的说法。据传，孔子（丘）死时正值七十三岁，孟子（轲）死时为八十四岁，人们因以此数为大忌。老人至七十三或八十四岁时，均避而改称七十二、七十四或八十三、八十五岁。《睢州志》，马俊勇主编，睢县志编辑委员会编，中州古籍出版社，1989年5月，456.

第十四章 信阳市

第一节 固始县

立春日贮水谓神水

《四时纂要》，立春日贮水，谓之神水，酿酒不坏。《重修固始县志·卷十四·岁时风土志》，清·谢聘纂修，清乾隆五十一年（1786）刻本，2.

走百病

正月十四日至十六日，三夜游玩达旦，十六日多游，俗谓走百病，暮多戏剧。《（顺治）固始县志·卷二·风俗》书目文献出版社，1992年11月影印本，36.

正月十四日至十六日，三夜游玩达旦，十六日多游，俗谓走百病，暮多戏剧。吴临川曰：聚众戏具以盛，其喜乐之气使人之和气充盈，则足以消天地之乖气，此亦先王燮理之一，事而微其机使百姓由而不知也。《固始县志·卷之一·沿革风俗》，清·杨汝楫纂修，清康熙三十二年（1693）刻本，23.

绕室打扫避蛇虫

二月二俗谓龙抬头，绕室打扫，以避蛇虫。《（顺治）固始县志·卷二·风俗》书目文献出版社，1992年11月影印本，36.

仲春二日，俗谓龙抬头，绕室打扫，以避蛇虫。春分造腊醙曰：春分酒量，亦拦醋。《固始县志·卷之一·沿革风俗》，清·杨汝楫纂修，清康熙三十二年（1693）刻本，24.

戴荠菜花、甘草主丰年

季春二日，戴荠菜花，以丰年，则甘草先生戴之喜岁丰也。寒食戴麦树秋迁，放风禽，清明插柳，用纸钱祭墓。是月也，虽不桑者，亦理蚕事，贫民取榆荚槐柳椿芽烹，以供食占法二日雨主旱。《固始县志·卷之一·沿革风俗》，清·杨汝楫纂修，清康熙三十二年（1693）刻本，24.

采百草治诸疾

五月五日，簪艾叶，贴门符，□蟾蜍墨以涂恶疮，采百草以治诸疾，系小儿彩索以避邪厉，作角黍，饮菖蒲酒，以除阴……《（顺治）固始县志·卷二·风俗》书目文献出版社，1992年11月影印本，36.

仲夏五日，簪艾叶，贴门符，□蟾蜍墨以涂恶疮，采百草以治诸疾，系小儿彩索以避邪厉，作角黍，饮菖蒲酒，以除阴。相传楚俗以屈原死，是日，作粽以沉汨罗江，恐蛟龙所夺，故裹以叶。固始楚地，至今俗尚相沿。是日雨主虫，芒种后遇壬日入霉。《固始县志·卷之一·沿革风俗》，清·杨汝楫纂修，清康熙三十二年（1693）刻本，24.

艾悬门以禳毒气

仲夏五日，悬艾蟾蜍，采百草治疾。系臂以彩丝丝，作角黍，饮菖蒲酒。取蟾蜍衔以墨而悬之，以治疮毒。

荆楚岁时记，五月五日并踏百草，采艾以为人悬门户上以禳毒气。

四民月令，五月五日，取蟾蜍，可合恶疽疮。

夏小正曰，此日蓄采众药，经蠲除毒气。

风土记，仲夏端午造百索，系臂，一名长命缕，一名续命缕，一名辟兵缯，一名五色缕，一名五色丝，一名□索，又有条达等，织组杂物以相饷遗……《重修固始县志·卷十四·岁时风土志》，清·谢聘纂修，清乾隆五十一年（1786）刻本，4-5.

伏日汤饼避恶

荆楚岁时记，六月伏日，并作汤饼，名为避恶。

余志，季夏六日，储水经年不坏，窨面酱。《重修固始县志·卷十四·岁时风土志》，清·谢聘纂修，清乾隆五十一年（1786）刻本，5.

七夕乞子

风土记，七月七日，其夜洒扫，于庭露施几筵，设酒脯时果，散香粉于河鼓，织女乞富乞贵，无子乞子。

荆楚岁时记，七夕妇人结采缕，穿七孔针，或以金银鍮石，为针陈瓜果于庭中，以乞巧，有喜子，网于瓜上，则以为得。《重修固始县志·卷十四·岁时风土志》，清·谢聘纂修，清乾隆五十一年（1786）刻本，6.

登高饮茱萸酒免灾

季秋重阳，作糕馈送，簪菊饮茱萸酒，登高。相传，费长房谓桓景曰：重久汝家当有灾，可登高饮茱萸酒当免。景如其言，至晚归，见犬马皆死，今俗尚相因亦逆，女亦占冬阴晴。《固始县志·卷八·典礼志风俗》，明·张梯纂修，宁波天一阁藏明嘉靖二十一年（1542）刻本影本，15.

烧苍术避瘟

除夕爆竹烧苍术避瘟。《（顺治）固始县志·卷二·风俗》书目文献出版社，1992 年 11 月影印本，37.

除夕易门神，贴桃符树将军炭悬门关，纸葫芦麻筋于门祀，真宰奉先之仪，暮烧糁盆。爆竹烧苍术避瘟丹。老稚围炉坐饮，曰守岁。是月也，繫岁计米，曰冬春以免蛀，蓄水作酒藏糟为醋，曰腊醇，不生虫。《固始县志·卷之一·沿革风俗》，清·杨汝楫纂修，清康熙三十二年（1693）刻本，25.

第二节　罗山县

泛菖蒲插艾采药

（清）五月五日，食角黍泛菖蒲，插艾采药，儿女悬长命线，敬师，逆女（①迎娶女子；②迎接女儿归宁），姻娅之家往来节礼。《罗山县志·卷一·风俗》，清·葛荃撰，清末刻本，25.

佩茱萸饮菊酒

（清）九月重九登高，佩茱萸，饮菊酒。《罗山县志·卷一·风俗》，清·葛荃撰，清末刻本，25.

第三节　光山县

菖蒲雄黄以避邪

端午，畜艾具角黍，饮雄黄蒲酒，婚姻家以物馈遗谓之追节，童儿女佩菖蒲、雄黄以避邪。《光山县志·卷一·风俗》，明·沈绍庆纂修，明嘉靖三十五年（1556）刻本影印，31.

六日畜水不生虫

六月六日畜水不生虫蛆。《光山县志·卷一·风俗》，明·沈绍庆纂修，明嘉靖三十五年（1556）刻本影印，31.

簪菊饮茱萸酒

重阳，作糍糕，婚姻家以此馈送追节，簪菊饮茱萸酒。《光山县志·卷一·风俗》，明·沈绍庆纂修，明嘉靖三十五年（1556）刻本影印，31.

腊八作醋夏不生虫

腊月八日畜水作酒醋，夏月不生虫蛆。《光山县志·卷一·风俗》，明·沈绍庆纂修，明嘉靖三十五年（1556）刻本影印，31.

焚苍术避瘟

除岁，爆竹焚苍术及避瘟，丹具即食酒果以祀祖先，家人大小下至仆俾，人给鱼肉谓之散糕。易桃符、更春帖、骨肉团乐而饮坐以守岁，此一岁之风俗也。《光山县志·卷一·风俗》，明·沈绍庆纂修，明嘉靖三十五年（1556）刻本影印，31.

十六走百病

正月十六日民众复掩户，如元旦，复云过年，人多出游，曰：走百病。俗用小儿扮故事，为台阁金鼓，遍游街巷。而泼陂河镇尤盛。《光山县志约稿·卷二·风俗志》，民国·晏兆平编辑，民国二十五年（1936）铅印本影印，90.

上元张灯演杂剧，自十四日至十六日，凡三昼夜，十六日出游，俗为走百病。《荆州岁时记》妇女群游，其前一人持香避人，名避人香，凡有桥处，相率以过，名走百病，此菘遗俗也。《光州志·卷之一·风俗》，清·杨修田纂修，清光绪十三年（1887）刊本影印，144.

花朝踏青

二月二日，俗云小花朝，十五日云大花朝，多挈榼郊游，谓之踏青。《光山县志约稿·卷二·风俗志》，民国·晏兆平编辑，民国二十五年（1936）铅印本影印，90.

扫舍避虫

二月二日，江淮记云，俗以为龙抬头，货蒸笼者为市，光郡则家家扫舍以避蛇虫……《光州志·卷之一·风俗》，清·杨修田纂修，清光绪十三年（1887）刊本影印本，144.

书蝎符禳虫毒

三月三日，士女戴荠花，清明日男女各戴柳枝，门窗插之……农家始浸种。谷雨日书禁蝎符以禳虫毒。《光山县志约稿·卷二·风俗志》，民国·晏兆平编辑，民国二十五年（1936）铅印本影印，90.

谷雨日理蚕事，《五行》书云：欲卜蚕善恶，常以三月三日天阴而不见雨，蚕大善，书禁蝎符。《月令广义》云：图蝎子蜈蚣蛇虺之状，各画一针刺之，刊布家户以禳虫毒。《光州志·卷之一·风俗》，清·杨修田纂修，清光绪十三年（1887）刊本影印，145.

荠花避蚁

三月三日，士女戴荠菜花，并以供神琐录，云南国三日士女必簪佩荠花，云避蚁。《光州志·卷之一·风俗》，清·杨修田纂修，清光绪十三年（1887）刊本影印，144.

雄黄囊避邪疫

五月五日，悬菖蒲、艾草于户，小儿佩彩缕雄黄囊，谓避邪疫疹。饮雄黄酒，食角黍。《光山县志约稿·卷二·风俗志》，民国·晏兆平编辑，民国二十五年（1936）铅印本影印，90.

五月五日，悬蒲人、艾虎于门，以避邪，以彩丝系小儿臂令儿不染瘟疾……《光州志·卷之一·风俗》，清·杨修田纂修，清光绪十三年（1887）刊本影印，145.

遇仙桥上下已腰疾

八月十五日夜，农家设瓜果月饼望月罗拜已，而欢饮，谓之玩月；或有至遇仙桥，而膝行上下，尝谓可已腰疾。《光山县志约稿·卷二·风俗志》，民国·晏兆平编辑，民国二十五年（1936）铅印本影印，90.

登高避灾

九月九日，菊酒花糕作登高会，云避灾，盖地接汝南费长房之流风也，又各家酿酒，名曰菊花香醪。《光山县志约稿·卷二·风俗志》，民国·晏兆平编辑，民国二十五年（1936）铅印本影印，90.

腊八粥逼邪祛寒却疾毒

十二月八日，谓之腊八，民间诸谷米百果煮粥，供神兼相馈遗，谓逼邪祛寒却疾毒。《光州志·卷之一·风俗》，清·杨修田纂修，清光绪十三年（1887）刊本影印，147.

腊醅不生蛆

除夕易门神、桃符、春贴，修岁事陈祀仪，家人聚饮守岁……是月也，凿岁计米曰冬春，可免虫蛀。蓄水作酒藏糟为醋，曰：腊酵不生蛆。《光州志·卷之一·风俗》，清·杨修田纂修，清光绪十三年（1887）刊本影印，148.

第四节 息 县

缠足

民国初年以前，息县妇女均实行缠足，以脚小为美，"三寸金莲"为最美。女孩四五岁时，开始由母亲强行缠足，以致使脚变畸形，最后固定为三角形不再生长为止。妇女实行缠足对参加社会活动和生产劳动都有影响，不宜出远门，成为男人的牺牲品，任男人的摆布和买卖。二十世纪20年代，随着新文化运动，提出"男剪长辫，妇女放足"，后逐渐减少，直至绝迹。《息县志》，息县志编纂委员会编，河南人民出版社，1989年11月，455.

四月八戴皂角芽

四月八日，浴佛，登濮公山，游兴国寺，戴皂角芽。《息县志·卷之二·风俗》，清·邵光胤纂修，清顺治十五年（1658）刻本，30.

五月五捕虾蟆采药

五月五日，祀先，食角黍，饮菖蒲雄黄酒，插艾，系符彩索，捕虾蟆，采药，隆师逆女追节，宴姻娅。《息县志·卷之二·风俗》，清·邵光胤纂修，清顺治十五年（1658）刻本，30.

第十五章　周口市

第一节　项城县

雄黄涂七窍避虫毒

五月五日为端阳节，食角黍及糕糖之类，饮菖蒲雄黄酒，悬艾虎门首插艾，幼者系百索于项或以五色丝系腕，俗言续命丝。旦起以雄黄涂小儿手足七窍，曰避虫毒。有取虾蟆置墨口中，晾干磨涂疗肿毒。亲戚多于是日馈节用角黍糖糕果品之类。《项城县志·卷五·地理志》，民国·张镇芳编撰，民国三年（1914）刻本，51.

鱼以面炒拌盐糖除腹痛

十三日关帝忌辰，多雨，俗谓之磨刀；二十五日俗以为分龙节，雨则多大水，造酒酱曲或曝书及衣物，曰去蠹；鱼以面炒拌，盐糖食之，曰：除腹痛及痢。《项城县志·卷五·地理志》，民国·张镇芳编撰，民国三年（1914）刻本，51.

第二节　扶沟县

造瘟船送瘟神

五月朔日，里民造瘟船送于河。五日，佩艾叶，婴儿以丝缕，食角黍，饮雄黄酒。《扶沟县志·卷之十·风土志·风俗》，清·熊灿修，清光绪十九年（1893）刻本，4.

五月朔日送瘟神

五月朔日，里民造瘟船送瘟神于河。五日，佩艾叶，婴儿以丝缕，食角黍，饮雄黄酒，姻娅以礼物相馈，遗谓之追节。《扶沟县志·卷之七·风土志·风俗》，清·王德瑛修，清道光十三年（1833）刻本，2.

食面虫防虫

农历二月初二日，俗称"二月二"为"龙抬头"日。"龙抬头"预示着"惊蛰"已到，大地复苏，蛰虫复生，雨水增多，农业生产进入春忙季节。这天，农民用青灰在院内，麦场撒作囤仓图形，中间放各种粮食，长者以棍敲门楣，同时念着"清早起来敲门头，打的粮食满囤流"。儿童拍瓦片歌："二月二，拍瓦子，蝎子、蚰蜒没爪子。"妇女们用面粉做成布袋、线拐子、蛇、鸟、虫、刺猬等形状的馒头，蒸熟而食，以示灭虫除病，人体健康……《扶沟县志》，河南省扶沟县志编纂委员会编，河南人民出版社，1986，12，594.

吃伏面不泻肚

农历六月六日已入伏，这日暴书晒衣，吃炒面，名曰："伏面。"传说吃了伏面夏天不泻肚，此俗早在抗日战争以前已消失。《扶沟县志》，河南省扶沟县志编纂委员会编，河南人民出版社，1986，12，594.

占卜祈祷

封建社会，统治阶级利用封建迷信、神鬼邪说迷惑统治人民，说吉凶祸福全由神定。长期以来，形成了人们向神祈福避祸的陋习，且有人自称能卜知过去和未来，能请神拯救众生。这样就出现了巫婆、神汉、阴阳先生和算卦、相面、揣骨等愚弄人民的人。他们到处利用"掐八字算命问吉凶""看茔地""选吉期""请神看病""水池坟冢取药""祈神求子""拴娃娃"等欺骗手段，长期愚弄广大劳动人民，害不少人上当受骗，甚至人亡家败。

直至民国年间，这些骗人伎俩，还到处可见。城西谢岗村寨上，曾出现"白马爷"下凡为人治病的荒诞事，一时洪动鄢扶等地城乡妇孺，成百上千地拥灰焚香求药医治百病。其实所谓"药"，即为飞尘和香、纸灰散落在职药的纸兜中，天井岗"奶奶庙"内经常堆有求子者献给仙奶奶的布娃娃，意思是祈求奶奶赐给一个娃娃。建国后，随着人们思想觉悟的提高，这种迷信陋习已很少见。《扶沟县志》，河南省扶沟县志编纂委员会编，河南人民出版社，1986，12，599.

第三节　西华县

雄黄酒避时疫

五月五日端阳节，早间吃雄黄酒三几杯以避时疫，剪彩为芦，令童稚系之以避五毒，家家用角黍相馈，遗簪榴花，户悬艾叶。《西华县志·卷一·方舆风俗》，清·宋恂编撰，清乾隆十九年（1754）刻本，12.

虾蟆疗疮毒

端阳节，啖角黍，饮雄黄酒，悬艾叶于门。童稚系彩缕，用雄黄涂手足耳窍，曰：避虫毒。取虾蟆置墨腹中，阴干，涂，疗疮毒。《西华县续志·卷五·民政·礼俗岁时节仪》，民国·凌甲烺编撰，民国二十七年（1938）铅印本，3.

采荠菜治眩晕

上已，采荠菜以治眩晕。是日，祖师诞多演剧赛会。《西华县续志·卷五·民政卫生》，民国·潘龙光等修，张嘉谋等纂，民国二十七年（1938）铅印本，267.

第四节　商水县

仲春二日除蕐虫

仲春二日，遍撒灰于墙下，即周礼赤发氏以灰洒隙屋，除其蕐虫之意，民间吃馅食或以灰撒场作大圈子，曰粮食囤。《商水县志·卷之五·地理志》，民国·徐家璘、宋景平等修，杨凌阁纂，民国七年（1918）刻本，339.

带皂荚叶去目疾

四月八日，僧舍为浴绂会，乡人带皂荚叶，曰已头痛或曰去目疾。是日，有雨主收芝麻。《商水县志·卷之五·地理志》，民国·徐家璘、宋景平等修，杨凌阁纂，民国七年（1918）刻本，340.

涂雄黄避虫毒

五月五日为端阳节，食角黍及糖糕之类，饮菖蒲雄黄酒，悬艾虎，门首插艾。幼者系百索于项，或以五色丝系腕，俗言续命丝。旦起以雄黄涂小儿手足七窍，曰避虫毒。有取虾蟆置墨口中，晒干磨涂，治疗肿毒……《商水县志·卷之五·地理志》，民国·徐家璘、宋景平等修，杨凌阁纂，民国七年（1918）刻本，340.

麦面炒拌盐糖除腹痛

六月六日，乡俗以新麦蒸馒头祭墓，曰过小年。六月六日黎明汲水造酒酱曲，或曝书及衣物，曰去蠹鱼。以麦面炒拌盐糖食之，曰除腹痛及痢。《商水县志·卷之五·

地理志》，民国·徐家璘、宋景平等修，杨凌阁纂，民国七年（1918）刻本，341.

冬至食馄饨包孕

冬至祭先祖，食馄饨取阴阳胚胎，包孕。浑涵知礼者，于是日祭始祖，城中则缙绅相拜贺，略如元旦义，乡里愚民多不行也……《商水县志·卷之五·地理志》，民国·徐家璘、宋景平等修，杨凌阁纂，民国七年（1918）刻本，342.

第五节　太康县

撒灰逐蝎子毒蛇

农历二月初二日早晨或头天晚上，人们用草木灰撒在住宅的房根旁，传说可驱逐蝎子、毒蛇；在麦场和院子内撒成粮囤式图案，俗称"圈仓"，预祈庄稼丰收。早饭吃春节时留下的大馍或煎柿饼，又叫煎蝎子屎，用意是吃掉蝎子毒刺，使其不再蜇人。《太康县志》，太康县志编纂委员会，范文敏、朱晓辉、许书同总纂，中州古籍出版社，1991年8月，611.

端阳防疫避瘟

端阳节也叫端午节，时间在农历五月初五日。古时这天喝雄黄酒，佩香袋，吃粽子、糖糕，门上插艾蒿。一方面表示纪念爱国诗人屈原，另一方面是防疫避瘟。这一风俗，至今盛行。《太康县志》，太康县志编纂委员会，范文敏、朱晓辉、许书同总纂，中州古籍出版社，1991年8月，612.

吸食毒品

清末民初，种植大烟（即罂粟）遍及全县。门首挂"清水洋烟"纸糊灯笼招牌的"大烟馆"，城镇乡村都可见到。民国十年（1921）以后，隐藏在城乡的烟馆被查封，但城内却出现独象经营的"官膏局"。官膏局是政府设立的禁烟机构，吸食鸦片者登记造册，由官膏局按时限量供应，促使戒烟，实则只图卖烟赚钱，并未履行劝戒，致使大量吸烟人倾家荡产。群众说："银娃娃吸成金人，金人吸成小鬼，小鬼吸成死人。"

民国二十四年（1935）四月，县有戒烟所和戒烟分会，配禁烟事务员3名。全县领照烟民1006人，登记994人，已劝戒11人。后来城内一些深受毒害的士绅，自发办起礼门戒烟公所。以信奉菩萨为精神寄托，以服药代替吸烟，劝导人们戒烟，直至二十世纪40年代，太康抗日民主县政府成立后，官膏局（店）方被取缔。抗日战争时期，海洛因（又叫白面、老海）代替了大烟，开始由商人自外地贩来高价卖出，后来城内、老家刘屯、逊母口等地又出现自造白面的。这种毒品价格高昂，一般平民吸食很少，国民觉军政官员，富商吸食较多，海洛因便成了贿赂官吏的热门货。建国后，人民政府严厉禁止吸毒、贩毒，这一恶习很快革除。《太康县志》，太康县志编纂委员会，范文敏、朱晓辉、许书同总纂，中州古籍出版社，1991年8月，620.

第六节　淮阳县

端午避虫毒

端午，戴艾佩艾虎插艾于门，饮雄黄酒，亲朋以角黍相馈。周口龙舟竞渡，童稚系丝缕，用雄黄涂手足耳窍，曰避虫毒。《淮阳县志·卷二·舆地志风土》，民国·甄纪印纂修，民国二十三年（1934）铅印本，3.

虾蟆疗肿毒

端午……取虾蟆置墨腹中阴干，抹涂疗肿毒。《淮阳县志·卷二·舆地志风土》，民国·甄纪印纂修，民国二十三年（1934）铅印本，3.

兔脑和药善催生

端午……捕兔取脑和药曰兔脑丸，善催生。《淮阳县志·卷二·舆地志风土》，民国·甄纪印纂修，民国二十三年（1934）铅印本，3.

六月六麦面炒熟和糖除腹痛

六月六日，曝书晾衣，虫不侵蚀，伏日汲水造曲伏酱，以麦面炒熟和糖或盐食，曰除腹痛。《淮阳县志·卷二·舆地志风土》，民国·甄纪印纂修，民国二十三年（1934）铅印本，3.

第十六章　驻马店

第一节　上蔡县

坐月子

坐月子，妇女生下儿女的一个整月内，称坐月子或过月子。在坐月子期间，产妇不准到邻居、亲友家走动。一时不慎走入邻居、亲友家，必须割块刀头（猪肉）烧香焚纸给净宅基，祛灾祈福。城乡妇女过月子，早、晚餐都吃糊涂泡烙馍或糊涂里下面叶。《上蔡县志》，上蔡县地方史志编纂委员会编，生活·读书·新知三联书店出版，1995年6月，622.

二月二防毒虫

二月二，俗谓"二月二，龙抬头"。人们于凌晨敲梁头，口念三遍："二月二，敲梁头，金子银子往家流。"人们在庭院以草木灰撒成大圈和小圈，在场面撒出各种农具，意为五谷丰登。早餐吃五谷面馍，煎萝卜馅食，俗说"煎蛐蜒爪"，意为春天到了，万物复苏，害虫毒虫出动，以煎萝卜馅食，象征煎蝎子、蛐蜒爪，烧死毒虫，以保一年不受其毒害。《上蔡县志》，上蔡县地方史志编纂委员会编，生活·读书·新知三联书店出版，1995年6月，624.

癞头蛤蟆躲端五

端阳节，农历五月初五为端阳节，俗称端午。节日前后，小儿脖颈、脚脖和手腕系五色线，上衣缀香囊（俗称香布袋），门口插艾。节日这天家家炸油馍、糖糕、包粽子，煮鸡蛋和大蒜，人们饮雄黄酒，还用雄黄酒涂耳际、鼻孔、脚心、手心和头顶，谓之祛毒。日出前，人们常到野外采集药草，捉蟾蜍填墨锭治疖腮，故民间有"癞头蛤蟆躲端五"之传说。建国后，节日带香布袋、饮雄黄酒者渐少，其他习俗依旧。《上蔡县志》，上蔡县地方史志编纂委员会编，生活·读书·新知三联书店出版，1995年6月，625.

吃饺子防冻耳

冬至为一年二十四节之一，"交九"。从此始，这天中午家家户户包饺子吃。民间传说是防止冻掉耳朵。《上蔡县志》，上蔡县地方史志编纂委员会编，生活·读书·新知三联书店出版，1995 年 6 月，625.

占卜 相面 算卦 下神

民国时期，县城、集镇的街头巷尾，占卜、相命、算卦、下神者到处可见。占卜又称占课，摇课，人有灾难，便登门问吉凶。占课时，以制钱 5 枚，放入手中，轻摇撒落桌上，接连三次，占课者依照钱的正面、反面推断祸福，骗取钱财。相命者有的摆摊街口，有的牵骆驼走村串镇，相命时，观看五官、手指纹，呓诌所谓人之吉凶祸福，为骗钱财，故意危言耸听。民国三十四年（1945），百尺乡有个 30 余岁梁姓男子，相面说他只能活 45 岁，梁某终日忧郁寡欢，坐以待死。但结果，梁某 80 余岁还依然健在。算卦者多用抽签，掐八字等推断祸福以骗取钱财。

除上述之外，还有一些巫婆、神汉，公开装神弄鬼（即所谓下神），给人治病以此骗钱，巫婆、神汉下神时，须备供品，烧香烧纸，付给钱物。《上蔡县志》，上蔡县地方史志编纂委员会编，生活·读书·新知三联书店出版，1995 年 6 月，626.

看风水

建国前，上蔡人民笃信风水，认为风水好坏，关系到人生吉凶、后代盛衰。故在修房建屋、迁坟筑墓等之前，都要请阴阳先生看风水。路冲住宅，路端墙上须嵌一块砖，上刻"泰山石敢当"；主房低于前面邻房，于屋脊上必建一小砖亭，上写"吉星高照"，认为以此可以祛灾降福。修建大门更为讲究，前不能应水头，后不得照应屋山。迁坟筑基必选好阴宅。农村建窑，窑门不能对准就近村庄等。建国后，仍有不少人信风水，建房和殡葬时请人看阳宅和阴宅的。《上蔡县志》，上蔡县地方史志编纂委员会编，生活·读书·新知三联书店出版，1995 年 6 月，626.

许愿 还愿

群众迷信鬼神，一遇天灾人祸，或欲达到某种目的时，即求神拜佛、烧香烧纸，祈祷许愿，以期逢凶化吉。还愿有许刀头（猪肉一块）的，许活猪活羊的，甚至有许大戏一台或二台的。一旦巧合应验，就要按原来许下的诺言兑现，即"还愿"。《上蔡县志》，上蔡县地方史志编纂委员会编，生活·读书·新知三联书店出版，1995 年 6 月，626.

吸毒

清末，鸦片（俗称大烟）传入上蔡。开始时，在城镇中有少数官绅及富家子弟嗜吸成瘾。之后，蔓延到农村。部分农村曾一度种植罂粟（制鸦片的作物），俗称种大烟。民国三十年（1941），东岸一带几乎人人打吗啡针（俗称扎烟针）。国民政府虽多次下禁烟令，但官吏吸毒者多，实属掩耳盗铃，禁而不止。建国后，政府颁布禁烟禁毒令，严惩贩卖毒品者，集中吸毒者强迫戒烟。《上蔡县志》，上蔡县地方史志编纂委员会编，生活·读书·新知三联书店出版，1995年6月，627.

裹足（裹脚）

民国初年，妇女沿袭旧俗有缠足的陋习。女孩长到五六岁，母亲便迫使其缠足，经长期紧缠，骨骼变形，脚背隆起，五个脚趾成尖笋状，走路一扭一扭的。是时，妇女以脚小为荣、脚大为丑。缠足是妇女一生中一大痛苦，并严重影响家务、农业劳动。民国十年（1921）后，政府倡导妇女放足。县成立放足委员会，查禁女孩裹脚，民国二十年（1931）后，妇女裹足之陋习渐被废止。《上蔡县志》，上蔡县地方史志编纂委员会编，生活·读书·新知三联书店出版，1995年6月，627.

第二节　汝南县

衔蟾墨采白药

五月五日，戴艾榴饭角黍，佩菖蒲涂雄黄，贴符系彩，衔蟾墨采白药，迢节宴宾。《汝阳县志·卷二·风俗志》，清·邱天英撰，民国二十三年（1934）石印本，8.

谷雨贴符除蝎

三月三日，戴荠菜花，寒食，架秋千。清明墓祭，插柳枝，踏青放风鸢，谷雨贴符除蝎……《汝阳县志·卷之二·风俗》，清·邱天英撰，清康熙二十九年（1690）刻本，103.

第三节　平舆县

怀孕忌讳

怀孕又称"有喜"，一般家庭条件对孕妇要减轻劳动量，适当改善生活。孕妇食物有不少忌讳，如忌吃鳖肉、乌鱼肉、兔肉（认为食此肉生的婴儿皮肤不白、愚蠢、豁嘴）。随着科学文化的普及，重视孕妇卫生保健，忌讳渐少。《平舆县志》，平舆县史志编纂委员会编，中州古籍出版社，1995 年 11 月，494.

走满月

婴儿出生满一月（有的地方男婴 29 天，女要 30 天），产妇要走满月。这天产妇父亲或兄长用车接母子（女）回娘家。离家时要往婴儿脸上抹黑灰，回来时，要往婴儿脸上抹白粉，意在避邪。一般男婴住 5 天，女婴住 9 天。走满月返回时，婴儿的姥姥要送桃枝、线穗、钱等，以示祝福。《平舆县志》，平舆县史志编纂委员会编，中州古籍出版社，1995 年 11 月，494.

二月二撒草木灰

农历二月初二，俗称二月二。民谚："二月二龙抬头，蝎子蜈蚣爬墙头。"意思是说进入二月，阳气上升，气温渐暖，上至"龙"，下至虫，经过冬眠，开始苏醒，提醒人们要以各种方式驱虫避害，以保平安。故二月初二早晨，家家户户都在墙脚、粮囤、水缸边撒草木灰。《平舆县志》，平舆县史志编纂委员会编，中州古籍出版社，1995 年 11 月，497.

端午避瘟防毒

农历五月初五为端午节，亦称端阳节。是日早晨，各家以雄黄酒抹幼儿耳、鼻等，家家门窗插艾，一些人戴香袋，儿童手脖脚脖缠五色线等，意在避瘟防毒。这天习惯吃粽子、大蒜、鸡蛋等凉食。《平舆县志》，平舆县史志编纂委员会编，中州古籍出版社，1995 年 11 月，498.

重九登高避灾

农历九月初九，又称"重九节"。古时文人雅士重九登高避灾，劳动人民无此习惯，只在中午改善生活。《平舆县志》，平舆县史志编纂委员会编，中州古籍出版社，1995 年 11 月，498.

过年忌讳

忌生，提前蒸馍、烧菜，做成熟食，过年时回锅可食，不加工生食品。忌语，过年时忌言死、鬼、少、完等不吉利字眼，尤其忌小孩多说不吉利的话。《平舆县志》，平舆县史志编纂委员会编，中州古籍出版社，1995 年 11 月，499.

婚嫁喜庆忌讳

配偶忌属相相克，有"从来白马怕青牛，羊鼠相克一旦休。兔儿见龙难回避，金鸡遇犬泪交流。猛虎见蛇如刀切，黑猪个个怕猿猴"之说，还要讲"金、木、水、火、土"五行，属相与五行合则从，克则忌。婚礼多择农历双日，办理婚事忌寡妇参与，认为不祥。婚嫁喜庆尚红忌白，忌行孝人员参与。《平舆县志》，平舆县史志编纂委员会编，中州古籍出版社，1995 年 11 月，499.

丧葬忌讳

人亡故后，忌猫近尸，谓猫越尸体，尸体会骤然直立；忌亲人涕泪洒尸，否则会引起炸尸或僵尸；忌兽类皮毛进棺，进棺则来世转兽；长辈去世，晚辈忌寻欢作乐，以表孝意；埋葬老人，晚辈孕妇忌进坟茔，若进坟茔视为不敬；家中老人去世，三年过春节不张红贴绿，以示孝敬。《平舆县志》，平舆县史志编纂委员会编，中州古籍出版社，1995 年 11 月，499.

孕妇产妇忌讳

把孕妇视为"不洁"，忌参与庆典，忌在娘家生孩子，忌吃兔肉、鳖肉。产妇一月之内忌入他宅，产妇住室忌生人进入等。《平舆县志》，平舆县史志编纂委员会编，中州古籍出版社，1995 年 11 月，499.

住宅忌讳

忌大路顶门，忌屋山照门，忌前高后低（一处住宅前排房不能高于后排房），忌使用"悬梁"（即从半腰截下的檩木做梁头）、楝木门窗等。《平舆县志》，平舆县史志编纂委员会编，中州古籍出版社，1995 年 11 月，499.

船民忌讳

以前，在洪河、汝河游动着一部分船民，联系他们的职业、生活，也有一些忌讳，如忌说"翻""沉"等不吉利字眼。在生活中煎鱼忌翻面，裤筒忌翻卷，帽子忌翻放等。《平舆县志》，平舆县史志编纂委员会编，中州古籍出版社，1995 年 11 月，499.

第四节　正阳县

十六登高可免灾

正月十六日，民间妇女相招，择土阜高处登之，云可免灾；又于是日赴姻戚家，谓之走百病。《正阳县志·卷九·补遗风俗》，清·彭良弼纂修，清嘉庆元年（1796）

刻本，4.

赴姻戚家走百病

正月十六日，民间妇女，赴姻戚家，谓之走百病。旧有相招登高免灾者，今无。《重修正阳县志·卷三·教育风俗节序》，民国·魏松声等纂，民国二十五年（1936）铅印本，317.

灰洒隙屋除狸虫

二月二日，旧志云，引龙社日，乡社祀先农。今有遍洒墙下，防除蝎蛇毒蛊，即周礼赤友氏，以灰洒隙屋，除狸虫，遗意。《重修正阳县志·卷三·教育风俗节序》，民国·魏松声等纂，民国二十五年（1936）铅印本，317.

五月五簪艾叶榴花辟邪

五月五日，旧志云镶角黍，饮雄黄菖蒲酒，采索缠儿女臂，簪艾叶、榴花以辟邪，捕虾蟆衔墨逆女追节。今仍旧，医家亦以雄黄衣香送于常所往来者。《正阳县志·卷九·补遗风俗》，清·彭良弼纂修，清嘉庆元年（1796）刻本，4.

登高饮茱萸酒避灾

九月九日，登高，赏菊，饮茱萸酒，避灾。《重修正阳县志·卷三·教育风俗节序》，民国·魏松声等纂，民国二十五年（1936）铅印本，319.

第五节　确山县

上元走百病

上元张灯火，放花炮，妇女结伴遨游，名曰走百病。儿童效乡傩，踏高跷，玩龙灯，锣鼓喧闹于市，三日夜乃归。《确山县志·卷十·风俗志》，民国·张绪璜纂修，民国二十年（1931）铅印本，1.

布灰避蛇蝎

二月二日，早起击房梁，布灰屋檐下，以避蛇蝎。拌醋栽种，农人是日出试犁。《确山县志·卷十·风俗志》，民国·张绪璜纂修，民国二十年（1931）铅印本，1.

端阳避瘟

五月端阳日，角黍相遗，晨起饮雄黄酒，以涂小儿口鼻，贴避瘟符，取菖蒲及艾县门户，士女竞以艾簪首上，小儿系丝线于指臂。《确山县志·卷十·风俗志》，民国·张缙璜纂修，民国二十年（1931）铅印本，1.

第六节　泌阳县

信鬼神

旧时，城乡信鬼神之风普遍，认为人死后灵魂不灭，即所谓"鬼"，设招魂幡和供飨。逢年过节，要先烧香，表敬神，然后才准吃饭。乡村多有小庙，集镇上有大庙，用以供奉土地、火神、关帝、观音等神像。久旱求雨或久病求药，人们便前去胡拜，有些村庄老妇老翁还自发结社，"远朝金顶（武当山），近谒铜峰"，祈求神明保佑，甚至不惜重金许愿还愿。《泌阳县志》，泌阳县地方志编纂委员会编，中州古籍出版社，1984年10月，655.

缠足

旧社会，妇女脚大脚受歧视，倡效三寸金莲，女孩六七岁即开始缠脚，不让其脚正常发育，严重地摧残幼女身心健康。辛亥革命后，政府明令放足，但施行者甚少。民国十七年（1928）县政府设放足委员会，经反复宣传缠足危害，农村缠足之风方有收敛。直到民国后期才得以彻底革除。《泌阳县志》，泌阳县地方志编纂委员会编，中州古籍出版社，1884年10月，655.

二月二吃炒豆

二月二大地回春，万物复苏，是谓"龙抬头"，农家开始春耕。早晨用青灰在院内撒大圆圈，中放一撮粮食，预示五谷丰收，还用棍子敲屋梁，屋山墙，口念："二月二敲梁头，大圈满小圈流；二月二敲屋山，大圈满小圈尖"等。是日，吃炒豆，俗称吃蝎子屎儿，以期毒虫灭绝。《泌阳县志》，泌阳县地方志编纂委员会编，中州古籍出版社，1984年10月，657.

戴香囊防毒虫

端阳节，农历五月五日为端阳节，也叫端午节。是日，早餐人们多吃粽子、糖糕、油条、煮鸡蛋和大蒜，喝雄黄酒，并用酒涂抹鼻、耳，谓可防毒虫爬入。家家门口插艾，幼儿颈项、手脖、脚脖绑五色线，戴香囊。《泌阳县志》，泌阳县地方志编纂委员会编，中州古籍出版社，1984年10月，657.

五月五采百药

五月五日，悬桃符、艾虎，佩香囊，结五色线，有人所谓五丝续命索也。饮雄黄酒，食角黍，日未出时采百药，以合药。《泌阳县志·卷之三·风土志》，清·倪明进修，栗郢纂，清道光四年（1824）刊本影印，167.

安耳朵

冬至日期不定，以二十四节气冬至日为节，是当年最冷天气的开始。早上吃饺子，叫"安耳朵"，俗言吃了饺子不冻耳朵。《泌阳县志》，泌阳县地方志编纂委员会编，中州古籍出版社，1984年10月，657.

第四部分

疾病流行

第一章　郑州市

第一节　郑　州

（明）万历十六年（1588）瘟疫大作，民死几半，人相食。《郑州志·卷之一·祥异志》，清·张钺修，清乾隆十三年（1748）刻本，5.

（明）崇祯十四年（1641）春，瘟疫大作，死亡灭绝者几百家。《郑州志·卷之一·祥异志》，清·张钺修，清乾隆十三年（1748）刻本，6.

第二节　巩　县

嘉靖瘟疫

（明）嘉靖三十三年（1554）正月以至六月，瘟疫流行，民病十九死亡亦相枕籍。中有无人掩瘗者，昼夜号泣，哀声四起，甚不忍闻。《巩县志·卷之八》，明·周泗修，康绍第纂，民国二十四年（1935）刻本，1.

康熙秋疫

（清）康熙二十九年（1690），夏秋疫。牛疫，牛死十之七八，四野半以人耕。《巩县志·卷五·大事记》，民国·刘莲青、张仲友撰修，民国二十六年（1937）刻本，50.

道光民病

（清）道光二十八年（1848），春饥，夏麦大稔。民逃荒者多病，故归者十之一，归后因荒出卖之田，官许备价赎回，买主不愿赎者，亩倍其值，然亦讴纷扰矣（采访）。《巩县志·卷五·大事记》，民国·刘莲青、张仲友撰修，民国二十六年（1937）刻本，53.

咸丰瘟疫

（清）咸丰八年（1858）夏，四月雨雹大如鸡卵，禾俱伤，树无枝。大旱，疫（采访）。《巩县志·卷五·大事记》，民国·刘莲青、张仲友撰修，民国二十六年（1937）刻本，54.

光绪大疫

（清）光绪元年（1875），夏大稔。秋七月大旱，禾枯死（采访）。二年春夏大旱，自去冬无雪，麦苗枯槁，盗贼窃发，贫民勒富户振贷（采访），冬十二月官发赈恤。三年秋冬大饥人相食，自去冬至春，民间以麦苗榆皮为食，渐及树叶、蒺藜，秋冬后多鬻妻弃子，杀戮牛马六畜，甚有食及同类者，饥殍横野，流亡载道，村落为墟（采访）。大疫，凡赤贫极贫，三年已十死八九，四年入春以来，因疫而死者，更无算（采访）。《巩县志·卷五·大事记》，民国·刘莲青、张仲友撰修，民国二十六年（1937）刻本，57-58.

（清）光绪四年（1878），大疫。凡赤贫、极贫，三年已十死八九。四年入春以来，因疫而死者更无算。《巩县志·卷五·大事记》，民国·刘莲青、张仲友撰修，民国二十六年（1937）刻本，56.

（清）光绪二十一年（1895），秋大疫，传染极广（采访）。《巩县志·卷五·大事记》，民国·刘莲青、张仲友撰修，民国二十六年（1937）刻本，59.

宣统大疫

（清）宣统元年（1909），自五月至八月，洛水涨溢三次。八月大疫，中者，即日殒命（采访）。《巩县志·卷五·大事记》，民国·刘莲青、张仲友撰修，民国二十六年（1937）刻本，60.

民国疫疬

（民国）民国八年（1919），设屠宰税局。按：是年，疫疬流行，灾区极广，有自合众国来者，谓灾疫相同。《巩县志·卷五·大事记》，民国·刘莲青、张仲友撰修，民国二十六年（1937）刻本，62-63.

第三节　荥阳县

嘉靖大疫

（明）嘉靖十八年（1539）春，大饥疫。《荥阳县志·卷之二·地理》，清·李煕撰，民国十三年（1924）本，14.

万历饥疫

（明）万历十六年（1588）春，大饥疫，人相食，白骨委道。《荥阳县志·卷之二·地理》，清·李煦撰，民国十三年（1924）本，14.

（明）神宗万历十六年（1588）荥阳、汜水、河阴大旱，"大饥疫，人相食，白骨满路"。《荥阳市志》，程远荃、花金委主编，荥阳市志总编辑室编，新华出版社，1996年12月，14.

崇祯大疫

（明）崇祯十四年（1641）春，大疫民死不隔户，三月路无人行。《荥阳县志·卷之二·地理》，清·李煦撰，民国十三年（1924）本，14.

光绪大疫

（清）光绪四年（1878）三月二十八日，大风咫尺不见人，尘落数寸。次晓尘上虫迹纵横交错，粗细不等，伺候得雨，遍地生谷。春夏之交大疫，人民死亡，流离将半。是岁所卖地亩人口，皆官准回赎，是年秋大熟，高粱每斗价数十文。《续荥阳县志·卷十二·杂志附录》，民国·卢以洽撰，民国十三年（1924）本，7.

（清）德宗光绪二年（1876），荥阳、汜水麦秋无收。翌年，特大旱，赤地千里，岁大饥馑，民以榆皮、树叶、蒺藜为食，渐及六畜，饿殍载道，村落为墟。光绪四年四月始雨，饥疫并至，死者相继。《荥阳市志》，程远荃、花金委主编，荥阳市志总编辑室编，新华出版社，1996年12月，15.

（清）德宗光绪四年（1878），疫病流传，死者相维。《荥阳市志》，程远荃、花金委主编，荥阳市志总编辑室编，新华出版社，1996年12月，827.

民国霍乱

民国九年（1920），霍乱流行，患者达5970人，死1684人。《荥阳市志》，程远荃、花金委主编，荥阳市志总编辑室编，新华出版社，1996年12月，827.

民国黑热病

此病由黑热病原虫引起，由白蛉传播，属寄生虫病。患者多属儿童和少年。民国三十七年（1948），发病3000多例。《荥阳市志》，程远荃、花金委主编，荥阳市志总编辑室编，新华出版社，1996年12月，828.

疟疾

疟疾是由蚊虫传播的一种寄生虫病，荥阳流行间日疟原虫、三日疟原虫。每年4

月份开始发病，6月份出现小高峰，9月份出现大高峰，10月份开始下降。疟疾，在解放前是人民一大疾患。1949年，患病8109例，占全县35万人的2.3%。《荥阳市志》，程远荃、花金委主编，荥阳市志总编辑室编，新华出版社，1996年12月，828.

第四节　登封县

乾隆春疫

（清）乾隆五十一年（1786），春疫，死人很多。《登封县志》，登封县地方志编纂委员会编，郭明志主编，河南人民出版社，1990年8月，16.

光绪王村霍乱

（清）光绪四年（1878）夏，王村一带发生霍乱，患病人数达60%，有一半人死亡，有的全家死绝。《登封县志》，登封县地方志编纂委员会编，郭明志主编，河南人民出版社，1990年8月，16.

光绪金店霍乱

（清）光绪十三年（1887），金店一带发生霍乱，患病人数达70%，阎坡村有20%的人死亡。《登封县志》，登封县地方志编纂委员会编，郭明志主编，河南人民出版社，1990年8月，17.

光绪大冶镇霍乱

（清）光绪二十四年（1898），霍乱流行，大冶镇两千多人口中，有669人患此病，其中有30多人死亡。《登封县志》，登封县地方志编纂委员会编，郭明志主编，河南人民出版社，1990年8月，17.

光绪大冶流感

（清）光绪二十八年（1902）冬，西北风大作不止，大冶一带有一半人患流行性感冒。《登封县志》，登封县地方志编纂委员会编，郭明志主编，河南人民出版社，1990年8月，17.

民国王村瘟疫

民国七年（1918），王村一带瘟疫流行，患病率达90%，死亡率占5%。《登封县志》，登封县地方志编纂委员会编，郭明志主编，河南人民出版社，1990 年 8 月，17.

民国八年（1919）10-11 月，瘟疫流行，死人无数。其症状：发烧、身上出红点、口渴舌裂。金店吴家窑村付氏家两个月左右，全家十二口人死去九口。《登封县志》，登封县地方志编纂委员会编，郭明志主编，河南人民出版社，1990 年 8 月，17-18.

民国霍乱流行

民国十八年（1929），是年，霍乱流行，仅城东景店村就死绝 27 家。《登封县志》，登封县地方志编纂委员会编，郭明志主编，河南人民出版社，1990 年 8 月，19-20.

民国二十八年（1939），王村霍乱流行，由东向西蔓延，患病率达 80%，死亡率占 40%。《登封县志》，登封县地方志编纂委员会编，郭明志主编，河南人民出版社，1990 年 8 月，22.

民国二十九年（1940），王村霍乱流行，由东向西蔓延，患病率达 80%，死亡率占 40%。《登封县志》，登封县地方志编纂委员会编，郭明志主编，河南人民出版社，1990 年 8 月，22.

登封麻疹流行

民国三十七年（1948），麻疹流行，发病 21 074 例，经过大力抢救，仅死亡 152 人。接着伤寒病暴发，患病人数 1448 人，经过积极治疗，绝大多数恢复健康。《登封县志》，登封县地方志编纂委员会编，郭明志主编，河南人民出版社，1990 年 8 月，28.

第五节 密 县

康熙瘟疫

（清）康熙十七年至二十年（1668—1681），密县连遭蛇、水、旱、瘟疫四灾。《密县志》，密县地方史志编纂委员会编，中州古籍出版社，1992 年 6 月，11.

（清）圣祖康熙十九年（1680），旱，大饥疫。二十年，瘟疫伤人甚众。《密县志·卷十九·杂录灾异》，民国·汪忠纂修，民国十三年（1924）铅印本，3.

康熙牛瘟

（清）康熙二十九年（1690），县城外南岭建文峰塔。是年，春夏无雨，麦苗旱死大半，耕牛十之八九得瘟疫死亡。《密县志》，密县地方史志编纂委员会编，中州古籍出版社，1992 年 6 月，11.

乾隆牛瘟

（清）高宗乾隆十四年（1749），大水，坏民居。岁歉，牛疫多死。《密县志·卷十九·杂录灾异》，民国·汪忠纂修，民国十三年（1924）铅印本，3.

乾隆大疫

（清）高宗乾隆五十一年（1786）春，人相食，疫大作。《密县志·卷十九·杂录灾异》，民国·汪忠纂修，民国十三年（1924）铅印本，4.

嘉庆瘟疫

（清）仁宗嘉庆十九年（1814）春，大雪。夏瘟疫大作，人多死亡。《密县志》，密县地方史志编纂委员会编，中州古籍出版社，1992 年 6 月，12.

（清）嘉庆十九年（1814）春，大雪，殣相望。夏麦丰收，瘟疫大作，人多死伤。《密县志·卷十九·杂录灾异》，民国·汪忠纂修，民国十三年（1924）铅印本，5.

嘉庆疥疾

（清）嘉庆二十年（1815），春、夏淫雨，人多疥（《密县志·卷十九·杂录灾异》，民国·汪忠纂修，民国十三年（1924）铅印本为"疟"疾。《密县志》，密县地方史志编纂委员会编，中州古籍出版社，1992 年 6 月，12.

（清）仁宗嘉庆二十一年（1816），春、夏淫雨，人多疥。秋七月，李家岗产芝八本。以上旧志。《密县志·卷十九·杂录灾异》，民国·汪忠纂修，民国十三年（1924）铅印本，5.

嘉庆疟疾

（清）仁宗嘉庆二十年（1815），夏霪雨，人多疟疾。冬十月地大震。《密县志·卷十九·杂录灾异》，民国·汪忠纂修，民国十三年（1924）铅印本，5.

道光霍乱

（清）道光元年（1821）四月二日午刻，红黑风自东北袭来，昼昏若夜。七月，民多霍乱，病死者甚多。《密县志》，密县地方史志编纂委员会编，中州古籍出版社，1992 年 6 月，12.

（清）宣宗道光元年（1821）四月二日午刻，有红黑风自东北袭来，昼昏若夜。七月，民多霍乱，病一二日辄死，城内尤重。《密县志·卷十九·杂录灾异》，民国·汪忠纂修，民国十三年（1924）铅印本，5.

（清）宣宗道光十二年（1832），夏蝗蝻蔽野，秋疫作。《密县志·卷十九·杂录灾异》，民国·汪忠纂修，民国十三年（1924）铅印本，5.

民国大疫

民国七年（1918），大有年，秋大疫。《密县志·卷十九·杂录灾异》，民国·汪忠纂修，民国十三年（1924）铅印本，7.

民国八年（1919），秋大疫，太白昼见至十一月。《密县志·卷十九·杂录灾异》，民国·汪忠纂修，民国十三年（1924）铅印本，7.

民国疟疾

民国二十七（1938），是年八月，疟疾流行，县东关口最甚，旬内死亡八口。《密县志》，密县地方史志编纂委员会编，中州古籍出版社，1992年6月，16.

传染病流行

密县发生和流行的主要传染病，有伤寒、痢疾、布病、流脑、白喉、百日咳、病毒性肝炎、乙型脑炎、麻疹、猩红热、流行性出血热、黑热病、狂犬病、流行性感冒、脊髓灰质炎，疟疾等16种，累计发病46.18万例。其中，伤寒、白喉、痢疾、病毒性肝炎、流行性感冒比较严重。《密县志》，密县地方史志编纂委员会编，中州古籍出版社，1992年6月，574.

第六节　新郑县

（明）崇祯十四年（1641）春，饥甚，继以瘟疫，死者十七。五月麦熟，收获无人，夏蝗食秋禾，荞麦种每斗价钱五千文。《新郑县志·卷之四·祥异》，清·朱延献修、刘曰煌纂，清康熙三十二年（1693）刊本，5.

（明）崇祯十四年（1641）春，饥，大疫，死者相枕藉，夏获麦无人，蝗秋无禾，冬十一月登封土寇李际遇攻城，知县刘孔晖击之，贼遁去。《新郑县志·卷二·星野考祥异》，（清）黄本诚撰，清乾隆四十一年（1776）本，20.

（清）康熙四十八年（1709），大饥疫。《新郑县志·卷二·星野考祥异》，清·黄本诚撰，清乾隆四十一年（1776）本，23.

第七节　中牟县

成化大疫

（明）成化二十一年（1485），大疫。《中牟县志·卷一·天时》，民国·萧德馨撰，民国二十五年（1936）本，20.

嘉靖大疫

（明）嘉靖十八年（1539），斗米银二钱，夏大疫。《中牟县志·卷一·天时》，民国·萧德馨撰，民国二十五年（1936）本，20.

（明）嘉靖三十三年（1554）春，大荒，夏大疫，民死甚多。《中牟县志·卷一·天时》，民国·萧德馨撰，民国二十五年（1936）本，21.

万历大疫

（明）万历十六年（1588），大饥，人相食；大疫，民死者过半。《中牟县志·卷一·天时》，民国·萧德馨撰，民国二十五年（1936）本，21.

光绪大疫

（清）光绪二年（1876），旱。三年（1877）三月二十八日，黑风昼晦，夏旱蝗大饥。四年（1878）春大饥，民鬻妇女，流亡载道，夏大疫，死者枕藉。《中牟县志·卷一·天时》，民国·萧德馨等修，熊绍龙等纂，民国二十五年（1936）石印本，24.

第八节　汜水县

嘉靖饥疫

（明）嘉靖十八年（1539），春大饥疫。《汜水县志·卷十二·祥异》，清·许勉燉修，清乾隆九年（1744）刻本，4.

万历大疫

（明）万历十六年（1588），大旱，赤地四野，人相食，大疫，死者相枕。《汜水县志·卷十二·祥异》，清·许勉燉修，清乾隆九年（1744）刻本，5.

泰常大疫

（北魏）北史，泰常八年（423）正月，武牢溃，士众大疫，死者十二三。《汜水县志·卷十七·事实志》，清·许勉燉纂修，清乾隆九年（1744）刻本，17.

第九节　河阴县

光绪大疫

（清）光绪三年（1877），夏秋冬不雨，至明年四月始雨，大饥疫，斗米千余钱，人民死亡相继。《河阴县志·卷十七·杂记》，民国·高廷璋纂修，民国十三年（1924）本，4.

第十节　荥泽县

嘉靖饥疫

（明）嘉靖十八年（1539），大饥疫。《荥泽县志·卷之十二·祥异》，清·崔淇纂修，清乾隆十三年（1748）刻本，4.

万历饥疫

（明）万历十六年（1588），大饥疫，人相食，白骨□路。《荥泽县志·卷之十二·祥异》，清·崔淇纂修，清乾隆十三年（1748）刻本，4.

第二章 开封市

第一节 开 封

嘉佑治疫

（宋）嘉佑五年（1060）五月，京师地震。因京师大疫，贫民为庸医所误死者甚众。诏令翰林医官，选名医于散药处，参问症状而给之。《开封市志》（第一册）开封市地方志编纂委员会编，刘施宪总编纂，中州古籍出版社，1996年3月，39.

建炎疫

（宋）建炎元年（1127）四月，金人围城半年余，城中战死疫死者近一半人。《开封市志》（第一册）开封市地方志编纂委员会编，刘施宪总编纂，中州古籍出版社，1996年3月，41.

（宋）高宗，建炎元年（1127），汴京大饥疫。《开封府志·卷之三十九·祥异志》，清·管竭忠纂修，清同治二年（1863）刻本，9.

至和疫

（宋）至和元年（1054）春正月，疫。《开封府志·卷之三十九·祥异志》，清·管竭忠纂修，清同治二年（1863）刻本，7.

天兴大疫

（金）天兴元年（1232），春三月，汴京大疫。《开封府志·卷之三十九·祥异志》，清·管竭忠纂修，清同治二年（1863）刻本，10.

天兴疫病流行

（金）天兴元年（1232）五月，南京（汴京）城内疫病流行，军民死亡数十万。《开封市志》（第一册）开封市地方志编纂委员会编，刘施宪总编纂，中州古籍出版社，1996年3月，41.

至和疫

（宋）庆历元年（1041）十一月甲午，汴京雨药。至和元年（1054），春正月汴京，疫。《河南通志·卷五·祥异》，清·田文镜纂修，清光绪二十八年（1902）刻本，26.

万历大疫

（明）神宗万历九年（1581）夏，大疫；十六年（1588）大疫，道□□□。《开封府志·卷之三十九·祥异志》，清·管竭忠纂修，清同治二年（1863）刻本，12.

（明）神宗万历十五年（1587）三月，大饥，大疫。《河南通志·卷五·祥异》，清·田文镜纂修，清光绪二十八年（1902）刻本，33.

（明）神宗万历十六年（1588），汴城西至河南北大疫，死者相枕。《河南通志·卷五·祥异》，清·田文镜纂修，清光绪二十八年（1902）刻本，33.

崇祯大疫

（明）庄烈帝崇祯十四年（1641），夏大疫，人相食，有鼠千百成群，渡河南去。《开封府志·卷之三十九·祥异志》，清·管竭忠纂修，清同治二年（1863）刻本，13.

康熙人畜疫

（清）康熙二十九年（1690）春，旱风霾蔽日，麦枯；秋有虫食苗叶；八月阴霜，害稼是岁，牛畜多疫死。《开封府志·卷之三十九·祥异志》，清·管竭忠纂修，清同治二年（1863）刻本，15.

（清）康熙三十一年（1692），春夏大旱，人多疫死。《开封府志·卷之三十九·祥异志》，清·管竭忠纂修，清同治二年（1863）刻本，15.

乾隆疫病流行

（清）乾隆四十九年（1784），春夏大旱，秋发蝗灾，冬季又疫病流行，人畜病饿，死亡甚众。《开封市志》（第一册）开封市地方志编纂委员会编，刘施宪总编纂，中州古籍出版社，1996年3月，48.

乾隆瘟疫

（清）乾隆五十一年（1786），春大旱。夏秋之交，瘟疫盛行，死者无数。《开封市志》（第一册）开封市地方志编纂委员会编，刘施宪总编纂，中州古籍出版社，1996年3月，48.

嘉庆瘟疫

（清）嘉庆十八年（1813），春夏间久旱无雨，粮食严重歉收。冬发饥荒加瘟疫。人相食，死亡甚众。《开封市志》（第一册）开封市地方志编纂委员会编，刘施宪总编纂，中州古籍出版社，1996年3月，48.

道光疾疫

（清）道光二年（1822），因开封疾疫流行，祥符县监生高明，于城隍庙设医局，名"穆蔼堂"，救治病人。《开封市志》（第一册）开封市地方志编纂委员会编，刘施宪总编纂，中州古籍出版社，1996年3月，48.

民国虎列刺

民国八年（1919）八月，河南"虎列刺"（霍乱）大流行，波及开封，全城染病20 875人，至11月病死2951人。当局设"河南防疫事务所"，疫去撤销。《开封市志》（第一册）开封市地方志编纂委员会编，刘施宪总编纂，中州古籍出版社，1996年3月，74.

民国瘟疫

民国十年（1921）二月八日，全省境内瘟疫流行蔓延。每日开封城内死20余人，延续数月。《开封市志》（第一册）开封市地方志编纂委员会编，刘施宪总编纂，中州古籍出版社，1996年3月，74.

民国三十年（1941），天花流行开封，染病812人，死亡63人。《开封市志》（第一册）开封市地方志编纂委员会编，刘施宪总编纂，中州古籍出版社，1996年3月，107.

民国霍乱、天花

民国三十五年（1946），开封霍乱、天花、黑热病流行。霍乱染病1383人，死370人；天花染病370人；黑死病染病1172人。《开封市志》（第一册）开封市地方志编纂委员会编，刘施宪总编纂，中州古籍出版社，1996年3月，113.

民国三十六年（1947）4月，开封黑热病流行，开封县所辖1200个村庄，有255村发病。《开封市志》（第一册）开封市地方志编纂委员会编，刘施宪总编纂，中州古籍出版社，1996年3月，113.

第二节　祥符县

至和疫

（宋）至和元年（1054），春正月，疫。《祥符县志·卷二十三·杂事祥异》，清·沈传义纂修，清光绪二十四年（1898）刻本，5.

妇人生髭髯

（宋）宣和七年（1125）春，有妇人生髭髯，长六七寸，诏度为女道士。《祥符县志·卷二十三·杂事祥异》，清·沈传义纂修，清光绪二十四年（1898）刻本，6.

嘉庆大疫

（清）嘉庆十九年（1814），春仍饥，大疫，人死无算，麦大熟。《祥符县志·卷二十三·杂事祥异》，清·沈传义纂修，清光绪二十四年（1898）刻本，10.

同治瘟疫

（清）同治十年（1871）春旱，瘟疫流行，人畜多毙，牛尤甚。《祥符县志·卷二十三·杂事祥异》，清·沈传义纂修，清光绪二十四年（1898）刻本，13.

光绪大疫

（清）光绪五年（1879）春，大疫，死者无算。《祥符县志·卷二十三·杂事祥异》，清·沈传义纂修，清光绪二十四年（1898）刻本，13.

万历大疫

（明）万历九年（1581），夏五月，疫。《祥符县志·卷一·灾祥》，清·李同享纂修，清顺治十八年（1661）刻本，1987年扫描油印，8.

（明）万历十六年（1588），大疫，斗米三钱，道殣相接。《祥符县志·卷一·灾祥》，清·李同享纂修，清顺治十八年（1661）刻本，1987年扫描油印，8.

第三节 通许县

崇祯大疫

（明）崇祯十三年（1640），大旱，人相食；十四年（1641），大疫。《通许县旧志·卷之一·舆地志祥异》，清·阮龙光修，邵自祐纂，清乾隆二十五年（1760）修，民国二十三年（1934）重印本，78.

第四节 杞 县

嘉靖疾疫

（明）嘉靖十七年（1538）戊戌夏，六月大水，民饥相食。十八年（1539）己亥春，大饥，人多疾疫；秋蝗，九月地震。《杞县志·卷之二·天文志祥异》，清·周玑纂修，清乾隆五十三年（1788）刊本，161.

万历大疫

（明）万历十六年（1588），戊子春大饥，人相食，夏四月寒，甚多风雹，昼常晦。是年大疫，自春且秋，死者万余人，开仓赈之，冬燠。《杞县志·卷之二·天文志祥异》，清·周玑纂修，清乾隆五十三年（1788）刊本，163-164.

芝草生

（明）万历二十五年（1597）酉秋七月，芝草生，出刘氏墅。《杞县志·卷之二·天文志祥异》，清·周玑纂修，清乾隆五十三年（1788）刊本，164.

崇祯大疫

（明）崇祯十四年（1641）辛巳春三月，大疫，居人死者相枕藉。夏六月旱，秋八月大饥。《杞县志·卷之二·天文志祥异》，清·周玑纂修，清·乾隆五十三年（1788）刊本，168.

康熙大疫

（清）康熙四十九年（1710），大疫，道路死者相枕藉。《杞县志·卷之二·天文志祥异》，清·周玑纂修，清乾隆五十三年（1788）刊本，174.

乾隆大疫

（清）乾隆十三年（1748）戊辰夏四月，大疫。《杞县志·卷之二·天文志祥异》，清·周玑纂修，清乾隆五十三年（1788）刊本，175.

（清）乾隆五十一年（1786）丙午五月，朔日食。春大饥，斗粟钱千五百文，死者甚累。夏大疫。秋飞蝗伤禾，发谷赈济，蠲租有差。《杞县志·卷之二·天文志祥异》，清·周玑纂修，清乾隆五十三年（1788）刊本，180.

星气

《史记》云：氐为天根，主疫。宋均云：疾疫也，三月榆荚落，故主疾疫也。盖此时物虽生而日宿在奎，行毒气，故有疾疫也。《杞县志·卷之二·天文志星气》，清·周玑纂修，清乾隆五十三年（1788）刊本，142.

第五节　尉氏县

嘉靖大疫

（明）嘉靖十五年（1536）……初三日戌时地震，大饥，大疫。《尉氏县志·卷一·星野志祥异附》，清·沈湝纂修，清道光十一年（1831）刻本，70.

（明）嘉靖十六年（1537）九月，地震、大疫，尉、洧死人过半。《尉氏县志》，尉氏县志编委会，黄振海总编，中州古籍出版社，1991年9月，13.

（明）世宗嘉靖十七年（1538）春，大饥，疫疠大作。《尉氏县志·卷一·星野志祥异附》，清·沈湝纂修，清道光十一年（1831）刻本，71.

（明）嘉靖十七年（1538），尉氏疫疠大作。《尉氏县志·卷四·祥异》，明·汪心纂修，明嘉靖二十七年（1548）刻本，1963年影印本，45.

万历大疫

（明）神宗万历十五年（1587）三月，地震，大饥，大疫。《尉氏县志·卷一·星野志祥异附》，清·沈湝纂修，清道光十一年（1831）刻本，71.

天启疠疫

（明）熹宗天启四年（1624）正月二十七日，夜流星起角亢入房心。三月疠疫大作，伏尸相枕。六月，旱。八月，大饥。十二月十九日，闯贼破县城，杀掳焚毁殆尽。《尉氏县志·卷一·星野志祥异附》，清·沈湝纂修，清道光十一年（1831）刻本，72.

崇祯疫疠

（明）崇祯十四年（1641）三月，疫疠大起，付尸相枕。《尉氏县志》，尉氏县志编委会，黄振海总编，中州古籍出版社，1991年9月，15.

康熙瘟疫流行

（清）康熙二十四年（1685）正月，朔县城东门隍蓬池结冰，树二十四株，或如梅，或如松枝干，俱全如绘画，然夏淫雨兼旬，秋禾湮没，疟痢瘟疫互行。《尉氏县志·卷一·星野志祥异附》，清·沈湝纂修，清道光十一年（1831）刻本，73.

（清）康熙三十一年（1692）二月、三月、四月初一，大风霾，瘟疫流行。《尉氏县志》，尉氏县志编委会，黄振海总编，中州古籍出版社，1991年9月，17.

乾隆瘟疫流行

（清）乾隆五十一年（1786）春，大饥，人多饿死，瘟疫流行。《尉氏县志》，尉氏县志编委会，黄振海总编，中州古籍出版社，1991年9月，18.

嘉庆瘟疫流行

（清）嘉庆十九年（1814）春，大饥。夏，瘟疫流行。《尉氏县志》，尉氏县志编委会，黄振海总编，中州古籍出版社，1991年9月，19.

光绪瘟疫流行

（清）光绪三年（1877）久旱无雨，麦无收，秋无禾，民无食，大灾年景。翌年夏无麦，加之瘟疫流行，民多病饥而亡。秋收后灾缓。《尉氏县志》，尉氏县志编委会，黄振海总编，中州古籍出版社，1991年9月，21.

光绪大疫流行

光绪二十四年（1898），县城南区大疫流行。《尉氏县志》，尉氏县志编委会，黄振海总编，中州古籍出版社，1991年9月，22.

民国霍乱流行

民国八年（1919）七月，霍乱流行，人多死亡。《尉氏县志》，尉氏县志编委会，黄振海总编，中州古籍出版社，1991年9月，24.

民国疟疾流行

民国二十年（1931）夏，阴雨连绵。秋，疟疾流行。《尉氏县志》，尉氏县志编委会，黄振海总编，中州古籍出版社，1991年9月，28.

民国痢疾伤寒流行

民国三十年（1941），县东部地区黄河泛滥成灾，灾后疟疾、痢疾、伤寒流行，患者不计其数。《尉氏县志》，尉氏县志编委会，黄振海总编，中州古籍出版社，1991年9月，30.

附　洧川

嘉靖大饥疫

（明）嘉靖十八年（1539），大饥、疫。《洧川县志·卷八·杂志祥异》，清·何文明纂修，清嘉庆二十三年（1818）刻本，2.

（明）嘉靖三十四年（1555），大疫。《洧川县志·卷八·杂志祥异》，清·何文明纂修，清嘉庆二十三年（1818）刻本，2.

（明）嘉靖三十五年（1556），牛疫。《洧川县志·卷八·杂志祥异》，清·何文明纂修，清嘉庆二十三年（1818）刻本，2.

万历大疫

（明）万历七年（1579），大疫。《洧川县志·卷八·杂志祥异》，清·何文明纂修，清嘉庆二十三年（1818）刻本，2.

万历瘟疫

（明）万历四十年（1612），大水入城，四门俱圮，民病瘟疫。《洧川县志·卷八·杂志祥异》，清·何文明纂修，清嘉庆二十三年（1818）刻本，2.

康熙疟痢瘟疫

（清）康熙二十四年（1685）夏，淫雨浃旬，平地水深四五尺，秋禾淹没殆尽，疟痢盛行，多染瘟疫。《洧川县志·卷八·杂志祥异》，清·何文明纂修，清嘉庆二十三年（1818）刻本，3.

（清）康熙三十一年（1692）正月二十三日午后，黑风如烟，自西北来，白昼晦冥。二月三四月朔，俱大风霾，拔树扬沙，瘟疫大作，人多死亡。九月五日雷电交作，大雨雹。《洧川县志·卷八·杂志祥异》，清·何文明纂修，清嘉庆二十三年（1818）刻本，4.

嘉庆瘟疫疟痢

（清）嘉庆十九年（1814），瘟疫盛行，行人死过半。《洧川县志·卷八·杂志祥异》，清·何文明纂修，清嘉庆二十三年（1818）刻本，5.

（清）嘉庆二十年（1815），人患疟疾，不染者十之二三，六月朔□□。《洧川县志·卷八·杂志祥异》，清·何文明纂修，清嘉庆二十三年（1818）刻本，5.

第六节　兰阳县

禾异

（明）永乐初年，邑大饥，遍野忽生野豆，结实，俗名牢豆。邑民采食，获免于殍。至成化年，乡民不知甲子者，每言及往事，必曰此食牢豆年事也。出丘氏旧志。

宣德巳酉，岁大熟，麦一茎三穗至五穗，不种而稆，生者亦皆茂审异常，盖雨暘顺序协气所致耳。孙氏瑞应圃日嘉禾，五谷之长，王者德茂则生。出丘氏旧志。《兰阳县志·卷之九·遗亦志禾异》，清·高世琦纂修，康熙三十四年（1695）刻本，民国二十四年（1935）铅印本，29.

木异（树下出水疗疾）

（明）天顺六年，杨岗东大榆树下有穴出水成窪，愚民巫觋张其事，讹言有二龙绕树立可以疗疾，谓之圣水。瞀惑远近男妇五百里外皆至焉，昼夜如市，巫者积钱成丘，邑官莫敢禁止。御使梁觐伐其树，罪其巫事，遂息。出丘氏旧志。《兰阳县志·卷之九·遗亦志禾异》，清·高世琦纂修，康熙三十四年（1695）刻本，民国二十四年（1935）铅印本，29.

崇祯瘟疫

（明）崇祯十四年（1641）春，瘟疫遍两河，人遂无噍类矣。《兰阳县志·卷十·灾祥》，清·高世琦纂修，康熙三十四年（1695）刻本，民国二十四年（1935）铅印本，2.

（明）崇祯十四年（1641）辛巳春，大疫。岁前冬大饥，道路间剽劫横行，村落荡然，城中秸粮，犹恃无恐，讵知天灾流行。正月以至五月，阖城人人瘟疫，数日即为病殒，吊奠竟至不行其困，穷家病死不可胜纪，素封者仅存十之一二也。《兰阳县志·卷十·灾祥》，清·高世琦纂修，康熙三十四年（1695）刻本，民国二十四年（1935）铅印本，2.

第七节　考城县

光绪大疫

（清）光绪三年（1877）二月初六日，黄风竟日，大疫。《考城县志·卷三·事记》，民国·张之清修，田春同纂，民国十三年（1924）铅印本影印，189.

康熙牛瘟

（清）康熙二十九年（1690），秋冬间牛病瘟，死者百不存一。农民号泣，鬻皮肉者，市肆成行，见者惨之。《考城县志·卷之四·灾异志》，清·李国亮纂修，清康熙三十七年（1698）刻本，40.

第八节　仪封县

嘉靖大疫

（明）嘉靖十八年（1539），己亥春，大饥，斗麦钱三百，粟如之。夏大疫，死丧街巷相属，男子皆免，妇女皆髽，往来相吊不绝。《仪封县志·卷一·天文志》，清·纪黄中等纂修，民国二十四年（1935）铅印本影印，83.

崇祯大疫

（明）崇祯十四年（1641）辛巳春正月，大疫，有一门死绝者。夏五月，蝗食麦。秋八月，农人苦无耕牛，竭四肢力。《仪封县志·卷一·天文志》，清·纪黄中等纂修，民国二十四年（1935）铅印本影印，85.

第三章　洛阳市

第一节　洛　阳

永平牛疫

（东汉）明帝永平十八年（75），牛疫死。《后汉书》。《河南府志·卷一百十六·祥异志》，清·施诚纂修，清同治六年（1867）刻本，6.

建初牛疫

（东汉）章帝建初四年（79），东京都牛大疫。《后汉书》。《河南府志·卷一百十六·祥异志》，清·施诚纂修，清同治六年（1867）刻本，6.

建光大疫

（东汉）建光四年（124），东京都大疫，以上《后汉书·五行志》。《河南府志·卷一百十六·祥异志》，清·施诚纂修，清同治六年（1867）刻本，7.

元嘉大疫

（东汉）桓帝元嘉元年（151），正月，京都大疫。《河南府志·卷一百十六·祥异志》，清·施诚纂修，清同治六年（1867）刻本，8.

光和大疫

（东汉）光和元年（178），五月，春，大疫。以上《后汉书》。《河南府志·卷一百十六·祥异志》，清·施诚纂修，清同治六年（1867）刻本，10.

万历疫

明神宗万历四十四年（1616），洛阳疫，死者，枕藉于道。《洛阳县志·卷三十五·灵徵记》，清·陆继辂，魏襄同纂，清嘉庆十八年（1813）刻本，15.

第二节　偃师县

嘉靖大疫

（明）世宗嘉靖三十三年（1554）甲寅，大疫。《偃师县志·卷二十九·祥异传》，清·汤毓倬修，孙星衍纂，清康熙五十三年（1714）刊本，1634.

崇祯大疫

（明）崇祯十四年（1641）辛巳春，大疫，死者枕藉，斗米五千钱。《偃师县志·卷二十九·祥异传》，清·汤毓倬修，孙星衍纂，清康熙五十三年（1714）刊本，1636.

康熙疫

（清）康熙三十年（1691）辛未，蝗，大旱，秋无禾，疫。《偃师县志·卷二十九·祥异传》，清·汤毓倬修，孙星衍纂，清康熙五十三年（1714）刊本，1637.

第三节　宜阳县

乾隆瘟疫

（清）乾隆六年（1741），瘟疫大行。《宜阳县志·卷五·人物志》，民国·张浩源，林裕焘主修，河南商务印书所，民国七年（1918）铅印本，10.

民国瘟疫

（民国）二年（1913）春，瘟疫大作，米市价制钱二千七八百文。《宜阳县志·卷之九·祥异志》，民国·张浩源，林裕焘主修，河南商务印书所，民国七年（1918）铅印本，2.

第四节　洛宁县

康熙瘟疫

流行性传染古称瘟疫，历代均有发生。清康熙三十一年（1692），瘟疫大行，死亡惨重。《洛宁县志》，洛宁县志编纂委员会编，生活·读书·新知三联书店出版，1991年2月，534.

清康熙三十一年（1692），无麦，瘟疫大行。《洛宁县志·卷一·祥异》，民国·贾毓鹗等修，王凤翔等纂，民国六年（1917）铅印本，68.

民国瘟疫

民国二十四年（1935），底张一带，仅有400多口人的磨头村，患病35人，死亡32人，当局束手无策。《洛宁县志》，洛宁县志编纂委员会编，生活·读书·新知三联书店出版，1991年2月，534.

第五节　汝阳县

饮汝水病

（明）万历四十八年（1620），汝水变味，饮者多病。道光《伊阳县志》。《汝阳县志》，汝阳县地方志编纂委员会编，生活·读书·新知三联出版社，1995年6月，87.

乾隆疫病

（清）乾隆五十一年（1786），疫，大有年。道光《伊阳县志》。《汝阳县志》，汝阳县地方志编纂委员会编，生活·读书·新知三联出版社，1995年6月，88.

道光疫病

（清）道光元年（1821）秋七月，疫。道光《伊阳县志》。《汝阳县志》，汝阳县地方志编纂委员会编，生活·读书·新知三联出版社，1995年6月，89.

康熙人疫

（清）康熙十九年（1680）庚申，夏大旱，人疫，秋大水。《汝阳县志·卷五·

民国喉咙病

民国五年（1916），普遍喉咙病，四月死人甚多。《伊阳县新志》草稿。《汝阳县志》，汝阳县地方志编纂委员会编，生活·读书·新知三联出版社，1995年6月，90.

霍乱病流行

清道光元年（1821）和民国五年（1916），霍乱病流行，全县死亡都在千人以上。《汝阳县志》，汝阳县地方志编纂委员会编，生活·读书·新知三联出版社，1995年6月，580.

传染病

汝阳县在历史上传染病甚多，尤其是霍乱、脑膜炎、疟疾、痢疾、肝炎、伤寒、黑热病等危害甚重。建国前，疟疾为汝阳县常见传染病，俗称"半晌子"。每年夏秋之季多有流行。《汝阳县志》，汝阳县地方志编纂委员会编，生活·读书·新知三联出版社，1995年6月，584.

麻疹

麻疹病，以前几乎人人必患，故称患麻疹为"当差事"。不少患者因并发肺炎而死亡。建国初，对此症多采用母血注射和内服紫草、甘草等中药进行预防。《汝阳县志》，汝阳县地方志编纂委员会编，生活·读书·新知三联出版社，1995年6月，585.

伤寒、副伤寒

伤寒、副伤寒建国前流行频繁，死亡较多。《汝阳县志》，汝阳县地方志编纂委员会编，生活·读书·新知三联出版社，1995年6月，585.

黑热病

旧时，黑热病患者较多，无特效治疗方法，多有死亡。20世纪40年代初，县内西医用吐酒石粉加入溜水，放铁笼内熬后静脉注射治疗，反应严重，疗效甚微。《汝阳县志》，汝阳县地方志编纂委员会编，生活·读书·新知三联出版社，1995年6月，585.

霍乱，副霍乱

旧时，霍乱病是县内危害量严重的一种传染病。民国二十一年（1932），城关、上店、内埠、三屯等地有一次较大流行，患者上吐下泻，腿转筋发麻，甚至有在路上骤然倒死的，仅城关发病 1500 余人，死 450 人；大安发病 2200 人，死 200 人。1943年，开始接种霍乱疫苗，以后无此病发生。《汝阳县志》，汝阳县地方志编纂委员会编，生活·读书·新知三联出版社，1995 年 6 月，586.

第六节　嵩　县

崇祯瘟疫

（明）崇祯十一年（1638），大旱，川竭井涸，瘟疫盛行，死伤甚众。《嵩县志·卷六·星野祥异》，清·康基渊纂修，清乾隆三十二年（1767）刊本，199-200.

第四章　平顶山市

第一节　宝丰县

崇祯大疫

（明）崇祯六年（1633），大疫，有鸟自西北来，千百成群，似鹑而大爪，无后距不栖树，人呼为番鸡，飞逐相继，终岁止。是年，冬流贼藩城弗克。《宝丰县志·卷之十六·杂记志》，清·李彷梧纂修，耿兴宗、鲍桂徵分纂，清道光十七年（1837）刻本，2.

（明）崇祯六年（1633），疫病流行，死亡无数。《宝丰县志》，宝丰县史志编纂委员会，杨裕主编，方志出版社，1996年10月，20.

民国疫病

民国二十三年（1934）秋，县境疫病流行，省振务会及上海灵学会发放济生水5300瓶……牛瘟流行，食者中毒。《宝丰县志》，宝丰县史志编纂委员会，杨裕主编，方志出版社，1996年10月，37.

第二节　郏　县

崇祯大疫

（明）崇祯六年（1633），大疫，人多死。《郏县志·卷十·杂事》，清·张熙瑞、茅恒春纂修，清同治四年（1865）刻本，11.

嘉庆大疫

（清）嘉庆十九年（1814），大疫。《郏县志·卷之十·杂事》，清·姜簾纂修，清咸丰九年（1859）刻本，12.

第三节 叶 县

万历大疫

（明）万历六年（1578），大疫。《叶县志·卷一·祥异志》，清·欧阳霖修，仓景恬、胡廷桢纂，清同治十年（1871）刊本影印，133.

康熙大疫

（清）康熙二十九年（1690），大疫。《叶县志·卷一·祥异志》，清·欧阳霖修，仓景恬、胡廷桢纂，清同治十年（1871）刊本影印，136.

乾隆牛疫

（清）乾隆三年（1738），牛大疫。二十一年（1756）正月至三月，牛大疫。《叶县志·卷一·祥异志》，清·欧阳霖修，仓景恬、胡廷桢纂，清同治十年（1871）刊本影印，136.

第四节 鲁山县

嘉靖瘟疫

嘉靖十八年（1539）春，大旱，秋大蝗，尤炽于十一年，野无遗禾，黎民相食者甚多，饿殍者枕藉道路。时春夏瘟疫大行，各始方息。《鲁山县志·鲁乘十卷·灾异》，明·承天贵纂修，宁波天一阁藏明正德五年（1510）刻本，1963年影印，2-3.

乾隆大疫

乾隆三年（1738）戊午六月，州城大雨，洗耳河涨溢，西关新修大石桥连基湮没，水中有物如起蛟状，同时东泰山庙大石桥亦坏。三月至七月，鲁山大疫，十一月二十一日本，戌时地震。《汝州全志·卷之九·灾异九》，清·白明义纂修，清道光二十年（1840）刻本，66.

康熙大疫

康熙二十四年（1685）乙丑，鲁山大疫。《汝州全志·卷之九·灾异七》，清·

白明义纂修，清道光二十年（1840）刻本，64.

第五节 汝 州

汝人多苦瘿

采访云：《韵语阳秋》载汝人多苦瘿，故梅圣□欧阳修皆有汝瘿诗，而苏东坡自黄州量移汝州时亦有涧颔，先裁盖瘿衣之句。今观汝属病瘿者千百人不一二，殆所谓厥疾有疗耶。按：《博物志》云山居之民多瘿肿，疾由饮泉水之不流者。《汝州全志·卷五·风俗六》，清·白明义纂修，清道光二十年（1840）刻本，49.

崇祯大疫

（明）崇祯六年（1633），大疫，死者无算。有鸟自西北来，千百成群，似鹑而大爪，无后，距不能栖树，人呼为番鸡，多食之。《汝州全志·卷之九·灾异六》，清·白明义纂修，清道光二十年（1840）刻本，63.

康熙大疫

（清）康熙二十九年（1690）庚午春，大风，夏旱，秋疫。《汝州全志·卷之九·灾异七》，清·白明义纂修，清道光二十年（1840）刻本，64.

（清）康熙三十一年（1692）壬申春，大风，不雨，夏秋大疫，本郡及秦晋流民死亡无算。《汝州全志·卷之九·灾异七》，清·白明义纂修，清道光二十年（1840）刻本，64.

雍正大疫

（清）雍正元年（1723）癸卯，春三月，大疫；冬十月州西崆峒山有五色云见，经久不散。《汝州全志·卷之九·灾异八》，清·白明义纂修，清道光二十年（1840）刻本，65.

乾隆疫疠

（清）乾隆初年，岁饥，疫疠大行，路死者甚多。《汝州全志·卷之六·人物义士十》，清·白明义纂修，清道光二十年（1840）刻本，32.

乾隆五十一年（1786）丙午，伊阳疫，大有年，鲁山饥。《汝州全志·卷之九·灾异十》，清·白明义纂修，清道光二十年（1840）刻本，67.

道光大疫

（清）道光元年（1821）辛巳，秋大疫，名谓翻病，自东传西，其病形状不一，得之即死，人心汹怯。讹传来年方愈，民皆以八月朔为元旦，以中秋为元宵，城乡张灯挂彩，大傩逐疫，官不为禁。时上宪颁有医方治辄效，九月病始绝。《汝州全志·卷之九·灾异十一》，清·白明义纂修，清道光二十年（1840）刻本，68.

第五章　安阳市

第一节　安阳县

崇祯瘟疫

（明）崇祯十四年（1641），瘟疫流行，遗黎死者甚众。是岁冬，县治西营潴水结水成花。《安阳县志·卷十二·艺文志》，清·陈锡辂纂修，清乾隆三年（1738）刻本，3.

（明）崇祯十五年（1642），麦大稔，人复瘟疫，牛病死，几无遗种。《安阳县志·卷十二·艺文志》，清·陈锡辂纂修，清乾隆三年（1738）刻本，3.

（明）崇祯十五年（1642），安阳麦大稔，民复瘟疫，耕牛病死，几无遗种。《续安阳县志·卷未·杂记》，清·贵泰武，穆淳等纂，清嘉庆二十四年（1819）刊本，民国二十二年（1933）铅字重印本，1677.

（明）崇祯十五年（1642），安阳麦大稔，民复瘟疫，耕牛病死，几无遗种。《彰德府志·卷二十一·祥异》，清·刘谦撰，清乾隆五年（1740）刻本，13.

康熙瘟疫

（清）康熙二十九年（1690），临漳大旱，风霾日竹夷槁，牛瘟。《彰德府志·卷二十一·祥异》，清·刘谦撰，清乾隆五年（1740）刻本，17.

光绪瘟疫

（清）光绪三年（1877），大旱成灾。四年（1878）春，人相食，且瘟疫流行，死者大半。《安阳县志》，安阳县志编纂委员会编，中国青年出版社，1990年，12，864-865.

（清）光绪三年（1877），岁大大旱，无麦禾。四年（1878）春，犹不雨，饿殍满野，人相食。

父老云，光绪三年（1877），大旱。四年（1878）春，无雨，瘟疫流行，人民饿死病亡者累累，鬻妇女者成市，暴徒或劫人而食之，行旅相戒。邑绅刘梓龄、刘太和等，请赈于河南赈务都办袁保恒，民得稍苏……《续安阳县志·卷一·大事记》，清·贵泰武，穆淳等纂，清嘉庆二十四年（1819）刊本，民国二十二年（1933）铅字重印本，1119.

民国霍乱

民国八年（1919），霍乱肆虐安阳，患病者3647人，病死534人。民国二十四年（1935），9种传染病流行，死亡51人。《安阳县志》，安阳县志编纂委员会编，中国青年出版社，1990年12月，865.

民国二十七年（1938），霍乱流行，全县共发病2.5万人，占全县总人口的5%，病死1.7万人。霍乱流行之后，乙型脑炎又起（多见于2-10岁儿童），发病数为一万人，占全县总人口的2%，病死8000余人。《安阳县志》，安阳县志编纂委员会编，中国青年出版社，1990年12月，865.

第二节　林　县

万历大疫

（明）万历十年（1582），林县，蝗肿项，人见病及哭者，即死。《彰德府志·卷二十一·祥异》，（清）刘谦撰，清乾隆五年（1740）刻本，8.

（明）万历十六年（1588），林县大有年，人病疫；内黄大疫。《彰德府志·卷二十一·祥异》，（清）刘谦撰，清乾隆五年（1740）刻本，10.

明万历十六年（1588），戊子，大有年大疫。《林县志·卷十二·纪庞》，清·王玉麟重修，（清）徐岱、熊远寄续修，清康熙三十四年（1695）刻本，3.

明万历十六年（1588），大有年病疫。《林县志·卷十六·大事表》，民国·张凤台、李见荃著，民国二十一年（1932）石印本，7.

乾隆大疫

（清）乾隆二十四年（1759），岁荒，人相食。明年，大疫。《林县志·卷十六·大事表》，（民国）张凤台、李见荃著，民国二十一年（1932）石印本，10.

乾隆二十五年（1760），瘟疫大作。《续修林县志·卷一·山川》，清·康仲方、俞敦本纂修，清咸丰元年（1851）刻本，7.

嘉庆大疫

（清）嘉庆三年（1798），三阳村患疾身出天下太平等字。《林县志·卷六·赋役》，清·杨潮观纂辑，清乾隆十六年（1751）纂，清乾隆十七年（1752）刻本，7.

（清）嘉庆十六年（1811），大有年人病疫。《林县志·卷六·赋役》，清·杨潮观纂辑，清乾隆十六年（1751）纂，清乾隆十七年（1752）刻本，8.

（清）嘉庆十九年（1814），大疫，人死无算。《续修林县志·卷一·山川》，清·康仲方、俞敦本纂修，清咸丰元年（1851）刻本，7.

（清）嘉庆二十七年（1822），饥设厂赈粥。明年，大疫。《林县志·卷十六·大事表》，民国·张凤台、李见荃著，民国二十一年（1932）石印本，11.

（清）嘉庆三十一年（1826），春大风尽晦人大疫。《林县志·卷六·赋役》，清·杨潮观纂辑，（清）乾隆十六年（1751）纂，清乾隆十七年（1752）刻本，8.

道光霍乱大疫

（清）道光元年（1821）秋七月，霍乱症大作，人死无数。《续修林县志·卷一·山川》，清·康仲方、俞敦本纂修，（清）咸丰元年（1851）刻本，8.

（清）道光二十八年（1848），大疫，人死无数。《续修林县志·卷一·山川》，清·康仲方、俞敦本纂修，清咸丰元年（1851）刻本，8.

光绪大疫

（清）光绪三年（1877），大饥，斗米一千三百文，人相食，蠲免钱粮，发粟赈济。明年，无麦且病疫，先后人死十分之七。《林县志·卷十六·大事表》，（民国）张凤台、李见荃著，民国二十一年（1932）石印本，12.

第三节　内黄县

万历疫

（明）万历十六年（1588），内黄大疫。《彰德府志·卷二十一·祥异》，清·刘谦撰，清乾隆五年（1740）刻本，10.

（明）神宗万历十六年（1588），春灾，煮粥赈谷，人多疫死，知县徐成楚四关立漏泽园瘗之。《内黄县志·卷之六·编年志》，清·李涘纂修，清乾隆四年（1739）刻本，11-12.

天启饥疫

（明）熹宗天启四年（1624），大饥疫，斗米一两五钱，人死八九，时寇蜂起，道路不通。《内黄县志·卷之六·编年志》，清·李涘纂修，清乾隆四年（1739）刻

本，14.

崇祯饥疫

（明）庄烈帝崇祯十四年（1641），大饥疫，斗米一两五钱，人死八九，时土寇蜂起，道路不通。《内黄县志·卷八·事实志》，清·董庆恩纂修，清光绪十八年（1892）刻本，12.

康熙饥疫

（清）康熙四十三年（1704）春，大饥疫，知县高清设粥厂赈之。夏麦大熟，秋黑蜻蜓蔽空。《内黄县志·卷之六·编年志》，清·李滇纂修，清乾隆四年（1739）刻本，17.

（清）康熙四十三年（1704）春，内黄大饥疫。《彰德府志·卷二十一·祥异》，清·刘谦撰，清乾隆五年（1740）刻本，17.

乾隆大疫

（清）乾隆四十九年（1784），大疫。《内黄县志·卷八·事实志》，清·董庆恩纂修，清光绪十八年（1892）刻本，19.

第四节　汤阴县

（明）万历十六年（1588），汤阴，大饥大疫。《彰德府志·卷二十一·祥异》，清·刘谦撰，清乾隆五年（1740）刻本，10.

（明）万历十六年（1588）大饥，后瘟疫，人死者众。《汤阴县志》，汤阴县志编纂委员会编，河南人民出版社，1987年2月，6.

雍正瘟疫

（清）雍正元年（1723），大旱频年，瘟疫盛行。《汤阴县志》，汤阴县志编纂委员会编，河南人民出版社，1987年2月，8.

任固乡疫病

建国前，任固一带天花、麻疹、伤寒、疟疾，几乎年年流行。集上虽有3家中药铺，但穷苦百姓很少就诊吃药。婴儿死亡率达20%以上，人均寿命在35岁左右。《汤阴县志》，汤阴县志编纂委员会编，河南人民出版社，1987年2月，488.

疫病流行

旧时，霍乱、瘟疫、天花等烈性传染病时有发生，是汤阴人民的巨大灾难。清乾隆五十年（1785）因疫病流行，造成人民大量死亡。光绪二十年（1894），五陵周围20余里，发生真性霍乱，得病二日即死，仅五陵一镇半月死去70余人。民国九年、十年（1920、1921）全县霍乱大流行，死者无数。民国二十三年到民国二十五年（1934至1936）全县天花大流行。据访问，是时全县天花患者0.2万余人，其中有150余人死亡，且断续（散在）流行16年之久。民国二十四年（1935），据《河南省统计月报》记载，汤阴城内发生霍乱40人，伤寒18人，痢疾38人，白喉30人，猩红热46人，这次霍乱流行遍及全县。1942、1943年（民国三十一年、三十二）两年大旱灾，霍乱、回归热、痢疾流行全境，死者1.2万人。大盖族全村800口人，死亡113人。《汤阴县志》，汤阴县志编纂委员会编，河南人民出版社，1987年2月，433.

第五节 滑 县

嘉庆大疫

（清）嘉庆二十年（1815）秋，霖雨大疫，人多死。《重修滑县志·卷二十·大事祥异》，民国·王蒲园等纂，民国二十一年（1932）铅印本，1666.

民国瘟疫

民国八年（1919）七月间，瘟疫流行，人死者多；冬热，瘟疫大作，人多病死。《重修滑县志·卷二十·大事祥异》，民国·王蒲园等纂，民国二十一年（1932）铅印本，1669.

万历大饥疫

（明）神宗万历十六年（1588），大饥疫。《滑县志·卷十二·祥异》，清·吴乔龄纂修，乾隆二十五年（1760）刻本，31.

崇祯瘟疫

（明）崇祯十四年（1641）春，无雨，蝗蝻食麦尽，瘟疫大行，人死十之五六。夏无雨。《滑县志·卷十二·祥异》，清·吴乔龄纂修，乾隆二十五年（1760）刻本，32.

第六节 涉 县

万历大疫

（明）万历十二年（1584），涉县大疫。《彰德府志·卷二十一·祥异》，（清）刘谦撰，清乾隆五年（1740）刻本，10.

第七节 临漳县

崇祯大疫

（明）崇祯十三年（1640），临漳更大疫。《彰德府志·卷二十一·祥异》，（清）刘谦撰，清乾隆五年（1740）刻本，13.

第六章　鹤壁市

淇　县

万历大疫

（明）万历十六年（1588）春，大饥大疫，人相食。《淇县志·卷十·祥异》，清·王谦吉，王南国纂修，清顺治十七年（1660）刻本，6.

第七章 新乡市

第一节 新乡县

开元牛疫

元宗开元十五年（727），牛疫（续志）。《河南府志》：开元十五年（727），河北牛大疫。《新乡县志·卷二十八·祥异志》，民国·赵开元纂修，民国三十年（1941）铅印本，57.

万历大疫

（明）神宗万历十六年（1588），荒，人相食，大疫。旧志，十六年荒，人相食，大疫，死者枕藉，至不能瘞填，弃壕隍。及十七年（1589）、十八年（1590），民犹有病色。《新乡县志·卷二十八·祥异志》，民国·赵开元纂修，民国三十年（1944）铅印本，59.

崇祯瘟疫

（明）庄烈帝崇祯十三年（1640），春夏不雨，大风沙霾昼晦，蝗螽大作，人相食，瘟疫，发帑赈饥。《新乡县志·卷二十八·祥异》康熙十二年（1673）本，5.

（明）庄烈帝崇祯十三年（1640），春夏不雨，大风沙霾昼晦，蝗螽大作，人相食，瘟疫，发帑赈饥。《新乡县志·卷二十八·祥异志》，民国·赵开元纂修，民国三十年（1941）铅印本，60.

旧志，崇祯十三年（1640），春夏不雨，麦枯无秋禾，人相食，瘟疫，死者枕藉，就食他乡者，亦毙于道。邑人都谏张缙彦陈其事于朝，蒙发帑金二万……《新乡县志·卷十七·赋役下》，民国·赵开元纂修，民国三十年（1941）铅印本，60.

康熙牛疫

（清）康熙二十九年（1690），春夏旱，无麦，民大饥，牛疫；秋生蝗，雨雹，诏减租税。《新乡县志》，新乡县史志编纂委员会编，生活·读书·新知三联书店出版，1995 年 5 月，65.

雍正人疫

（清）雍正元年（1723），旱、蝗、疫甚重，民多徙河南。《新乡县志》，新乡县史志编纂委员会编，生活·读书·新知三联书店出版，1995 年 5 月，66.

（清）世宗雍正六年（1728）春，人疫。《新乡县志·卷二十八·祥异志》，民国·赵开元纂修，民国三十年（1941）铅印本，62.

民国霍乱

民国八年（1919）五月，北京"五四"爱国学生运动波及新乡，北鲁堡育才国民小学师生游行示威声援。六月，急性霍乱传染病传入县境，患病者死亡率高达 20%以上。《新乡县志》，新乡县史志编纂委员会编，生活·读书·新知三联书店出版，1995 年 5 月，16.

民国三十二年（1943），城区霍乱病流行。《新乡县志》，新乡县史志编纂委员会编，生活·读书·新知三联书店出版，1995 年 5 月，17.

民国传染病

建国前，广泛流行霍乱、天花、伤寒、白喉、流脑等多种传染病，死亡率很高。

民国八年（1919）六月至民国十年（1921），霍乱流行，死者甚多。朗公庙乡土门村百余户人家，死于霍乱 20 人；畅岗村千人左右，患霍乱者百余人，死亡 20 余人。

民国二十四年（1935）三月，全县发生霍乱 53 例；流脑 93 例；伤寒 14 例；痢疾 55 例；白喉 56 例；天花 94 例，其中霍乱流行遍及全县，天花连续发生 14 年之久。

民国二十七年（1938）六月，霍乱病流行，死亡率甚高。朗公庙乡张庄村一家 15 口人，病死 13 人。

民国三十六年（1947），全县共发生霍乱、伤寒、痢疾，流脑、白喉等 2127 例，死亡 33 人。《新乡县志》，新乡县史志编纂委员会编，生活·读书·新知三联书店出版，1995 年 5 月，487-488.

第二节　辉　县

顺帝大疫

（元）顺帝至元十七年（1280），大饥、大疫。《辉县志·卷四·地理祥异》，清·

周际华纂修，清光绪二十一年（1895）刻本，4.

万历大饥大疫

（明）万历十五年（1587）三月三日申时，地震有声如雷，城堞摧圮，屋宇动摇，大饥大疫；四月五月，大旱大风。《辉县志·卷四·地理祥异》，清·周际华纂修，清光绪二十一年（1895）刻本，4.

崇祯人疫

（明）崇祯辛巳年（1641），大蝗食麦，人疫死者，十之八九，庄村尽成丘墟。《辉县志·卷四·地理祥异》，清·周际华纂修，清光绪二十一年（1895）刻本，5.

道光大疫

（清）道光元年（1821），大疫。《辉县志·卷四·地理祥异》，清·周际华纂修，清光绪二十一年（1895）刻本，7.

康熙瘟疫流行

（清）康熙四十五年（1706），瘟疫流行。《辉县志·卷十一·人物寓宦》，清·周际华纂修，清光绪二十一年（1895）刻本，37.

传染病

建国前，医疗卫生条件差，霍乱、天花、伤寒、流脑、疟疾等传染病流行，死者甚众。婴儿死亡率高达25%，成人平均预期寿命仅35岁。《辉县市志》，辉县市史志编纂委员会编，中州古籍出版社，1992年9月，759.

民国霍乱流行

民国八年（1919）河南霍乱大流行，辉县发病728人，死亡158人。民国三十二年（1943）又发，新村一个月死亡30余人。《辉县市志》，辉县市史志编纂委员会编，中州古籍出版社，1992年9月，761.

第三节　汲　县

万历大疫

（明）神宗万历十五年（1587），大饥，三月三日申时地震，有声如雷，城堞摧坯，屋宇动摇，大饥大疫。《汲县志·卷一·舆地上》，清·徐汝瓒纂修，清乾隆二十年（1755）刻本，13.

万历大旱大疫

（明）万历十六年（1588），大旱、大疫。《汲县志·卷一·舆地上》，清·徐汝瓒纂修，清乾隆二十年（1755）刻本，13.

第四节　获嘉县

万历饥疫

（明）神宗万历十六年（1588）春，旱，大饥，疫死者枕藉，民相食。《获嘉县志·卷十七·祥异》，民国·邹古愚纂修，民国二十三年（1934）铅印本，5.

崇祯瘟疫大行

（明）崇祯辛巳（1641），蝗、旱、瘟疫大行。《获嘉县志·卷十六·祥异》，清·吴乔龄，李栋纂修，清乾隆二十一年（1756）本，32.

崇祯疠疫

（明）庄烈帝崇祯九年至十三年（1636—1640），五载旱，蝗兼兵贼掠，疠疫横作，民死于兵，死于贼，思域饥寒，并死于疫者，百不存一二。存者食草根树皮，至父子兄弟夫妻相残食，骸骨遍郊野庐舍丘墟。《获嘉县志·卷十七·祥异》，民国·邹古愚纂修，民国二十三年（1934）铅印本，5.

雍正旱疫

（清）世宗雍正元年（1723）春，旱，大饥，疫，截漕二千二百余石，赈之。三月十八日，薄暮有黑风，自东而西，晦冥莫辨。六月初旬始雨。《获嘉县志·卷十七·祥异》，民国·邹古愚纂修，民国二十三年（1934）铅印本，7.

道光疠疫

（清）道光元年（1821），疠疫大作，得病辄死，棺市为空。《获嘉县志·卷十七·祥异》，民国·邹古愚纂修，民国二十三年（1934）铅印本，8.

第五节　原武县

嘉靖大疫

（明）嘉靖三十三年（1554），大蝗大疫。《原武县志·卷十·祥异》，清·吴文炘纂修，清乾隆十二年（1747）刻本，4.

万历瘟疫

（明）万历十六年（1588）春，大饥，斗米二百钱，人相食，甚至骨肉相残。瘟疫大作，死者枕藉《原武县志·卷十·祥异》，清·吴文炘纂修，清乾隆十二年（1747）刻本，5.

第六节　阳武县

万历戊子疫

（明）□添辅费春元，万历戊子（1588）疫，死者贫不能葬，各施棺五百有奇泽及泉下，孟怀恩为三大冢，以葬死于道路者。《阳武县志·卷之十·人物志》，清·谈諟闸纂修，清乾隆十年（1745）刻本，15.

大疫

（明）□□□□□□夏大疫，人病死者，以万计，贫无棺殓者□□。《阳武县志·卷之十二·灾祥志》，清·谈諟闸纂修，清乾隆十年（1745）刻本，3.

万历瘟疫

（明）万历十六年（1588）春，至四月，民大饥，人相食。瘟疫大作，十亡八九，尸骸盈野，臭不可闻；五月淫雨至六月终，□朽烂二麦如粪。《阳武县志·卷之十二·灾祥志》，清·谈諟闸纂修，清乾隆十年（1745）刻本，4.

（明）万历十六年（1588）春，大饥，人相食，夏疫；五月至六月，淫雨伤稼。《阳武县志·卷一·通记》，民国·窦经魁等修，耿愔等纂，民国二十五年（1936）铅印本影印，54.

崇祯瘟疫

（明）崇祯十四年（1641）春，瘟疫大作，死者十九，灭绝者无数。四月蝗蝻生，无麦。八月蓬蒿成实，人赖以活。《阳武县志·卷之十二·灾祥志》，清·谈諟闻纂修，清乾隆十年（1745）刻本，5.

康熙人疫

（清）康熙九年（1670）春，旱，人疫。《阳武县志·卷之十二·灾祥志》，清·谈諟闻纂修，清乾隆十年（1745）刻本，6.

（清）康熙三十一年（1692）春，风霾伤麦，夏旱，人疫。《阳武县志·卷之十二·灾祥志》，清·谈諟闻纂修，清乾隆十年（1745）刻本，8.

第七节　延津县

万历民疫

（明）万历十六年（1588），大饥，民疫死者，十分之三，诏差御史煮粥赈济，停徵。《延津县志·卷七·赈荒》，清·余心孺纂修，清康熙四十一年（1702）刻本，7.

（明）万历二十七年（1599），大饥，斗粟百余钱，人且多病，夏税免十分，秋粮免五分。《延津县志·卷七·赈荒》，清·余心孺纂修，清康熙四十一年（1702）刻本，7.

崇祯大疫

（明）崇祯十四年（1641），蝗食麦，大疫，人死者十之九。《延津县志·卷七·灾祥》，清·余心孺纂修，清康熙四十一年（1702）刻本，13.

第八节　封丘县

民国疫

（民国）二十一年（1932）春，疫，人多死。《封丘县志·卷一·通纪民国》，民国·姚家望纂修，民国二十六年（1937）铅印本，9.

第九节　长垣县

嗣圣牛疫

（唐）嗣圣元年（684），牛大疫。《长垣县志·卷二·灾异》，清·宗琮纂修，清康熙三十九年（1700）刻本，37.

天启暑毒

（宋）天启五年（1625），夏秋大暑，毒气中人。《长垣县志·卷之九·祥异》，清·李于垣纂修，清同治十二年（1873）刻本，8.

嘉靖大疫

（明）嘉靖十六年（1537），淫雨数月，禾稼尽空，大疫。《长垣县志·卷之九·祥异》，清·李于垣纂修，清同治十二年（1873）刻本，10.

万历大疫

万历十六年（1588）春，大旱，民食树皮，大疫，弃骸横野。《长垣县志·卷之九·祥异》，清·李于垣纂修，清同治十二年（1873）刻本，11.

万历十六年（1588）春，大旱，民食树皮，大疫，民几半亡，弃骸横野。《长垣县志·卷二·灾异》，清·宗琮纂修，清康熙三十九年（1700）刻本，42.

崇祯大疫

崇祯十四年（1641），大旱，飞蝗食麦，人相食，大疫，死者枕藉。《长垣县志·卷之九·祥异》，清·李于垣纂修，清同治十二年（1873）刻本，11.

嘉庆疫

嘉庆十五年（1810），夏四月，疫。《续修长垣县志·卷下·事物志祥异》，清·葛之墉纂修，清同治十二年（1873）刻本，30.

嘉庆十九年（1814），岁大饥疫。《续修长垣县志·卷下·事物志祥异》，清·葛之墉纂修，清同治十二年（1873）刻本，30.

道光大疫

道光元年（1821）秋七月，大疫。《续修长垣县志·卷下·事物志祥异》，清·葛之墉纂修，清同治十二年（1873）刻本，30.

第八章　焦作市

第一节　沁阳县（河内）

天成瘟疫

（唐）《旧五代史》曰：唐明宗天成二年（927）五月，怀州进白鹊，周太祖广顺二年旬日无鸟，是年人瘟疫。《河内县志·卷十一·祥异志》，清·袁通纂修，方履篯编辑，清道光五年（1825）刻本，3.

广顺瘟疫

（五代）周太祖广顺二年（952），旬日无鸟，是年人瘟疫。《河内县志·卷一·灾祥志》，清·李枟纂修，清康熙三十三年（1694）21.

嘉靖大疫

（明）世宗嘉靖三十三年（1554），大疫，七月产嘉谷。《河内县志·卷十一·祥异志》，清·袁通纂修，方履篯编辑，清道光五年（1825）刻本，4.

万历大疫

（明）神宗万历十六年（1588），大饥，大疫，死者枕藉，人相食。《河内县志·卷十一·祥异志》，清·袁通纂修，方履篯编辑，清道光五年（1825）刻本，5.

（明）万历十六年（1588），大饥，大疫，死者枕藉，城野人相食，发临清米及内帑衣赈。《河内县志·卷一·灾祥志》，清·李枟纂修，清康熙三十三年（1694），23-24.

崇祯瘟疫

（明）庄烈帝崇祯十四年（1641），蝗蝻生，瘟疫大作，乱尸横野，地荒过半。《河内县志·卷十一·祥异志》，清·袁通纂修，方履篯编辑，清道光五年（1825）刻本，5.

康熙瘟疫

（清）康熙三十一年（1692），旱，大瘟疫。《河内县志·卷十一·祥异志》，清·袁通纂修，方履篯编辑，清道光五年（1825）刻本，5.

（清）康熙三十一年（1692），旱，大瘟疫，蠲免本年钱粮。《河内县志·卷一·灾祥志》，清·李垅纂修，清康熙三十三年（1694），25.

第二节　孟　县

五代瘟疫

（五代，后周）广顺二年（952），旬日无鸟，是年人瘟疫。《孟县志·卷十·杂记祥异》，民国·阮藩侪等纂修，宋立梧等编辑，民国二十二年（1933）刻本，1248.

（五代，后周）广顺二年（952），旬日无鸟，是年人瘟疫。《孟县志·卷十·杂记祥异》，清·仇汝瑚纂修，清乾隆五十五年（1790）刻本，2.

嘉靖大疫

（明）嘉靖三十三年（1554），大疫。《孟县志·卷十·祥异》，民国·阮藩侪等纂修，宋立梧等编辑，民国二十二年（1933）刻本，1251.

万历瘟疫

（明）万历十六年（1588），大饥，人相食，瘟疫，死者枕藉道路。《孟县志·卷十·杂记祥异》，民国·阮藩侪等纂修，宋立梧等编辑，民国二十二年（1933）刻本，1251.

崇祯大疫

（明）崇祯十四年（1641），大疫，横尸道路。《孟县志·卷十·杂记祥异》，民国·阮藩侪等纂修，宋立梧等编辑，民国二十二年（1933）刻本，1252.

同治大疫

（清）同治元年（1862），大疫，死者无算。《孟县志·卷十·杂记祥异》，民国·阮藩侪等纂修，宋立梧等编辑，民国二十二年（1933）刻本，1256.

光绪瘟疫

（清）光绪元年（1875），后富村井内结冰。四年旱，三月二十八日，风霾昼昏尘迹，悉如虫行状，食新麦者，饱则辄腹胀而死；八月，瘟疫流行，死者无算。《孟县志·卷十·杂记祥异》，民国·阮藩侪等纂修，宋立梧等编辑，民国二十二年（1933）刻本，1257.

第三节 温 县

万历瘟疫盛行

（明）神宗万历十六年（1588），大旱，瘟疫盛行，人多死。《温县志·卷之五·天文》，清·王其华纂修，清乾隆二十四年（1759）本，3.

（明）庄烈帝崇祯十四年（1641），大疫，尸横道路。《温县志·卷之五·天文》，清·王其华纂修，清乾隆二十四年（1759）本，3.

第四节 修武县

万历疫

（明）万历十二年（1584），疫。《修武县志·卷四·祥异志》，清·冯继照纂修，清同治七年（1868）刻本，51.

万历瘟疫

（明）万历十六年（1588）春，饥民食草木皮尽，死者填塞道路，或父子相食。夏瘟疫大作，有一家全死者，是岁属戊子与嘉靖七年（1528）戊子合而尤甚。《修武县志·卷四·祥异志》，清·冯继照纂修，清同治七年（1868）刻本，52.

（明）万历十六年（1588）春，饥民食树皮、蒺藜等物殆尽，死者填塞道路，或夫子相食。夏瘟疫大作，有一家全死者，是岁属戊子与嘉靖七年（1528）戊子合而尤甚。《修武县志·卷九·灾祥》，清·吴映白纂修，清乾隆三十一年（1766）刻本，2.

康熙瘟疫

（清）康熙三十一年（1692），春旱，夏无麦，瘟疫大作，民多病死。《修武县志·卷四·祥异志》，清·冯继照纂修，清同治七年（1868）刻本，53.

雍正瘟疫

（清）雍正元年（1723），春旱，瘟疫大作。《修武县志·卷四·祥异志》，清·冯继照纂修，清同治七年（1868）刻本，53.

道光疫甚

（清）道光元年（1821），夏末秋初，疫甚，得病辄死，棺肆为空。《修武县志·卷四·祥异志》，清·冯继照纂修，清同治七年（1868）刻本，53.

第五节　武陟县

景龙疫

（唐）景龙元年（707），河北疫死者，千数。同上（《唐书·五行志》）。《武陟县志·卷十二·祥异志》，清·王荣陛、方履篯纂，清道光九年（1829）刊本影印，507.

景龙牛疫

（唐）景龙年间，大水害稼及民庐舍，河北尤甚（同上），牛大疫（旧志）。《武陟县志·卷十二·祥异志》，清·王荣陛、方履篯纂，清道光九年（1829）刊本影印，508.

嘉靖大疫

（明）世宗嘉靖二十三年（1544），蝗，大水，大疫（同上旧志）。《武陟县志·卷十二·祥异志》，清·王荣陛、方履篯纂，清道光九年（1829）刊本影印，516.

万历瘟疫

（明）神宗万历十六年（1588）春，大饥，人相食，斗米千钱，瘟疫大作，死者枕藉道路。夏秋旱。（同上旧志）。《武陟县志·卷十二·祥异志》，清·王荣陛、方履篯纂，清道光九年（1829）刊本影印，517.

崇祯瘟疫

（明）庄烈帝崇祯十四年（1641），蝗食麦，人相食，瘟疫大作，死者甚众，田多荒芜。（同上旧志）《武陟县志·卷十二·祥异志》，清·王荣陛、方履篯纂，清道光九年（1829）刊本影印，518.

康熙瘟疫

（清）康熙二十九年（1690）春，大饥，人食木叶。自正月至五月不雨，麦枯死，牛马六畜疫死过半。三月天雨黄沙三日，沁水竭。六月旱酷暑，苗死，沁复竭。七月雨雹，虫食禾。八月蝗。九月初陨霜，杀荞麦。瘟疫时行，十月大旱。《武陟县志·卷十二·祥异志》，清·王荣陛、方履篯纂，清道光九年（1829）刊本影印，520.

雍正瘟疫

（清）雍正元年（1723），瘟疫大作，人死甚众。流寓水决詹家店马营。《武陟县志·卷十二·祥异志》，清·王荣陛、方履篯纂，清道光九年（1829）刊本影印，522.

嘉庆秋疫

（清）嘉庆十九年（1814）正月十五日日暮，地震。三月二十九日又地震。春旱，斗米千钱。夏秋疫。五月二十四日，迅雷震死男子一人。《武陟县志·卷十二·祥异志》，清·王荣陛，方履篯纂，清道光九年（1829）刊本影印，529.

道光大疫

（清）道光二十八年（1848），武陟大饥、大疫、饿殍载道。《武陟县志》，武陟县地方志编纂委员会编，中州古籍出版社，1993年9月，13.

（清）宣宗道光二十九年（1849），大疫，人死过半，秋大熟。《武陟县志·卷二·记事沿革表》，民国·史延寿等纂修，民国二十年（1931）刊本影印，46.

（清）道光二十九年（1849），麦秋受旱涝、雹灾而歉收，又生大疫，人死过半。《武陟县志》，武陟县地方志编纂委员会编，中州古籍出版社，1993年9月，13.

光绪大疫

（清）德宗光绪四年（1878），大疫，死尸枕藉，秋大获。七月沁河决，原村复决老龙湾。《武陟县志·卷二·记事沿革表》，民国·史延寿等纂修，民国二十年（1931）刊本影印，53.

（清）光绪四年（1878），大疫，死人无数。七月大雨，河决，复被水灾。《续武陟县志·卷二十四·志余》，民国·史延寿等纂修，民国二十年（1931）刊本影印，806.

民国大疫

民国八年（1919），秋大疫，伤人近万。《武陟县志·卷二·记事沿革表》，民国·

史延寿等纂修，民国二十年（1931）刊本影印，62.

民国喉病

民国五年（1916），疫，人多病喉，小儿出瘟疹，伤人甚多，耕牛豚羵死者无数，八月地震数次。《续武陟县志·卷二十四·志余》，民国·史延寿等纂修，民国二十年（1931）刊本影印，808.

民国霍乱

民国七年（1918），霍乱流行，死人近万。《武陟县志》，武陟县地方志编纂委员会编，中州古籍出版社，1993年9月，16.

传染病

解放前，流行全县的传染病主要有天花、霍乱、伤寒、疟疾、麻疹、黑热病、脊髓灰质炎等，其中以霍乱病死亡率最高。1942年，全县霍乱病传染最为严重，基本上家家有患者，当时人称"大家病"。由于战乱，无人医治，尸体到处可见。《武陟县志》，武陟县地方志编纂委员会编，中州古籍出版社，1993年9月，475.

麻疹

麻疹俗称"出疹"，多发于儿童，解放前全县几乎没一个小儿能够幸免，往往由于治疗不当，合并肺炎而死亡，流行较广，危害严重。建国后，50年代曾为高发流行时期。《武陟县志》，武陟县地方志编纂委员会编，中州古籍出版社，1993年9月，475。

第六节　济源县

万历大疫

（明）万历十六年（1588），大饥，大疫，人相食。《济源县志·卷一·祥异》，清·萧应植纂修，清乾隆二十六年（1761）刊本，105.

崇祯多疫

（明）崇祯七年（1634），大疫。九年（1636），大旱，河水竭，牛大疫，十室九空。十四年（1641）春，大疫，富者不敢葬。《济源县志·卷一·祥异》，清·萧应植纂修，清乾隆二十六年（1761）刊本，105.

第九章　濮阳市

第一节　濮阳县

嘉靖疫病

（明）嘉靖二十七年至万历二十七年（1548—1599），五十年间，水灾七年、旱灾三年、蝗灾二年、饥馑两年、疫病一年。《濮阳县志》，濮阳县地方志编纂委员会编，王德英主编，华艺出版社，1989年12月，15.

万历大疫

（明）万历十六年（1588），大疫。《濮阳县志》，濮阳县地方志编纂委员会编，王德英主编，华艺出版社，1989年12月，32.

（明）万历十六年（1588）春，饥民有死者，夏麦大收，民食麦疫死甚众。《濮州志·卷二·年纪》，清·高士英编次，清宣统元年（1909）刻本，60.

崇祯大疫

（明）崇祯十四年（1641），大旱，夏大疫。《濮阳县志》，濮阳县地方志编纂委员会编，王德英主编，华艺出版社，1989年12月，15.

康熙疫疠

（清）康熙四十三年（1704），麦稔，疫疠作，民多死。知州赵，延医施药，拯济。自五月至八月止，蠲租。《濮州续志·卷一·年纪》，清·郅介纂修，康熙五十一年（1712）刻本，5.

（清）康熙四十三年（1704），麦稔，疫疠作，民多死，蠲租。《濮州志·卷二·年纪》，清·高士英编次，清宣统元年（1909）刻本，63.

康熙中喝

（清）康熙四十九年（1710）夏，五月至六月，多中喝，知州郅，延医施药救之大有年。《濮州续志·卷一·年纪》，清·郅介纂修，康熙五十一年（1712）刻本，5.

（清）康熙四十九年（1710）夏，民多中暍，大有年。《濮州志·卷二·年纪》，清·高士英编次，清宣统元年（1909）刻本，64.

嘉庆人多疫

（清）嘉庆二十年（1815），岁大有秋，人多疫死。《濮州志·卷二·年纪》，清·高士英编次，清宣统元年（1909）刻本，67.

道光瘟疫

（清）道光十一年（1831），大瘟疫。冬大雪，腊月十一日，连雪三日，积雪深五尺，果树冻死几尽。《濮阳县志》，濮阳县地方志编纂委员会编，王德英主编，华艺出版社，1989年12月，16.

（清）道光十一年（1831），大疫。冬腊月十一日，连雪三日，平地深五尺许。《濮州志·卷二·纪年》，清·高士英编次，清宣统元年（1909）刻本，67.

道光大疫

（清）道光二年（1822），大疫。《濮阳县志》，濮阳县地方志编纂委员会编，王德英主编，华艺出版社，1989年12月，34.

（清）道光元年（1821），秋旱，人多疫死。《濮州志·卷二·年纪》，清·高士英编次，清宣统元年（1909）刻本，67.

道光泻痢、缩筋

（清）道光二十年（1840），夏麦双歧，六月大雨，秋多泻痢、缩筋之病，死者无算。《濮州志·卷二·纪年》，清·高士英编次，清宣统元年（1909）刻本，67.

光绪大疫

（清）光绪四年（1878），大疫。《濮阳县志》，濮阳县地方志编纂委员会编，王德英主编，华艺出版社，1989年12月，34.

（清）光绪四年（1878）春，正月十七日，河决李家桥西堤，大饥，人多疫死。八月淫雨连旬。《濮州志·卷二·纪年》，清·高士英编次，清宣统元年（1909）刻本，70.

（清）光绪十六年（1890）五月，淫雨连三旬，秋大疫。《濮州志·卷二·纪年》，清·高士英编次，清宣统元年（1909）刻本，71.

（清）光绪二十五年（1899），陶丘堌北杜鸿献地麦一本两歧，秋决周桥口，水大溢，人多疫死。闰八月霜，杀稼。《濮州志·卷二·纪年》，清·高士英编次，清宣统元年（1909）刻本，71.

光绪疟疾

（清）光绪二十年（1894），秋，人多疟疾。《濮州志·卷二·纪年》，清·高士英编次，清宣统元年（1909）刻本，71.

民国霍乱

病疫，对人们威胁较大的是霍乱。民国二十七（1938）秋，当年各种传染病流行猖獗，霍乱尤甚，患者呕、泻不止。因当时医疗技术落后，十有八九病亡，治愈者甚微。此病蔓延二月之久，全县患霍乱死亡者约二万余人，大桑树村472户，死亡72人；谷马羡355人，病死31人，多者一日本病死8人。当时人们谈病色变，无心生产，致使田园荒芜。《濮阳县志》，濮阳县地方志编纂委员会编，王德英主编，华艺出版社，1989年12月，30.

第二节　清丰县

崇祯瘟疫

（明）崇祯十四年（1641）大饥，斗粟千钱，父子相食，兼瘟疫流行，人死十之八九。《清丰县志·卷二·编年》，民国·刘陞朝纂修，民国三年（1914）刻本，15.

（清）顺治十四年（1657）冬十月二十七日，戌时，大风暴作，屋瓦皆鸣，有火起城西北，烈焰随风延烧民房数百间，男妇死者数百人，养济院片时灰烬，绰楔焚毁几尽。《清丰县志·卷二·编年》，清同治十一年（1872）本，21.

（国朝）顺治十四年（1657）冬十月二十七日戌时，大风暴作，屋瓦皆鸣，有火起城西北，烈焰随风延烧民房数百间，男妇死者数百人，养济院片时灰烬，绰楔焚毁几尽。《清丰县志·卷二·编年》，民国·刘陞朝纂修，民国三年（1914）刻本，15.

第三节　南乐县

崇祯瘟疫

（明）崇祯十三年（1640）三月，雨土麦尽枯，瘟疫始行。《南乐县志·卷七·祥异》，民国·李铁珊纂修，民国三十年（1941）铅印本，6.

崇祯大疫

（明）崇祯十四年（1641），大疫，死者十之七。春无雨，蝻食麦，岁大歉斗米千钱，人相食。《南乐县志·卷七·祥异》，民国·李铁珊纂修，民国三十年（1941）铅印本，6.

康熙春疫

（清）康熙四十三年（1704）春，疫，夏麦大熟。《南乐县志·卷七·祥异》，民国·李铁珊纂修，民国三十年（1941）铅印本，6.

道光大疫

宣宗道光元年（1821）秋，大疫。《南乐县志·卷七·祥异》，民国·李铁珊纂修，民国三十年（1941）铅印本，7.

道光二年（1822）夏，大疫，大水。《南乐县志·卷七·祥异》，民国·李铁珊纂修，民国三十年（1941）铅印本，7.

光绪大疫

光绪二十年（1894）七月己丑，卫河决，龙门塌秋大疫。《南乐县志·卷七·祥异》，民国·李铁珊纂修，民国三十年（1941）铅印本，8.

民国大疫

民国二十七年（1938）秋，大疫。《南乐县志·卷七·祥异》，民国·李铁珊纂修，民国三十年（1941）铅印本，9.

第四节　范　县

崇祯大疫

（明）崇祯十三年（1640）辛巳岁，饥，大疫。斗粟千钱，烟火几绝，甚有父子相食者，榆园之寇起矣。《范县志·卷之一·灾异志》，清·唐晟编修，清光绪三十三年（1907）石印本，康熙十一年（1672）本，34.

乾隆大疫

（清）乾隆五十一年（1786）春，无麦，大疫。秋蝗，人相食。《范县志·卷之一·灾异志》，清·唐晟编修，清光绪三十三年（1907）石印本，康熙十一年（1672）本，35.

道光大疫

（清）道光元年（1821）七月，大疫盛行，人受病死者不可胜数。《范县志·卷之一·灾异志》，清·唐晟编修，清光绪三十三年（1907）石印本，康熙十一年（1672）本，35.

（清）道光十五年（1835），正月以后病死者，亦不可胜数。《范县志·卷之一·灾异志》，清·唐晟编修，清光绪三十三年（1907）石印本，康熙十一年（1672）本，35.

光绪大疫霍乱

（清）光绪二十八年（1902），秋七月，大疫，霍乱，转筋。《范县志续编·古迹》，清·杨沂编次，国文报馆，清光绪三十四年（1908）石印本，18.

第十章　许昌市

第一节　许昌县

嘉靖大疫

（明）嘉靖十六年（1537），大疫，死者枕藉。《许州志·卷十一·祥异》，清·萧元吉编撰，清道光十八年（1838）刻本，6.

崇祯疟疾伤寒

（明）崇祯五年（1632），是岁秋冬，人多疟疾、伤寒，死者甚众。《许州志·卷十一·祥异》，清·萧元吉编撰，清道光十八年（1838）刻本，8.

崇祯饮汝水多病

（明）崇祯十年（1637），河南汝水变味，甚恶，饮者多病。《许州志·卷十一·祥异》，清·萧元吉编撰，清道光十八年（1838）刻本，8.

康熙疫

（清）清康熙三十二年（1693），疫。《许州志·卷十一·祥异》，清·萧元吉编撰，清道光十八年（1838）刻本，10.

乾隆大疫

（清）乾隆五十一年（1786）春，大饥，人相食，夏大疫，秋大蝗。《许州志·卷十一·祥异》，清·萧元吉编撰，清道光十八年（1838）刻本，11.

道光时疫

（清）道光元年（1821），时疫大行。《许州志·卷十一·祥异》，清·萧元吉编撰，清道光十八年（1838）刻本，12.

第二节 长葛县

崇祯瘟疫

（明）崇祯十四年（1641）春，瘟疫大行，人死者过半。《续修长葛县志·卷之八·杂述祥异》，清·阮景咸纂修，清乾隆十二年（1747）刻本，11.

地方病、传染病

民国时期，长葛县曾发生地方性甲状腺肿、大骨节病、克山病、克汀病、头癣、氟中毒症等地方病和天花、霍乱、白喉、流行性脑脊髓膜炎、百日咳、猩红热、麻疹、流感、痢疾、伤寒、乙型脑炎、疟疾、回归热、黑热病等传染病。《长葛县志》，长葛县志编纂委员会，郭宪同总纂，生活·读书·新知三联书店出版，1992 年 1月，578.

第三节 禹 县

嘉靖大疫

（明）嘉靖十九年（1540）夏，大疫。旧志。《禹州志·卷之二·纪事沿革》，清·朱炜纂修，清同治九年（1870）刻本，26.

（明）嘉靖三十年（1551），春正月不雨，至夏五月雨，大疫。旧志。《禹州志·卷之二·纪事沿革》，清·朱炜纂修，清同治九年（1870）刻本，27.

（明）嘉靖庚子（1540），夏大疫。《禹州志·卷十三·祥异》，清·邵大业纂修，清乾隆十二年（1747）刻本，4.

（明）嘉靖甲寅（1554），春正月不雨，至夏至五月十五日雨，大疫。《禹州志·卷十三·祥异》，清·邵大业纂修，清乾隆十二年（1747）刻本，4.

万历大疫

（明）万历十六年（1588），春大饥，夏大疫。旧志。《禹州志·卷之二·纪事沿革》，清·朱炜纂修，清同治九年（1870）刻本，27.

（明）万历十六年春（1588），大饥，人相食，夏大疫，死者甚众。《禹州志·卷十三·祥异》，清·邵大业纂修，清乾隆十二年（1747）刻本，5.

崇祯大疫

（明）崇祯十四年（1641）春，大饥；夏，大疫。旧志。《禹州志·卷之二·纪事沿革》，清·朱炜纂修，清同治九年（1870）刻本，29.

康熙牛疫

（清）康熙二十九年（1690），旱。五月，有黑气于东郊至城北而散，所过，拔木发屋；八月，戊戌陨霜杀稼，民饥，牛大疫。旧志。《禹州志·卷之二·纪事沿革》，清·朱炜纂修，清同治九年（1870）刻本，31.

（清）康熙二十九年（1690）八月戊戌，陨霜害稼，民饥，牛大疫。《禹州志·卷十三·祥异》，清·邵大业纂修，清乾隆十二年（1747）刻本，7.

（清）康熙六十一年（1722），大旱，水泉竭，牛大疫，秋无禾，冬饥民多粥子。旧志。《禹州志·卷之二·纪事沿革》，清·朱炜纂修，清同治九年（1870）刻本，32.

康熙大疫

（清）康熙四十八年（1709），春大饥，夏有麦，大疫。旧志。《禹州志·卷之二·纪事沿革》，清·朱炜纂修，清同治九年（1870）刻本，31.

（清）康熙四十八年（1709），春大饥，夏有麦，人大疫。（《禹州志·卷十三·祥异》，清·乾隆十二年（1747）刻本，8.

雍正旱疫

（清）雍正元年（1723），旱疫。旧志。《禹州志·卷之二·纪事沿革》，清·朱炜纂修，清同治九年（1870）刻本，32.

雍正大疫

（清）雍正六年（1728），春三月，陨霜杀麦，人大疫。旧志。《禹州志·卷之二·纪事沿革》，清·朱炜纂修，清同治九年（1870）刻本，32.

第四节　鄢陵县

咸宁大疫

（晋）咸宁中，大疫。《晋书·庾衮传》。《鄢陵县志·卷二十九·祥异志》，民国·

（晋）《晋书·庾衮传》，咸宁中，大疫。《鄢陵文献志·卷二十三·祥异志》，清·苏源生纂修，清同治四年（1865）刻本，1.

成化时疫

（明）成化九年（1473），时疫大行，亡者枕藉。《鄢陵县志·卷二十九·祥异志》，民国·靳蓉镜、晋克昌等修，苏宝谦纂，民国二十五年（1936）铅印本，2042.

（明）成化九年（1473），瘟疫流行，死亡甚众。《鄢陵县志》，鄢陵县地方志编纂委员会编，南开大学出版社，1989年12月，15.

万历病疫

（明）万历十六年（1588），大饥，人相食，病疫，死伤尤众。《文献志》。《鄢陵县志·卷二十九·祥异志》，民国·靳蓉镜、晋克昌等修，苏宝谦纂，民国二十五年（1936）铅印本，2044.

（明）万历十六年（1588），大饥，人相食，病瘟，死伤尤众。本天启元年，所村洪山庙碑及沈鲤撰《梁策墓志》《明史·五行志》。《鄢陵文献志·卷二十三·祥异志》，清·苏源生纂修，清同治四年（1865）刻本，3.

崇祯疬疾

（明）崇祯十三年（1640）春，暴风扬沙，一月至六月不雨，禾尽槁，疬疾大起。秋冬大饥，饿殍载道，母食其子，妻烹其夫，树皮尽白，野菜、麦根继之。白骨如芥，城守戒严，道路遂阻。《鄢陵县志》，鄢陵县地方志编纂委员会编，南开大学出版社，1989年12月，135.

（明）崇祯十三年（1640）春，暴风扬沙，色赤如血，自正月至六月不雨，禾尽槁，疾疬大起。秋冬大饥，斗麦八百钱，斗米一千二百钱，饿殍载道，土寇蜂起，母食其子，妻烹其夫。于是树皮尽白，野菜、麦根继之。白骨如莽，城守戒严，道路遂阻。《文献志》《道光志》。《鄢陵县志·卷二十九·祥异志》，民国·靳蓉镜、晋克昌等修，苏宝谦纂，民国二十五年（1936）铅印本，2047.

（明）崇祯十三年（1640）春，暴风扬沙，色赤如血，正月不雨至于六月，禾黍尽槁，疬疫大起。《鄢陵文献志·卷二十三·祥异志》，清·苏源生纂修，清同治四年（1865）刻本，4.

崇祯瘟疫

（明）崇祯十四年（1641），民益饥盗益起，天灾日益甚，瘟疫所及，饮烟不升，父子相咬，母子相烹者数数见告。当事严刑峻罚，日有斩磔而风不息，乾明寺金刚像两眼流泪。十二月十二日，流贼破鄢城。《文献志》。《鄢陵县志·卷二十九·祥异志》，民国·靳蓉镜、晋克昌等修，苏宝谦纂，民国二十五年（1936）铅印本，2047.

（明）崇祯十四年（1641），饥荒，天灾日甚，瘟疫遍行，庐烟不升，父子相咬，母子相烹者，数数见告。《鄢陵县志》，鄢陵县地方志编纂委员会编，南开大学出版社，1989年12月，135.

乾隆瘟疫

（清）乾隆五十一年（1786）春，斗麦千钱，夏秋之间，瘟疫遍行，死者无数，蝗生遍野伤稼。《鄢陵县志·卷二十九·祥异志》，民国·靳蓉镜、晋克昌等修，苏宝谦纂，民国二十五年（1936）铅印本，2052.

（清）乾隆五十一年（1786）春，斗米千钱；夏、秋之交，蝗生蔽野，伤稼。瘟疫遍行，死者无数。《鄢陵县志》，鄢陵县地方志编纂委员会编，南开大学出版社，1989年12月，137.

嘉庆大疫、疟疾

（清）嘉庆十九年（1814），春仍饥，大疫，人死无算。《鄢陵县志》，鄢陵县地方志编纂委员会编，南开大学出版社，1989年12月，137.

（清）嘉庆十九年（1814），春仍饥，大疫，人死无算，麦大熟。《鄢陵县志·卷二十九·祥异志》，民国·靳蓉镜、晋克昌等修，苏宝谦纂，民国二十五年（1936）铅印本，2053.

（清）嘉庆二十年（1815），人多疟疾。《鄢陵县志》，鄢陵县地方志编纂委员会编，南开大学出版社，1989年12月，137.

道光大疫

（清）道光元年（1821），夏大疫，人死无算。《鄢陵县志》，鄢陵县地方志编纂委员会编，南开大学出版社，1989年12月，137.

光绪瘟疫

（清）光绪四年（1878）春，复旱，六月瘟疫流行，死亡枕藉，秋大熟。十八年（1892）春大疫。《鄢陵县志·卷二十九·祥异志》，民国·靳蓉镜、晋克昌等修，苏宝谦纂，民国二十五年（1936）铅印本，2063.

光绪疟病

（清）光绪二十一年（1895），谣诼兴，人心浮动，讹言颍毫一带捻匪复发。二月阴雨连绵，树木结冰。是年秋，人多病疟，死亡相继。《鄢陵县志·卷二十九·祥异志》，民国·靳蓉镜、晋克昌等修，苏宝谦纂，民国二十五年（1936）铅印本，2063.

民国晕眩

民国七年（1918）十月一日晚，地震，有声自西北来，人多晕眩。《鄢陵县志》，鄢陵县地方志编纂委员会编，南开大学出版社，1989年12月，19.

民国喉疫霍乱

民国八年（1919）春，喉疫、霍乱流行。《鄢陵县志》，鄢陵县地方志编纂委员会编，南开大学出版社，1989年12月，20.

民国八年（1919）春，喉疫大作，人多死亡。夏亢旱，豆禾多未播种。是年，秋淫雨为灾，邑南陶城、扶齐及邑北邰村铺一带积水成泽。《鄢陵县志·卷二十九·祥异志》，民国·靳蓉镜、晋克昌等修，苏宝谦纂，民国二十五年（1936）铅印本，2065.

民国霍乱

民国九年（1920），秋霍乱症发，流传甚广，死亡枕藉。冬大雪严寒，平地积雪二三尺深，地面崩裂，树多冻死。《鄢陵县志》，鄢陵县地方志编纂委员会编，南开大学出版社，1989年12月，139.

民国瘟疫

民国二十一年（1932）五月，瘟疫流行。《鄢陵县志》，鄢陵县地方志编纂委员会编，南开大学出版社，1989年12月，23.

民国二十一年（1932）春，粮价昂贵，斗麦价钱八千余，斗米价钱七千余。夏五月，蝗蝻为灾，讹传奸人投毒于井，各村戒备，往往以木盖覆井，日夜巡逻，守之未几。疫疠流行，死亡相继，是年冬鸟覆雏。《鄢陵县志·卷二十九·祥异志》，民国·靳蓉镜、晋克昌等修，苏宝谦纂，民国二十五年（1936）铅印本，2066.

第五节　襄城县

万历大疫

（明）万历十七年（1589），大疫。城门出死者，至不可行。《襄城县志·卷之九·杂述志祥异》，清·汪运正纂修，清乾隆十一年（1746）刊本影印本，572.

（明）崇祯五年（1632）六月，汝水暴涨，自东、西、北门入城，大十字街东西之间水相距仅 40 步。城内乘筏往来，秋多疟疾，冬多伤寒，死者甚众。《襄城县志》，襄城县史志编纂委员会编，中州古籍出版社，1993 年 3 月，16-17.

崇祯疟疾、伤寒

（明）崇祯五年（1632），壬申六月，大水，先是霪雨十数日，后大雨如注者一昼夜，至十九日黄昏，水出平地，深二丈余，漂人口牲畜庐舍无算。水自东南北三门涌入，西门更甚，十字街东西水相隔仅四十步，城内乘筏往来，较万历四十年壬子大水更甚。是岁，人多疟疾，冬人多伤寒，死者甚众。《襄城县志·卷之九·杂述志祥异》，清·汪运正纂修，清乾隆十一年（1746）刊本影印本，574-575.

（明）崇祯五年（1632）秋，人多疟疾；冬，人多伤寒，死者甚众。《襄城县志·卷之七·灾祥》，清·陈治安纂修，清康熙年间刻本，4.

崇祯春疫

（明）崇祯六年（1633）春夏，人疫，死者甚众；秋杀，鸡来形似鸠，而小似鹑而大土色，兔蹄不能树栖时人呼为杀鸡，又呼为反鸡，自西北来群以万计，续过不绝，至冬乃止。《襄城县志·卷之九·杂述志祥异》，清·汪运正纂修，清乾隆十一年（1746）刊本影印本，575.

光绪瘟疫

清德宗光绪三年（1877），旱、蝗频仍，灾荒惨重，蒺藜，笋草按斗、斤计价，妇女插标自卖，人食人。七月瘟疫流行，病死者累累。《襄城县志》，襄城县史志编纂委员会编，中州古籍出版社，1993 年 3 月，20.

地方性甲状腺肿

此病简称地甲病，俗称"瘿脖子"，境内历代皆有发生。《襄城县志》，襄城县史志编纂委员会编，中州古籍出版社，1993 年 3 月，531.

疟疾

解放前，每年夏秋，疟疾发病者甚多，严重影响人们的身体健康和生产。当时，缺乏科学卫生知识，多认为是"摆子鬼"缠身，故采取躲避、急跑、氽水等愚昧疗法；间有用土方草药治疗者。西药传入后，服用奎宁（金鸡纳霜），疗效显著。《襄城县志》，襄城县史志编纂委员会编，中州古籍出版社，1993 年 3 月，532.

伤寒与副伤寒

此病为境内常见传染病，解放前患者甚多，死亡率较高。《襄城县志》，襄城县史志编纂委员会编，中州古籍出版社，1993 年 3 月，534

第十一章　漯河市

第一节　郾城县

（明）崇祯十四年（1641），饥疫。正月斗米二千，人相食，道无行人，三四月大疫，土贼遂至数万。《郾城县记·卷五·大事篇》，民国·陈金台纂辑，民国二十三年（1934）刊本影印，167.

（明）崇祯十二年（1639），大疫。《郾城县记·卷五·大事篇》，民国·陈金台纂辑，民国二十三年（1934）刊本影印，175.

万历大疫

（明）万历十六年（1588），春，大饥，人相食，夏大疫，死者过半。《郾城县记·卷五·大事篇》，民国·陈金台纂辑，民国二十三年（1934）刊本影印，159.

（明）万历十六年（1588），夏大疫，死者过半。《郾城县志·卷之八·祥异》，清·荆其惇、傅鸿邻纂修，清顺治十六年（1659）刻本，5.

崇祯瘟疫

（明）崇祯十四年（1641），辛巳春正月，斗米二千文，人相食，道路无行人；三四月，瘟疫大行。是年，土贼至数十万众。《郾城县志·卷之八·祥异》，清·荆其惇、傅鸿邻纂修，清顺治十六年（1659）刻本，7.

乾隆饥疫

（清）乾隆五十一年（1786），旱，大饥，疫；春，斗麦一千四百，田地每亩无过千者，人相食，疫死大半，鬻妻女者，道路不绝。《郾城县记·卷五·大事篇》，民国·陈金台纂辑，民国二十三年（1934）刊本影印，177-178.

嘉庆饥疫

（清）嘉庆十八年（1813），春夏旱，六月始雨，饥疫。民种荞麦，九月霜，取荞麦花为食，又多染疫，时连岁歉收，至是弥甚。《郾城县记·卷五·大事篇》，民国·陈金台纂辑，民国二十三年（1934）刊本影印，178.

道光疫

（清）道光元年（1821），疫。《郾城县记·卷五·大事篇》，民国·陈金台纂辑，民国二十三年（1934）刊本影印，178.

康熙大疫

（清）康熙三十二年（1693），大疫。《郾城县志·卷六·杂稽》，清·傅豫纂修，清乾隆十九年（1754）刻本，7.

光绪大疫

（清）光绪四年（1878），元旦尽晦，三月大疫，秋有年。《郾城县记·卷五·大事篇》，民国·陈金台纂辑，民国二十三年（1934）刊本影印，189.

第二节　舞阳县

传染病

新中国成立前，传染病广泛流行，民国二十年（1931）霍乱流行，吴城一镇死亡70余人。民国内三十年（1941）斑疹伤寒流行，八台乡小韩庄9户人家有6户发病，52口居民病死22人。《舞阳县志》，河南省舞阳县志编纂委员会编，中州古籍出版社，1993年12月，391.

万历大疫

（明）万历十六年（1588）春，大饥，人相食。夏，大疫，死者过半。《舞阳县志》，河南省舞阳县志编纂委员会编，中州古籍出版社，1993年12月，13-14.

崇祯疫病流行

（明）崇祯十三年（1640），夏大旱，秋蝗虫为害。是年大灾荒，疫病流行，死者甚多。《舞阳县志》，河南省舞阳县志编纂委员会编，中州古籍出版社，1993年12月，15.

（明）崇祯十三年（1640），大饥，疫人多饿死。《舞阳县志·卷十一·灾祥志》，清·王德瑛纂修，清道光十五年（1835）刻本，1.

康熙牛大疫

（清）康熙二十九年（1690），牛大疫。《舞阳县志·卷十一·灾祥志》，清·王德瑛纂修，清道光十五年（1835）刻本，2.

嘉庆多疫

（清）嘉庆十九年（1814），麦大熟，人多疫死。《舞阳县志·卷十一·灾祥志》，清·王德瑛纂修，清道光十五年（1835）刻本，3.

道光大疫

（清）道光元年（1821），夏、秋大疫。《舞阳县志·卷十一·灾祥志》，清·王德瑛纂修，清道光十五年（1835）刻本，3.

第三节　临颍县

万历大疫

（明）万历十六年（1588），大疫。《临颍县志·卷之七·杂稽祥异》，清·李馥先纂修，清顺治十七年（1660）刻本，4.

（明）万历十六年（1588），疫病流行。《临颍县志》，临颍县志编纂委员会编，李留根主编，中州古籍出版社，1996年10月，19.

崇祯大疫

（明）崇祯十四年（1641），辛巳春正月，斗米钱二千，麦一千八百，人相食，四月大疫。《临颍县志·卷之七·杂稽祥异》，清·李馥先纂修，清顺治十七年（1660）刻本，5.

（明）崇祯十四年（1641），春正月，斗米制钱2000文，人相食；四月大疫；秋，蝗灾。《临颍县志》，临颍县志编纂委员会编，李留根主编，中州古籍出版社，1996年10月，21.

雍正夏疫

（清）雍正元年（1723），四月雨雹，夏疫。《临颍县续志·卷之七·灾祥》，清·李馥先纂修，清顺治十七年（1660）刻本，1.

乾隆大疫

（清）乾隆五十一年（1786），春大饥，人相食，夏大疫，秋大蝗。《临颖县志》，临颖县志编纂委员会编，李留根主编，中州古籍出版社，1996年10月，24.

民国疫病流行

民国八年（1919）九月，疫病流行，24天中全县患者141人，治愈130人，死亡11人。《临颖县志》，临颖县志编纂委员会编，李留根主编，中州古籍出版社，1996年10月，31.

民国霍乱流行

民国十八年（1929）夏，霍乱大流行，全县患病人数达17万，死亡无法计算。仅王岗乡善庄滕村，8天就死去69口，岗张村死300多人，贺坡村死亡无法统计，人死后无人敢埋。《临颖县志》，临颖县志编纂委员会编，李留根主编，中州古籍出版社，1996年10月，35.

民国疟疾流行

民国二十四年（1935），疟疾两次大流行，全县发病人数占总人口的50%以上。《临颖县志》，临颖县志编纂委员会编，李留根主编，中州古籍出版社，1996年10月，37.

民国传染病

民国二十八年（1939）夏，传染病流行，多系霍乱、赤痢、疟疾、回归热等症。《临颖县志》，临颖县志编纂委员会编，李留根主编，中州古籍出版社，1996年10月，38.

第十二章　三门峡市

第一节　灵宝县

嘉靖大疫

（明）嘉靖六年（1527）十二月，灵宝县冯佐庄黄河清，凡三日。七年大饥。九年春大疫，禾蝻。《陕州直隶州志·卷一·舆地·祥异》，清·赵希曾主修，光绪十七至十八年（1891—1892）刻本，55.

崇祯大疫

（明）崇祯十三年（1640）夏，陕、灵、阌、卢旱蝗，蝻食禾尽。斗米五千钱，人相食。冬无雪。十四年春倍饥，民食树皮草根，大疫。《陕州直隶州志·卷一·舆地·祥异》，清·赵希曾主修，光绪十七至十八年（1891—1892）刻本，56.

顺治大疫

康熙二十七年（1688）六月十三日夜，灵宝暴雨，水壅四至丈余，民皆惊恐，城忽自裂乃免……三十年（1691）大饥，三十一年（1692）大疫，死亡枕藉。《陕州直隶州志·卷一·舆地·祥异》，清·赵希曾主修，光绪十七至十八年（1891—1892）刻本，56.

同治大疫

同治元年（1862），六月蝗星陨，七月蝻，八月大疫。《陕州直隶州志·卷一·舆地·祥异》，清·赵希曾主修，光绪十七至十八年（1891—1892）刻本，57.

第二节　陕　县

崇祯大疫

（明）崇祯十三年（1640）夏，陕、灵、阌、卢旱蝗，蝻食禾尽。斗米五千钱，人相食。冬无雪。十四年（1641）春，倍饥，民食树皮草根，大疫。《陕州直隶州志·卷一·舆地·祥异》，清·光绪十七至十八年（1891—1892）刻本，55.

嘉靖大疫

（明）世宗嘉靖九年（1530）春，大疫。《重修直隶陕州县志·卷十九·灾祥》，清·龚崧林纂修，清乾隆二十一年（1756）刻本，4.

崇祯大疫

（明）崇祯十四年（1641），大疫，存者百一二。《重修直隶陕州县志·卷十九·灾祥》，清·龚崧林纂修，清乾隆二十一年（1756）刻本，6.

（明）崇祯十三年（1640）夏，陕、灵、阌、卢旱蝗，螟食禾尽。斗米五千钱，人相食。冬无雪。十四年（1641）春倍饥，民食树皮草根，大疫。《陕州直隶州志·卷一·舆地·祥异》，清·赵希曾主修，清光绪十七至十八年（1891—1892）刻本，55.

道光疫

（清）道光元年（1821），疫。《陕州直隶州续志·卷十·符瑞》，清·黄璟纂修，清光绪十八年（1892）刻本，1.

康熙疫疠

（清）康熙三十一年（1692），疫疠大作。《重修直隶陕州县志·卷十·人物》，清·龚崧林纂修，清乾隆二十一年（1756）刻本，35.

康熙大疫

（清）康熙三十一年（1692），大疫，死者枕藉。《重修直隶陕州县志·卷十九·灾祥》，清·龚崧林纂修，清乾隆二十一年（1756）刻本，7.

（清）康熙三十一年（1692），大疫，死亡枕藉。《陕县志·卷一·大事记》，民国·欧阳珍修，韩嘉会等纂，民国二十五年（1936）铅印本，12.

（清）杨云程，州诸生，康熙三十一年（1692）疫疠大作，南关镇属往来孔道死者，往往暴露，云程施棺瘗之，约十余人。后死者益众，棺不能继，乃多买苇席，命二子璋璲随时掩埋，凡施六百余叶，至今传颂不衰。《陕县志·卷十七·人物》，民国·欧阳珍修，韩嘉会等纂，民国二十五年（1936）铅印本，618.

民国戊午瘟疫

民国戊午岁（1918），瘟疫流行，召棠独运心机参以医理，为人诊治，无不药到病除，一时里人赖全活者无算，著有《医学一得》稿，散佚。《陕县志·卷十七·人物》，民国·欧阳珍修，韩嘉会等纂，民国二十五年（1936）铅印本，631.

第三节　渑池县

后汉疫甚

后汉刘曜光初三年（320），以大将军广平王刘岳为征东大将军，镇洛阳，会三军，疫甚，岳隧留渑池。《渑池县志·卷二十·大事记》，民国·陆绍治主修，英华石印馆，民国十七年（1928）石印本，3.

康熙瘟疫

据民国版《渑池县志》和有关资料记载：康熙四十三年（1704），瘟疫时行，枕尸遍野。《渑池县志》，渑池县志编纂委员会，汉语大辞典出版社，1991年5月，583.

民国瘟疫

民国十八年（1929）春，大旱，秋收极薄，瘟疫流行，死亡700多人。翌年春，又死千余人。《渑池县志》，渑池县志编纂委员会，汉语大辞典出版社，1991年5月，14.

民国十八年（1929）春，渑池又遭大旱，造成瘟疫流行，死亡700多人；1930年春，瘟疫复发，死亡千余人。《渑池县志》，渑池县志编纂委员会，汉语大辞典出版社，1991年5月，583.

第四节　阌乡县

嘉靖大疫

（明）世宗嘉靖九年（1530），春大疫，禾螟。《阌乡县志·卷之末·祥异志》，清·汪鼎臣纂修，清光绪二十年（1894）刻本，2.

崇祯大疫

（明）怀宗崇祯十四年（1641），大疫。《阌乡县志·卷之十一·祥异》，清·梁溥主修，清乾隆十二年（1747）刻本，4.

（明）怀宗崇祯十四年（1641），春饥，民食榆皮、草根、雁粪、土块，大疫。五月麦登。《阌乡县志·卷之末·祥异志》，清·汪鼎臣纂修，清光绪二十年（1894）刻本，4.

（明）崇祯十三年（1640）夏，陕、灵、阌、卢旱蝗，蛹食禾尽。斗米五千钱，人相食。冬无雪。十四年（1641）春倍饥，民食树皮草根，大疫。《陕州直隶州志·卷一·舆地·祥异》，清·光绪十七至十八年（1891—1892）刻本，55.

万历大疫

（明）神宗万历十六年（1588），陨霜杀禾，大饥大疫，闾阎哭声不绝，亲戚不相吊唁。《阌乡县志·卷之末·祥异志》，清·汪鼎臣纂修，清光绪二十年（1894）刻本，3.

（明）万历三年（1575）饥，七年慧星见长丈余；十一年阌乡获白鹿；十五年大饥，人相食；十六年陨霜杀禾，大饥大疫，死亡枕藉，亲戚不吊唁。《陕州直隶州志·卷一·舆地·祥异》，清·光绪十七至十八年（1891—1892）刻本，55.

康熙大疫

（清）圣祖康熙三十二年（1693）春，大疫。有秋。《阌乡县志·卷之末·祥异志》，清·汪鼎臣纂修，清光绪二十年（1894）刻本，5.

康熙疫疠

（清）康熙三十一年（1692），岁疫疠。《阌乡县志·卷之七·人物》，清·梁溥主修，清乾隆十二年（1747）刻本，20.

雍正大疫

（清）世宗雍正六年（1728）春，大疫。《阌乡县志·卷之末·祥异志》，清·汪鼎臣纂修，清光绪二十年（1894）刻本，5.

乾隆大疫

（清）高宗乾隆五年（1740）春，大疫。《阌乡县志·卷之末·祥异志》，清·汪鼎臣纂修，清光绪二十年（1894）刻本，6.

嘉庆大疫

（清）仁宗嘉庆二十五年（1820）七月，大疫。病者舌底有紫筋，紫泡，针刺出血即愈，少迟难治。《阌乡县志·卷之末·祥异志》，清·汪鼎臣纂修，清光绪二十年（1894）刻本，6.

道光年疫

（清）宣宗道光元年（1821），疫，人死十分之三。《阌乡县志·卷之末·祥异志》，清·汪鼎臣纂修，清光绪二十年（1894）刻本，6.

同治夏疫

（清）穆宗同治二年（1863）春，陨霜，杀麦，夏疫，湖水溢。《阌乡县志·卷十三·祥异》，清·梁溥主修，清乾隆十二年（1747）刻本，8.

第十三章 南阳市

第一节 南阳县

康熙民疫

（清）康熙三十年（1691），岁大祲，民疫。三十二年（1693），邓州产灵芝。《南阳府志·卷之一·舆地志祥异》，清·孔传金纂修，清嘉庆十二年（1807）刻本，67.

第二节 方城县（裕州）

成化瘟疫

（明）成化二年（1466），饥民多瘟疫。《裕州志·卷之一·地理祥异》，清·董学礼纂修，清乾隆五年（1740）刻本，21.

康熙痘疫

（清）康熙四年（1665），患痘，伤小儿，殆无虚户。《裕州志·卷之一·地理祥异》，清·董学礼纂修，清乾隆五年（1740）刻本，25.

（清）康熙五十年（1711）十月，有虎卧北城敌台下，知州董学礼率兵民杀之。是岁冬，患痘伤者甚众。《裕州志·卷之一·地理祥异》，清·董学礼纂修，清乾隆五年（1740）刻本，27.

第三节 镇平县

嘉庆多疫

嘉庆十八年（1813），春夏亢旱，岁大饥；六月始雨，多种收麦；八月陨霜杀荞，民间取荞花食之，多染疫。《镇平县志·卷一·祥异》，清·吴联元纂修，清光绪二年（1876）本，7.

第四节　内乡县

万历瘟疫

（明）万历三十一年（1603），岁凶，瘟疫，人多死。《内乡县志·卷之十一·灾祥》，清·宝鼎望纂修，清康熙五十一年（1712）刻本，2.

崇祯疟痢

（明）崇祯三年（1630）夏秋，疟痢盛行，死者甚多。《内乡县志·卷之十一·灾祥》，清·宝鼎望纂修，清康熙五十一年（1712）刻本，3.

崇祯牛瘟

（明）崇祯五年（1632），牛瘟，民不聊生。《内乡县志·卷之十一·灾祥》，清·宝鼎望纂修，清康熙五十一年（1712）刻本，3.

崇祯疾疫

（明）崇祯七年（1634），疫，死者无数，蝗蝻生。《内乡县志·卷之十一·灾祥》，清·宝鼎望纂修，清康熙五十一年（1712）刻本，3.

（明）崇祯九年（1636），大疫，死亡不可胜数，竟有不掩埋者，人相食。《内乡县志·卷之十一·灾祥》，清·宝鼎望纂修，清康熙五十一年（1712）刻本，3.

（明）崇祯十一年（1638），疫，五月蝗，十一月地震。《内乡县志·卷之十一·灾祥》，清·宝鼎望纂修，清康熙五十一年（1712）刻本，3.

顺治疫病

（清）顺治六年（1649），虎偏食人，行者甚少，民多无病而死。《内乡县志·卷之十一·灾祥》，清·宝鼎望纂修，清康熙五十一年（1712）刻本，4.

康熙疫疠

（清）康熙十七年（1678），春恒阳，下淫雨；夏麦无颗粒；秋禾歉收，小米小麦每石价三两。有奇民多拾草，剥树皮以充饥馁，人多疫疠，牛瘟继之。《内乡县志·卷之十一·灾祥》，清·宝鼎望纂修，清康熙五十一年（1712）刻本，4.

（清）康熙十八年（1679），大饥。内乡被灾染，瘟饥民。《内乡县志·卷之十一·灾祥》，清·宝鼎望纂修，清康熙五十一年（1712）刻本，4.

康熙瘟疫

（清）康熙三十一年（1692），元旦午时日有食之，是年，陕西饥民流亡入境，瘟疫盛行，土著多被传染死亡。无算。《内乡县志·卷之十一·灾祥》，清·宝鼎望纂修，清康熙五十一年（1712）刻本，5.

康熙牛瘟

（清）康熙三十五年（1696），饥，牛瘟，死者无数。《内乡县志·卷之十一·灾祥》，清·宝鼎望纂修，清康熙五十一年（1712）刻本，6.

（清）康熙三十年（1691），牛尽死。《内乡县志·卷之十一·灾祥》，清·宝鼎望纂修，清康熙五十一年（1712）刻本，5.

第五节　淅川县

万历大疫

（明）万历三十四年（1606），淅川县大疫，死者甚众。《淅川直隶厅乡土志·卷五·人口录本》，清抄本，5.

（明）万历三十一年至三十四年（1603—1606），连年暴雨成灾。瘟疫流行，死亡枕藉，甚至全家死绝，无人埋葬。《淅川县志》，淅川县地方志编纂委员会，王本庆主编，河南人民出版社，1990年10月，21.

（明）万历三十四年（1606），淅川大疫，死者甚众。《南阳府志·卷之一·舆地志祥异》，清·孔传金纂修，清嘉庆十二年（1807）刻本，65.

崇祯瘟疫

（唐）崇祯九年（1636），淅川县瘟疫大作，死者仆道，人饥，口诏之。《淅川直隶厅乡土志·卷五·人口录本》，清抄本，6.

（唐）崇祯十四年（1641）四月，瘟疫大作，人死多半，无人掩埋，秽气播闻，经月不息，道路难行。《淅川直隶厅乡土志·卷五·人口录本》，清抄本，6.

崇祯疟、痢

（明）崇祯三年（1630）夏、秋疟痢流行，死亡报多。《淅川县志》，淅川县地方志编纂委员会，王本庆主编，河南人民出版社，1990年10月，21.

崇祯瘟疫

（明）崇祯七年（1634）瘟疫流行，死者过半。《淅川县志》，淅川县地方志编纂委员会，王本庆主编，河南人民出版社，1990年10月，21.

（明）崇祯十一年（1638）李自成部在川北梓潼受挫，回湖北投靠张献忠，未成，转而至淅川马守应营休养。同年，瘟疫流行，五月蝗灾。《淅川县志》，淅川县地方志编纂委员会，王本庆主编，河南人民出版社，1990年10月，22.

康熙牛疫

（清）康熙六年（1667）牛疫蔓延，十死六七。《淅川县志》，淅川县地方志编纂委员会，王本庆主编，河南人民出版社，1990年10月，22.

康熙民疫

（清）康熙三十年（1691），岁大祲，民疫。《淅川直隶厅乡土志·卷五·人口录本》，清抄本，6.

光绪瘟疫

（清）光绪二十七年（1901），瘟疫流行。《淅川县志》，淅川县地方志编纂委员会，王本庆主编，河南人民出版社，1990年10月，22.

传染病

中华人民共和国成立以前，淅川卫生事业落后，天花、霍乱、麻疹、伤寒、疟疾、痢疾、百日咳、回归热等传染病和甲状腺肿、克汀、梅毒、丝虫等地方病，连年流行。民国十八至二十一年（1929—1932）霍乱在埠口、李宫桥一带流行，死亡万余人。《淅川县志》，淅川县地方志编纂委员会，王本庆主编，河南人民出版社，1990年10月，545.

第六节　唐河县

康熙大疫

（清）康熙七年（1668）冬，民大疫。《唐县新志·卷二·祥异》，清·王政纂修，清康熙十二年（1673）本，3.

道光大疫

（清）道光元年（1821），大疫。三年（1823）夏，大水平地出泉，秋疫死者无数。《唐县志·卷十一·祥异》，清·陈咏纂修，清光绪四年（1878）刻本，25.

同治疫气

（清）同治元年（1862）六月，疫气流行，中者多死。《唐县志·卷十一·祥异》，清·陈咏纂修，清光绪四年（1878）刻本，25.

民国伤寒流行

民国二十年（1931）七月，伤寒流行，城郊全营村356人中患病313人，其中死亡143人，占总人口的40.17%。该村胡庆武一家11口人中，患病死亡7人。《唐河县志》，唐河县地方志编纂委员会编，中州古籍出版社，1993年9月，589.

第七节　新野县

嘉靖大疫

（清）嘉靖七年（1528）秋，大旱，民多饥死，至八年春尤甚，及春夏之交又大疫。间有举室无噍类者，岁行大稔，麦多秀两歧，谷亦三穗。《新野县志·卷之八·祥异》，清·徐金位纂修，清乾隆十九年（1754）刊本影印，513-514.

（清）嘉靖七年（1528）秋，特大旱，蝗灾，民多饥死，次年春，疫病尤甚。《新野县志》，新野县史志编纂委员会编纂，中州古籍出版社，1991年8月，14.

康熙瘟疫

（清）康熙十六年（1677），丁巳夏秋，水害稼，人多瘟疫死。《新野县志·卷之八·祥异》，清·徐金位纂修，清乾隆十九年（1754）刊本影印，517.

（清）康熙十六年（1677），夏秋，霪雨害稼，瘟疫蔓延，人多死。《新野县志》，新野县史志编纂委员会编纂，中州古籍出版社，1991年8月，16.

乾隆大疫

（清）乾隆五十一年（1786）春，大饥，人相食；夏，大疫，死者甚多；秋，蝗食稼殆尽。《新野县志》，新野县史志编纂委员会编纂，中州古籍出版社，1991年8月，16.

民国瘟疫

民国二十年（1931）春，瘟疫流行，死亡3000余人。《新野县志》，新野县史志编纂委员会编纂，中州古籍出版社，1991年8月，24.

头癣

头癣俗称"秃疮"。解放前，流行全县，有的竟全家秃头，代代相传。《新野县志》，新野县史志编纂委员会编纂，中州古籍出版社，1991年8月，554.

传染病

解放前，传染病呈现周期性交替发生。民国二十年（1931）的瘟疫、霍乱；民国二十一年（1932）的疟疾，患者竟漏人不漏户。由于缺医少药，死亡率较高。《新野县志》，新野县史志编纂委员会编纂，中州古籍出版社，1991年8月，554.

霍乱

民国二十年（1931）夏秋之交，全县霍乱大流行，来势凶猛，发病迅速，沙堰乡练营村192户，死亡71人，死绝20户。民国二十四年（1935）大水之后，又发生过两次。《新野县志》，新野县史志编纂委员会编纂，中州古籍出版社，1991年8月，554.

伤寒

解放前后，曾多次发生和流行。民国二十二年（1933）竟出现了一人患病传染全家和一旦染病九死一生的惨象。《新野县志》，新野县史志编纂委员会编纂，中州古籍出版社，1991年8月，554.

流行性脑脊髓膜炎

流行性脑脊髓膜炎，简称"流脑"，暴发型病人3-5小时即可死亡。民国三十年（1941），县内流行，死亡3000余人，患者多为儿童。《新野县志》，新野县史志编纂委员会编纂，中州古籍出版社，1991年8月，555.

流行性乙型脑炎

流行性乙型脑炎，解放前曾多次发病流行，死亡严重。《新野县志》，新野县史志编纂委员会编纂，中州古籍出版社，1991年8月，555.

白喉

是由白喉杆菌引起的急性呼吸道传染病，有咽白喉、喉白喉、鼻白喉三种，多发生于秋冬两季，患者多为 5 岁以下儿童。解放前，曾多次发生流行，死亡率较高。《新野县志》，新野县史志编纂委员会编纂，中州古籍出版社，1991 年 8 月，555.

疟疾

流行的有恶性疟、三日疟和间日疟等，多发生在 7、8、9 三个月。解放前，流行频繁，有个别患者竟数年不愈，形成面黄肌瘦，四肢无力，精神不振，丧失了劳动能力。《新野县志》，新野县史志编纂委员会编纂，中州古籍出版社，1991 年 8 月，555.

流行性出血热

流行性出血热，由野鼠传染，其症状是皮肤、口腔黏膜、扁桃体、眼结膜充血，最终导致肾功能衰竭、严重酸中毒、尿毒症、电解质平衡紊乱而死亡。《新野县志》，新野县史志编纂委员会编纂，中州古籍出版社，1991 年 8 月，555.

第八节　桐柏县

玄宗牛疫

（唐）玄宗开元十五年（727），牛大疫。《桐柏县志·卷之一·天文志祥异》，清·巩敬绪纂修，清乾隆十八年（1753）刻本，9.

康熙牛死

（清）圣祖仁皇帝康熙二十九年（1690），春涝夏旱，秋桃李始花，牛死殆尽。《桐柏县志·卷之一·天文志祥异》，清·巩敬绪纂修，清乾隆十八年（1753）刻本，13.

第九节　邓　州

万历瘟疫

（明）神宗万历三十一年（1603），水荒，瘟疫，岁大饥，人相食及枕藉，死者甚众。而民不思乱，亦累世深泽所致，然沴气已见于此矣。《邓州志·卷之二十四·杂记》，648.

万历瘟疫

（明）神宗万历三十一年（1603）五月，漓、刁两河泛溢，水浸外城，许多人被溺死。冬下大雪，深处近丈。是年，邓州水灾、瘟疫。岁大饥，人相食，死亡枕藉。《邓州市志》，邓州市地方志编纂委员会编，王复战主编，中州古籍出版社，1996年9月，17.

康熙灾疫

（清）康熙四年（1665）六月，灾疫。《邓州志·卷之二十四·杂记》，649.

顺治瘟疫

（清）世祖顺治十八年（1661），大饥荒，民众刮树皮为食，秋天又发生瘟疫，民众死亡大半。《邓州市志》，邓州市地方志编纂委员会编，王复战主编，中州古籍出版社，1996年9月，18.

乾隆瘟疫

（清）高宗乾隆三十一年（1766），正月至七月，邓州瘟疫流行，死者无数。《邓州市志》，邓州市地方志编纂委员会编，王复战主编，中州古籍出版社，1996年9月，19.

民国时疫

民国二十年（1931）二月十六日，南召巨匪崔二旦率众数千窜踞白牛一带。次日，被县民团及镇平、内乡民团击败，东窜。七月下旬，淫雨。湍、刁、严陵河决堤成灾，全县96.5%的农田被淹，灾民192 598人，死亡21 400人，房屋倒塌1.8万间。入秋，时疫流行，死者甚多。《邓州市志》，邓州市地方志编纂委员会编，王复战主编，中州古籍出版社，1996年9月，26.

天花

19世纪80年代，境内流行天花，死亡率很高，幸存者满脸留下疤痕，俗称"麻子"，造成终生痛苦。民国年间，普及预防措施，通过种牛痘，控制了天花病的流行。《邓州市志》，邓州市地方志编纂委员会编，王复战主编，中州古籍出版社，1996年9月，625.

霍乱

清光绪二十八年（1902）夏，霍乱流行。民国八年（1919），霍乱病流行期间，患者达 1 292 人，平均日发病 52 人，日死亡 11 人。民国二十一年（1932）夏，霍乱流行，每日均有死亡。民国二十六年（1937）6 月，城关花园街居民张玉六全家 4 人死于霍乱。《邓州市志》，邓州市地方志编纂委员会编，王复战主编，中州古籍出版社，1996 年 9 月，625.

第十四章　商　丘

第一节　商丘县

嘉靖饥疫

（明）世宗嘉靖十八年（1539），大饥疫，死者相望。《商丘县志·卷之三·灾祥志》，民国·刘德昌纂修，民国二十一年（1932）石印本，8.

（明）嘉靖十八年（1539）春，大饥，疫病流行，死亡甚多。《商丘县志》，商丘县志编纂委员会编，生活·读书·新知三联书店，1991年3月，18.

万历大疫

（明）神宗万历三十二年（1604），河溢。是年，大疫，死者相枕。《商丘县志·卷之三·灾祥志》，民国·刘德昌纂修，民国二十一年（1932）石印本，9.

（明）万历三十二年（1604），黄河泛滥，疫病流行，死者相枕。《商丘县志》，商丘县志编纂委员会编，生活·读书·新知三联书店，1991年3月，19.

崇祯大疫

（明）怀宗崇祯十三年（1640），大饥，人相食。十四年（1641），大疫，死者相望。《商丘县志·卷之三·灾祥志》，民国·刘德昌纂修，民国二十一年（1932）石印本，9.

（明）崇祯十四年（1641），疫病流行，死亡枕藉。《商丘县志》，商丘县志编纂委员会编，生活·读书·新知三联书店，1991年3月，20.

流行病

民国八年（1919）九月，霍乱症发病317人，死亡38人。民国二十八年（1939），伤寒流行。民国三十五年（1946）七月至民国三十六年（1947），霍乱流行，死人甚多，县城四门出棺，哭声相闻，个别村庄死亡过半。县城东南贾半楼、肖洼一带，约病死400人。坞墙集万某一家五口，无一幸存。民国二十九年（1940），猩红热在本县临河店集宋南化庄流行，染病儿童 40 人，死亡 20 人，该村杨姓一家 7 个男孩，无一幸免。民国三十一年（1942）年七月，菌痢在宋南化庄发病 50 多人，张益之一家染病 6 口，死亡 5 口。民国三十三年（1944）八月，伤寒、副伤寒在道口集一带流行，刘庄村发病 96 人，占村民的 47%。建国前，白喉、天花、流脑、百日咳、麻疹、肝炎、疟疾、回归热、黑热病、性病、疥疮等传染病，各个年份都有发生。当时人均寿命 35 岁。《商丘县志》，商丘县志编纂委员会编，生活·读书·新知三联书店，1991 年 3 月，472.

民国瘟疫

民国二十一年（1932），全县大旱，麦秋敷收，瘟疫流行。《商丘县志》，商丘县志编纂委员会编，生活·读书·新知三联书店，1991 年 3 月，31.

民国霍乱

民国三十五年（1946）七至八月，霍乱流行。十区（朱集）发病 4000 余人，死 500 多人。《商丘县志》，商丘县志编纂委员会编，生活·读书·新知三联书店，1991 年 3 月，36.

第二节　虞城县

嘉靖饥疫

（明）嘉靖二年（1523），地震，大饥疫，有司发仓赈济。《虞城县志·卷之十·杂记祥异》，清·李淇修，席庆云纂，清光绪二十一年（1895）刊本影印，1098.

万历饥疫

（明）万历三十二年（1604），甲辰大饥疫河役繁兴民死七。邑给谏杨公明绘饥民说，奏闻诏，发帑金，遣大理寺丞钟化民赈济两河。《虞城县志·卷之十·杂记祥异》，清·李淇修，席庆云纂，清光绪二十一年（1895）刊本影印，1101.

崇祯大疫

（明）崇祯十四年（1641），辛巳正月，砀寇司官反。聚众二三万人，盘居城东，往来单砀虞三县，近城杀掳，城门昼闭，至五月初，春夏大疫。死者枕藉，有阖家数口不遗一人者。《虞城县志·卷之十·杂记祥异》，清·李淇修，席庆云纂，清光绪二十一年（1895）刊本影印，1105.

（明）崇祯十四年（1641）正月至五月初，瘟疫流行，死人甚多，有全家不遗一口者。是年，砀山人司官聚众二三万人起义，往来砀、虞、单三县。《虞城县志》，虞城县志编委会编，生活·读书·新知三联书店，1991年7月，23.

乾隆饥疫

（清）乾隆五十一年（1786）丙午，大饥疫。《虞城县志·卷之十·杂记祥异》，清·李淇修，席庆云纂，清光绪二十一年（1895）刊本影印，1115.

道光饥疫

（清）道光十三年（1833），饥疫。《虞城县志·卷之十·杂记祥异》，清·李淇修，席庆云纂，清光绪二十一年（1895）刊本影印，1116.

民国病疫

民国二十四年（1935）春，天花流行，遍及全县。夏至秋，霍乱流行，死者甚多。

民国二十五年（1936）夏至秋，水灾，民众流离失所，加之白喉、红痧（猩红热）、霍乱流行，死者甚众。《虞城县志》，虞城县志编委会编，生活·读书·新知三联书店，1991年7月，36.

传染病

建国前，县境内流行的主要传染病有霍乱、天花、鼠疫、伤寒、梅毒、流行性脑脊髓膜炎、白喉、疟疾、痢疾等。民国二十三至二十五年（1934—1936），全县发生各种传染病1 972人次，死亡521人，病死率为26.41‰。

霍乱、副霍乱：民国十三年（1924），沙集一带发生霍乱，高窑村30户人家，家家患痢，死绝2户；王楼村曾在1天中患病丧生14人。民国十九年（1930），杨集一带发病数百人，病亡80多人。民国二十三年（1934）秋、县城曾在一天中患病丧生数十人，民国三十三年（1944），霍乱再次暴发流行，顾庄（今属田庙乡）有204人患病，118人病亡，其中高胜旺一家三代21人、病死17人。

白喉：民国三十三年（1944）白喉流行，大陈庄（今属营廓乡）农民陈某，3个儿子死于该病。

伤寒、副伤寒：民国二十四年（1935），本县伤寒、副伤寒发病101例，死亡16人。民国三十四年（1945），该病在全县暴发流行，三座楼村（今属城郊多）发病300余例，死亡50人。

疟疾：本县是疟疾高发区，以日疟、间日疟为主，传播媒介是中华按蚊。《虞城县志》，虞城县志编委会编，生活·读书·新知三联书店，1991年7月，441.

第三节　永城县

成化旱疫

（明）成化十八年（1482），大旱，疫。《永城县志·卷之十五·灾异志》，清·岳廷楷纂修，清光绪二十七至二十九年（1901—1903）刻本，1.

嘉靖大疫

（明）嘉靖三年（1524），春旱，夏大疫，死者几半，饿殍横途。秋霖雨，伤禾豆，诏有司赈恤。《永城县志·卷之十五·灾异志》，清·岳廷楷纂修，清光绪二十七至二十九年（1901—1903）刻本，2.

万历瘟疫频行

（明）万历二十六年（1598）甲辰，大饥，人相食，河役繁兴，瘟疫频行。给练杨公东明绘流民图，以上诏有司赈济。《永城县志·卷之十五·灾异志》，清·岳廷楷纂修，清光绪二十七至二十九年（1901—1903）刻本，3.

第四节　夏邑县

万历瘟疫

（明）万历三十二年（1604），大饥，人相食。河役繁兴，瘟疫流行，民死十之七。《夏邑县志》，河南省夏邑县志编纂委员会编纂，河南人民出版社，1989年12月，9.

嘉靖疫行

（明）嘉靖二年（1523）秋，淫雨伤稼，大饥，疫行。《夏邑县志》，河南省夏邑县志编纂委员会编纂，河南人民出版社，1989年12月，73.

（明）嘉靖三年（1524），春旱，夏大疫，秋淫雨伤禾豆。《夏邑县志·卷九·杂志灾异》，民国·黎德芬等纂修，民国九年（1920）石印本影印，1183.

成化旱疫

（明）成化十八年（1482），大旱，疫。《夏邑县志·卷九·杂志灾异》，民国·

黎德芬等纂修，民国九年（1920）石印本影印，1182.

崇祯大疫

（明）崇祯十三年（1640）二月，黑风昼晦，夏旱疫，秋蝗。瘟疫大行，死者枕藉。麦不种，自生九月菊，秫再熟，岁大熟。《夏邑县志·卷九·杂志灾异》，民国·黎德芬等纂修，民国九年（1920）石印本影印，1185.

（明）崇祯十四年（1641）辛巳，大疫。《夏邑县志·卷九·杂志灾异》，民国·黎德芬等纂修，民国九年（1920）石印本影印，1185.

道光大疫

（清）道光元年（1821），大雨，大疫。《夏邑县志》，河南省夏邑县志编纂委员会编纂，河南人民出版社，1989年12月，74.

（清）道光十三年（1833）癸巳春，大饥疫。《夏邑县志·卷九·杂志灾异》，民国·黎德芬等纂修，民国九年（1920）石印本影印，1179.

民国疫病

民国二十四年（1935），本县疫病流行，患者十数万，农家十人九病，死亡枕藉，病人死亡率为75.2%。《夏邑县志》，河南省夏邑县志编纂委员会编纂，河南人民出版社，1989年12月，455.

传染病

由于长期少医缺药，霍乱、天花、伤寒、疟疾、痢疾、脑炎、白喉等传染病经年流行，死亡率甚高。明万历三十二年（1604），本县瘟疫流行，民死十之七。《夏邑县志》，河南省夏邑县志编纂委员会编纂，河南人民出版社，1989年12月，455.

建国前，本县无传染病专业防治机构，各种传染病流行频繁，发病众多，死伤惨重。民国二十四年（1935），全年到县卫生院就诊的患者计2127人，发现法定传染病9种，治愈1589人，死亡538人，病死率25.29%。

霍乱：清宣统元年至民国三十七年（1909—1948），本县每年都有发生，亦时有流行，死亡率高。民国二十四年（1935），本县到县卫生院就诊的霍乱病患者834人，治愈612人，死亡222人，病死率26.62%。

伤寒：建国前，每年夏秋季节，本县均有伤寒病发生，亦间有流行，死者甚重。民国二十一年（1932）秋，本县80%以上村庄伤寒流行，死人无数。民国二十四年到县卫生院就诊的患者362人，治愈246人，死亡116人，病死率32.04%。

麻疹：建国前，本县每年均有发生，且流行甚广。民国十六年（1927），骆集一带3000余人发病，病死率1.8%。民国二十一年（1932），罗庄一带发病1500余人，死亡350多人，病死率23%。民国三十二年（1943），中峰一带15岁以下儿童几乎全部发病，120人死于并发症。民国三十六年（1947）县西部麻疹大流行，刘堤圈、李集一带15岁以下儿童70%以上发病，病死率3%左右。《夏邑县志》，河南省夏邑县志编纂委员会编纂，河南人民出版社，1989年12月，461.

流行性脑脊髓膜炎：建国前，本县发病率.病死率都很高。民国二十四年（1935）3-4月，到县卫生院就诊的15人中，4人死亡，病死率26.6%。

白喉：建国前，本县频繁流行，死亡率高。民国二十四年（1935），县卫生院统计，病死率19.7%。民国三十四年（1945），业庙一带白喉流行，痛死率25%。民国三十六年（1947），太平一带白喉流行，112个自然村中，患白喉死亡的500余人。

疟疾：建国前，本县疟疾流行，因缺医少药，发病和病死率很高。民国三十二年（1943）八月，业庙乡王楼村120人中85人发病，发病率70.83%，死亡3人，病死率3.53%。《夏邑县志》，河南省夏邑县志编纂委员会编纂，河南人民出版社，1989年12月，462.

第五节　宁陵县

嘉靖大疫

（明）嘉靖十九年（1540），大疫，有阖门死者。《宁陵县志·卷终·杂志祥异》，清·萧济南纂修，清宣统三年（1911）刻本，3.

万历瘟疫

（明）万历三十一年（1603），司寇吕公题壁之辞曰：癸卯年杀人，天瘟疫，死一半。麦秋尽水潦，挑河苦累死，天灾又那，堪两泪向谁落。肉食人不觉，自隆庆至万历天启，共计六十余年。灾异屡见，续志失考，迄今考成凋谢，事无确据，仅搜得吕公书壁数语，以志灾异。余不敢附会传讹，阙文之意耳。《宁陵县志·卷终·杂志祥异》，清·萧济南纂修，清宣统三年（1911）刻本，4.

崇祯大疫

（明）崇祯十三年（1640），岁大饥，人相食，盗贼逢起，昼不敢行，死者遍野；崇祯十四年，大疫，有阖家门死者，村落一空。《宁陵县志·卷终·杂志祥异》，清·萧济南纂修，清宣统三年（1911）刻本，4.

光绪春疫

（清）光绪六年（1880）春，疫，人多死者。冬十一月二十二日，夜大风。《宁陵县志·卷终·杂志祥异》，清·萧济南纂修，清宣统三年（1911）刻本，6.

光绪秋疫

（清）光绪十五年（1889）秋，大疫，转筋泄泻，民多遄死，不及医药。《宁陵县志·卷终·杂志祥异》，清·萧济南纂修，清宣统三年（1911）刻本，6.

第六节　柘城县

成化疠疫

（明）成化四年（1468），积水进城，民多避于歇鹤台。二十三年，岁旱蝗，疠疫，民多死，徒遣官诏抚赈贷。《柘城县志·卷十·杂志灾祥》，清·李藩纂修，清光绪二十二年（1896）刻本，1-2.

嘉靖大疫

（明）嘉靖三年（1524），大疫，知县于濠赈济。《柘城县志·卷十·杂志灾祥》，清·李藩纂修，清光绪二十二年（1896）刻本，2.

崇祯大疫

（明）崇祯十三年（1640），大饥，人相食；十四年，大疫；十五年秋九月，闯贼决黄河没汴及柘横流，民几无生。《柘城县志·卷十·杂志灾祥》，清·李藩纂修，清光绪二十二年（1896）刻本，4.

顺治牛瘟

（清）国朝顺治元年（1644），大旱，至夏三年牛瘟，七年春旱，夏四月牛星不见，牛瘟大旱。《柘城县志·卷十·杂志灾祥》，清·李藩纂修，清光绪二十二年（1896）刻本，4.

康熙牛瘟

（清）国朝康熙二年（1663），奎照柘野。十九年春，牛疫。二十九年，牛瘟。《柘城县志·卷十·杂志灾祥》，清·李藩纂修，清光绪二十二年（1896）刻本，4.

康熙瘟疫

（清）国朝康熙四十九年（1710）春，瘟疫盛行，人多死亡，奉诏免粮。《柘城县志·卷十·杂志灾祥》，清·李藩纂修，清光绪二十二年（1896）刻本，5.

乾隆瘟疫

（清）国朝乾隆二十三年（1758）春，瘟疫大行，奉诏接楚米放赈。《柘城县志·卷十·杂志灾祥》，清·李藩纂修，清光绪二十二年（1896）刻本，5.

同治瘟疫

（清）国朝同治元年（1862）夏，有蝗。七年（1868）春雪伤麦，秋霪伤稼，斗米千余钱，瘟疫大行，人畜多死。《柘城县志·卷十·杂志灾祥》，清·李藩纂修，清光绪二十二年（1896）刻本，7.

光绪瘟疫

（清）国朝光绪三四年（1877—1878），饥馑，斗米钱二千，道殣相望；十二年（1886）瘟疫，喉症大行；十三年（1887）牛瘟。《柘城县志·卷十·杂志灾祥》，清·李藩纂修，清光绪二十二年（1896）刻本，7.

第七节　睢　县

万历大疫

（明）万历十六年（1588），疫。《续睢州志·卷十二·存遗志灾异》，清·王枚纂修，清光绪十八年（1892）刻本，10.

（明）明神宗万历十六年（1588），瘟疫流行。《睢州志》，马俊勇主编，睢县志编辑委员会编，中州古籍出版社，1989年5月，9.

崇祯大疫

（明）崇祯十四年（1641），大疫。《续睢州志·卷十二·存遗志灾异》，清·王枚纂修，清光绪十八年（1892）刻本，11.

嘉庆大疫

（清）嘉庆十九年（1814），大疫。《续睢州志·卷十二·存遗志灾异》，清·王枚纂修，清光绪十八年（1892）刻本，11.

传染病防治

建国以前，睢县医疗机构少，设备简陋，群众就医难，以致造成天花、霍乱、伤寒、白喉、流脑、疟疾、小儿麻痹等多种传染病的发生和流行。《睢州志》，马俊勇主编，睢县志编辑委员会编，中州古籍出版社，1989年5月，414.

第十五章 信阳市

第一节 信 阳

光绪瘟疫

光绪三年（1877），旱灾、疫灾，先是山陕甘等省，及河南豫东豫西一带。已旱二年，河陕汝等人民饥死过半，就食信阳一带者数逾百万，奸民贩运妇女者尤众。知州张嗣麒筹捐赈，在城内及四乡各设粥厂，煮粥散人。值冬令严寒，饥冻交迫，城内饥民麇集各庙，瘟疫大作。三年春间死亡相望，幸存者仅疫气传染，遂及土著，办理赈务。诸绅日与周旋，受病尤重，间有死者，至六月后始渐消。其秋，信阳因旱歉收，人民亦有冻馁之虞，惟未及北方之甚也，籴米值钱三十文。《重修信阳县志·卷三十一·大事记·灾变》，民国·陈善同等纂，民国二十五年（1936）铅印本，6.

民国瘟疫

民国七年（1918）戊午九月，瘟疫流行，旬余日病者十之八九，死者十之二三。凡孕妇皆流产而卒，无幸免者。以致殓者无从购棺，葬者无处雇工，往往用薄帘收殓，人人自危，为状至惨。《重修信阳县志·卷三十一·大事记·灾变》，民国·陈善同等纂，民国二十五年（1936）铅印本，8.

第二节 罗山县

崇祯大疫

（明）崇祯十四年（1641）辛巳春，大饥，夏大疫，二麦收货无主。《罗山县志·卷八·灾异》，清·葛荃撰，清末刻本，3.

第三节　光山县

万历大疫

（明）万历三十一年（1603），大疫，旧志。《光山县志·卷三十二·杂志》，清·杨殿梓纂修，清乾隆五十一年（1786）刻本，30.

崇祯大疫

（明）崇祯十四年（1641）春，流寇袭城，大疫，旧志。《光山县志·卷三十二·杂志》，清·杨殿梓纂修，清乾隆五十一年（1786）刻本，31.

（明）崇祯十三年（1640），旱蝗，人相食；十四年大疫。《光山县志约稿·卷一·灾异志》，民国·晏兆平编辑，民国二十五年（1936）铅印本影印，144.

雍正大疫

（清）雍正五年（1727），邑大疫，死者无算。《光山县志约稿·卷四·义行》，民国·晏兆平编辑，民国二十五年（1936）铅印本影印，2.

光绪大疫

（清）光绪四年（1878），大疫，死人无算。《光山县志约稿·卷一·灾异志》，民国·晏兆平编辑，民国二十五年（1936）铅印本影印，144.

同治疫作

（清）李晓升，字紫澜，性质直。同治癸亥疫作，死尸载道，尽以所购木，制棺殓埋之。《光山县志约稿·卷三·人物志义行》，民国·晏兆平编辑，民国二十五年（1936）铅印本影印，418.

第四节　息　县

万历大疫

（明）万历二十二年（1594）甲午春，大饥；夏旱，大疫。斗米二钱，人相食，至以人肉市，遣官赈济。《息县志·卷之十·外纪灾异》，清·邵光胤纂修，清顺治十五年（1658）刻本，6.

（明）万历三十一年（1603）癸卯春，霪雨，大疫；秋大水，死者十之三四，巡道黄公，设义冢四处，收掩暴骼。《息县志·卷之十·外纪灾异》，清·邵光胤纂修，清顺治十五年（1658）刻本，6.

崇祯大疫

（明）崇祯十四年（1641）辛巳春，大饥；夏大疫，人相食，疫死者十之五六，二麦遍地，生多无主收获，楚黄流民，咸来就食。《息县志·卷之十·外纪灾异》，清·邵光胤纂修，清顺治十五年（1658）刻本，8.

（明）崇祯十四年（1641），春，民大饥，人相食。夏，人大疫，死者十之五六，二麦遍地生。《息县志》，息县志编纂委员会编，河南人民出版社，1989年11月，13.

康熙牛瘟

（清）康熙二十九年（1690）秋，旱，飞蝗，牛瘟。《息县志·卷之八·外纪灾祥》，清·蒋彪纂修，清康熙三十二年（1693）刻本，1.

乾隆瘟疫

（清）乾隆五十年（1785）四至六月，干旱，七月始雨，仅种植荞麦，米昂贵，民大饥，人相食。翌年春，瘟疫流行。《息县志》，息县志编纂委员会编，河南人民出版社，1989年11月，14.

（清）乾隆五十一年（1786）丙午春，大疫，有秋。《息县志·卷之八·内纪灾异》，清·刘光辉纂修，清嘉庆四年（1799）刻本，31.

宣统痧症、鼠疫

（清）宣统元年（1909）春，天气亢旱，二麦枯干，秋苗半焦，粮价飞涨。入夏后，流行"痧症"，尤以"子午痧"为甚。夏，鼠疫流行。《息县志》，息县志编纂委员会编，河南人民出版社，1989年11月，17.

民国脑膜炎

民国八年（1919）春，气候干燥，温热异常，脑膜炎流行，死亡甚众。《息县志》，息县志编纂委员会编，河南人民出版社，1989年11月，19.

民国霍乱

民国三十四年（1945），彭店史楼范围孜发生霍乱病，全村死亡200多人。《息县志》，息县志编纂委员会编，河南人民出版社，1989年11月，28.

民国传染病

1949 年以前，息县医疗卫生条件差，传染病时常流行。1912—1948 年，全县流行天花、霍乱、白喉、伤寒、流脑等急性传染病，计 21 次。《息县志》，息县志编纂委员会编，河南人民出版社，1989 年 11 月，409.

疫情纪略

清宣统元年（1909）夏，流行"痧症"，尤以"子午痧"为甚，其间并发鼠疫流行。

民国二十四年（1935），天花、伤寒、霍乱等 8 种传染病在全县流行，患者 1267 人，病亡 428 人。此疫以赤痢为最，病亡以霍乱为首。

民图二十七年（1938），霍乱、伤寒、痢疾、麻疹大流行，俗称"发人瘟"，患者 35 万余人，占全县总人口的 80%，病亡者约 10 万余人。

民国三十二年（1943），伤寒大疫，病亡则甚。《息县志》，息县志编纂委员会编，河南人民出版社，1989 年 11 月，414.

第十六章　周口市

第一节　项城县

万历瘟疫

（明）万历二十六年（1598）三月，知县王钦诰因民瘟疫，捐金五百两买药，委医官徐论疗济贫民刘志强等七百二十名。《项城县志·卷四·灾异》，清·赵德宏编撰，清乾隆十一年（1746）刻本，4.

崇祯大疫

（明）崇祯九年（1636），大疫，有二麦枯于地，无人收货者。《项城县志·卷四·灾异》，清·赵德宏编撰，清乾隆十一年（1746）刻本，5.

正德大疫

（明）正德六年（1511），大疫。《项城县志·卷三十一·杂事志》，民国·张镇芳编撰，民国三年（1914）刻本，2.

嘉靖大疫

（明）嘉靖三年（1524）春正月，黑风昼晦，六月旱，秋大水。是年，大疫。《项城县志·卷三十一·杂事志》，民国·张镇芳编撰，民国三年（1914）刻本，2.

万历瘟疫

（明）万历二十六年（1598），大饥。三月，知县王钦诰因民瘟疫，捐金五百两买药，委医官徐论疗济贫民刘志强等七百二十名。《项城县志·卷三十一·杂事志》，民国·张镇芳编撰，民国三年（1914）刻本，4.

崇祯大疫

（明）崇祯九年（1636），大疫，麦枯于地，无人收货。《项城县志·卷三十一·

杂事志》，民国·张镇芳编撰，民国三年（1914）刻本，5.

（明）崇祯十四年（1641），春大疫，至秋方止，九月有大星陨。是月，总制传宗龙动贼至境，被执不屈遇害。《项城县志·卷三十一·杂事志》，民国·张镇芳编撰，民国三年（1914）刻本，5.

康熙瘟疫

（清）康熙十八年（1679），夏秋间，瘟疫盛作，分守大梁道恭议杜渼发银二十两置药材，命本县医生涂献璞制剂诊治。《项城县志·卷四·灾异》，清·赵德宏编撰，清乾隆十一年（1746）刻本，8.

（清）康熙十八年（1679），夏秋间，瘟疫盛作，分守大梁道恭议杜渼发银二十两置药材，命本县医生涂献璞制剂诊治。岁大旱，知县周起龙申报奉旨蠲免粮银二千五百二十一两八钱二分二厘九毫。《项城县志·卷三十一·杂事志》，民国·张镇芳编撰，民国三年（1914）刻本，6.

嘉庆疫

（清）嘉庆十八年（1813），大饥，春夏亢旱；六月始雨多，种荞麦；八月阴霜，民闲取荞麦花食之，又多染疫。《项城县志·卷三十一·杂事志》，民国·张镇芳编撰，民国三年（1914）刻本，8.

光绪大疫

（清）光绪四年（1878），春，大饥，斗米千钱，西北一带逃亡鬻妇女者无数，五月大疫，六月大水。《项城县志·卷三十一·杂事志》，民国·张镇芳编撰，民国三年（1914）刻本，10.

第二节　扶沟县

洪武大疫

（明）洪武二十二年（1389），大疫，死者相望，冬大雨雪，人多冻死。《扶沟县志·卷之十五·灾祥志》，清·王德瑛修，清道光十三年（1833）刻本，2.

嘉靖大疫

（明）嘉靖三年（1524）元旦，地震有声，如雷既而大疫，死者十之四，春大饥，秋淫雨伤禾。《扶沟县志·卷之十五·灾祥志》，清·王德瑛修，清道光十三年

（1833）刻本，2.

（明）嘉靖十八年（1539），复大饥，人相食，大疫，人死过半。《扶沟县志·卷之十五·灾祥志》，清·王德瑛修。清道光十三年（1833）刻本，3.

（明）嘉靖三十三年（1554），大疫。《扶沟县志·卷之十五·灾祥志》，清·王德瑛修。清道光十三年（1833）刻本，3.

乾隆春疫

（清）乾隆八年（1743），春疫。《扶沟县志·卷之十五·灾祥志》，清·王德瑛修。清道光十三年（1833）刻本，9.

（清）乾隆五十一年（1786）春二月，赈止；夏麦大熟，人多疫死；秋大稔，飞蝗蔽天，未成灾，十二月地震。《扶沟县志·卷之十五·灾祥志》，清·王德瑛修。清道光十三年（1833）刻本，10.

嘉庆人疫

（清）嘉庆十九年（1814）三月，赈止，麦大熟，人多疫死。《扶沟县志·卷之十五·灾祥志》，清·王德瑛修。清道光十三年（1833）刻本，11.

嘉庆疟疾

（清）嘉庆二十年（1815）夏秋，民多疟疾，死者甚众，九月十九日地震。《扶沟县志·卷之十五·灾祥志》，清·王德瑛修。清道光十三年（1833）刻本，11.

道光大疫

（清）道光元年（1821）夏秋，大疫，死者甚众。民讹言天灾，俟来年方停止。于是七月十五日，皆贴春联、门神后，渐停止。《扶沟县志·卷之十五·灾祥志》，清·王德瑛修。清道光十三年（1833）刻本，11.

光绪大疫

（清）光绪十五年（1889）秋，大疫。《扶沟县志·卷之十五·灾祥志》，清·王德瑛修。清道光十三年（1833）刻本，15.

疫病流行

据清光绪十九年（1893）《扶沟县志》记载：明成化二十二年（1486）大疫，死者相望。明嘉靖三年（1524）元旦，地震有声如雷，继而大疫，死者十之四。嘉靖十八年（1539）大疫，人死过半。嘉靖二十年（1541）夏秋，民多疟疾，死者甚众。民国八年（1919）农历九月二十日本起，扶沟县暴发霍乱，流行51天，患病者达

9568 人，死亡 3164 人，死亡率为 33.07%。民国三十一年（1942）扶沟县伤寒大流行。据建国后对韭园公社霍家大队调查显示，当时全村 70 户，600 人，患病 108 人，死亡 38 人，死绝 6 户。《扶沟县志》，河南省扶沟县志编纂委员会编，河南人民出版社，1986，12，487-488.

史料表明，在漫长的封建社会里直至民国时期，扶沟县不断发生疫病流行，每当疫病流行时，严重危害人民身体健康的有霍乱、痢疾、天花、伤寒、疟疾，以及社会有关的性病、淋病、梅毒等。在那缺医少药的年代里，有成千上万的人死于病患。《扶沟县志》，河南省扶沟县志编纂委员会编，河南人民出版社，1986，12，487-488.

第三节　西华县

乾隆疫

（清）乾隆八年（1743）春，疫，民饥。《西华县志·卷十·补志纪瑞》，清·宋恂编撰，清乾隆十九年（1754）刻本，8.

光绪虎疫

（清）光绪十五年（1889）八月，虎疫盛行，死亡甚众。《西华县续志·卷一·大事记》，民国·潘龙光等修，张嘉谋等撰，民国二十七年（1938）铅印本，49.

民国虎疫

民国八年（1919）九月，虎疫盛行，死亡甚众。《西华县续志·卷一·大事记》，民国·潘龙光等修，张嘉谋等撰，民国二十七年（1938）铅印本，57.

民国大疫

民国二十一年（1932）八月，大疫。《西华县续志·卷一·大事记》，民国·潘龙光等修，张嘉谋等撰，民国二十七年（1938）铅印本，65.

第四节　商水县

光绪大疫

（清）光绪二十五年（1899）春，大疫，民不聊生。知县孙多祺，设粥厂于东关，全活者甚众。秋冬有黄云搏月，下如枪状。十一月初八日，红云自西南来，天日无色。《商水县志·杂事志·卷二十四·杂事志祥异》，民国·徐家璘修，民国七年（1918）刻本，8.

民国瘟疫

民国六年（1917）正月初二，自六月十三日地震。是年，瘟疫烦盛，人畜死者相枕藉。春大旱，多风，麦秀双歧，间有一茎三四穗者。《商水县志·杂事志·卷二十四·杂事志祥异》，民国·徐家璘修，民国七年（1918）刻本，9.

第五节　太康县

崇祯大疫

（明）崇祯十二年（1639）春，大疫；秋水潦禾，饥，民变。《太康县志·卷一·通纪》，民国·郭成章编撰，民国三十一年（1942）刻本，2.

（明）崇祯十二年（1639）春，大疫；秋水潦禾。《太康县志·卷八·杂志祥异》，清·戴凤翔编撰，清道光八年（1828）刻本，2.

康熙大疫

（清）康熙四十九年（1710）春，大疫；夏秋麦禾大稔。《太康县志·卷一·通纪》，民国·郭成章编撰，民国三十一年（1942）刻本，2.

（清）康熙四十九年（1710）春，大疫。《太康县志·卷一·通纪》，民国·郭成章编撰，民国三十一年（1942）刻本，2.

乾隆春疫

（清）乾隆八年（1743），春疫。《太康县志·卷八·杂志祥异》，清·戴凤翔编撰，清道光八年（1828）刻本，4.

道光大疫

（清）道光元年（1821）秋，大疫。知县戴凤翔，施药，全活多人。《太康县志·卷八·杂志祥异》，清·戴凤翔编撰，清道光八年（1828）刻本，6.

（清）道光元年（1821）秋，大疫。《太康县志·卷一·通纪》，民国·郭成章编撰，民国三十一年（1942）刻本，3.

民国霍乱

民国八年（1919），霍乱病流行，全县发病395人，死亡198人。《太康县志》，太康县志编纂委员会，范文敏、朱晓辉、许书同总纂，中州古籍出版社，1991年8月，13.

民国十一年（1922）夏秋，全县霍乱病大流行，仅马头区就发病2万多人，死亡2000多人。《太康县志》，太康县志编纂委员会，范文敏、朱晓辉、许书同总纂，中州古籍出版社，1991年8月，13.

据太康县旧志记载，民国时期先后发生霍乱大流行5次。民国八年（1919），发病395人，死亡198人；十九年（1930），县西常营集最严重，1500多居民，死亡300多人。《太康县志》，太康县志编纂委员会，范文敏、朱晓辉、许书同总纂，中州古籍出版社，1991年8月，547.

民国疟疾

民国十九年（1930）秋，全县疟疾大流行，发病率80%～90%，持续时间长达3个月。《太康县志》，太康县志编纂委员会，范文敏、朱晓辉、许书同总纂，中州古籍出版社，1991年8月，15.

据太康县旧志记载，民国三十一年（1942），全县疟疾大流行，黄肿病普遍发生。翌年又多种疾病流行，全县40多万人，发病24万多人，死亡甚多。《太康县志》，太康县志编纂委员会，范文敏、朱晓辉、许书同总纂，中州古籍出版社，1991年8月，547.

第六节　鹿邑县

嘉靖大疫

（明）嘉靖元年（1522）十二月十五日，红风四塞，自午至戌始，三年（1524）春，大疫。《鹿邑县志·卷十六·杂记》，清·于沧澜、马家彦纂修，清光绪二十二年（1896）刻本，5.

嘉靖痘疹

（明）嘉靖十年（1531）小儿病痘疹，死者甚众。二十三年（1544），民袁有德死七日，复苏。《鹿邑县志·卷十六·杂记》，清·于沧澜、马家彦纂修，清光绪二十二年（1896）刻本，5.

乾隆大疫

（清）乾隆八年（1743）夏，大疫。《鹿邑县志·卷十六·杂记》，清·于沧澜、马家彦纂修，清光绪二十二年（1896）刻本，6.

嘉庆痁疟

（清）嘉庆十九年（1814）夏六月初二日，大风树，发屋；二十年（1815）秋，民多病痁疟有死者。《鹿邑县志·卷十六·杂记》，清·于沧澜、马家彦纂修，清光绪二十二年（1896）刻本，6.

光绪大疫

（清）光绪三年（1877）春，大疫，民多死。《鹿邑县志·卷十六·杂记》，清·于沧澜、马家彦纂修，清光绪二十二年（1896）刻本，6.

（清）光绪十三年（1887），大疫，死者无算。《鹿邑县志·卷十六·杂记》，清·于沧澜、马家彦纂修，清光绪二十二年（1896）刻本，6.

（清）光绪十六年（1890）秋九月，大疫。以上采访。《鹿邑县志·卷十六·杂记》，清·于沧澜、马家彦纂修，清光绪二十二年（1896）刻本，6.

乾隆大疫

（清）乾隆八年（1743）春，大饥，死者枕藉于道；夏大疫，十一月彗星见。颜志。《鹿邑县志·卷十二·轶事祥异》，清·许葵纂修，清乾隆十八年（1753）刻本，16.

（清）乾隆十年（1745）春，大疫。颜志。《鹿邑县志·卷十二·轶事祥异》，清·许葵纂修，清乾隆十八年（1753）刻本，17.

第七节　淮阳县

正德大疫

（明）武宗正德六年（1511），大疫。《淮阳县志·卷二十·杂志上灾异》，民国·严绪钧修，民国五年（1916）刻本，5.

嘉靖大疫

（明）世宗嘉靖三年（1524）春正月，黑风尽晦，夏六月旱，秋八月大水，是年大疫。《淮阳县志·卷二十·杂志上灾异》，民国·严绪钧修，民国五年（1916）刻本，5.

嘉靖疫

（明）世宗嘉靖十七年（1538）大水，民饥，疫死甚众。《淮阳县志·卷二十·杂志上灾异》，民国·严绪钧修，民国五年（1916）刻本，6.

万历大疫

（明）神宗万历十年（1582）春，大疫；夏秋蝗螟害稼。《淮阳县志·卷八·杂志灾异》，民国·甄纪印纂修，民国二十三年（1934）铅印本，31.

（明）神宗万历十六年（1588）春，大饥疫，逃亡甚众，六月大风雨雹。《淮阳县志·卷八·杂志灾异》，民国·甄纪印纂修，民国二十三年（1934）铅印本，31.

乾隆大疫

（清）乾隆八年（1743）春，饥，大疫。《淮阳县志·卷八·杂志灾异》，民国·甄纪印纂修，民国二十三年（1934）铅印本，34.

（清）乾隆五十一年（1786）夏，麦大熟，人多疫死；秋飞蝗蔽日，坠地深尺余，禾苗尽伤，十二月地震。《淮阳县志·卷八·杂志灾异》，民国·甄纪印纂修，民国二十三年（1934）铅印本，35.

嘉庆人疫

（清）嘉庆十九年（1814），麦大熟，人多疫死。《淮阳县志·卷二十·杂志上灾异》，民国·严绪钧修，民国五年（1916）刻本，13；《淮阳县志·卷八·杂志灾异》，民国·甄纪印纂修，民国二十三年（1934）铅印本，35.

道光大疫

（清）道光元年（1821），大疫，人死几半。《淮阳县志·卷二十·杂志上灾异》，民国·严绪钧修，民国五年（1916）刻本，13.

同治大疫

（清）同治二年（1863），蝗食麦，大疫。《淮阳县志·卷八·杂志灾异》，民国·甄纪印纂修，民国二十三年（1934）铅印本，36.

（清）同治八年（1869），夏疫，秋慧见东方。《淮阳县志·卷八·杂志灾异》，民国·甄纪印纂修，民国二十三年（1934）铅印本，36.

光绪大疫

（清）光绪四年（1878）春，大饥，先是连年尤旱，麦禾减收，春大饥，民鬻妇女流亡，载道络绎。东南大疫，死者枕藉，三月始雨，麦禾大熟。《淮阳县志·卷八·杂志灾异》民国·甄纪印纂修，民国二十三年（1934）铅印本，37.

（清）光绪十五年（1889）五月望日，周镇北岸，火燔市房六千余间；秋七月，沙河大决，杨湾潦百余里；八月大疫，人死无算。《淮阳县志·卷二十·杂志上灾异》，民国·严绪钧修，民国五年（1916）刻本，15.

（清）光绪二十五年（1899）春，大饥，疫作，人多死亡，麦大熟，秋蝗旋出，蛹伤禾。《淮阳县志·卷八·杂志灾异》，民国·甄纪印纂修，民国二十三年（1934）铅印本，37.

光绪霍乱

（清）光绪九年（1883）四月，三次雨雹，八月十一慧星见，民患霍乱，死者众。《淮阳县志·卷八·杂志灾异》，民国·甄纪印纂修，民国二十三年（1934）铅印本，37.

光绪疟疾

（清）光绪二十一年（1895）五月十一日，雨雹大如鸡子，毁麦杀木，人多疟疾。《淮阳县志·卷二十·杂志上灾异》，民国·严绪钧修，民国五年（1916）刻本，15.

民国疟疫

民国二十一年（1932）春，大饥，小麦每斤一角二三；夏麦收倍常数，秋大水，平地深四尺，禾尽没，疟疫流行，人多死亡。春斗麦价二十五六千，菜根树叶，河内杂草，均被民食尽。《淮阳县志·卷八·杂志灾异》，民国·甄纪印纂修，民国二十三年（1934）铅印本，39.

第八节　沈丘县

万历大疫

（明）万历十六年（1588）春，饥，大疫，斗麦二钱。《沈丘县志·卷之十一·丛纪志灾异》，清·何源洙、冯澎撰修，清乾隆十一年（1746）刻本，218.

（明）万历十八年（1590），大有年，春三月内，黑风自北来，抚院行文，祭疫厉。《沈丘县志·卷之十一·丛纪志灾异》，清·何源洙、冯澎撰修，清乾隆十一年（1746）刻本，218。

成化大疫

（明）明成化二十二年（1486）春旱，冬大雪，人畜冻死，是岁大疫。《沈丘县志》，沈丘县志编纂委员会编，河南人民出版社，1987年7月，754。

顺治瘟灾

（清）顺治十五年（1658）五月，大雨如注，经数旬不止，伤麦；八月二十日复大雨至九月二十六日始晴，河水泛滥，平地深丈许；秋禾一粒无存，庐舍漂殁殆尽，人多溺死，牛畜饥饿死。幸存者以瘟灾倒毙，民尽悬耒。《沈丘县志·卷之十一·丛纪志灾异》，清·何源洙、冯澎撰修，清乾隆十一年（1746）刻本，222。

同治大疫

（清）清同治二年（1863），蝗食麦，大疫，死者无算。《沈丘县志》，沈丘县志编纂委员会编，河南人民出版社，1987年7月，758。

瘟疫流行

沈丘历史上灾疫交加，官府对各种疾病不加防治，1524年、1893年、1919年、1927年、1929年、1941年……曾发生七次大的瘟疫流行，死亡甚重。《沈丘县志》，沈丘县志编纂委员会编，河南人民出版社，1987年7月，528。

第十七章　驻马店

第一节　西平县

康熙民疫

（清）康熙十七年（1678）戊午，大饥，民多疫死。《西平县志·卷三十四·故实灾异》，民国·陈铭鉴纂，李毓藻修，民国二十三年（1934）刻本影印本，2.

（清）康熙二十二年（1683）癸亥，春无麦，夏秋大水，民多疫死，田多荒芜。《西平县志·卷三十四·故实灾异》，民国·陈铭鉴纂，李毓藻修，民国二十三年（1934）刻本影印本，2.

光绪疬疫

（清）德宗光绪九年（1883）癸未，疬疫作，死亡枕藉。《西平县志·卷三十四·故实灾异》民国·陈铭鉴纂，李毓藻修，民国二十三年（1934）刻本影印本，3.

（清）德宗光绪二十二年丙申至二十四年戊戌（1896—1898），疬疫流行，死者极众。《西平县志·卷三十四·故实灾异》，民国·陈铭鉴纂，李毓藻修，民国二十三年（1934）刻本影印本，3.

民国疬疫

民国二十年（1931）夏，大霖雨六十日，洪河溃决，农田淹没，秋禾不登，岁饥，民多疬疫。《西平县志·卷三十四·故实灾异》，民国·陈铭鉴纂，李毓藻修，民国二十三年（1934）刻本影印本，5.

第二节　上蔡县

崇祯瘟疫

（明）崇祯九年（1636）春，瘟疫流行，大饥荒，人相食。《上蔡县志》，上蔡县地方史志编纂委员会编，生活·读书·新知三联书店出版，1995 年 6 月，16.

嘉靖瘟疫

（明）世宗嘉靖十九年（1540）春天，大饥荒，瘟疫流行，有人吃人者。《上蔡县志》，上蔡县地方史志编纂委员会编，生活·读书·新知三联书店出版，1995 年 6 月，94.

万历瘟疫

（明）神宗万历二十一年（1593）春、夏霪雨，入秋严重。田禾淹没，民房倒塌，人被淹死的无法计算。次年春大饥荒，树皮尽，路上饿死的人到处可见，兄弟、父子、夫妇相食，集市上有卖人肉的。夏季，瘟疫大流行。《上蔡县志》，上蔡县地方史志编纂委员会编，生活·读书·新知三联书店出版，1995 年 6 月，94.

（明）神宗万历三十二年（1604）春，瘟疫大流行。《上蔡县志》，上蔡县地方史志编纂委员会编，生活·读书·新知三联书店出版，1995 年 6 月，94.

康熙瘟疫

（清）康熙十七年（1678），秋大水，田禾淹没，岁饥，瘟疫流行，有全家病死者。《上蔡县志》，上蔡县地方史志编纂委员会编，生活·读书·新知三联书店出版，1995 年 6 月，17.

光绪瘟疫

光绪三年（1877）旱，大饥荒，北方灾民逃至蔡境，加之瘟疫流行，人死亡无数。《上蔡县志》，上蔡县地方史志编纂委员会编，生活·读书·新知三联书店出版，1995 年 6 月，18.

顺治牛瘟

顺治十六年（1659）春、夏雨，麦不能收，耕牛大部分得瘟疫病而死。秋季，大雨，田禾淹坏。《上蔡县志》，上蔡县地方史志编纂委员会编，生活·读书·新知三联书店出版，1995 年 6 月，95.

康熙瘟疫

康熙十二年（1673）秋，霪雨连绵，秋禾淹坏，是年瘟疫大流行。《上蔡县志》，上蔡县地方史志编纂委员会编，生活·读书·新知三联书店出版，1995 年 6 月，95.

康熙十七年（1678）夏，秋大水灾，田间禾苗全部淹没。是年，大饥荒，瘟疫流行，有全家尽死的，有人吃人者。《上蔡县志》，上蔡县地方史志编纂委员会编，生活·

读书·新知三联书店出版，1995 年 6 月，95.

康熙牛疫

康熙二十九年（1690），牛疫流行，死者十之八九，七月旱灾，八月大水灾。《上蔡县志》，上蔡县地方史志编纂委员会编，生活·读书·新知三联书店出版，1995 年 6 月，95.

民国虎疫

民国二十一年（1932）四月，中共遂平县委派李其斋、李恒州来蔡，在无量寺博庄学校曾发展佛学。同年春，大饥荒，民食树皮草根，同年夏，虎疫（霍乱）流行，死于此病者甚多。《上蔡县志》，上蔡县地方史志编纂委员会编，生活·读书·新知三联书店出版，1995 年 6 月，20.

民国二十一年（1932）夏，大旱；四月底至八月二十日无雨，谷子干枯可燃，秋季作物全部绝收。次年大饥荒，人民以树皮、水藻为食。夏，虎疫流行，死者甚众。《上蔡县志》，上蔡县地方史志编纂委员会编，生活·读书·新知三联书店出版，1995 年 6 月，96.

第三节　汝南县

嘉靖大疫

（明）嘉靖十八年（1539），大旱，蝗飞蔽天。明年春，大疫，人相食。《汝宁府志·卷十六·灾祥》，清·何显祖，董永祚撰，清康熙三十四年（1695）刻本，16.

万历大疫

（明）万历二十二年（1594）春，人相食，有司以疏闻发内帑金遣官赈济，是夏大疫。《汝宁府志·卷十六·灾祥》，清·何显祖，董永祚撰，清康熙三十四年（1695）刻本，18.

（明）万历三十二年春，大疫。《汝宁府志·卷十六·灾祥》，清·何显祖，董永祚撰，清康熙三十四年（1695）刻本，18.

崇祯大疫

（明）崇祯九年（1636）丙子春，大疫，谷贵大饥，人相食。《汝宁府志·卷十六·灾祥》，清·何显祖，董永祚撰，清康熙三十四年（1695）刻本，19.

康熙大疫

（清）康熙十二年（1673）癸丑秋，淫雨无禾大疫。《汝宁府志·卷十六·灾祥》，（清）何显祖、董永祚撰，清康熙三十四年（1695）刻本，20.

（清）康熙十七年（1678）戊午，夏秋大水，田禾尽没，岁饥，大疫，有全家死者。《汝宁府志·卷十六·灾祥》，（清）何显祖、董永祚撰，清康熙三十四年（1695）刻本，20.

（清）康熙十九年（1680）庚申夏，大旱，人疫，秋大水。《汝宁府志·卷十六·灾祥》，（清）何显祖、董永祚撰，清康熙三十四年（1695）刻本，20.

第四节　平舆县

万历饥疫

（明）万历三十一年（1603）春，淫雨七旬，伤稼，民多饥疫。《平舆县志》，平舆县史志编纂委员会编，中州古籍出版社，1995年11月，87.

顺治牛疫

（清）顺治十六年（1659）春，淫雨，牛多疫死。初夏水淹麦，多秕，秋大雨，菽谷不收。《平舆县志》，平舆县史志编纂委员会编，中州古籍出版社，1995年11月，88.

第五节　正阳县

崇祯疫作

（明）崇祯四年（1631），水坏民舍，鱼入于市，疫大作，民死者半。《正阳县志·卷九·补遗祥异》，清·彭良弼纂修，清嘉庆元年（1796）刻本，17.

同治疫病流行

（清）同治元年（1862）三月，疫病流行，传染甚快，病死众多；到七月，疫情渐消。《正阳县志》，正阳县地方志编纂委员会编，方志出版社，1996年12月，10.

康熙大疫

（清）康熙三十年（1691）夏六月，旱，大疫。《正阳县志·卷九·补遗祥异》，清·彭良弼纂修，清嘉庆元年（1796）刻本，19.

乾隆大疫

（清）乾隆五十一年（1786），麦大稔，较常倍谷贱，农困大疫。《正阳县志·卷九·补遗祥异》，清·彭良弼纂修，清嘉庆元年（1796）刻本，21.

民国瘟疫

民国七年（1918），瘟疫流行，全县群众大半被传染，死者甚众。《正阳县志》，正阳县地方志编纂委员会编，方志出版社，1996年12月，15.

民国鼠疫

民国十二年（1923），汝南埠，寒冻沿汝河一带，鼠疫流行，发病率15%，患者几无幸存。《正阳县志》，正阳县地方志编纂委员会编，方志出版社，1996年12月，16.

民国霍乱流行

民国二十年（1931）六至八月，大雨数十日，水涝成灾，汝、淮河沿岸陆地行船。水后，霍乱流行天花、麻疹、脑炎、伤寒等相继流行全县，农民外逃过半，死亡58 000余人。《正阳县志》，正阳县地方志编纂委员会编，方志出版社，1996年12月，18.

民国瘟疫流行

民国二十一年（1932）八月，瘟疫流行，传染迅速，得病者上吐下泻，半日或一日即死，县城月余死亡数百。《正阳县志》，正阳县地方志编纂委员会编，方志出版社，1996年12月，18.

第六节　确山县

嘉靖大疫

（明）嘉靖十九年（1540）庚子春，大疫，人相食，昭免田租之半，遣官赈清。

《确山县志·卷二十·大事记》，民国·张缙璜，民国二十年（1931）铅印本，4.

（明）嘉靖二十二年（1543）甲午春，人相食，夏大疫。《确山县志·卷之四·祝祥》，清·周之瑚，乾隆十一年（1746）刻本，96.

崇祯大疫

（明）崇祯九年（1636）丙子春，大疫，谷贵，民多饥死，田地抛荒始此。十六年，癸未春三月大雨，坏麦，七月大雨坏禾，是或大疫，死者无数。《确山县志·卷之四·祝文》，清·周之瑚，乾隆十一年（1746）刻本，97.

康熙牛疫

（清）康熙二十九年（1690）庚午，秋旱，耕牛疫。《确山县志·卷之四·祝祥》，清·周之瑚，乾隆十一年（1746）刻本，99.

万历大疫

（明）万历二十三年（1595）甲午春，人相食，夏大疫。《确山县志·卷二十·大事记》，民国·张缙璜纂修，民国二十年（1931）铅印本，4.

崇祯大疫

（明）崇祯九年（1636）丙子春，大疫，谷贵，民多饥死，田地抛荒始此。《确山县志·卷二十·大事记》，民国·张缙璜纂修，民国二十年（1931）铅印本，5.

（明）崇祯十六年（1643）癸未，春三月，大雨坏麦，七月，大雨坏禾，大疫，死者无数。《确山县志·卷二十·大事记》，民国·张缙璜纂修，民国二十年（1931）铅印本，5.

康熙牛疫

（清）康熙二十九年（1690）庚午，秋旱，耕牛疫。《确山县志·卷二十·大事记》，民国·张缙璜纂修，民国二十年（1931）铅印本，6.

康熙人疫

（清）康熙五十二年（1713）癸巳，夏大水，霖雨数月，秋人疫。《确山县志·卷二十·大事记》，民国·张缙璜纂修，民国二十年（1931）铅印本，7.

光绪饥病

（清）光绪三年（1877）丁丑，确邑西北各县，皆大饥，灾民遍野，自冬至春，开设粥场，全活甚众。疫毙亦无算病染，赈绅捐馆者二十余人，北郭外有义冢碑可考。《确山县志·卷二十·大事记》，民国·张缙璜纂修，民国二十年（1931）铅印本，8.

光绪瘟疟

光绪八年（1882）壬午夏四月丙辰，朔日食，霪雨沤麦，秋人患瘟疟，家家不免。《确山县志·卷二十·大事记》，民国·张缙璜纂修，民国二十年（1931）铅印本，8.

第七节　泌阳县

黄初大疫

（三国魏）黄初四年（223）春，比阳、舞阴大疫，死者甚多。《泌阳县志》，泌阳县地方志编纂委员会编，中州古籍出版社，1984年10月，7.

崇祯大疫

（明）崇祯九年（1636）春，境内大疫，粮价昂贵，民死甚多，田地荒芜。《泌阳县志》，泌阳县地方志编纂委员会编，中州古籍出版社，1984年10月，10.

嘉庆瘟疫

（清）嘉庆十九年（1814）春，大饥，瘟疫蔓延。夏大旱，秋稼绝收。十一月大雪，人饥冻死者甚多。《泌阳县志》，泌阳县地方志编纂委员会编，中州古籍出版社，1984年10月，11.

雍正疾疫

（清）雍正三年（1725），人多疾疫。《泌阳县志·卷之三·灾祥志》，清·倪明进修，栗郢纂，清道光四年（1824）刊本影印，154.

顺治牛病

（清）顺治九年（1652），天灾，牛病死，荒为甚。《泌阳县志·卷之三·灾祥志》，清·倪明进修，栗郢纂，清道光四年（1824）刊本影印，151.

乾隆牛疫

（清）乾隆十一年（1746），牛疫传染，妨于耕种。《泌阳县志·卷之三·灾祥志》，清·倪明进修，栗郢纂，清道光四年（1824）刊本影印，155.

乾隆大疫

（清）乾隆五十一年（1786）春，大饥，人相食，夏大疫，死者无数，秋煌食禾苗。《泌阳县志·卷之三·灾祥志》，清·倪明进修，栗郢纂，清道光四年（1824）刊本影印，156.

嘉庆瘟疫

（清）嘉庆十七年（1812）夏，疫。《泌阳县志·卷之三·灾祥志》，清·倪明进修，栗郢纂，清道光四年（1824）刊本影印，159.

（清）嘉庆十九年（1814）春，正月雷，是时饥馑相仍，麦价每斗钱三千六百文，粟米每升钱三百四十文。三月，大瘟疫。夏大旱，秋禾未收，冬十一月大雪，平地尺余。《泌阳县志·卷之三·灾祥志》，清·倪明进修，栗郢纂，清道光四年（1824）刊本影印，159-160.

民国疟疾、瘟疫

民国二十年（1931）六至八月，大雨成灾，牛蹄被淹，沙河店五门进水，街内行舟。全县受灾村庄894个，冲毁耕地12万亩，倒塌房屋4.8万余间，死亡灾民212人。灾后疟疾、瘟疫、霍乱流行。《泌阳县志》，泌阳县地方志编纂委员会编，中州古籍出版社，1984年10月，18.

民国伤寒疫病

民国时期，对传染病防治无策，正常年景亦有"麦茬烂，没好汉"之说，如遭自然灾害，必伴疫病流行。民国十八年（1929）自然灾害严重，伤寒流行时仅有千口人左右的古城寨，一日内曾死亡十七八人。民国三十一年城南焦新庄全村154人，因灾成疫，死亡85人。还有一些村庄因大家病（即传染病流行），找不到健康人，死了人没人埋殡。《泌阳县志》，泌阳县地方志编纂委员会编，中州古籍出版社，1884年10月，623.

附录：参考文献

明代

1.《邓州志》，明·潘庭楠纂修，宁波天一阁藏明嘉靖四十三年（1564）刻本，1963年影印.

2.《巩县志》，明·周泗修，康绍第纂，民国二十四年（1935）刻本.

3.《固始县志》，明·张梯纂修，宁波天一阁藏明嘉靖二十一年（1542）刻本影本.

4.《光山县志》，明·沈绍庆纂修，明嘉靖三十五年（1556）刻本影印本.

5.《开州志》，明·王崇庆纂修，明嘉靖间刻本影印本.

6.《兰阳县志》，明·褚宦纂修，明嘉靖二十四年（1545）刻本望本影印.

7.《鲁山县志》，明·承天贵纂修，宁波天一阁藏明正德五年（1510）刻本.

8.《内黄志》，明·董弦纂修，明嘉靖十六年（1537）刻本影印.

9.《汝州志》，明·承天贵纂修，宁波天一阁藏明正德五年（1510）刻本，1963年影印.

10.《汤阴县志》，明·沙蕴金纂修，明崇祯十年（1637）刻本.

11.《尉氏县志》，明·汪心纂修，明嘉靖二十七年（1548）刻本，1963年影印本.

12.《夏邑县志》，明·郑相纂修，宁波天一阁藏嘉靖间刻本，1963年影印本.

13.《襄城县志》，明·林鸾纂修，1963年上海古籍书店据明嘉靖三十年（1551）刻本影印.

14.《许州志》，明·张良知纂修，1961年据明嘉靖十九年（1540）刻本影印.

15.《鄢陵志》，明·刘讱纂修，明嘉靖十六年（1537）刻本影印本（1963）.

16.《郾师县志》，明·魏津纂修，宁波天一阁藏明弘治十七年（1504）抄本，1962年影印.

17.《彰德府志》，明·崔铣纂修，明嘉靖元年（1522）刻本，1964年影印.

18.《长垣志》，明·张治道纂修，宁波天一阁藏明嘉靖间刻本影印本.

19.《新乡县志》，明·储珊纂修，明正德元年（1506）蓝丝阑钞本.

清代

1.《安阳县志》，清·贵泰武、穆淳等纂，清嘉庆二十四年（1819）刊本，民国二十二年（1933）铅字重印本．

　　2.《安阳县志》，清·陈锡辂主修，清乾隆三年（1738）刻本．

　　3.《宝丰县志》，清·武亿总纂，陆蓉同纂，清嘉庆二年（1797）刻本．

　　4.《宝丰县志》，清·李彷梧纂修，耿兴宗、鲍桂徵分纂，清道光十七年（1837）刻本．

　　5.《陈留县志》，清·钟定纂修，清康熙三十年（1691）本．

　　6.《陈留县志》，清·武从超纂修，清宣统二年（1910）本．

　　7.《登封县志》，清·洪亮吉、陆继萼等纂，清康熙五十二年（1713）刊本．

　　8.《范县乡土志》，清·杨沂编次，清光绪三十四年（1908）石印本．

　　9.《范县志》，清·唐晟编修，清光绪三十三年（1907）石印本，康熙十一年本．

　　10.《范县志》，清·霍之瑄纂修，清康熙十一年（1672）刻本．

　　11.《扶沟县志》，清·王德瑛修，清道光十三年（1833）刻本．

　　12.《扶沟县志》，清·熊灿纂修，清光绪十九年（1893）刻本．

　　13.《巩县志》，清·李述武撰，清乾隆五十四年（1789）本．

　　14.《固始县续志》，清·包桂纂修，清乾隆十年（1745）刻本．

　　15.《固始县志》，清·杨汝楫纂修，清康熙三十二年（1693）刻本．

　　16.《光山县志》，清·杨殿梓纂修，清乾隆五十一年（1786）刻本．

　　17.《光州志》，清·杨修田纂修，清光绪十三年（1887）刊本影印本．

　　18.《河南府志》，清·施诚纂修，清同治六年（1867）刻本．

　　19.《河南通志》，清·田文镜纂修，清光绪二十八年（1902）刻本．

　　20.《河内县志》，清·袁通纂修，方履篯编辑，清道光五年（1825）刻本影印．

　　21.《河阴县志》，清·申奇彩修，毛泰征纂，清康熙三十年（1691）刻本．

　　22.《滑县志》，清·姚德闻纂修，清康熙二十五年（1686）刻本．

　　23.《滑县志》，清·吴乔龄纂修，清乾隆二十五年（1760）刻本．

　　24.《辉县志》，清·周际华纂修，清光绪二十一年（1895）刻本．

　　25.《获嘉县志》，清·吴乔龄、李栋纂修，清乾隆二十一年（1756）本．

　　26.《汲县志》，清·徐汝瓒纂修，清乾隆二十年（1755）刻本．

　　27.《济源县志》，清·萧应植纂修，清乾隆二十六年（1761）刊本．

　　28.《嘉庆重修一统志（河南）》，清·嘉庆重修本．

　　29.《郏县志》，清·姜簇纂修，清咸丰九年（1859）刻本．

　　30.《郏县志》，清·张熙瑞、茅恒春纂修，清同治四年（1865）刻本．

　　31.《开封府志》，清·管竭忠纂修，清同治二年（1863）刻本．

　　32.《开州志》，清·陈兆麟纂修，清光绪八年（1882）刻本．

　　33.《开州志》，清·李符清纂修，清嘉庆十一年（1806）刻本．

　　34.《考城县志》，清·李国亮纂修，清康熙三十七年（1698）刻本．

35.《兰阳县志》，清·高世琦纂修，民国二十四年（1935）铅印本.

36.《兰阳续县志》，清·徐光范纂修（乾隆九），民国二十四年（1935）铅印本.

37.《林县志》，清·杨潮观纂辑，清乾隆十六年纂，清乾隆十七年（1752）刻本.

38.《林县志》，清·王玉麟重修，清·徐岱、熊远寄续修，清康熙三十四年（1695）刻本.

39.《临颍县续志》，清·沈青崖纂修，清乾隆十二年（1747）刻本.

40.《临颍县续志》，清·李馥先纂修，清顺治十七年（1660）刻本.

41.《灵宝县志》，清·周庆增修，清乾隆十二年（1747）刻本.

42.《灵宝县志》，清·周涂、方祚勋主修，清光绪二年（1876）刻本.

43.《鲁山县志》，清·董作栋纂修，清嘉庆元年（1796）刻本.

44.《鹿邑县志》，清·许葵修，清乾隆十八年（1753）刻本.

45.《鹿邑县志》，清·于沧澜、马家彦修，清光绪二十二年（1896）刻本.

46.《罗山县志》，清·葛荃纂修，清乾隆十一年（1746）刻版重修，清末刻本.

47.《洛阳县志》，清·陆继辂、魏襄同纂，清嘉庆十八年（1813）刻本.

48.《孟津县志》，清·孟常裕纂修，清康熙四十七年（1708）刻本.

49.《孟津县志》，清·徐无灿、赵擢彤、宋缙等纂修，清康熙四十八年（1709），嘉庆二十一年刊本影印本.

50.《孟县志》，清·仇汝瑚纂修，清乾隆五十五年（1790）刻本.

51.《泌阳县志》，清·倪明进修，栗郢纂，清道光四年（1824）刊本影印.

52.《密县志》，清·谢增、景纶撰，清嘉庆二十二年（1817）本.

53.《渑池县志》，清·甘扬声主修，清嘉庆十五年（1810）刻本.

54.《南乐县志》，清·王培宗纂修，清康熙五十年（1711）刻本.

55.《南阳府志》，清·朱璘纂修，清康熙三十三年（1694）刻本.

56.《南阳府志》，清·孔传金纂修，清嘉庆十二年（1807）刻本.

57.《南阳县志》，清·潘守廉修，张嘉谋纂，清光绪三十年（1904）刊本影印.

58.《南召县志》，清·陈之焌专修，清乾隆十一年（1746）修，民国二十八年（1939）重印本.

59.《内黄县志》，清·董庆恩纂修，清光绪十八年（1892）刻本.

60.《内黄县志》，清·李浈纂修，清乾隆四年（1739）刻本.

61.《内乡县志》，清·宝鼎望纂修，清康熙五十一年（1712）刻本.

62.《宁陵县志》，清·萧济南纂修，清宣统三年（1911）刻本.

63.《宁陵县志》，清·王国宁纂修，清康熙三十二年（1693）刻本.

64.《杞县志》，清·周玑纂修，清乾隆五十三年（1788）刊本.

65.《确山县志》，清·周之瑚纂修，清乾隆十一年（1746）刻本.

66.《汝宁府志》，清·何显祖、董永祚撰，清康熙三十四年（1695）刻本.

67.《汝宁府志》，清·金镇撰，清康熙元年（1662）刻本．

68.《汝阳县志》，清·邱天英撰，清康熙二十九年（1690）刻本．

69.《汝州全志》，清·白明义纂修，清道光二十年（1840）刻本．

70.《陕州直隶州续志》，清·黄璟主修，清光绪十八年（1892）刻本．

71.《陕州直隶州志》，清·赵希曾主修，光绪十七至十八年（1891—1892）刻本．

72.《商城县志》，清·武开吉撰，清嘉庆八年（1803）刻本．

73.《商水县志》，清·董榕修，清乾隆四十八年（1783）刻本．

74.《上蔡县志》，清·杨廷望纂修，清康熙二十九年（1690）刊本影印．

75.《沈丘县志》，清·李芳春、赵之璇编撰，清顺治十五年（1658）刻本．

76.《沈丘县志》，清·何源洙、冯澎纂修，清乾隆十一年（1746）刻本．

77.《汜水县志》，清·许勉燉纂修，清乾隆九年（1744）刻本．

78.《嵩县志》，清·康基渊纂修，清乾隆三十二年（1767）刊本．

79.《唐县新志》，清·王政纂修，清康熙十二年（1673）本．

80.《唐县志》，清·吴泰来、黄文莲纂修，清乾隆五十二年（1787）刊本．

81.《唐县志》，清·陈咏纂修，清光绪四年（1878）刻本．

82.《通许县旧志》，清·阮龙光修，邵自祐纂，清乾隆二十五年（1760）修，民国二十三年（1934）重印本．

83.《桐柏县志》，清·巩敬绪纂修，清乾隆十八年（1753）刻本．

84.《洧川县志》，清·何文明纂修，清嘉庆二十三年（1818）刻本．

85.《尉氏县志》，清·沈湉纂修，清道光十一年（1831）刻本．

86.《温县志》，清·王其华纂修，清乾隆二十四年（1759）刻本．

87.《温县志》，清·李若廙纂修同，清顺治十五年（1658）刻本．

88.《阌乡县志》，清·刘思恕，汪鼎臣纂修，清光绪二十年（1894）刻本．

89.《武陟县志》，清·王荣陛，方履篯纂，清道光九年（1829）刊本影印．

90.《舞阳县志》，清·丁永琪纂修，乾隆十年（1745）刻本．

91.《舞阳县志》，清·王德瑛纂修，清道光十五年（1835）刻本．

92.《西华县志》，清·宋恂编撰，清乾隆十九年（1754）刻本．

93.《息县志》，清·刘光辉撰，清嘉庆四年（1799）刻本．

94.《息县志》，清·邵光胤纂修，清顺治十五年（1658）刻本．

95.《息县志》，清·蒋彪纂修，清康熙三十二年（1693）刻本．

96.《襄城县志》，清·陈治安纂修，清康熙年间刻本．

97.《襄城县志》，清·汪运正纂修，清乾隆十一年（1746）刊本影印本．

98.《祥符县志》，清·沈传义纂修，清光绪二十四年（1898）刻本．

99.《祥符县志》，清·李同享纂修，清顺治十八年（1661）刻本．

100.《新修南乐县志》，清·方元启纂修，清康熙十年（1671）刻本．

101. 《新野县志》，清·徐金位纂修，清乾隆十九年（1754）刊本影印．

102. 《新郑县志》，清·黄本诚撰，清乾隆四十一年（1776）刻本．

103. 《新郑县志》，清·朱延献修、刘曰煌纂，清康熙三十二年（1693）刊本．

104. 《修武县志》，清·冯继照纂修，清同治七年（1868）刻本．

105. 《修武县志》，清·吴映白纂修，清乾隆三十一年（1766）刻本．

106. 《许州志》，清·萧元吉编撰，清道光十八年（1838）刻本．

107. 《许州志》，清·甄汝舟编撰，清乾隆十年（1745）刻本．

108. 《续睢州志》，清·王枚纂修，清光绪十八年（1892）刻本．

109. 《续修长葛县志》，清·阮景咸纂修，清乾隆十二年（1747）刻本．

110. 《鄢陵县志》，清·经起鹏纂修，清顺治十六年（1659）刻本．

111. 《郾城县志》，清·荆其惇，傅鸿邻纂修，清顺治十六年（1659）刻本．

112. 《偃师县志》，清·汤毓倬修，孙星衍纂，清康熙五十三年（1714）刊本．

113. 《阳武县志》，清·谈諟闻纂修，清乾隆十年（1745）刻本．

114. 《叶县志》，清·欧阳霖修，仓景恬、胡廷桢纂，清同治十年（1871）刊本影印．

115. 《伊阳县志》，清·张道超等修，马九功等纂，清道光十八年（1838）刊本．

116. 《宜阳县志》，清·谢应起等修，刘占卿等纂，清光绪七年（1881）刊本．

117. 《宜阳县志》，清·王道成周洵等修，清乾隆十二年（1747）刊本．

118. 《荥阳县志》，清·李煦撰，民国十三年（1924）本．

119. 《荥泽县志》，清·崔淇修纂，清乾隆十三年（1748）刻本．

120. 《永城县志》，清·岳廷楷纂修，清光绪二十七年（1901）刻本．

121. 《永城县志》，清·周正纪纂修，清康熙三十六年（1697）刻本．

122. 《虞城县志》，清·李淇修，席庆云纂，清光绪二十一年（1895）刊本影印．

123. 《禹州志》，清·邵大业纂修，清乾隆十二年（1747）刻本．

124. 《禹州志》，清·朱炜纂修，清同治九年（1870）刻本．

125. 《裕州志》，清·董学礼原本，宋名立增修，清康熙五十五年（1716）修，清乾隆五年（1740）补刊本．

126. 《原武县志》，清·吴文炘纂修，清乾隆十二年（1747）刻本．

127. 《彰德府》，清·卢崧纂修，清乾隆五十二年（1787）刻本．

128. 《彰德府续志》，清·宋可发纂修，清顺治年间（1644—1661）刻本．

129. 《彰德府志》，清·刘谦纂修，清乾隆五年（1740）刻本．

130. 《长垣县志》，清·宗琼纂修，清康熙三十九年（1700）刻本．

131. 《长垣县志》，清·李于垣纂修，清同治十二年（1873）刻本．

132. 《柘城县志》，清·李藩纂修，清光绪二十二年（1896）刻本．

133. 《淅川县志》，清·徐光弟修，王官亮纂，清咸丰十年（1860）刊本．

134.《镇平县志》，清·吴联元自修，清光绪二年（1876）刻本．

135.《正阳县志》，清·彭良弼纂修，清嘉庆元年（1796）刻本．

136.《重修固始县志》，清·谢聘纂修，清乾隆五十一年（1786）刻本．

137.《重印信阳州志》，清·张钺纂修，汉口大新印刷公司，民国十四年（1925）铅印本．

138.《胙城县志》，清·刘纯德修，郭金鼎纂，清顺治十六年（1659）刻本．

民国

1.《重修正阳县志》，民国·魏松声等纂，民国二十五年（1936）铅印本．

2.《封丘县志续志》，民国·王赐魁修，李会生纂，民国二十六年（1937）铅印本．

3.《封丘县志续志》，民国·姚家望修，黄荫枬纂，民国二十六年（1937）铅印本．

4.《巩县志》，民国·刘莲青、张仲友撰修，民国二十六年（1937）刻本．

5.《光山县志约稿》，民国·许希之修，晏兆平纂，民国二十五年（1936）铅印本．

6.《光山县志约稿》，民国·晏兆平编辑，民国二十五年（1936）铅印本影印．

7.《河阴县志》，民国·高廷璋纂修，民国十三年（1924）刻本．

8.《淮阳县志》，民国·甄纪印纂修，民国二十三年（1934）刻本．

9.《淮阳县志》，民国·严绪钧修，民国五年（1916）刻本．

10.《获嘉县志》，民国·邹古愚纂修，民国二十三年（1934）铅印本．

11.《考城县志》，民国·张之清修，田春同纂，民国十三年（1924）铅印本影印．

12.《考城县志》，民国·赵华亭纂修，民国三十年（1941）铅印本．

13.《林县志》，民国·张凤台、李见荃著，民国二十一年（1932）石印本．

14.《灵宝县志》，民国·孙椿荣修，张象明等纂，民国二十四年（1935）重修铅印本．

15.《洛宁县志》，民国·贾毓鹗等修，王凤翔等纂，民国六年（1917）铅印本．

16.《孟县志》，民国·阮藩济等纂修，宋立梧等编辑，民国二十二年（1933）刻本．

17.《密县志》，民国·汪忠纂修，民国十三年（1924）铅印本．

18.《渑池县志》，民国·陆绍治主修，英华石印馆，民国十七年（1928）石印本．

19.《南乐县志》，民国·李铁珊纂修，民国三十年（1941）铅印本．

20.《清丰县志》，民国·刘陛朝纂修，民国三年（1914）刻本．

21.《确山县志》，民国·张绍璜纂修，民国二十年（1931）铅印本．

22.《陕县志》，民国·欧阳珍修，韩嘉会等纂，民国二十五年（1936）铅印本．

23.《商丘县志》，民国·刘德昌纂修，民国二十一年（1932）石印本.

24.《商水县志》，民国·徐家璘、宋景平等修，杨凌阁纂，民国七年（1918）刻本.

25.《汜水县志》，民国·田金祺监修，上海世界书局，民国十七年（1928）铅印本.

26.《太康县志》，民国·杜鸿宾纂修，民国二十二年（1933）铅印本.

27.《太康县志》，民国·郭成章编撰，民国三十一年（1942）刻本.

28.《通许县新志》，民国·张士杰修，侯士禾纂，民国二十三年（1934）铅印本.

29.《武陟县志》，民国·史延寿等纂修，民国二十年（1931）刊本.

30.《西华县续志》，民国·潘龙光等修，张嘉谋等纂，民国二十七年（1938）铅印本.

31.《西华县续志》，民国·凌甲烺编撰，民国二十七年（1938）铅印本.

32.《西华县续志》，民国·潘龙光等修，张嘉谋等撰，民国二十七年（1938）铅印本.

33.《西平县志》，民国·陈铭鉴纂，李毓藻修，民国二十三年（1934）刻本.

34.《夏邑县志》，民国·黎德芬等纂修，民国九年（1920）石印本.

35.《项城县志》，民国·张镇芳编撰，民国三年（1914）刻本.

36.《新安县志》，民国·邱峨主修，民国三年（1914）石印本.

37.《新安县志》，民国·张钫修，李希白纂，民国二十七年（1938）石印本.

38.《新乡县续志》，民国·韩邦孚纂修，民国十二年（1923）刻本.

39.《新乡县志》，民国·赵开元纂修，民国三十年（1941）铅印本.

40.《新修阌乡县志》，民国·韩嘉会等纂修，民国二十一年（1932）铅印本.

41.《许昌县志》，民国·张绍勋编撰，民国十三年（1924）石印本.

42.《续安阳县志》，民国·方策总裁，民国二十二年（1933）铅印本.

43.《续修武县志》，民国·史延寿等纂修，民国二十年（1931）刊本.

44.《续荥阳县志》，民国·卢以洽纂修，张沂等辑，民国十三年（1924）铅印本影印.

45.《鄢陵县志》，（民国）靳蓉镜、晋克昌等修，苏宝谦纂，民国二十五年（1936）铅印本.

46.《郾城县记》，民国·陈金台纂辑，民国二十三年（1934）刊本.

47.《阳武县志》，民国·窦经魁等修，耿愔等纂，民国二十五年（1936）铅印本.

48.《宜阳县志》，（民国）张浩源、林裕焘主修，河南商务印书所，民国七年（1918）铅印本.

49.《禹县志》，民国·王琴林等纂修，民国二十年（1931）刊本.

50.《长葛县志》，民国·陈鸿畴纂修，民国二十年（1931）刻本.

51.《郑县志》，民国·周秉彝、刘瑞璘等纂，民国二十（1931）年重印本．

52.《重修滑县志》，民国·王蒲园等纂，民国二十一年（1932）铅印本．

53.《重修汝南县志》，民国·陈伯嘉、李成均等纂修，民国二十七年（1938）石印本．

54.《重修信阳县志》，民国·陈善同等纂，民国二十五年（1936）铅印本．

现代

1.《安阳县志》，安阳县志编纂委员会编，中国青年出版社，1990.

2.《宝丰县志》，宝丰县史志编纂委员会，杨裕主编，方志出版社，1996.

3.《登封县志》，登封县地方志编纂委员会编，郭明志主编，河南人民出版社，1990.

4.《邓州市志》，邓州市地方志编纂委员会编，王复战主编，中州古籍出版社，1996.

5.《扶沟县志》，河南省扶沟县志编纂委员会编，河南人民出版社，1986.

6.《淮阳县志》，邵士杰、王守德主编，河南人民出版社，1991.

7.《辉县市志》，辉县市史志编纂委员会编，中州古籍出版社，1992.

8.《郏县志》，郏县县志办公室编，中州古籍出版社，1996.

9.《开封简志》，开封市地方史志编纂委员会编，河南人民出版社，1988.

10.《开封市志》，开封市地方志编纂委员会编，刘施宪总编纂，中州古籍出版社，1996.

11.《临颍县志》，临颍县志编纂委员会编，李留根主编，中州古籍出版社，1996.

12.《洛宁县志》，洛宁县志编纂委员会编，生活·读书·新知三联书店出版，1991.

13.《泌阳县志》，泌阳县地方志编纂委员会编，中州古籍出版社，1984.

14.《密县志》，密县地方史志编纂委员会编，中州古籍出版社，1992.

15.《渑池县志》，渑池县志编纂委员会编，汉语大辞典出版社，1991.

16.《南阳市志》，南阳市地方志编纂委员会编，河南人民出版社，1980.

17.《平舆县志》，平舆县史志编纂委员会编，中州古籍出版社，1995.

18.《濮阳县志》，濮阳县地方志编纂委员会编，王德英主编，华艺出版社，1989.

19.《汝阳县志》，汝阳县地方志编纂委员会编，生活·读书·新知三联出版社，1995.

20.《商丘县志》，商丘县志编纂委员会编，生活·读书·新知三联书店，1991.

21.《上蔡县志》，上蔡县地方史志编纂委员会编，生活·读书·新知三联书店出版，1995.

22.《沈丘县志》，沈丘县志编纂委员会编，河南人民出版社，1987.

23.《睢州志》，马俊勇主编，睢县志编辑委员会编，中州古籍出版社，1989.

24.《太康县志》，太康县志编纂委员会，范文敏、朱晓辉、许书同总纂，中州古籍出版社，1991.

25.《汤阴县志》，汤阴县志编纂委员会编，河南人民出版社，1987.

26.《唐河县志》，唐河县地方志编纂委员会编，中州古籍出版社，1993.

27.《通许县志》，通许县地方志编纂委员会编，岳朝举主编，中州古籍出版社，1995.

28.《尉氏县志》，尉氏县志编委会，黄振海总编，中州古籍出版社，1991.

29.《武陟县志》，武陟县地方志编纂委员会编，中州古籍出版社，1993.

30.《舞阳县志》，河南省舞阳县志编纂委员会编，中州古籍出版社，1993.

31.《息县志》，息县志编纂委员会编，河南人民出版社，1989.

32.《夏邑县志》，河南省夏邑县志编纂委员会编纂，河南人民出版社，1989.

33.《襄城县志》，襄城县史志编纂委员会编，中州古籍出版社，1993.

34.《新乡县志》，新乡县史志编纂委员会编，生活·读书·新知三联书店出版，1995.

35.《新野县志》，新野县史志编纂委员会编纂，中州古籍出版社，1991.

36.《鄢陵县志》，鄢陵县地方志编纂委员会编，南开大学出版社，1989.

37.《叶县志》，叶县地方志编纂委员会编，中州古籍出版社，1995.

38.《荥阳市志》，程远荃、花金委主编，荥阳市志总编辑室编，新华出版社，1996.

39.《虞城县志》，虞城县志编委会编，生活·读书·新知三联书店，1991.

40.《原阳县志》，原阳县志编纂委员会编，张振华、段永田、陈宗昭总纂，1995.

41.《长葛县志》，长葛县志编纂委员会，郭宪同总纂，生活·读书·新知三联书店出版，1992.

42.《淅川县志》，淅川县地方志编纂委员会，王本庆主编，河南人民出版社，1990.

43.《正阳县志》，正阳县地方志编纂委员会编，方志出版社，1996.